牙髓病临床病例释疑
预防、诊断与治疗

Problem Solving in Endodontics：
Prevention, Identification, and Management

原著第 5 版

主　编　[美] **James L. Gutmann**

DDS, Cert Endo, PhD (honoris causa), FACD, FICD, FADI
Professor Emeritus, Department of Restorative Sciences
Baylor College of Dentistry
Texas A&M University System, Health Science Center
Dallas, Texas;
Diplomate, American Board of Endodontics
Honorary Professor, School of Stomatology
Wuhan University
Wuhan, China

Paul E. Lovdahl

DDS, MSD, FACD, FADI
Practice Limited to Endodontics
Sea Mar Community Health Center
Bellingham, Washington

主　审　余　擎

主　译　程小刚　仇　珺

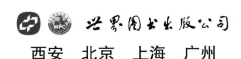

世界图书出版公司

西安　北京　上海　广州

图书在版编目（CIP）数据

牙髓病临床病例释疑：预防、诊断与治疗 / （美）詹姆斯·L. 古特曼（James L. Gutmann），（美）保罗·E. 勒夫达尔（Paul E. Lovdahl）主编；程小刚，仇珺主译. -- 西安：世界图书出版西安有限公司，2022.1
书名原文：Problem Solving in Endodontics：Prevention, Identification, and Management
ISBN 978-7-5192-9101-3

Ⅰ.①牙… Ⅱ.①詹…②保…③程…④仇… Ⅲ.①牙髓病—病案 Ⅳ.① R781.3

中国版本图书馆 CIP 数据核字 (2021) 第 226472 号

Elsevier (Singapore) Pte Ltd.
3 Killiney Road,
#08–01 Winsland House I,
Singapore 239519
Tel: (65) 6349–0200; Fax: (65) 6733–1817

注　意

本译本由 Elsevier (Singapore) Pte Ltd. 和世界图书出版西安有限公司完成。相关从业及研究人员必须凭借其自身经验和知识对文中描述的信息数据、方法策略、搭配组合、实验操作进行评估和使用。由于医学科学发展迅速，临床诊断和给药剂量尤其需要经过独立验证。在法律允许的最大范围内，爱思唯尔、译文的原文作者、原文编辑及原文内容提供者均不对译文或因产品责任、疏忽或其他操作造成的人身及（或）财产伤害及（或）损失承担责任，亦不对由于使用文中提到的方法、产品、说明或思想而导致的人身及（或）财产伤害及（或）损失承担责任。

书　名	牙髓病临床病例释疑：预防、诊断与治疗
	YASUIBING LINCHUANG BINGLI SHIYI: YUFANG、ZHENDUAN YU ZHILIAO
主　编	[美] James L. Gutmann
	Paul E. Lovdahl
主　审	余　擎
主　译	程小刚　仇　珺
责任编辑	马元怡
装帧设计	新纪元文化传播
出版发行	世界图书出版西安有限公司
地　址	西安市锦业路 1 号都市之门 C 座
邮　编	710065
电　话	029-87214941　029-87233647（市场营销部）
	029-87234767（总编室）
网　址	http://www.wpcxa.com
邮　箱	xast@wpcxa.com
经　销	新华书店
印　刷	陕西金和印务有限公司
开　本	889mm×1194mm　1/16
印　张	30.25
字　数	830 千字
版次印次	2022 年 1 月第 1 版　2022 年 1 月第 1 次印刷
版权登记	25-2021-273
国际书号	ISBN978-7-5192-9101-3
定　价	398.00 元

医学投稿　xastyx@163.com ‖ 029-87279745　029-87279675
☆如有印装错误，请寄回本公司更换☆

序
Preface

牙髓根尖周病是口腔临床工作中最常见的一类疾病，由于该病病因多样、口腔解剖结构复杂多变，临床中诊疗时常有意想不到的状况发生。在过去的数年间，重大的技术创新和循证医学研究促进了牙体牙髓病学的实践发展。如何保证高质量的治疗程序和保留天然牙仍然是牙科医生们首要关心的两个目标。

我有幸读到James Gutmann博士与Paul Lovdahl博士主编的《牙髓病临床病例释疑：预防、诊断与治疗》第5版。与前期国内引进出版的第4版相比，此次翻译的第5版不是第4版简单的"续集"，而是在专家们的努力和反思中逐渐产生的，是第4版的补充和改进，融入了更多新颖的理念和临床思辨。我深感有必要将本书介绍给国内的读者。

本书具有以下特点：首先，使用国际标准术语来重新命名每一颗牙齿（如"上颌第一磨牙"）。其次，本版由两位主编配合完成，连贯性和综合性强。第三，除了一些全新章节，与第4版题目重合的章节内容都进行了重新编撰。第四，本版最显著的变化就是关于"诊断"部分的扩展与延伸，期望给读者提供一套完整的诊疗理念、避免一些误区，以帮助大家对临床上与牙髓或牙周支持组织相关的大部分疾病进行鉴别诊断，以做出正确诊断。第五，对根管外科手术相关内容进行了扩展，主要包括治疗计划的制定和常规治疗流程，并且假定使用本书获取手术知识的读者都是新手。本书写作正是考虑到这一点，因此也更加注重细节部分的描述。第六，全文增加了大量的参考文献，目的是给书中阐述的内容提供充足、权威的理论支持。第七，对常规治疗内容，如根管冲洗、根管消毒、工作长度测定、牙本质敏感的诊断和治疗、活髓保存、年轻恒牙的治疗等进行了文献和临床病例的扩展。希望本书的出版，能为推动我国牙体牙髓病学的发展出一份力。

很荣幸我能作为本书的主审并全程参与翻译工作。本书的翻译工作由空军军医大学第三附属医院牙体牙髓病科优秀的团队承担，他们专业熟练、技术精湛、工作认真、勤劳朴实。在此，衷心感谢他们的辛勤付出。

我们希望本书的翻译尽量忠于原著，表达原著的精髓，达到"信、达、雅"的标准，但由于时间和语言能力有限，书中难免存在一些不足及错漏，敬请广大专家同行指正！

余 擎

2021 年 11 月

　　牙体牙髓病学作为口腔科学的一个分支现在正处于创新与发展的十字路口。在过去的数年间，重大的技术创新和循证研究促进了牙体牙髓病学的实践。大量的新知识使我们对治疗的生物学基础有了更好的了解，从而提高了临床治疗效果并改善了预后。而保证高质量的根管治疗程序和牙齿保存仍然是许多牙科医生首要关心的两个目标。

　　然而，与此同时，我们在这一学科内的教育进程却不顺利。牙体牙髓专业的全职教师招聘一直是一个难题，尤其对来自美国和加拿大的该领域毕业生来说更是如此。其他各国也同样面临这一问题。尽管可以从退役军人中选择一些人来填补职位空缺，但这样做所获得的微弱效果被他们相对较低的职业潜力所抵消，结果并不理想。除此之外，这些人也更愿意选择在利润更加丰厚的私人诊所执业。兼职教师确实在教育过程中发挥了作用，但事实上，大多数兼职教师并不具备足够的专业知识，因此，这种教学往往是以经验为基础的，这样甚至会破坏本应全面而完善的教学课程。尽管在美国和其他地方增加了许多受过国外培训的教育工作者，但仍有许多教师职位空缺。甚至在一些学校，牙体牙髓病学系失去了自主性，与其他学科合并为大系，这就削弱了牙体牙髓病学在口腔科学所有课程中的竞争地位。长此往复，恶性循环，那么在未来，我们将失去能够教导学生们牙体牙髓病学专业知识的人才。

　　敏锐的观察者还会注意到：近年来，在牙体牙髓病学教育领域，许多名留青史、影响非凡的人物相继流逝。曾经，许多学科巨擘的名字我们耳熟能详。这不仅因为他们鼓舞人心的教学方法，更是因为他们具有自我牺牲和无私奉献的精神。他们全身心地投入到牙体牙髓病学中，并在学科的各个方面都取得了卓越成就。为他们的成就著书立传的行为也不过是徒劳之举，因为他们的伟大是难以言表的。然而，现在大家可能会疑惑，到底谁能够像 Irving Naidorf、Gerry Harrington、I.B. Bender、Sam Seltzer、Hank Van Hassel、Don Arens、Harold Gerstein、Tom Mullaney、Gene Natkin、Thom Dumsha、Ed Osetek 等人一样，以一己之力为我们整个学科指点江山？我们能不能在本学科中看到未来冉冉升起的新星？他们的才智、严格的教育计划以及对学生的持久影响能否为世人所铭记？而又有谁能为我们的学科教育注入活力，为我们学科的必要探索注入新的动力？

　　与这个时代许多受欢迎的小说家或银幕作家不同的是，我们并没有在本书的前几版中以"续集"或"下一期"计划作为结尾。第 5 版的创作动力是在第 4 版出版后的几年里，在专家小组的努力和反思中逐渐产生的。显然，许多研究成果对当前的实践操作产生了重大影响，一些在第 4 版尚显新颖的概念已经被完全融入当今的理论和实践中了。其他的改进则来自读者和他们对我们之前工作的评价。与此同时，我们自身的经验和观察以及信息全球化的影响也使得我们必须做出某些补充和变化。例如，世界各地的牙齿编号系统差别很大，鉴于这本书在国际上获得了令人惊讶和满意的成就，因此需要对每一颗牙齿的命名进行修订，以使用国际标准术语来重新命名，例如"上颌第一磨牙"的名称。同样地，我们也尝试使用对非英语母语读者来说尽可能清晰的措辞。

现在很多优秀的牙体牙髓病学专著都是收录不同作者所书写的不同部分的选集。这种方法的一个明显缺点就是作家之间缺乏交流。《牙髓病临床病例释疑：预防、诊断与治疗》第5版则是两位作者的成果，在漫长的创作过程中，得益于两位作者的密切配合，该书具备了独特的连贯性和综合性。例如，某一章节的概念和图形经常在其他章节交叉引用，从而帮助我们了解更多的有用信息。即使是对目录匆匆阅读，也能感受到我们将文本材料重新构建成了一个相互关联的整体。当然，除了一些全新的章节收录其中，与第4版重合的每一个部分都重新进行编撰。

就内容而言，本版最显著的变化首先就是关于"诊断"部分的扩展与延伸。显而易见，想要解决问题就必须先有一套完整的诊断程序。作者在私人执业经验中对转诊病例的观察强调了诊断和治疗计划的错误，在某些情况下，这些错误将导致治疗中的一系列灾难，偶尔由于诊断错误会出现本不必要的牙髓治疗。扩展诊断部分的初衷是为了给读者提供一套完整的诊疗程序，以帮助他们确诊或排除临床上与牙髓或牙周支持组织相关的大部分常见问题。同样，我们也无意出版一本百科全书。由于我们认为当医生排除了最常见的可能性并在无法做出诊断时会转诊患者，以便为患者提供更好的服务，因此省略了较为罕见的情况。考虑到我们的国际读者群体，书中已经囊括了尽可能多的替代性诊断和治疗程序，以便医生能够用可获得的材料进行正确的诊断。

第二个主要扩展是外科手术部分。制订治疗计划的和执行一系列外科手术的能力是牙髓病学专业的标志，因此，牙齿保存显然是本文的首要目标。关于根尖周手术的讨论主要围绕前牙展开，并且假定使用本文获取手术知识的读者都是新手。正是考虑到这一点，本书也更加注重细节部分的描述。由于后牙的根尖周手术需要充足的手术经验做支撑，因此本书不涉及这方面的讲解。

第三个增加的部分是贯穿全文的参考文献。上一版出版之后的新增研究数量惊人，我们已经尽力涵盖尽可能多的相关来源，以支持我们所提倡的理论。只要有可能，我们就引用循证医学或最佳证据来支持我们的临床选择。此外，在最终出版时，考虑到图书时效性的影响，因此在最后出版过程中增加一份阅读清单以供读者选择，并尽可能在出版的最后阶段进行清单的更新。预计这些参考文献是网页版的，并且可以用于授课讲解。

第四，我们花费了整个部分来阐述根管冲洗、消毒以及工作长度确定相关的文献评估和临床指导，因为这两个部分将决定整个治疗的成败。此外，牙本质敏感的诊断和治疗以及活髓保存治疗的问题我们同样有所扩展并将之纳入临床观点。与此同时，我们还扩展了关于根尖处于发育阶段的年轻恒牙在组织受损后恢复活力的技术，这一技术在早期曾被错误地称为"牙髓再生"。通过这些我们希望读者明白，牙髓治疗并不等同于根管治疗，因为这个学科包括许多诊断和治疗模式。

致 谢
Acknowledgments

感谢那些热情、忠实支持者的帮助，同时也要感谢他们给予作者的信任。

Paul E. Lovdahl 就他女儿（Jennifer Ludwigson）为本书所做出的不可估量的贡献表示由衷的感谢。Jennifer Ludwigson 女士担任了本书的数字图像制作、图表和记录定位等工作，同时她还自愿作为模特拍摄了一些临床示例照片。还要感谢 Lorrie Ebergson，她超强的记忆力使病例资料和患者姓名得到了很好的保存。感谢 Diane Edson（有时也会作为模特）对示例照片的拍摄。感谢 Joe Ludwigson 帮助拍摄头骨照片。我很感激同事们（已在图注中说明）为本书所提供的病例。最后，感谢我的妻子 Kathy，她在整个项目中一直有着足够的耐心和大度。

James L. Gutmann 谨向他所有的研究生和全球 51 个国家的所有专业人士表示感谢，感谢你们在高质量的牙髓病治疗方面提供教学和指导。在这个过程中，我从你们身上学到了很多东西，而且你们让我一直保持着对教学的热情。我还要感谢弗吉尼亚医学院、巴尔的摩马里兰大学和贝勒牙科学院的牙髓病学工作人员，感谢你们在我 27 年的全职教学中对我的牙髓学卓越愿景的支持。感谢热心和支持我的牙科助理和行政人员，在我的牙髓病学实践过程中，你们提供了帮助。最后，在此深切地感谢我的妻子 Marylou 给予我的耐心、理解和支持。

我们还要感谢执行编辑 John Dolan 对我们的信任，他一直用一种温和的方式推动我们继续这一版本的编撰工作；感谢 Brian Loehr 编辑在本书编辑和排版方面的创意和热情；同时感谢我们的高级项目经理 Rachel McMullen，感谢他按照计划行事，确保我们在前进路上的每一步都能追求卓越。

献 词
Dedication

很荣幸将这本经过修订的 *Problem Solving in Endodontics：Prevention, Identification, and Management* 献给阿根廷科尔多瓦的 Sonia Ferreyra 博士。我们一直认为，Sonia 女士是一位对口腔科教育有独到见解并将其付诸实践的人。在她早期的教学生涯中，她能将口腔科的科学理论与最高标准的临床医疗实践结合起来，故而受到同行和学生们的一致认可。后来，在她的研究生的强烈要求下，一项由她主导的、正式的学习培养计划逐渐初具雏形。现在，该计划已发展为一个集中在牙体牙髓病学和牙科创伤领域的为期 30 个月的培训课程。

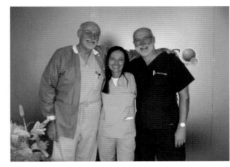

左起：James L. Gutmann (JLG) 博士、
Sonia Ferreyra 博士、Paul E. Lovdahl (PEL) 博士

如今，Ferreyra 博士是阿根廷牙科继续教育科学基金会 (FUNDECO) 的主席。她于 2002 年创立了该基金会，目的是培养具有丰富理论知识和高超临床技能的高素质牙科专业人员。她的"拯救牙齿"愿景包括教育、患者护理和临床研究等多个方面，这在当今时代是最值得称赞的。除了高水平的继续教育计划外，FUNDECO 还建立了学校教育项目、体育教育项目和急诊室项目，以管理当地医院的牙科创伤问题。在她的领导下，患者的治疗方案和康复方案已处于进展中，并且都是免费提供的。除此之外，她还发起了一些研究项目，这些项目将有助于最终向整个社会提供普遍的、高质量的以及可预测的临床治疗。在 Sonia 女士直接负责的 359 名研究生中，185 人已顺利完成学业，并继续积极参与基金会的工作。另外 174 人目前正处于教育和研究的各个阶段。她的影响力也扩散到了乌拉圭、巴拉圭、智利、阿根廷和西班牙等地的口腔科专业人士中。

Sonia 已经成为许多口腔科专业人士的风向标，也为南美国家众多居民建立了牙齿保存和优质口腔保健的防线。她对自己的使命充满激情；在选择学生时十分谨慎；她不懈追求科学、教育和临床工作的卓越；她在所有的事业中都充满了同情心和关怀。她深受所有学生的爱戴，在创建 FUNDECO 的过程中，无论是美好幸福还是充满挑战的时刻，她都深受众多牙医的喜爱；她为大家展示了她无与伦比的智慧、无可挑剔的价值观和坚定的职业操守。Ferreyra 博士拥有美国牙医（DDS）和哲学 (PhD) 双博士学位，是美国牙髓医师协会 (AAE) 和国际牙科创伤学会的成员。

作为 Ferreyra 博士过去 10 年来坚定的支持者，JLG 与 Ferreyra 女士的关系令人羡慕，也很有价值，这一点尤其体现在她的基金会的发展和成长过程中。对 PEL 来说，过去 5 年的生涯拓宽了他的视野和他对教学的热爱，这是受到 Sonia 女士的所有学生对知识的渴望和热情激发产生的。我们共同为这位热情非凡的年轻女士付出的努力感到自豪，她既是一位真正的"女性朋友"，也是许多同事的灵感源泉。Sonia 女士，我们向你致敬，并感谢你对牙髓病学和牙科创伤领域做出的巨大贡献。

James L. Gutmann
Paul E. Lovdahl

新版特点
New to this Edition

这一版包含关于诊断和治疗计划的新的章节和内容，可以帮助您做出最佳的临床决策。

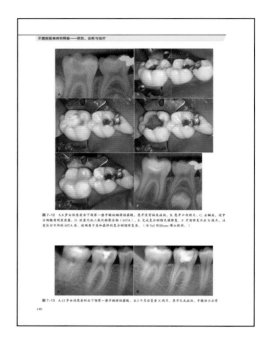

有助于提高牙髓病学专业人士鉴别诊断的能力。

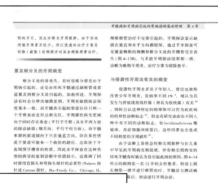

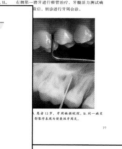

新材料在活髓治疗中的应用。

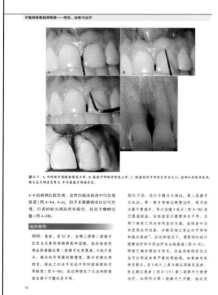

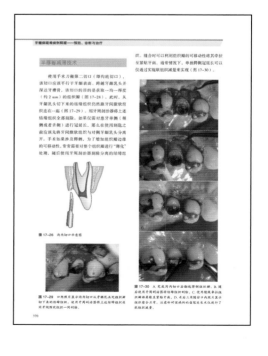

手术部分已通过新的案例研究进行了扩展，并对手术适应证和应用进行了更深入的报道！

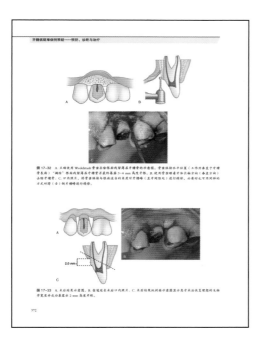

图 17-32 ...

图 17-33 ...

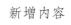

新增内容

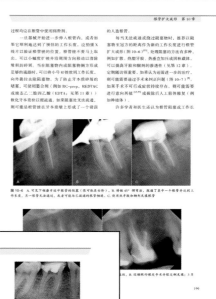

图 10-6 ...

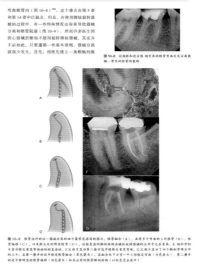

图 10-8 ...

图 10-9 ...

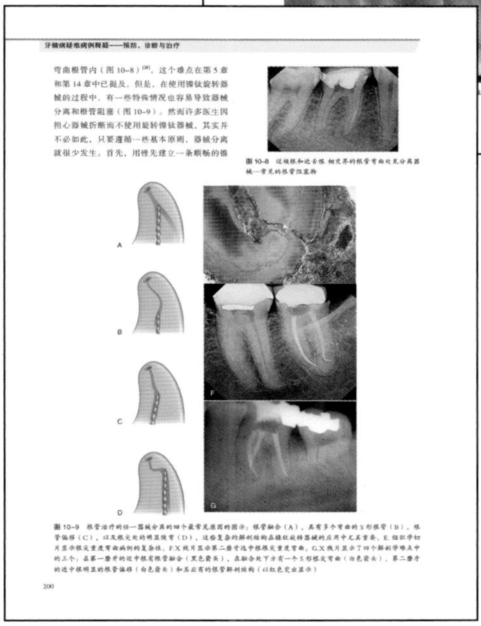

模式图与影像学照片的应用有助于医生明确重要的临床问题和潜在的解剖问题。

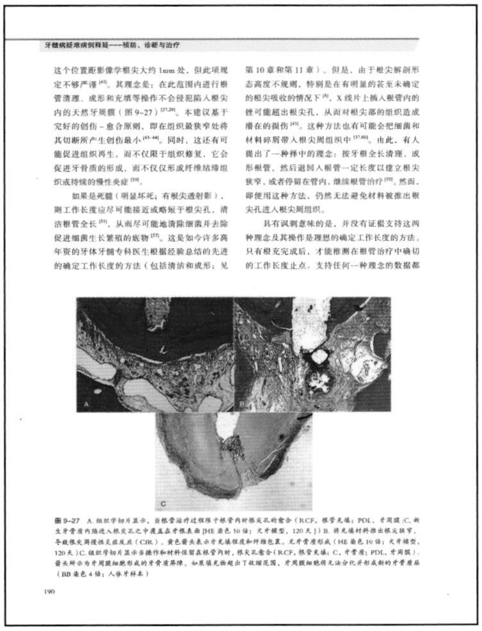

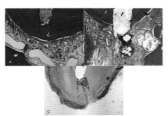

图 9-27 ...

生理性工作长度与临床工作长度的不一致性。

目 录
Contents

第 1 篇

诊断与治疗计划制定

PART 1

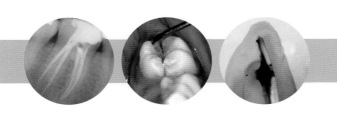

第 1 章

牙源性疼痛的诊断

"思考一下导致根尖问题的最初根源可以帮助我们认识什么是成功治疗的关键。如果最初的病因是由于腐败牙髓引起的刺激，那么在大多数情况下，去除它对于愈合至关重要[27]。"

W. WHITEHOUSE, 1884

对许多牙医来说，做出准确的牙髓专科诊断是一个难题。解决这个问题既不容易，也没有可以将其化繁为简的捷径可走。更复杂的问题是：大多数临床医生发现很难挑战长期固有的概念和习惯，很难去抵制偏颇的看法。在检查中，他们的经验可能是局限的；还有相信权威的倾向，而不去探究这些权威是如何在临床思维和实践中占据主导地位的。在参加继续教育课程时，医生经常会有这样的想法，比如："我已经知道这个了""我以前听说过这个"或"这里没有什么新东西可以学习"。

牙医参加继续教育课程或阅读专业文献以提高他们的知识和能力。事实上，课程中的大部分信息对经验丰富的临床医生来说可能并不新鲜。临床医生经常忽略细节的重要性、概念的相对性，以及这些特有的信息如何增强他们诊断的敏锐性和提高他们收集临床数据的能力。对于牙医而言，学习经历中的内容经常被遗忘，临床医生注定要多年来一直重复存在的错误。为了减少这种错误，希望能纠正、简化临床医生诊断牙髓和根尖周病变时根深蒂固的错误思维模式，本章将详细介绍作者和大多数牙髓病学专家使用的诊断方法。

大多数概念可能是相近的。本章的目的是

为每一种方法或检查提供一个应用环境，以突出其在解决问题中的独特重要性。要知道，并不是所有的诊断测试、检查方法、病史信息或主观症状都与每个病例息息相关。每种方法都有极其重要的价值，可以帮助临床医生重新评估整个诊断过程，并结合现实和有意义的方法作出最终诊断。

获取准确的病史

　　患者就诊时最常见的主诉是疼痛。通常患者认为的"紧急情况"包括肿胀、咬物痛、冷热刺激痛等典型症状或者表述"我有一颗牙齿发炎了"。外伤导致的牙齿问题比较少见而且一般比较明确，患者来就诊时也有可能主诉疼痛的症状不明显或不能定位。在某些情况下，甚至疼痛根本不是患者进行牙科咨询的原因。医生需要在问诊过程中进行整理收集相关的重要信息。如果以一种开放的、令人放松的方式进行交谈，在初始问诊中不仅可以了解到患者的牙齿问题，还可以了解到患者的期望、就诊经历、恐惧以及他们对自己牙齿问题的理解。

　　因为疼痛是多变的，患者对它的感知是主观的，所以在病史采集过程中医生需要收集并解释相关的信息。患者常常有一些不真实或不相关的先入为主的思想，例如，他们通常坚信他们知道是某颗牙齿有问题。临床医生一定要能够区分哪些是有用的信息，比如"我这颗牙不能咬东西"；还有很主观的描述，如"我这三颗牙疼"。一般情况下不可能是三颗牙齿同时造成了患者的问题，但疼痛涉及的区域比问题牙齿的区域大是很常见的。为了更深入地了解患者的具体问题，可提出一些相关的问题，包括：

　　"你现在有哪颗牙不舒服吗？"

　　"你有过疼痛没？"

　　"将疼痛分为1到10分，你会打几分？"

　　"疼痛有多久了？"

　　"你第一次感到疼痛是什么时候？"

　　在某些情况下，在其他临床医生试图解决患者的问题后，疼痛仍在继续。在这些情况下，下列问题可能是适当的。

　　"你现在感受到的疼痛和上次治疗前的疼痛有什么不同吗？"

　　"你还记得上次治疗之前牙齿的情况吗？"

　　听患者描述他们的疼痛性质对于理解他们的问题非常关键，给患者解释收集到的信息，并在必要时询问更多的探究性问题也是至关重要的。有些患者可能会有配偶、父母或朋友的陪同，陪人可能希望自己对问诊有所贡献。但一般来说，这不是很有帮助。最好向患者询问这方面的信息。

　　"你什么时候感觉到这种疼痛？"

　　"这是持续性痛吗？如果不是，请描述疼痛发生的时间、方式及持续的时间。"

　　"在过去的几天或几周内，疼痛发生的更频繁还是持续的时间更长？"

　　"疼痛是由热刺激或冷刺激引起的吗？"

　　"一天中有没有什么时候疼痛似乎更严重？"

　　"夜里会疼醒吗？"

　　"你怎么描述这种疼痛？是钝痛吗？还是像电击一样的锐痛？"

　　在这一点上，应当询问患者自身的感觉或患者更关注的问题：

　　"你有没有注意到哪有肿胀的感觉，或者你觉得有什么特别的地方肿了？"

　　"有没有脸上哪不敢摸吗？"

　　"在咀嚼或吃完东西之后，你的牙齿会痛或不舒服吗"

　　"你的牙齿有松动的感觉吗？或者有没有在咬合时感觉哪些牙齿先咬上？"

病历信息和主观症状

主观症状及病史的信息通常是可靠的，初期的问诊直接影响到后续问诊的相关问题，概括地说：就是按照相关信息发生的顺序来考虑这些问题。患者对基础疾患最初问题的回答可以直接指导临床检查并快速做出诊断。例如，如果是急性脓肿，患者可能会在前面几句话中就已经给出足够的信息，从而可以初步诊断出脓肿。随后的问题将集中在感染的体征和症状。至于脓肿是由牙髓、牙周或其他病因引起，仍有待确定。

患有慢性疼痛的患者在检查时可能没有任何疼痛感，但可以详细描述慢性疼痛的特征。牙髓的问题可以在一段时间内偶然的发作，但一般会呈现出一种模式，即舒适期减少和不适期增加。甚至会出现一段完全无症状的时期。

与通常要持续几年的肌筋膜疼痛相比，牙齿问题的总体时间要短得多。查明是否存在完全无症状期对诊断是有帮助的。这种病史也与夜磨牙或紧咬牙有关的肌筋膜疼痛症状相一致，将在第6章非牙源性疼痛中进行讨论。在诊断方面，晨起面部疼痛是很常见的。牙髓疾病和肌筋膜痛都可以将患者从熟睡中唤醒，这是少数几个相对客观的衡量疼痛严重程度的方法之一。肌筋膜疼痛的其他典型症状也可能类似于牙髓病。正如我们将在第6章详细讨论的那样，患有三叉神经痛的患者可能会经历严重的、使人衰弱的电击式疼痛，但有趣的是，他们从来不会从睡梦中惊醒。

如果患者没有明显的疼痛，在病历信息采集过程中对探查问题的反应通常集中在黏膜表面、明显触痛区或结节上。这些发现可能表明一个进行中的根尖周围病变或窦道形成。其他的可能性包罗万象——从一个正常的但以前没有认识到的外生性增生，到一个与阻塞的小唾液腺或大唾液腺导管（斯坦森管）有关的局部肿胀。这些病因的诊断和治疗超出了本书的预期

范围。笔者的目的是通过发现牙髓或根尖周问题的起源或问题集中点将其排除。

在一些来进行常规检查的患者中发现有牙髓或根尖周起源的临床病损或在常规影像学检查发现病变区（见第2章和第3章）。一方面，询问所有与这些病变相关的病史仍然是重要的。许多人可能会回忆起过去的疼痛或局部肿胀，这可能有助于解释这些发现并提供更准确的诊断。另一方面，影像学上的病变或对这种病变的解释可能不是其病因。

临床检查

视 诊

针对牙髓诊断的临床检查集中在两个方面：牙齿内的致病因素（牙髓炎症、感染等）和由于牙髓的炎症、感染扩散而导致的根尖周区域的软组织症状[1-2]。疼痛侧的所有牙齿都应该进行视诊检查。严重的龋病是疼痛症状的明显病因。有时在自发性疼痛的病例中，可以观察到牙齿伴有严重的龋病；患者总是自觉有过对颌磨牙疼痛的病史。在这种情况下，进一步的测试往往表明感觉疼痛区域的牙齿是正常的，而对侧的龋齿是疼痛的来源。

临床案例

病例：男，52岁，急诊就诊。主诉：左下颌磨牙区急性自发性疼痛（图1-1A）。左上和左下牙齿均未见龋齿或折裂。在患者感到疼痛的区域可见下颌第一磨牙大面积银汞修复体。该区域所有牙齿的牙髓热测都没有异常。

解决方案：在检查这一区域牙齿时未能重现患者的主诉症状，因此在左侧其他区域进行进一步的检查。检查对颌牙，上颌第二磨牙进行热刺激引发急性剧烈的疼痛反应。该区域的X线片显示上颌第二磨牙大面积龋损（图1-1B）。

虽然临床上没有明显的龋病迹象，但去除咬合面复合树脂后，可见明显的边缘渗漏，表明只需要对 27 进行根管治疗。

临床检查的另一个重要过程是寻找牙冠折裂线的存在 [5]。大多数折裂为近远中方向，冠修复体常常掩盖了这些折裂（图 1-2）。通常只能在完整的边缘嵴上观察到折裂线，但折裂线可能延伸到邻面的牙槽嵴水平面或平面以下（图 1-3），在颊面或舌面也可观察到 [26]。不同平面的两条折裂线可作为牙尖完全折裂的证据。例如，下颌磨牙舌侧沟内的深的舌侧折裂线与远中边缘嵴折裂线的组合可以指示远舌尖的断裂，而这也是引发牙髓炎症的常见因素（图 1-4）。

应检查软组织是否有红肿的体征，这些体征可能表明根尖周组织已发炎或感染。通常，这些体征的存在提示可能存在窦道、根尖区肿胀或局部肿胀（图 1-5）。变色和水肿也可能提示存在急性感染。鉴于患者最初的主诉，临床医生必须避免被偶然发现的其他问题所误导。例如，如果患者的主诉是近期的急性温度敏感，看到单根牙对应的牙槽黏膜或附着龈处的窦道，提示牙髓组织可能已经发生病变，但它可能不是患者本次就诊主诉症状的病因。在这种情况下，患者可能至少有两个不同的问题。

有时感染体征可能是患者的主诉来源，但

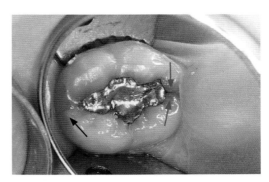

图 1-2　冠部完整的边缘嵴上明显的折裂线。近中折裂线明显（黑色箭头）。同一裂折线的远中延伸不明显，但可见（红色箭头）

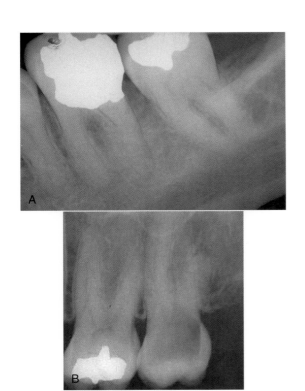

图 1-1　A. 左侧下颌磨牙对热测试反应正常。B. X 线片示：27 大面积龋

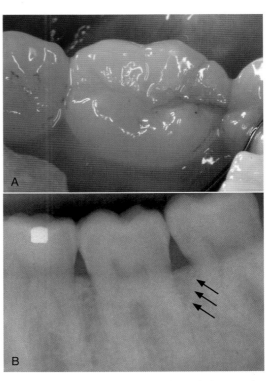

图 1-3　A. 冠部折裂线延伸至远中边缘嵴。B. 裂纹延伸至牙槽嵴以下引起牙周问题（箭头）

不一定是牙髓或根尖周来源。第三磨牙部分萌出导致的冠周炎，根据位置通常可以排除第二磨牙的牙髓问题（图1-6）。更常见的是牙周脓肿，如果全口牙的牙周问题都很明显，则很难和根尖周脓肿进行鉴别[3,14]。这个诊断问题将在以后关于牙周探查的章节中进一步讨论。

临床检查是通过一系列的仪器和技术来进行的，这些仪器和技术可以被认为是"解决问题的工具"。每一项检查或评估都可能影响最终的诊断。很少有病例需要做全部的检查，但

同样重要的是对于疑难病例不要过早下结论。临床检查的过程既要确定症状和病变的来源，又要排除邻牙的问题。虽然有时可能很难重现主诉症状，不过可以通过确定明确的正常牙，以排除法得出诊断。

在临床检查中，医生通过大量的检查和评估收集信息。有些检查会集中于牙髓的状况，而另一些则会用来确定牙髓炎症扩散的范围或牙周支持组织的感染程度。有时，很难鉴别是病程相关的牙髓病变还是根尖周病变。本章集中展示判断牙髓状态的关键信息。在这个解决问题的过程中收集到的其他信息必须与全面的牙周检查以及高质量影像学检查相关联、整合。这些信息将被整理到根尖周病变的诊断中，这将在第3章中进行讨论。

探诊

出于诊断目的，23号探针或DG16牙髓探针（当探针是双头时，这两种都具有17号探针的特征）可用于探查龋齿、修复体边缘、折裂、松动的牙尖和折裂线（图1-7）及确定邻面、颊舌侧

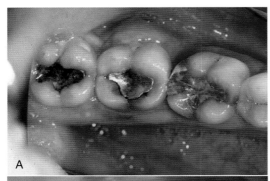

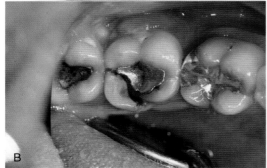

图1-4　A.下颌第二磨牙远侧边缘嵴和舌侧沟可见明显的折裂线。B.折裂线导致牙尖与牙冠完全分离

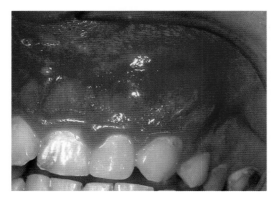

图1-5　急性牙周脓肿引起的肿胀

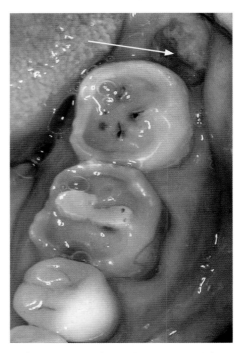

图1-6　第三磨牙部分萌出引起的冠周炎（箭头所示）

龋坏的程度。如果折裂的牙齿位于疼痛区域，用小号的17号探针（图1-8）探查牙齿的邻面是很有用的。这种方法可以探查到深且沿邻面向下的折裂线。很明显，折裂越向根尖方向发展，就越有可能出现牙髓症状。如果折裂线延伸到牙槽嵴以下，也可能发生牙周病变，这对预后有严重影响。在牙周探诊的章节和第3章影像学检查中会更详细地讨论这部分内容。

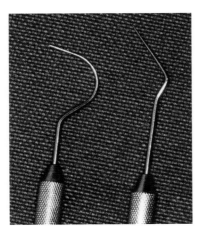

图1-7 23号探针（左）和DG16号牙髓探针（右）

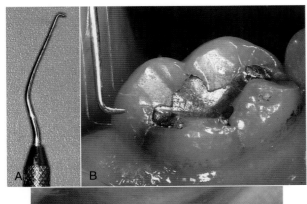
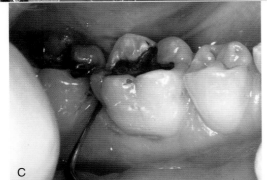

图1-8 A.17号探针。B.使用17号探针探诊牙冠的垂直裂缝。C.使用17号探针探查近中折裂线

扣 诊

扣诊是临床检查中获取信息最丰富但常常被忽视的评估程序之一。虽然对牙髓炎的诊断不是很重要，但对于牙髓坏死的牙齿来说，扣诊不适或疼痛可能反映出与根尖周组织相关的炎症[10]。考虑环境周边的解剖结构，解释扣诊检查的结果是很重要的。离牙槽骨表面较近的牙根在扣诊检查更有可能表现出敏感不适症状。上颌牙牙根唇侧骨板较薄或无骨，中切牙、尖牙、第一前磨牙的颊根及磨牙的颊根通常位于骨表面的表浅区[12]。对人类头骨的牙齿检测表明，即使在没有病变的情况下，根尖或根面部分开窗也是常见的（图1-9）[8]。由于下颌磨牙颊侧骨板或外斜嵴的厚度，此部位牙齿的根尖周病变不太可能出现扣诊疼痛（图1-10)[12]。然而，在急性根尖周脓肿的情况下，即使在颊侧骨板很厚的位置，扣诊疼痛、局部肿胀和龈沟引流也并不少见。

叩 诊

叩诊时的疼痛与不适对于牙髓炎的诊断并非至关重要，是在其他三种情况下也会表现出的反应。首先，叩诊检查指征可能与外伤相关，这类外伤常见前牙且有明确的病史，不一定需要进行根管治疗，因为可能没有造成牙髓损伤。需要进行敏感性测试（以前称为活力测试）。外伤牙可能伴或不伴扣诊疼痛，但如果发现扣诊

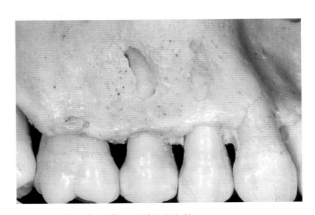

图1-9 骨开窗是常见的解剖结构

疼痛，提示病变不局限于根尖区域。

其次，叩痛可能是由坏死或严重受损牙髓引起的根尖周炎症引起的[1,10]。在这些病例中，根尖区可能出现扣诊疼痛，也可能不出现。根据病变的剧烈程度或慢性程度，叩痛和扣诊疼痛可轻可重。冠折的牙齿属于这一类，因为牙尖折裂会引发牙髓疼痛。为进行牙髓的诊断，敏感性测试仍是必要的。

第三，叩诊的敏感可能是咬合创伤的一种症状，通常是紧咬牙或夜磨牙的结果[1]。在这种情况下，一般不会出现扣诊疼痛。此外，受影响牙齿的牙髓对敏感性测试反应正常。同样敏感的牙齿通常不只一颗，而且长时间的牙齿不适会伴有间歇期。读者可以参考第6章来获得关于这类问题的更多信息。

用口镜柄进行叩诊检查，需要对对侧牙齿进行牙体长轴向或垂直向（咬合的方向）叩诊检查，以便患者能明确正常牙齿的叩诊感觉（图1-11A）。理想情况下应该选择患牙的对侧同名牙；如果可能的话，检查以前治疗过的无症状的牙齿。即使不可能测量叩击的力度，仍应尽

量使每次叩诊不同牙齿的力度均匀一致。

进行垂直向叩诊后，还应该在牙尖的内斜面（后牙上）、与牙齿长轴成90°用口镜柄进行水平向叩诊（图1-11B）。外伤的牙齿和根尖周炎的患牙会对各个方向的叩诊都很敏感。由于磨牙症而变得对叩诊敏感的牙齿可能只对一个方向的叩诊敏感。如果在进行垂直向叩诊时反应正常，但对侧方叩诊敏感，其原因很可能是咬合早接触或侧方咬合造成的牙齿磨损。当磨损面存在时，视诊通常能看到光滑、磨平的牙尖或边缘嵴。如果牙齿对垂直向叩诊是敏感的，则其早接触或磨损模式通常是正中接触。在检查咬合接触时，咬合纸通常是有帮助的。对这个问题的处理将在第6章中描述。

咬合力测试

这是一种由叩诊检查演变来的检查。有时，患者描述一侧或一颗牙齿不能正常地咀嚼，通过叩诊通常很难重现这一症状。咬合压力试验

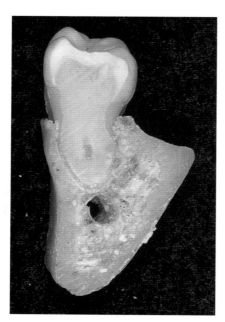

图1-10　下颌磨牙的根尖区覆盖着厚而密的皮质骨。这个区域一般没有触诊不适

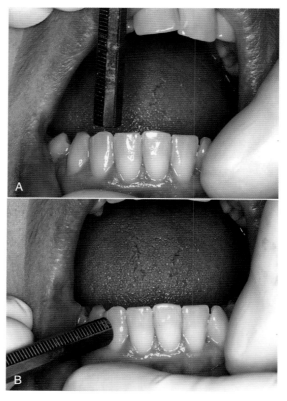

图1-11　A.垂直叩诊。B.侧向叩诊

是通过让患者直接咬放在牙齿之间的装置或材料来进行的 [5,8]。检查应逐颗牙齿进行。告知患者什么是预期或正常的反应，首先检查对照牙。本测试推荐可使用多种材料，如棉签的木柄、棉签的棉捻、橙木棒、市面成品"牙咬诊检查器"（Professional Results Inc., Laguna Niguel, CA, USA）及暂时牙科充填材料（图 1-12）。大多数临床医生更喜欢中等硬度的牙胶棒或橙木棒。更多关于这项检查的内容将在第 6 章中阐述。

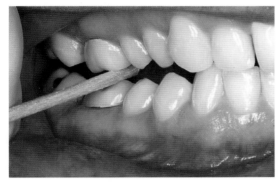

图 1-12　使用木棒进行咬合力测试。其他检查见第 6 章

牙周探诊

　　牙周探诊在诊断及鉴别牙髓源性及牙周源性病变发挥重要的作用。牙周附着丧失的程度显著影响患牙的预后及保留。牙周探诊应该从有症状患牙开始。急性根尖周脓肿偶尔会自行通过龈沟排脓，在肿胀区探诊检查后，脓液会随之流出。在大多数情况下，清除根管内感染的牙髓组织后约 1 周，牙周附着会迅速恢复（图 1-13）。

　　常规的牙周检查，通常测量和记录的是颊舌侧的近中、中部及远中的龈沟深度。然而，在牙髓专科评估中，探诊应尽量以 1mm 的间隔探查整个冠周 [14]。这项技术将体现附着丧失相关的垂直性骨丧失的物理结构特征。了解骨缺损在根周是窄还是宽，明确缺损的体系结构是陡峭的形态还是逐步探及最深点的形态，这在诊断上是很重要的。牙周袋一般呈台阶式或渐进式形态。图 1-14A 中可见在病变局限处牙周袋较浅并逐步探及最深的位置。

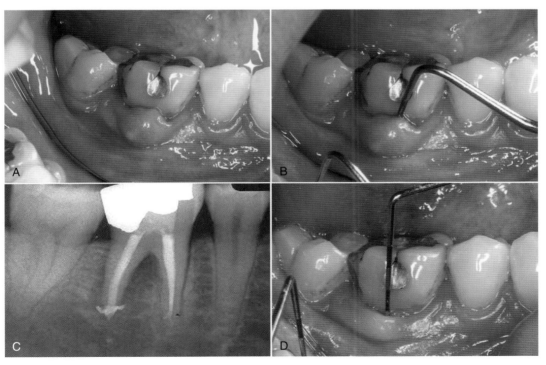

图 1-13　A. 急性根尖周脓肿引起的局部肿胀。B. 根分叉处有一个 10mm 的狭袋，其余的探诊都是正常的。C. 术后 X 线片显示与远中根尖病变相关的骨丢失。D. 治疗后 3 周半。症状和肿胀完全消失了。探诊显示前牙区牙周完全复位

牙周疾病是导致附着丧失最常见的原因。急性根尖周脓肿与急性牙周脓肿易混淆[3]。如果患牙探诊发现深牙周袋，那么通过探诊确定牙列其他区域的牙槽骨吸收水平就很重要。如果发现广泛的骨缺失和多处骨袋形成，那么患牙更可能具有牙周问题[11]。一般牙周脓肿的患牙牙髓敏感性测试正常且没有根尖周的骨质丧失。如果发现患牙有独特的缺损，那么仍然需要和牙周病变进行鉴别诊断，需要对患牙进行敏感性测试和探诊来排除这些疾病。

若敏感性测试为阴性，且探针可深达根尖，则附着丧失可能是由于根尖周脓肿的引流所致的，窦道的典型特征是可以探诊到陡峭的缺损形态。如果牙周缺损是广泛的、逐步的，此时窦道的表现为沿四周探诊正常，突然下降到一个深而窄的典型缺损[14]。探诊的结果应与影像学上明显的根尖周病变一致。继续沿牙周探查其余部位探诊深度正常。在磨牙上，经常发现从分叉处或邻面引流。引流通道有时可能较宽，有时可达3~4 mm。应监测根管治疗后的引流通道的闭合情况，在回访时再次进行探诊评估。许多时候引流通道需要长达一个月的时间才能闭合，尤其是当引流通道较宽的时候。如果一个月后仍未闭合，预后会很差。这种病变的牙周手术效果也不理想。

通过龈沟的慢性窦道的存在可能比较麻烦

的，可能只在常规探诊中发现。与牙髓相关的软组织可能没有明显的临床感染征象，所以具有和培养对所有出现影像学病变的牙齿进行仔细的探诊的习惯是很重要的。

深而窄的牙周袋也可能是牙根纵折的表现[8]。探诊可能类似于窦道引流通道，但最重要的鉴别点是这颗牙齿可能进行过根管治疗。未行根管治疗牙齿的牙根纵折是罕见的。虽然有症状，但许多这样的缺陷只有通过探诊才能发现，因为它们缺乏病理的影像学特征，包括根尖周的病变。牙根纵折的另一个独特的临床表现是探诊症状出现在受累根的颊侧中部或舌侧中部的相应位置。如果牙根已经完全裂开，那么在患牙的颊侧和舌侧都会发现此类症状（图1-14B）。

第3章、第4章和第19章将更全面地探讨了根折的问题，但是从诊断的角度来看，这种探诊模式的出现就确定了折裂的存在。当出现的缺损还不足以明确诊断的情况下，可进行手术探查以明确诊断，特别在曾经做过根管治疗时。

很多病损在邻面出现。深的近远中折裂线延伸至牙槽骨下方时，会在折裂线的局部形成狭窄的牙周袋。牙周袋两侧1mm处都可能探诊正常。如果牙周组织是健康的，那么在邻面进行垂直向的探诊难度非常大，有时甚至需要在局麻下进行。这种类型的某些缺损在影像上观察并不明显，因此，唯一的客观证据仅能通过探查发现。这对诊断是至关重要的，因为邻面

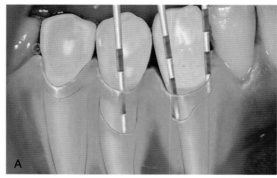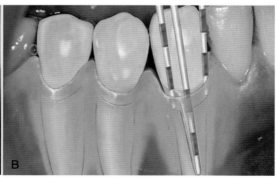

图1-14　A.探诊慢性牙周炎病变中牙槽嵴水平。B.与牙根垂直折裂线相关的牙周病变的探查模式。注意：相邻的骨水平通常是正常的

深而窄的牙周袋可能提示长期预后较差，一般最好的处理方法是拔除。

图 1-3 所示的折裂具有相关的邻面牙周缺损。经探诊证实，该处牙周袋远低于该区域的一般牙槽骨水平，因此要拔除牙齿。

松动度检查

松动是晚期牙周炎患者最常见的症状，也可发生于急性根尖周脓肿，或少数情况下出现于咬合创伤[10]。在检查期间，注意各个方向的动度并检查咬合。不管病因是什么，对于所有出现咬合过紧的病例均应降殆，尽管降殆的作用受到质疑[9,25]。过紧的咬合接触将是术后疼痛和愈合时间延长的一个重要因素。

影像学检查

第3章中的影像学检查将涵盖广泛的主题，本章主要讨论的问题是：牙源性疼痛。很有必要建立一个关于牙髓病与根尖周炎病的发展的诊断系统，包括讨论一些重要的概念判断 X 线片的价值。首先，不能期望每颗牙髓相关疾病的牙齿都有影像学改变。不能通过 X 线片确定牙髓的情况。在这些病例中，影像学检查发现牙齿唯一的改变是硬组织的丧失，通常是围绕在根尖周围的骨组织。根尖周病变是牙髓坏死和（少数情况下）重度牙髓炎病变发展的结果。通常情况下，伴有牙髓症状（如不适感或温度变化等）的患牙不会有影像学上的改变，但仍需进行根管治疗，这一点具有重要的诊断意义。

临床案例

病例：患者，女，50 岁。以"左上牙急性热刺激痛两月"为主诉前来就诊。发病缓慢，起初，患者只感到短暂的轻度疼痛。随后症状逐渐加重。患者现在出现了持续性自发痛。她自述由于诊间拍摄的几张 X 线片都没有出现任何问题，她的牙医一直无法明确诊断（图1-15A）。

解决方案：本病例的诊断绝不应仅限于 X 线片。在大部分的病例中，对热测敏感的病例是没有影像学改变的。诊断的依据是基于热测及口内临床检查。在这个病例中，虽然磨牙有大面积修复体，病变有可能涉及牙髓，但最终发现疼痛是由第二前磨牙引起（图1-15B）。

根尖周组织的炎症和感染是由坏死组织产物和细菌引起的，这些坏死组织产物和细菌有些来自根尖孔，有些来自侧支根管，这些侧支根管位于根的不同位置。如果以前的根管治疗失败，也会发生同样的情况。这种疾病过程将最终导致周围骨质吸收。骨吸收导致根尖周区域观察到特有的透射影（图 1-16）。在一些急性根尖周脓肿的病例中，因为发病急骤，即使有肿胀和急性疼痛，也没有影像学改变。急性根尖周脓肿发生后，需要 7d 或更长的时间才会

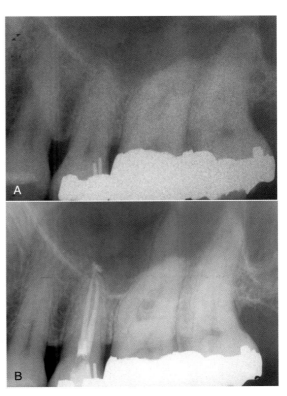

图 1-15　A. 自觉左侧上颌后牙疼痛。注意缺乏根尖周病变的证据。B. 检查发现第二颗前磨牙是导致疼痛的原因

有骨吸收的影像学表现。在这种情况下，虽然在急症处理时没有观察到影像学改变，但随后在诊间患牙已经无不适或已经接近完成治疗时，可能会出现影像学病变。读者可参阅第3章了解根尖周病变进展的影像学变化。

鉴别诊断

鉴别诊断是诊断过程中的中间步骤。诊断的可能性被缩小到两个或三个合理的选择，其他的可能性被排除。这一概念可应用于牙周脓肿或牙根纵折等病因。从缩小的列表中确定最终诊断需要进一步但更具目的性的检查。对于牙髓病病例，常见的问题是定位正确患牙，在对X线片进行评估并进行临床检查后，通常需要进行进一步的检查，但是目标区域已经被明显缩小。

敏感性（活力）测试

理 论

对牙科医生来说幸运的是，牙髓病的诊断可借助于一些可靠的测试。然而，将疾病进程与检测结果直接联系在一起会受到一定程度的质疑[16]。用于测量或评估牙齿折裂深度的测试不存在。热、冷、电刺激在牙科领域已经存在了很长时间[10,16]。从历史上来看，现在的测试方法可以追溯到1867年发明的电活力测试仪[20]。奇怪的是，随着现代技术的发展，没有新的检测方法被提出并用于临床应用，而且所有当前使用的检测方法实际上都存在问题或与现实脱节。尽管临床医生希望了解牙髓组织的生理状况或者相对健康的状况，但这些测试却只能通过刺激神经组织或可能的血液循环来提供间接的评估[16]。尽管牙髓是由结缔组织、血管、神经和牙源性细胞组成的复杂组织，但神经对敏感性试验的反应方式与整个牙髓的健康或病理状态之间似乎存在合理的相关性[2]。20世纪中

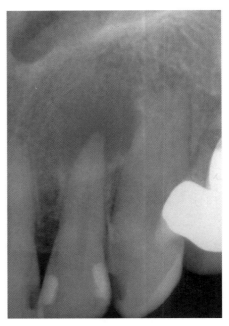

图1-16　根尖周病变的典型表现

期的有研究试图将临床症状与牙髓的组织病理状态联系起来[10,16]。然而，所有的组织病理状态包含相当宽泛的临床症状改变。一种基于临床症状的诊断系统出现了[22]。牙髓病诊断系统的本质是通过结合临床检查及热测的结果来确定的。经过一定的修改，该系统经受住了时间和临床实践的考验。

热测法有两方面的价值。首先，牙髓反应是有或无。阳性或阴性的结果反映了根管内是否存在有活力的组织，或是特别有活力的神经组织。从这个意义上说，热测法的价值与牙髓电活力检测的价值相同。事实上，如果一颗牙齿对热或冷有反应，可能就没必要做牙髓电测试。因此，牙髓电测试的结果只有对热测法反应迟钝的牙齿才有价值。试验性备洞的价值也是如此。

热测法的第二个价值是对反应的定性。不仅包括牙髓是否有反应，还包括它产生什么样的反应。这种测试首先在无症状区测试多颗牙齿来使患者明确什么是正常反应。理想情况下是先测试可疑牙的对侧同名牙或两侧邻牙[7]。通过与其他测试牙齿进行比较，来评估有症状牙

齿的反应。当患牙有敏感史却没有临床症状时，热测试就是非常重要的检查。反应程度和持续时间对判断牙髓的状态和预后有极其重要的意义。通常，反应程度不如持续时间重要。任何持续 10s 或更长时间的测试反应都被认为是异常的，牙髓的状态不太可能得到改善。从理论上讲，这是一种不可逆的牙髓变性。具有这种反应的牙齿应行根管治疗术。

理想情况下，热测法的目的是再现患者的主诉症状。大多数情况下，症状会再出现，诊断结果会很快确定。然而，在有些情况下，这是不可能的。牙髓退行性变是一个动态的过程，其症状随时间的变化而变化。就诊前一周的症状在检查时可能不会再现。然而，牙髓完全恢复正常也是极不可能的。这时，任何异常反应即使不是患者的主诉症状，对患牙来说也是很重要的。

其他临床检查方法

冷测法

冷测法比热测法更可靠[23]。试验可以用冰、氯乙烷、二氧化碳喷剂或冷水进行。可以通过填充和冷冻一次性麻醉针头丢弃的塑料鞘制取冰棒或冰芯（图 1-17）。冰的优点是易于获得和使用（图 1-18）。冰的主要缺点是冰融化的冷水可能会影响邻近的牙齿或牙龈组织。为了应对这种情况，可以用棉卷或纱布保护相邻的牙齿和牙龈（图 1-19）。在测试之前，应该立即吸去冰棒上的融化的水。另一个小缺点是需要有人确保诊室的冰箱有冰棒供应。

另一种方法是将氯乙烷（图 1-20）或将二氧化碳喷到棉签上（图 1-21）或棉球上，然后敷在牙齿上。这种方法的优点是在不影响软组织的情况下使用方便且能保持温度稳定[19,21]。这种方法随时可以使用，不需要提前做特殊的准备（除了重新订购喷雾罐）。

同样的，这些材料的测试应该从对侧同名牙开始，以便医生确定对该患者而言什么是正常的。可以的话，可疑牙齿区域内的正常牙齿也应该被测试（图 1-22）。

此外，已行根管治疗的牙齿是极好的阴性对照。对其他牙齿的正常反应会让患者了解当检测目标牙时可能出现的反应。测试一次只能在一颗牙齿上进行。最好把刺激放在每颗牙齿

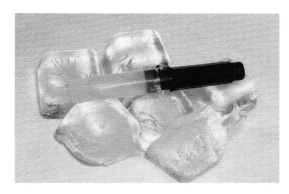

图 1-17　用于制作冰棒的麻醉性针头

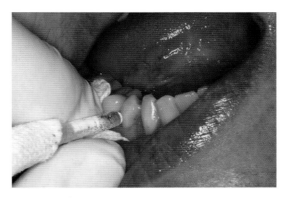

图 1-18　冰棒冷测

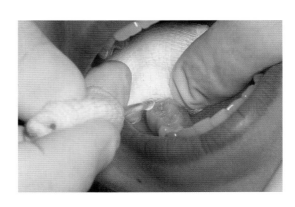

图 1-19　冷测时用纱布隔离保护邻牙

的相同位置，如沿着颊侧牙龈边缘或颊面中部。

在反应不确定或模糊的情况下，可以考虑测试每颗牙齿的所有暴露表面，根据经验，同一颗牙齿的反应往往是不同的（图1-23）。有些牙齿的舌侧、金属修复体或烤瓷冠的舌侧金属带对测试反应更强烈（图1-24）。有一些患者，对冷刺激的反应可能是最小的，或者在每一颗牙齿开始测试时反应延迟。在有症状区域测试牙齿时必须考虑到这一点。如果被怀疑的牙齿对测试没有反应，那么应该重新对它进行冷测试，并延长冷刺激的时间，因为有些反应可能会延迟。同样，所有暴露的表面都可以用这种方法进行测试。如果患牙的所有面都对冷刺激无反应，而其他牙齿却有反应，则可以认为该牙牙髓坏死。

热测法

与冷测法不同，以前热测法没法在已知温度下进行刺激或在任何恒定温度下保持刺激。现在，有一些仪器可以在特定温度下对牙齿进行热测测试（Beefill ，VDW，Munich,Germany; Calamus Dual ,Dentsply Tulsa Dental Specialties,Tulsa,OK，USA；Elements System, Sybron Dental, Orange, CA，USA）。这些实际上是根管充填装置，利用特定尖端接触牙齿进行热测试。如果没有这些装置，一种常用的热测方法是用火焰加热的牙胶棒（图1-25）。其他可用于热测的是橡胶抛光轮或抛光杯（图1-26）。可能需要用一种以上的方法来测试多个牙面。热测相较于冷测更容易引发延迟的反应[23]（与正常牙相比）。因此，热测需要慢慢地从一颗牙齿换到下一颗牙齿。如果对多颗牙齿进行的热测的速度过快，可能会由于延迟反应而无法确定患牙。有时，可在患牙的不同面同时用加热的牙胶棒进行热测测试，以增加温度和热刺激的持续时间。热测法最有效的应用是当患牙的主要症状是热敏感或热刺激痛时，必须用冷水或冰来缓解疼痛。

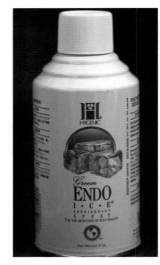

图1-20　氯乙烷

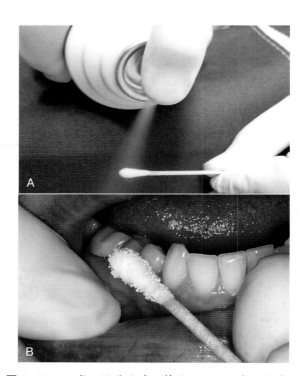

图1-21　A.氯乙烷晶体喷至棉签上。B.用氯乙烷冷测

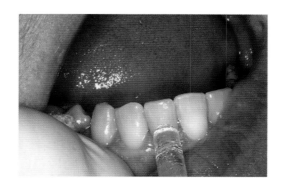

图1-22　先检查正常牙齿

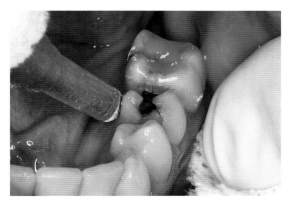

图 1-23 测试舌面。所有暴露的表面都应进行测试

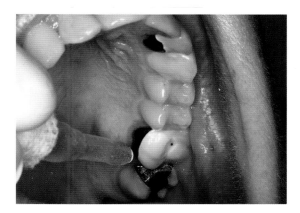

图 1-24 金属烤瓷冠金属部分的试验

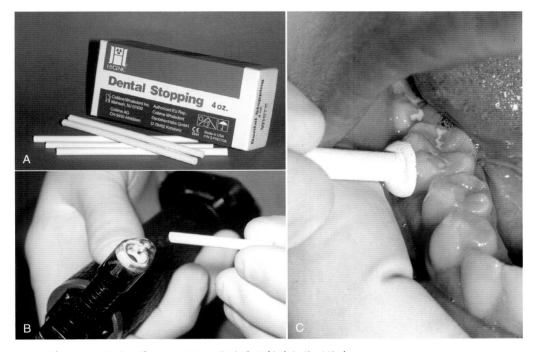

图 1-25 A.牙胶棒。B.加热牙胶棒。C.用已加热的牙胶帮进行热测检查

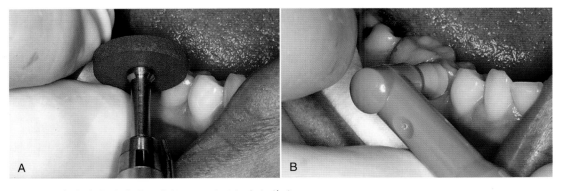

图 1-26 A.通过摩擦产生热量的抛光轮。B.使用抛光杯替代

橡皮障隔离下的牙髓热测试

橡皮障的应用可以实现更彻底的隔离，有时有利于常规牙髓检测。所有的牙髓测试都可以更方便地进行，因为它可以隔离脸颊和舌头。隔离在热测试中特别有用，以避免意外烧伤脸颊或舌头（图 1-27）。方法就是用橡胶障夹把障布分别放置在每个牙齿上。没必要把障布的邻面放入，对每颗牙进行完全的封闭，这样可以将障布迅速从一颗牙移动到另一颗牙。

在用冷水或热水进行测试时也可以用牙科橡皮障。这种测试的好处是可以将牙齿浸泡在液体中，与患牙的真实情况相似。从理论上讲，热刺激最有可能再现患者所经历的症状。它的缺点是必须对每颗牙分别安放橡皮障，要确保完全密封。如果患牙敏感是因为颈缘覆盖在牙本质上的牙釉质或牙骨质的缺失，那么牙科橡皮障实际上可能会影响患牙对检测的准确反应。

牙髓电活力测试

如前所述，牙髓电活力测试对反应没有定性方面的要求（图 1-28）。在对热或冷没有反应的情况下，合理的推测可能是牙髓坏死。如果所有被测试的牙齿都有相似的反应，这将是一个有效的结论。有时在特定的牙列中，所有牙齿对冷热测试的反应都很小。牙髓电活力试验（EPT）至少可以提供有反应或无反应的信息，这可能有助于区分正常和坏死牙髓。在使用过程中，使用牙膏或凝胶等介质，以确保牙齿与测试器尖端之间的电接触。理想情况下，测试器的尖端位于前牙的切缘（图 1-29）[4]。后牙测试的最佳位置是颊尖（图 1-30）[18]。许多临床医生倾向于选择𬌗面中心或颊面，这样可能出现错误的读数 [15]。

测试仪上相应的数字或读数并不表示牙髓相对健康或已经病变。由于 EPTs 功率的增加是对数（而不是线性）形式，因此患牙在非常高的功率级别上的反应并不是正常的。EPTs 最多

可能出现 20% 的假阳性和假阴性的结果 [17]。

EPT 的另一个限制是对牙根尚未发育完全的牙齿没有反应，这可能特别令人困惑 [17]。这种牙齿通常有开放的根尖和与牙乳头发育有关的根尖周放射显影。在这些病例中，根尖周区域牙周膜增宽也是典型的和完全正常的（图 1-31）。如果在牙根未发育完成的牙齿上有任何牙髓病理诊断方面的问题出现，牙髓检查也

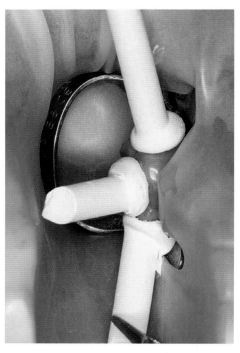

图 1-27　橡皮障隔离保护周围软组织，热测检查时多个牙胶同时检查

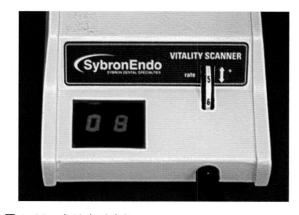

图 1-28　电活力测试仪

是没有帮助的。在诊断牙髓病之前，对这些牙齿最好观察一段时间，看是否出现根尖周症状或牙根停止发育。

外伤的患牙也可能无法在外伤后立即作出可靠且可预测的反应[17]，但许多牙齿会在 3~6 个月内恢复敏感性。再次强调：外伤牙需要长期观察。随着发展无论是患牙出现临床症状还是影像学改变确诊患牙有根尖周病变，就需要对患牙进行根管治疗。同样的道理也适用于正畸牙移动中牙齿的敏感性测试，在这种情况下，牙齿的反应可能是不可靠的[6,13]（见第 20 章）。

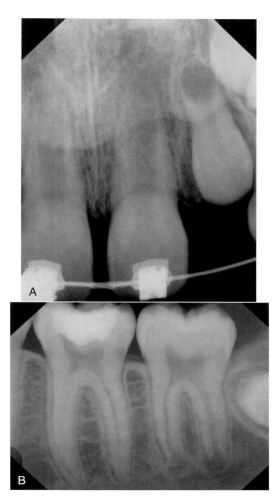

图 1-31　年轻恒牙的正常根尖周组织在影像学和组织学上形态不一，类似于病理性根尖周组织。A. 上颌切牙。B. 下颌第二磨牙

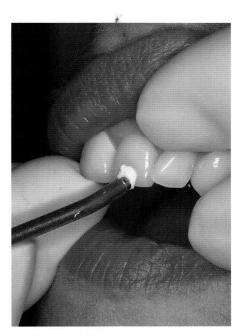

图 1-29　前牙在切端测试牙髓电活力

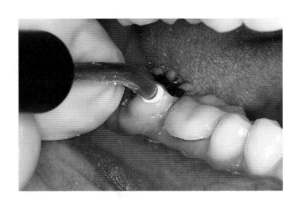

图 1-30　磨牙在颊尖测试电活力

麻醉法

当患者在检查时感到疼痛，或通过热测试引起疼痛时，使用麻醉法可能对确诊是有价值的。上颌牙通常可以通过浸润法来选择性地麻醉。将小剂量的麻药在可疑牙齿的根尖区局部注射（图 1-32）。如果诊断正确，1~2min 疼痛将会缓解。本实验用于当其余所有检查已完成，且诊断合理可靠的情况下。在某些下颌磨牙上使用牙周韧带注射也可能达到这一效果，但由于该方法并非对所有人都有效，疼痛未缓解的原因也可能是由于麻醉失败。

麻醉测试有用的第二种情况是患者牙痛，而临床医生无法从 1 颗或多颗牙齿中确诊。常规的诊断程序已经完成，大部分牙齿已经被排除。目前还不确定疼痛是否为牙源性的。在测试后不确定疼痛的牙齿中，如果在牙根区域注射少量麻醉剂后疼痛消失，那么该牙齿最有可能是牙痛的原因。麻醉可以通过浸润或牙周韧带注射进行。如果局麻后疼痛仍未消失，那么疼痛可能不是牙髓或根尖周病引起的。

试验性备洞

另一种有效的敏感性试验是试验性备洞。如果所有其他的测试方法都是无效或不合适时，如在全冠上进行电活力测试，而试验性备洞后牙本质具有敏感性，意味着牙髓仍有活力。一般在开髓的位置进行试验性备洞。该试验的价值与电活力测试相似。该试验包括在不使用麻醉剂的情况下预备一个小孔。显然，从修复的角度来看，这是一个有破坏性且不可逆的过程，所以它应该只在所有其他的方法都失败、患者知情同意且对诊断至关重要的时候使用。一旦患者有渗透到牙本质的感觉，立刻粘接修复窝洞。若牙髓腔钙化，患者可能在露髓之前没有任何感觉，这将导致不管诊断结果如何，牙齿都要完成根管治疗。

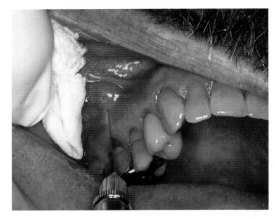

图 1-32 麻醉试验。少量麻醉剂溶液注射在可疑牙齿的根尖处

基于检查反应的临床诊断

正 常

临床上对"正常"的定义是对冷测有低程度反应并且刺激停止反应也立即停止。正常的牙齿对热测反应也是如此，尽管在实践中很少有正常的牙齿会对热有反应。冷热测不会对牙齿造成伤害。可以放心地对同一颗牙齿反复测试。一般来说，热测在龈缘的反应比颊面中部或牙尖的反应一致性更好。但是如果有牙龈退缩或修复体龈缘区域暴露在外有可能产生高度敏感反应，大量金属修复体也是如此。通常在金属修复体周围会出现牙龈退缩，在这种情况下，任何接触金属修复体的热测试都可能引起强烈的反应。

研究表明应该在前牙的切缘和后牙的颊尖进行电活力测试。

可逆性牙髓炎

这种临床诊断的特点是与邻牙和对侧牙相比，患牙对冷和（或）热的反应更强烈。还有，在停止刺激后反应立即发生或很快停止。患者没有自发痛。患者自诉不需要避免任何极端温度的食物或饮料。

刚充填完的牙齿是可逆性牙髓炎最好的例子。其他常见的原因是牙根暴露，一般是由牙周炎、牙周治疗或近期拔除邻牙引起的。轻微外伤后偶有发病。有些牙齿会在没有明显原因的情况下出现症状。如果是由龋齿、颈缘牙本质的暴露或断裂的牙尖引起的敏感，大多数病例将在适当修复治疗后恢复（见第 7 章）。

临床案例

病例：患者，女，23 岁。主诉左上颌第二磨牙热刺激敏感。临床检查发现充填物破裂、边缘渗漏（图 1-33A）。牙髓检查提示可逆性牙髓炎的牙髓状态。

解决方案：在没有不可逆性牙髓病变证据的情况下，决定重新充填。去除原有充填材料。在折裂线以下只观察到小面积的龋损。没有证据表明牙齿有冠部折裂，就直接重新充填窝洞（图 1-33B）。症状在 72h 内完全消失。

可逆性牙髓炎引起的炎症不会扩散到根周组织，因此在这些类型的病例中，不会发现任何根尖周的改变（图 1-34）。有时，患者可能会在窝洞（Ⅰ类洞银汞合金或Ⅲ类洞复合树脂修复）充填后感到持续的隐痛。需要明白除了由其他病因引起的炎症外，充填修复过程也会刺激牙髓产生炎症反应。

在此类情况下，如果充填 2 周后敏感性没有改善，就去除充填物，垫底后重新充填可能可以缓解症状。然而，这种方法的问题是，任何充填修复操作都有可能引起其他的牙髓炎症状。因此，去龋后暂封可能会产生相反的效果。

可逆性牙髓炎的症状一般会在去除病因后的 4~6 周内自行逐渐消失。一般情况下，可逆性牙髓炎不是根管治疗术的适应证；这类患者需要随访了解病情的发展程度。偶尔，当牙髓测试显示症状是由于牙根暴露所致时，可建议使用脱敏溶液或牙膏来缓解症状。在某些情况下，这种类型的高度敏感反应可能在观察几个月后仍未消除，这表明牙髓的炎症可能已超出其愈合能力（不可逆的牙髓炎；见后）。第 7 章更详细地讨论了高度敏感患牙的鉴别和治疗。

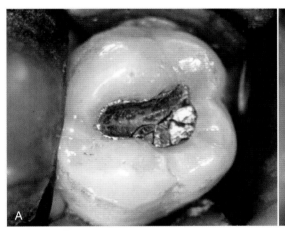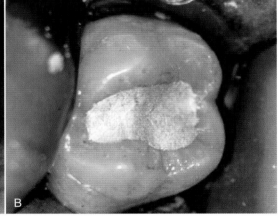

图 1-33　A. 银汞充填处断裂。B. 重新充填完成

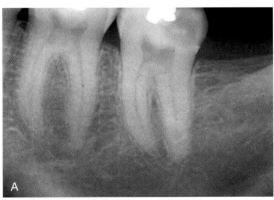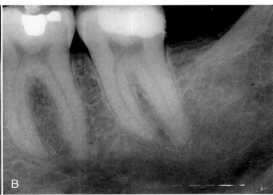

图 1-34　A. 龋齿伴可逆性牙髓炎的术前 X 线片。B. 完全修复术后的 X 线片。患牙症状消失。X 线片未见根尖周病变的表现

不可逆性牙髓炎

不可逆性牙髓炎的特点是热刺激可引发的持续的、强烈的疼痛反应或出现无明显刺激的自发性牙痛。与可逆性牙髓炎不同，不可逆性牙髓炎对温度刺激的疼痛反应可能会持续几分钟到几小时。这种症状是患者寻求牙科治疗的典型原因。如果存在，自发性疼痛也能持续数小时，患者可从酣睡中痛醒。患有不可逆牙髓炎的牙齿经常也会有咬合痛。伴局部疼痛的不可逆性牙髓炎的诊断通常可以在了解患者病史和进行敏感性测试后几分钟内做出。

在临床测试中，任何反应时间超过 10s 的患牙都可以诊断为不可逆性牙髓炎，需要进行根管治疗。这种反应可能由极冷或极热的温度引起，也可能二者均可以引发。相对温和的温度刺激后出现剧痛反应的患牙并不罕见，这种剧痛可持续至局麻完成。有冷刺激痛的患牙可能对热刺激无反应，也可能因热刺激而疼痛加剧。另一方面，冷刺激常常可以减轻或完全缓解由于热刺激导致的牙痛。有急性热刺激痛和有持续性或自发痛的患者，有时到医院检查时会口含喝冰水来控制疼痛。这些患牙开髓后，通常可以看到少量的脓性分泌物，随后由于存在化脓性牙髓而出现大量出血。

无法定位的不可逆性牙髓炎

不可逆性牙髓炎患者常伴有严重的疼痛史，可能是自发痛，也可能是冷刺激痛。虽然患者能指出患牙或疼痛区域，但临床医生无法重现这些症状。同时，X 线表现完全正常。通常几颗牙齿可能有大的充填物或牙冠。患者可能很确定哪颗是患牙，但临床医生对所指的牙齿或任何其他牙齿进行热测测试或叩诊检查都不敏感。在这些并不罕见的情况下，临床医生不应该以患者的主张诊断作为治疗的基础。临床数据和诊断结果常常是令人困惑的，不能引导我们迅速或合乎逻辑地作出诊断。在没有获得有效、综合的证据来支持准确诊断之前，等待是最好的选择。

最初，影像学表现通常是正常的，或表现出细微的变化，但不是决定性的变化。尤其是下颌牙的皮质骨非常致密。根尖周骨质的改变在发生明显的破坏之前是不明显的。

牙髓坏死

牙髓从生理健康到病变状态可以被认为是一个连续的过程，从正常牙髓开始，经过不断加重的牙髓炎症和退行性变，直至牙髓坏死。牙髓坏死是不可逆性牙髓炎的终点，但这两种诊断的临床表现完全不同。虽然热刺激敏感是炎症的标志，但坏死的牙髓没有热刺激敏感的症状。患者没有因热刺激引起的疼痛症状，临床医生检查时患牙也没有反应。

当坏死牙髓的炎症扩散出根尖孔引起根尖周组织的炎症反应时患者才会出现临床症状。由于这一病理过程的位置不同，患者可能出现叩诊敏感或疼痛、触诊敏感、肿胀和引流窦道等临床症状。根尖周的骨质逐渐被吸收，导致最终在 X 线片上可以观察到根尖区、有时是根侧方的低密度影（骨完整性的丧失）（图 1-35）。第 3 章将详细讨论解释这些结构的影像学表现。

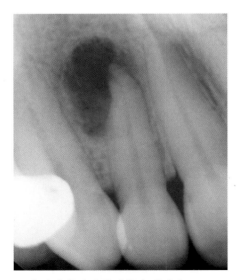

图 1-35　典型的牙髓源性的根尖周病变

航空性牙痛／压力性牙痛

少数伴有多发性退变或牙髓坏死的病例表现出异常的自发性疼痛症状，这种症状是在大气压发生显著变化时出现[24]。患者常在航班的机舱内充满压力的情况下发生（航空性牙痛）。通过降低高度或降落，疼痛可以减轻或消除；然而，在某些情况下，疼痛可能会持续几个小时。这种现象也发生在开车翻山越岭这种小的压力变化上，这些海拔变化可能只有 5000~7000 英尺（1 英尺 ≈ 2.54cm）。在深海潜水的人也有这些症状（压力性牙痛）。

当患者寻求牙科治疗时，他们往往是无症状的。临床上不可能重现大气压力的变化，所以不可能通过常规的热测法重现症状。然而，热测法通常是定位患牙最有效的手段。热测法至少可以排除正常牙齿。一旦可能致病的牙齿数量减少，继续使用热测将有助于确诊。

结合上述检查得出最终的牙髓病学诊断

最终的牙髓病学诊断是医生通过综合分析患者主诉、临床检查、影像学表现和各种测试后得出的客观体征而确认的。好的临床诊断的规则是：除非医生有九成以上的把握确信已明确诊断并确定患牙，否则不能进行根管治疗。从患者对病史和症状的描述中，临床医生知道有牙齿需要进行根管治疗术，但若无法通过临床检查判断出患牙，虽然与减轻患者痛苦的愿望相左，但最好是给患者提供姑息性的支持治疗并让其回家，而不是冒险治疗错误的牙齿。当无法对中度至重度的疼痛做出诊断时，不进行治疗就将患者送走是非常困难的。临床医生担心患者会对自己的诊断能力失去信心。然而，在现实中，如果临床医生进行了一次彻底的检查，并以一种富有同情心的方式提出了诊断困境，患者就会明白，这些症状会在特定的牙齿上出现，这样就有可能会明确诊断并提供确定的治疗。根管治疗中疑难问题的解决方案是：不要抱着"让我们试试，看它是否有效"的态度来开始根管治疗。

本章主要集中在牙源性疼痛诊断中的问题解决方案，但作者充分认识到准确的 X 线片对患者问题的整体诊断至关重要。由于没有高质量的 X 线片及对其包含的数据的解释，在获得准确或最有可能的诊断方面存在许多问题。第 2 章将讨论在牙髓病诊断方案中所必需的合适的影像学技术，第 3 章将讨论影像学的改变是否可与牙髓源性的病理相联系和有助于确诊根尖周病变的发现。从第 3 章收集的信息将使临床医生通过解决问题的方法，得出牙髓和根尖周病变的诊断。

参考文献

[1] Abbott PV. Classification, diagnosis and clinical manifestations of apical periodontitis. Endod Topics, 2004, 8:36-54.

[2] Baumgartner JC. Pulpal infections including caries//Hargreaves KM, Goodis HE. Seltzer and bender's dental pulp. Carol Stream Ⅱ. [S. l.]: Quintessence Publishing Co, 2002.

[3] Belk CE, Gutmann JL. Perspectives, controversies and directives on pulpal-periodontal relationships. Can Dent J Assoc, 1990, 56:1013-1017.

[4] Bender IB, Landau MA, Fonsecca S, et al. The optimum placement-site of the electrode in electric pulp testing of the 12 anterior teeth. J Am Dent Assoc, 1989, 118:305-310.

[5] Cameron CE. Cracked-tooth syndrome. J Am Dent Assoc, 1964, 68:405-411.

[6] Cave DG, Freer TJ, Podlich HM. Pulp-test responses in orthodontic patients. Aust Orthod J, 2002, 18:27-34.

[7] Chilton NW, Fertig FW. Pulpal responses of bilateral intact teeth. Oral Surg Oral Med Oral Pathol, 1972, 33:797-800.

[8] Cohen S, Blanco L, Berman L. Vertical root fractures: clinical and radiographic diagnosis. J Am Dent Assoc, 2003, 134:434-441.

[9] Creech JL Ⅲ, Walton RE, Kaltenbach RJ. Effect of occlusal relief on endodontic pain. J Am Dent Assoc, 1984, 109:64-67.

[10] Gutmann JL, Baumgartner JC, Gluskin AH, et al. Identify and define all diagnostic terms for periapical/periradicular health and disease states. J Endod, 2009, 35:1658-1674.

[11] Gutmann JL, Dumsha TC, Lovdahl PE. Problem solving in endodontics. 4 ed. St. Louis: Mosby-Elsevier, 2006.

[12] Gutmann JL, Harrison JW. Surgical endodontics. Boston: Blackwell Scientific Publications, 1991.

[13] Hall CJ, Freer TJ. The effects of early orthodontic force application on pulp test responses. Aust Dent, J 1998, 43:359-361.

[14] Harrington GW. The perio-endo question: differential diagnosis. Dent Clin North Am, 1979, 23:673-690.

[15] Jacobson JJ. Probe placement during electric pulp-testing proce-dures. Oral Surg Oral Med Oral Pathol, 1984, 58:242-247.

[16] Levin LG, Abbott P, Holland R, et al. Identify and defne all diag-nostic terms for pulpal health and disease states. J Endod 2009, 35:1645-1657.

[17] Lin J, Chandler NP. Electric pulp testing: a review. Int Endod J, 2008, 41:375-388.

[18] Lin J, Chandler N, Purton D, et al. Appropriate electrode place-ment site for electric pulp testing first molar teeth. J Endod 2007, 33:1296-1298.

[19] Linsuwanont P, Palamara JE, Messer HH. Thermal transfer in extracted incisors during thermal pulp sensitivity testing. Int Endod J, 2008, 41:204-210.

[20] Magitot E. Ètudes sur les alterations de tissus dans la carie dentaire. Paris, 1867, Bailliere & fils.

[21] Miller SO, Johnson JD, Allemang JD, et al. Cold testing through full-coverage restorations. J Endod, 2004, 30:695-700.

[22] Morse DR, Seltzer S, Sanai I, et al. Endodontic classification. J Am Dent Assoc, 1977, 94:685-689.

[23] Petersson K, Söderström C, Kiani-Anaraki M, et al. Evaluation of the ability of thermal and electrical tests to register pulp vitality. Endod Dent Traumatol 1999, 15:127-131.

[24] Robichaud R, McNally ME. Barodontalgia as a differential diagnosis: symptoms and findings. J Can Dent Assoc, 2005, 71:39-42.

[25] Rosenberg PA. Clinical strategies for managing endodontic pain, Endod Topics 2002, 3:78-92.

[26] Schweitzer JL, Gutmann JL, Bliss RQ. Odontiatrogenic tooth fracture, Int Endod J 1989, 22:64-74.

[27] Whitehouse W. New mode of treating dead teeth and alveolar abscess, Br J Dent Sci 1884, 27:238-240.

拓展阅读

Abd-Elmequid A, Yu DC. Dental pulp neurophysiology: part 1. Clinical and diagnostic implications. J Can Dent Assoc, 2009, 75:55-59.

Bender IB. Pulpal pain diagnosis—a review. J Endod, 2000, 26:175-179.

Figdor D. Aspects of dentinal and pulpal pain. Pain of dentinal and pulpal origin—a review for the clinician. Ann R Australas Coll Dent Surg, 1994, 12(4):131-142.

Jararzadeh H. Laser Doppler flowmetry in endodontics: a review. Int Endod J, 2009, 42:476-490.

Keiser K, Hargreaves KM. Building effective strategies for the management of endodontic pain. Endod Topics, 2002, 3:93-105.

Seltzer S, Bender IB, Ziontz M. The dynamics of pulp infarmmation: correlation between diagnostic data and actual histologic findings in the pulp. Oral Surg Oral Med Oral Pathol, 1963, 16:846-871, 969-977.

Sigurdsson A. Pulpal diagnosis. Endod Topics, 2003, 5:12-25.

Weisleder R, Yamauchi S, Caplan DJ, et al. The validity of pulp testing. A clinical study. J Am Dent Assoc, 2009, 140:1013-1017.

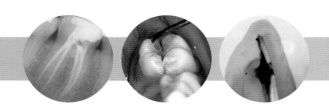

第 2 章

放射片拍摄技术

> "毫无疑问，临床诊断中最常用的辅助工具是 X 线。对于人类来说，X 线是极其有用的工具，它赋予人们第六感以洞察未知的事物。它引领我们走出黑暗，这是其他诊断方法无法提供的。没有 X 线的帮助，我们难以通过恰当的牙科治疗为患者提供满意的口腔健康服务[7]。"
>
> L.I.GROSSMAN，1946

在对放射片进行有意义的诊断性分析之前，应首先对影像的拍摄质量进行评估。拍摄质量欠佳的放射片无法为诊断过程提供足够的支持，然而很多临床医生不具备这种观念。根据质量不佳的放射片得到的错误结论可能导致完全错误的诊断，进而导致不适当的治疗。当临床医生拍摄出一张质量欠佳的放射片时应当引起重视，应评估重新拍摄后所获得的信息是否值得增加患者的辐射暴露。通常当第一张放射片无法提供所需信息时，需要重新拍摄。幸运的是现在的牙科医生拥有低曝光量的胶片和数字化放射拍照技术，因此，这种额外的辐射暴露所导致的长期风险明显降低。然而，临床医生必须了解导致拍摄错误的原因并提前改正，以避免给患者造成额外的辐射暴露。本章节将主要对牙髓病诊断中如何获得有价值的牙科放射片的原则和操作技术进行回顾。

理想的牙科放射片

理想的牙科放射片应当满足哪些条件？要回答这一问题需要考虑多方面的因素。首先，图片亮度不能太高也不能太低，否则无法显示所需要的细节。图像的细节应当清晰，没有标记或瑕疵。所拍摄的牙齿邻面和牙根部位不应该发生重叠，并且尽可能准确地反映出牙齿的尺寸，这需要将胶片尽量放置在与牙齿长轴平行的位置上，同时使 X 线束以正确的角度投照在胶片上。临床上，由于口腔内的解剖结构所限，导致胶片或传感器在某些区域难以实现这种理想的就位。

胶片和数字化传感器的使用

胶片使用不当和暗房技术欠佳会破坏影像的质量。暗斑、大面积暗影或完全的黑片提示胶片暴露在放射线或光线下，这可能是因为将未曝光的胶片放置在无保护措施的区域导致胶

23

片曝光，或是在曝光过程中暗房漏光。此外还可能由于胶片的储存环境温度超过 26.7℃。瑕疵的产生可能由于未显影的胶片接触了操作者手上的化学品，或是感光剂未完全干燥时出现划痕。当影像明暗对比度过高或过低时，说明峰值电压过高或过低。若最终获得的放射片变色，如呈现棕色，则提示定影剂存在问题，固定时间不足或定影液不足。当以上问题持续出现时，应当及时核对 X 线拍片机和胶片的制造说明，以确保曝光量与胶片匹配。其次，应当与所有辅助人员一起核查胶片的处理和暗房技术。

与胶片相比，数字化传感器受环境的影响较小。未使用的传感器暴露在自然光或放射线中均不会受到影响，但常见问题是感染如何控制、频繁使用及连接件磨损、机械降解、操作不当、传感器本身磨损，以及患者的顾虑[5]。

控制变量

获得良好的放射片需要具备合适的拍摄设备，并且对曝光量、胶片/传感器的位置、投照角度这三个变量进行控制。当 X 线束的中心穿过根尖，以正确的角度将牙齿投影在胶片或传感器上时，才能为牙髓病诊断和治疗提供理想的放射片（图 2-1）。

曝光量

放射片拍摄时，应当始终遵循 X 线设备制造商推荐的曝光量进行设置。对于传统的胶片，还应当考虑胶片的类型和速度。曝光不足会导致如牙周膜间隙和根尖周硬骨板等细节的丢失（图 2-2A）。此外，还会由于对比度的丧失使得龋病等病损缺乏清晰的边界而难以发现。根据推荐指南增大曝光量才能获得临床有用的影像（图 2-2B）。

曝光过度可能会使正常的结构表现出病理改变。例如牙槽嵴上方牙颈部的区域出现低密度影像，类似龋病的表现，称之为"牙颈部 burnout 征象"。同样，对比度过高也可导致细节的丢失（图 2-3）。

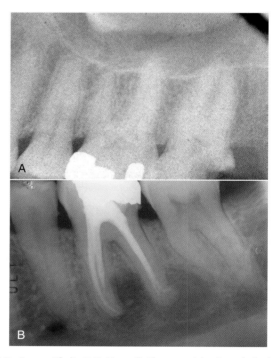

图 2-2　A.曝光不足的 X 线片。B.理想的，有临床意义的曝光

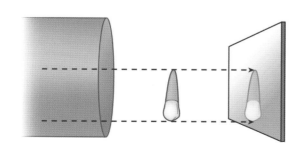

图 2-1　效果图

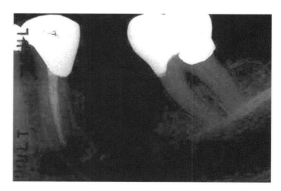

图 2-3　过曝的 X 线片

胶片 / 传感器的位置

　　当胶片袋或数字化传感器没有完全放置于待查牙齿的后方时，就无法获得牙齿或需要观察部位的准确影像。在牙髓病诊疗中所关注的区域通常为根尖（图 2-4）。Rinn XCP 等商品化的口内胶片定位器能够将胶片或传感器固定在理想的位置，以获得完整的牙齿影像（图 2-5）。当患者咬住胶片固定器时，胶片就被定位在最大深度，确保拍摄到根尖区影像（图 2-6）。定位器的使用避免了许多术前术后 X 线片拍摄存在的问题。

　　根管治疗过程中面临的主要挑战是如何在使用橡皮障的情况下获得准确的影像[6]。此时，止血钳也可起到胶片定位器的作用。使用止血钳夹住胶片袋的边缘将其固定在口内，并将器械靠在切牙或前磨牙上。这样胶片就被固定在最大深度。患者可以通过止血钳在口外保持胶片的位置（图 2-7）。数字化传感器具有同样设计的定位器，当胶片或传感器就位后，止血钳或定位器还能提供一定的安全防护。因为使用一根手指将胶片袋或传感器固定在口内时很容易发生松动滑落。

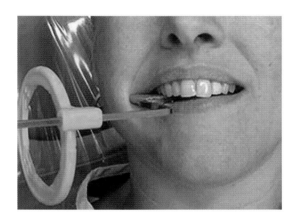

图 2-6　使用 Rinn XCP 胶片定位器进行下颌磨牙 X 线片拍摄。注意咬合垫装置如何将胶片固定在足够深的位置。牙片上缘甚至与𬌗平面平齐

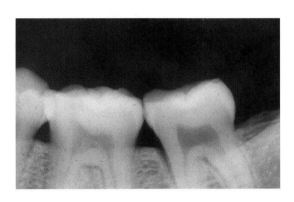

图 2-4　X 线片未能拍摄到根尖部位。增大投照角度无法消除这种错误

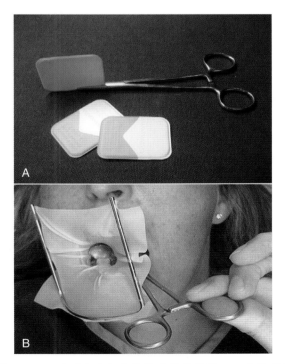

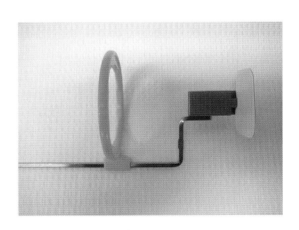

图 2-5　Rinn XCP 胶片定位器

图 2-7　A. 使用止血钳夹持胶片或传感器。B. 在使用橡皮障时，止血钳可以用作胶片固定器

病例：即使借助止血钳或定位器，患者仍无法将胶片置于足够深的位置以获得下颌磨牙根尖区的术前影像。

解决方案：将止血钳或定位器就位后，嘱患者咬合。这样能迫使胶片或传感器下移至合适的深度，同时口底的肌肉组织会放松（图2-8）。少数情况下，若在曝光前患者进行吞咽动作也会导致胶片或传感器移位。这种方法在使用橡皮障时同样适用。

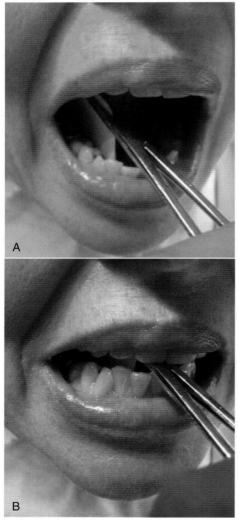

图2-8 A.部分患者难以将胶片固定在口底足够深的位置。B.将止血钳置于切牙上有助于将胶片保持在合适的位置。此外还能帮助患者减小张口度

病例：患者下颌牙弓狭窄，拍摄前牙时胶片袋或传感器就位困难。

解决方案：对于传统的胶片袋可以弯折其边缘以便于在狭窄的空间就位（图2-9）。也可以使用儿童尺寸的胶片，但由于胶片长度较短可能无法拍摄到根尖区。对于拍摄数字化X线片，唯一的选择是采用较窄的传感器。当下颌牙弓非常狭窄时，如存在下颌骨突（圆枕）时，可以将胶片袋对折后使用止血钳夹持住。当存在骨突时，使用传感器非常困难，需要小心地将其就位。同样重要的是就位时要将胶片或传感器尽可能与牙长轴平行。下颌磨牙是最易于拍摄的区域，因为胶片或传感器就位时往往会自动与牙齿平行（图2-10）。在下颌前牙区，由于口底以及舌头与颏结节的连接阻碍了胶片或传感器就位于合适的深度，导致前牙的影像往往非常短小。为了使胶片或传感器平行于牙齿，可以将其向口腔后部移动同时压低舌根（图2-11）。不需要将胶片或传感器接近或接触牙齿。当将胶片或传感器放置于口腔后部时，可以压低舌根。在胶片或传感器与软组织接触的下缘处放置塑料软垫可以使患者感受更为舒适（图2-12）。

病例：患者舌肌较为发达，即使压低舌头也难以将胶片长时间保持在前牙后方。

解决方案：使用止血钳或定位器进行胶片或传感器的就位。嘱患者保持止血钳或定位器的手柄与邻近切牙接触。这种方法不受橡皮障的影响，但可能需要进行麻醉（图2-13）。

拍摄上颌牙齿 X 线片时难度更大，主要是受到腭穹隆的深度限制，同时牙长轴与腭部表面不平行。为了解决这个问题，可以不将胶片紧贴于牙齿表面。在拍摄上颌 X 线片时，使胶片或传感器与牙冠接触往往适得其反（图 2-14A）。此时，胶片或传感器不可能与牙长轴

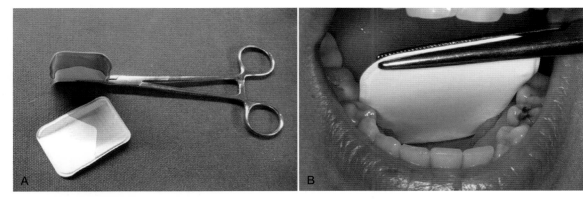

图 2-9　A. 可以将标准尺寸的胶片袋边角进行折叠以适应不同的解剖情况，这会在影像上留下一条线，因此不能把折叠部分放置在需要观察的牙齿处。B. 使标准尺寸的胶片适应狭窄的牙弓

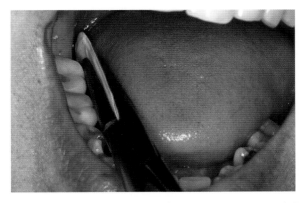

图 2-10　舌侧空间的解剖通常十分理想，利于胶片或传感器与牙齿平行就位

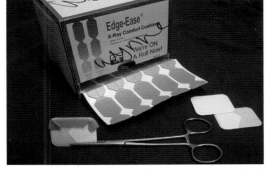

图 2-12　Edge-Ease 垫使胶片在下颌舌侧就位时更为舒适

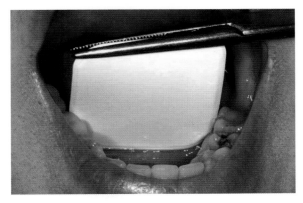

图 2-11　对于下颌前牙应当使胶片尽可能与牙齿平行。是否与牙齿接触或临近并不重要

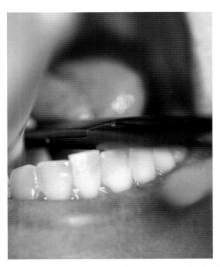

图 2-13　对于舌肌发达的患者，应当指导其将止血钳抵靠在切牙上尽可能向下压。大部分患者在未麻醉的状态下能够耐受。这与胶片就位器的功能类似

平行，从而导致获得的牙齿影像被拉长。理想的上颌就位方式应当使胶片或传感器的上缘位于腭穹隆中线处，下缘远离牙冠（图 2-14B）。这正是使用定位器时胶片所处的位置。当使用橡皮障时，利用止血钳或定位器同样能够将胶片固定在上述理想的位置。事实上，橡皮障和障夹能够帮助胶片或传感器的殆远离牙齿。

在上颌前牙区特别是尖牙处，胶片的就位尤为困难，这是由于所有的传感器和胶片袋都是长方形的。它们的拐角使其难以与牙长轴保持平行，影响了在前牙区的就位。对于传统的胶片可以将小部分拐角处进行折叠，而对于硬性的数字化传感器则无法进行此类操作（图 2-15）。

投照角度

关于 X 线片拍摄的第三个变量控制则是使胶片或传感器与 X 线束处于正确的投照角度。当胶片处于合适的位置时，这一步将会较为容易实现，但 X 线束的方向难以掌握。对 Rinn 胶片定位器的检测证实将锥管对准定位环时，X 线束与胶片或传感器垂直（图 2-16）。此外，X 线束的中心将会聚焦在胶片或传感器的中心。借助这一工具能够获得良好的牙齿影像。

当使用橡皮障时，定位器的使用较为困难。此时，将障布抬起或去除橡皮障架，并借助止

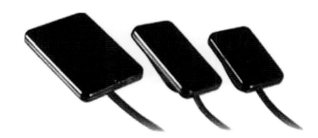

图 2-15　由于数字化传感器是硬质的，因此会影响其就位

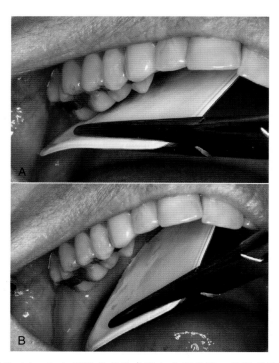

图 2-14　A.如果胶片或传感器与牙冠接触，所得到的影像可能伸长。B.理想的胶片就位方式应当是尽可能与牙齿平行。胶片或传感器的上缘可能位于腭部中线处

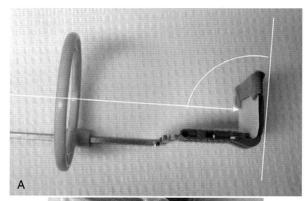

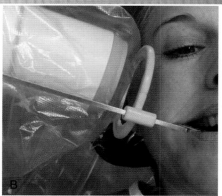

图 2-16　A.胶片定位器上的圆环使得 X 线束方向垂直于胶片。同时线束的中心对准胶片的中心。B.球管在口外定位时不需要看到胶片或传感器的位置

血钳能够有效地调整投照角度（图2-17）。这一方法还能减少"锥形体切割"现象的发生，即当X线束没有对准胶片或传感器中心时导致的部分影像缺失及图像空白（图2-18）。

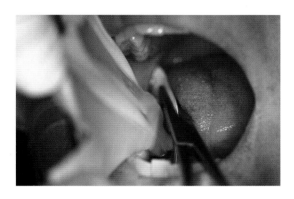

图2-17　当使用止血钳技术时，可以收起橡皮障障布暴露胶片的位置，以利于X线头管的定位

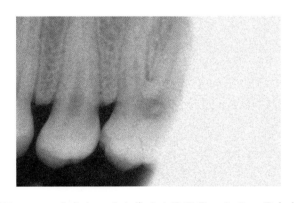

图2-18　胶片上可见头管的边缘影像。由于X线束未对准传感器或胶片的中心

影像质量的评估

分析放射片上所呈现的病损时需要考虑许多问题[12]。在进行诊断之前，应当首先对放射片的质量进行评估。质量欠佳的影像仅能对疾病的诊断提供有限的信息。

关于上述曝光不足、曝光过度、未能拍摄到目标牙齿等影像质量欠佳的问题，能够通过调整胶片位置和曝光量进行改正。然而与投照角度相关的问题往往更为常见且难以察觉，除非对同一区域多次拍摄进行比较（图2-19）。图2-19中的三张图像均很常见，临床工作中往往能够被接受，但仅有图2-19C的图像接近牙齿的真实尺寸。这对于评估牙髓病的患牙长度十分重要。

投照角度错误会导致图像明显变形，反之失真的图像也解释了错误的原因。通常遵循正确的胶片就位和投照角度原则能够纠正此类错误。

正确、准确的影像

临床工作中，即使某些放射片的质量可以被接受，谨慎的医生仍会尽可能地减少变异的产生。假定曝光正确时，根据一些线索和迹象能够确定高质量的放射片。如上文所述，在下

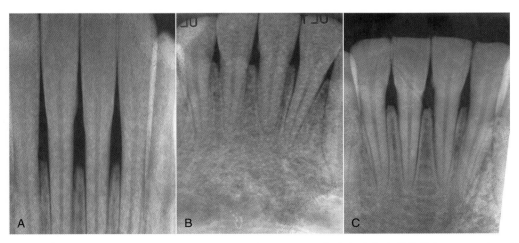

图2-19　A.临床中常见的下颌切牙影像。将图A与图C比较可见该X线片中牙齿的影像伸长了。B.同一区域牙齿缩短的影像。临床中常根据这样的X线片进行诊断。C.将胶片与牙长轴平行时拍摄的下颌切牙影像。这是临床中理想的X线片

颌后牙区，胶片或传感器在患牙舌侧就位时总是与牙长轴呈平行关系。如果牙齿与胶片平行，则𬌗面与胶片垂直。因此高质量的放射片上不应该有任何𬌗面的影像（图2-20）。尽管下颌舌侧空间与后牙长轴存在有利的解剖关系，许多影像医生往往将放射束置于向上的角度（图2-21）。这会导致无法拍摄到根尖的影像。虽然从临床角度来看所得的影像是可接受的，但重要的诊断信息可能丢失，特别是存在大面积金属充填物时。

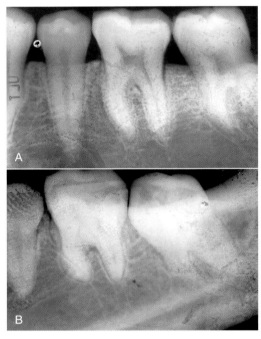

图2-20　A. 理想的下颌后牙X线片上不显示牙齿的𬌗面影像。B. 同样的下颌后牙X线片拍摄质量欠佳时可见𬌗面影像

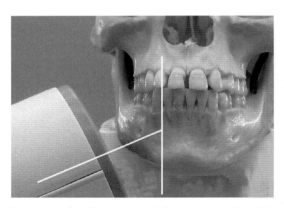

图2-21　在颅骨上显示X线束过度上仰的投照角度

临床案例

病例： 女性患者，48岁，主诉为左侧下颌后牙区反复出现剧烈的自发痛。对其左侧下颌磨牙拍摄X线片（图2-22A）。X线片未见异常影像，转诊至牙髓专科医生处检查。

解决方案： 拍摄术后X线片时，正确的投照角度显示修复体近中边缘下方存在龋坏（图2-22B）。在拍摄下颌后牙区时，若出现下颌骨下缘影像则说明投照角度过度上仰（图2-23）。

在上颌后牙区，很难拍出不含𬌗面影像的放射片。但仍能通过一个重要的线索评价磨牙影像的质量。腭根通常是上颌磨牙最长的牙根，颊根长度往往比腭根短2~6mm，但当影像中出现过短的颊根时则可信度较低，并且应当尽量

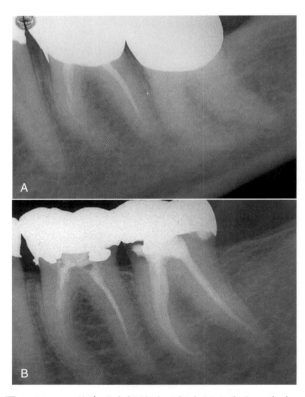

图2-22　A. 转诊医生提供的下颌左侧后牙的X线片。B. 治疗后的X线片显示修复体近中边缘下方明显的龋坏影像，而在治疗前X线片上没有显示

使腭根影像位于两颊根之间（图 2-24）。

　　颧弓的位置也可作为线索。即使解剖结构正常时颧弓仍可能存在较大的个体差异，因此，拍摄很多牙齿的 X 线片时很难避免与颧弓影像重叠。当放射片中颧弓遮挡了大部分磨牙牙根影像时，该 X 线片的可信度和诊断价值较低(图 2-25)。

　　对于前牙区影像，如图 2-19 所示，很难辨别哪些是从临床角度尚可接受的、但事实上并不理想的投照角度。对于上颌前牙，其影像与

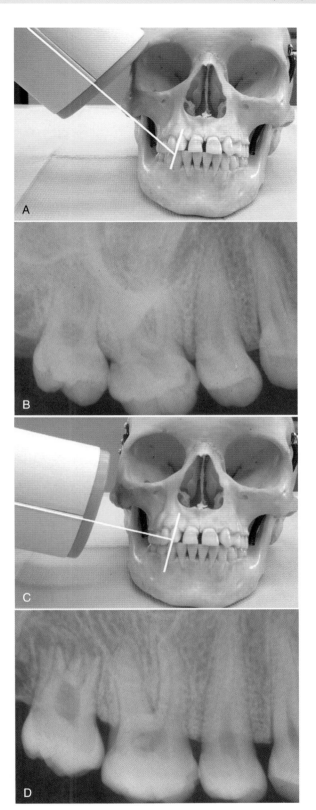

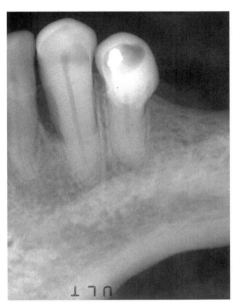

图 2-23　X 线片上出现下颌骨下缘影像提示下颌牙齿影像缩短。投照角度正确时，下颌舌骨嵴很少与下颌后牙根尖发生影像重叠

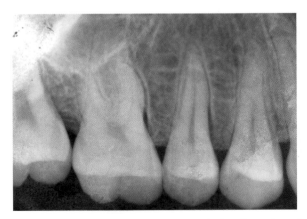

图 2-24　使用颅骨模型拍摄的可接受的上颌后牙 X 线片。腭根影像位于颊侧两牙根之间

图 2-25　A. 拍摄上颌后牙时，X 线头管向下投照角度过大。B. 以同样方式拍摄的诊断 X 线片。牙根明显缩短。颧弓掩盖了许多根尖区的细节。C. 正确的向下投照角度。D. 以正确的向下角度对同样的牙齿拍摄的 X 线片。牙根影像更长，可见根尖区的细节

鼻孔重叠可能能够提供一些线索。如图 2-26A 所示的 X 线投照角度反映了何种情况下会拍摄到鼻部的结构（图 2-26B）。正确的角度如图 2-26C 所示。在下颌前牙区，如图 2-27A 所示，如出现下颌骨下缘或颏结节影像时，提示投照角度上仰过大（图 2-28A）。

投照角度偏移对牙齿影像的影响

缩 短

X 线片上呈现的影像可能明显比牙齿的实际尺寸短（图 2-28，2-26B）。这些影像可能很清晰，细节表现很好，但对疾病的诊断意义不大，不能够以此来分析骨和牙齿的关系，如评估牙槽嵴水平。病损的表现可能被隐藏或完全失真。在下颌区，影像缩短通常是由于为了拍摄根尖区而将放射束上仰所致，此外，还可能发生在投照角度正常，而磨牙长轴舌倾的情况下。对于这些牙齿，合适的拍摄角度是将放射束稍向下投照。

临床案例

病例：患者，女，50 岁，因左侧下颌第一磨牙不适被转诊行根管治疗。由于 X 线片显示患

牙存在明显的严重钙化，患者被告知可能需要拔除患牙。在患者就诊前，数字化 X 线片被发送给牙髓专科医生（图 2-29A）。医生发现影像拍摄效果不佳，图像缩短且清晰度不够。

解决方案：在专科医生预约检查时，使用胶片定位器拍摄了新的 X 线片。在实验室内拍摄 X 线束在颅骨模型上的投照角度照片，作为角度调整的参考（图 2-29B）。很明显患牙并没有钙化（图 2-29C）。根管治疗顺利完成。在通过放射技术确定工作长度或检查治疗质量时，图像缩短会对根管治疗造成极大的影响[1,6]（图 2-30）。

伸 长

与投影缩短相反的是影像伸长，在这种情况下，牙齿的影像明显长于其实际尺寸。在伸长区域的影像细节可能完全失真。影像伸长是拍摄上颌后牙 X 线片时最常见的问题。第一个因素是 X 线束小角度投照所致，这一角度几乎与𬌗面平行（图 2-31A）。这样拍摄的影像似乎并没有异常，当将其与同一牙齿理想的影像进行比较才能发现问题（图 2-31B 和 C）。上颌区通常需要一种相较于𬌗面向下的角度进行拍摄（图 2-25C）。

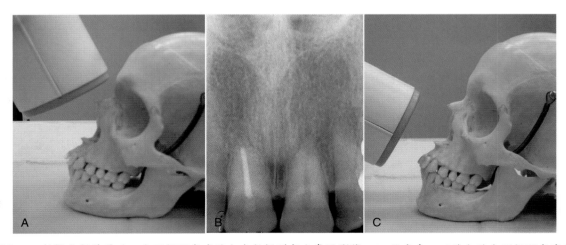

图 2-26　A. 拍摄上颌前牙时，向下投照角度过大会拍摄到部分鼻腔影像。B. 临床中，以过大的向下投照角度拍摄的 X 线片。上方可见鼻孔影像，牙齿影像明显缩短。C. 正确的上颌前牙投照角度

第二个导致影像伸长的因素是胶片或传感器的放置。当胶片或传感器紧贴着牙冠时（图2-14B），所得的影像会明显伸长（图2-32）。

第三个因素仅仅与胶片有关。由于胶片袋是软的，当使用手指将胶片牢牢地按压在上腭

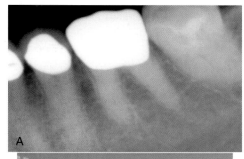

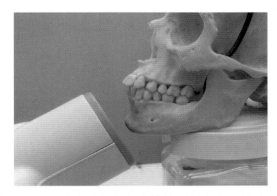

图2-27　以过大的上仰角度拍摄下颌前牙X线片。可见下颌骨下缘是如何出现在X线片上的

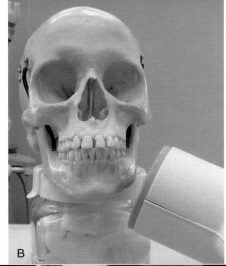

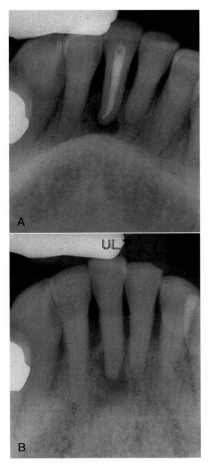

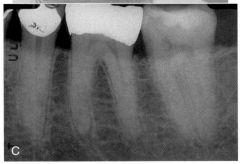

图2-29　A.转诊X线片示下颌左侧第一磨牙牙根较短且可能存在钙化。B.实验室内展示X线头管上仰投照角度过大。C.以理想的角度拍摄的X线片，牙根未见明显的钙化

图2-28　A.下颌前牙影像缩短。可见颏结节影像。B.以正确的角度拍摄同样的牙齿

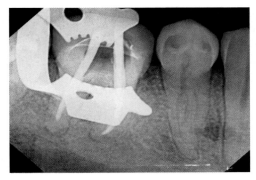

图2-30　治疗过程中拍摄X线片评价根尖封闭效果。过大的上仰角度导致影像明显缩短。这样的影像不能够使用

时，胶片的上缘会弯曲变形以贴合腭部的形态（图2-33A）。这样拍摄的影像通常冠部细节良好，但牙根影像伸长（图2-33B）。

在拍摄上颌尖牙时很难得到完全没有伸长的影像。由于腭前区解剖形态和尖牙长度的多变性使得这一问题更为突出。正如上文所述，胶片或传感器在腭前区的就位受限，在使用胶片时可以轻轻弯曲拐角处进行调整，但应该尽量避免整个胶片袋发生弯曲，使得牙根尖部分影像伸长。解决这些困难的最佳途径是将胶片尽可能远离牙齿置于口腔后方并且与牙长轴保持平行。

前后角度

一项对胶片定位器的分析显示，X线束理想的前后角度是与目标牙所在牙弓部位完全垂直。对于后牙而言，意味着需与牙弓后部垂直（图2-34）。

通常，当通过理想的临床角度无法清楚显示解剖特征时，就需要进行多角度投照。这一方法早在90年前就开始被使用，建议从3种不同的

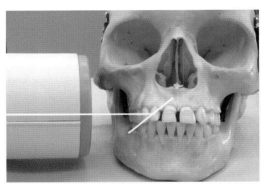

图2-32 如图2-14A所示，将胶片或传感器紧贴牙冠时所得的影像会过度伸长

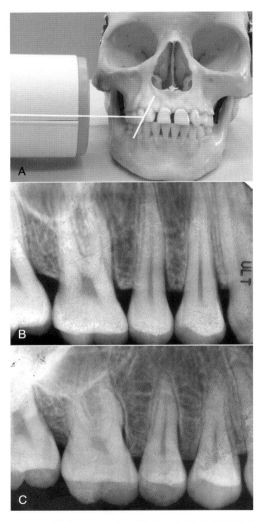

图2-31 A. 低角度。X线头管角度与𬌗面接近平行。这是拍摄下颌牙齿理想的投照角度，但当拍摄上颌牙齿时，由于腭部形态的影响会导致影像伸长。B. 以图A所示的投照角度拍摄的上颌后牙影像明显伸长。C. 以图2-25C所示的角度拍摄的理想的X线片影像

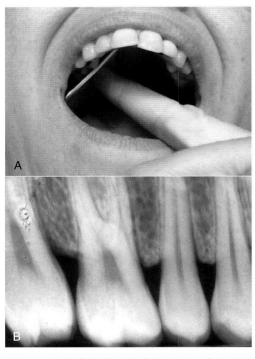

图2-33 A. 使用手指固定胶片的位置。手指的压力导致胶片发生变形和弯曲。B. 当胶片袋在压力的作用下随着腭部形态发生弯曲时以低角度投照所得到的X线影像

角度拍摄 X 线片[8]。在进行多角度投照时，需要将 X 线头管前移使得锥形束角度更偏向后（近中角度），同时保持正确的上下投照角度（图 2-35）。如果可能，建议尝试将胶片/传感器沿牙弓倾斜以尽可能与放射线垂直（图 2-36）[20]。图 2-37 所示为临床中以近中角度拍摄牙齿和牙根的影像。同样可以改变角度从后方进行拍摄，但这种方式在临床中很难实施，特别是拍摄上颌时，颧弓影像会投照在牙根尖的前方。腭部的弯曲度也不利于胶片的就位和远中角度投照。

当近中投照角度过大时，会导致磨牙颊根明显向远中移位，发生牙根及牙冠邻面的重叠（图 2-38）。以这种方式拍摄的 X 线片对于临床指导意义较小（图 2-38）。同样当远中投照角度过大时也会导致同样的问题。此外，当磨牙 X 线片上出现尖牙甚至侧切牙的影像时，也说明近中偏移角度过大。

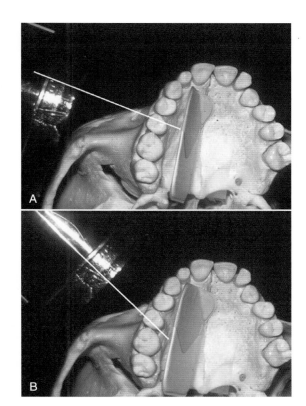

图 2-36　使用胶片袋在头骨上演示变角度投照技术。A. 正常的垂直投照角度。B. 前移投照角度。通常很难获得从后方角度投照的 X 线片。当上颌磨牙发生扭转时，其颊根影像会前移

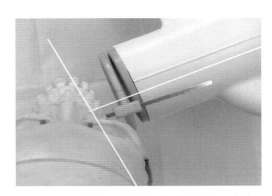

图 2-34　使用胶片定位器获得理想的前后投照角度。理想的前后投照角度是垂直于牙弓，这在上下颌后牙区均适用

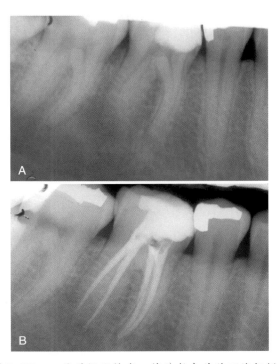

图 2-37　A. 偏移投照技术。将放射束前移可使颊侧目标，如颊根或颊侧根管影像向远中移位。B. 术后片。远颊根管位于最左侧

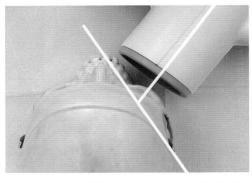

图 2-35　将 X 线头管前移改变投照角度以获得额外的视图

理想的牙齿影像所显示的正常组织结构

根尖周组织的正常影像学表现是怎样的呢？从牙髓病诊断和根管治疗的角度来看有两个正常的解剖学特征，即牙周膜间隙宽度均匀和有完整的硬骨板包绕整个牙根（图2-39）[1,6]。通常，即使在同一个牙根周围，硬骨板的影像也较为多变。而在几乎所有的解剖学范围内，牙周膜韧带影像具有更高的一致性和可信度（图2-40）。

影像学进展：数字化及锥形束CT

数字化影像学使得牙髓病学的诊断和治疗发生了革命性的进步，变得更为简单。与传统X线胶片相比，数字化X线片具有多种有利于临床医生的优点[5]：节约时间、低放射量、能够进行多次拍摄而不需要更换传感器，图像便于保存和传输。而临床使用中存在的问题包括传感器的消毒，传感器的厚度会引起部分患者不适，在确定工作长度时小号的根管锉显影困难（图2-41）[3]。而当使用合适大小和工作长度的锉时，数字化X线片比传统X线片表现更为准确。从这一角度来看，数字化影像学提供的多种图像浏览功能（如清晰视图，**反转片**等）（图2-42）使正常和病变组织的影像细节更为清晰[16]（图2-43）。本章节未能对数字化影像学进行详尽的讲解，但其在疾病诊断和治疗方面的优势应当引起重视（图2-44）。尽管这些设备存在一些潜在的技术问题，但它们与本章节所关注的问题无关。数字化影像学确保医生能够通过最佳的拍摄方法以获得最佳的牙髓病学诊断影像[5]。

锥形束CT（CBCT）已经广泛应用于牙髓病诊疗中[2,11,13]。这种技术十分精确[9,15]，对根尖周病损及其可能病因的诊断具有重要的影响[4,10,14,17-19]（图2-45）。目前，由于医生和患者所要承担的费用因素限制了CBCT技术在私立机构的使用；大型的放射检查中心能够提供这种检查项目。然而在未来的5~10年里，由于CBCT技术可能极大地促进患者的诊疗，因此将被当作牙髓病诊断和治疗的标准考虑因素，特别是在外科治疗和病例复查时。

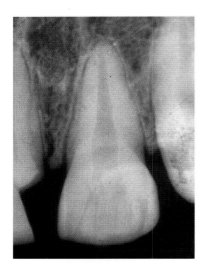

图2-39　正常的牙周膜间隙宽度均匀且包绕整个牙根。图中所示牙齿的正常硬骨板影像连续

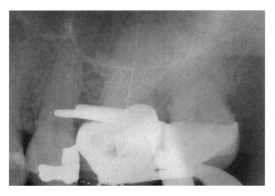

图2-38　前移角度过大时得到的测长X线片。由于图像失真无法解读

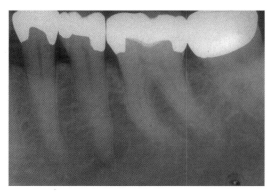

图2-40　正常的硬骨板在多颗牙周围的显影和宽度通常较为多变

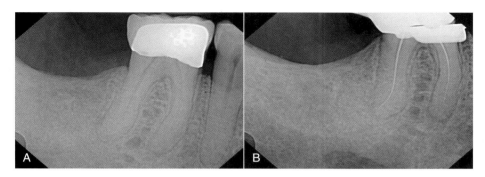

图 2-41　A. 下颌第一磨牙数字化 X 线片，根管影像稍显模糊。B. 通过数字化清晰度增强后，即使 10 号 K 锉也很容易的识别

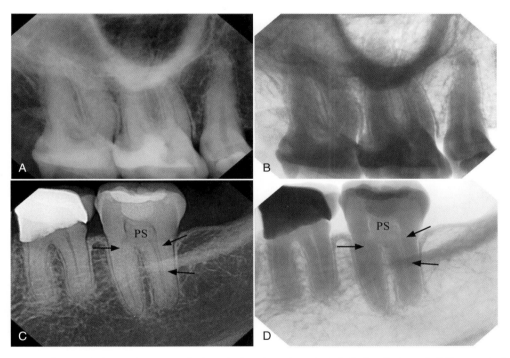

图 2-42　A. 使用数字化影像系统拍摄的上颌磨牙 X 线片，由于颧弓的重叠掩盖了根尖区的影像。B. 使用数字化影像技术将同样的影像片进行反转，与图 A 相比细节有所增强。C. 清晰度增强后的下颌磨牙数字化 X 线片。D. 同一 X 线片的反转片。这些增强选项有助于影像学评价。两张 X 线片中髓室内的髓石（PS）和近远中根管内的线型钙化物影像均清晰可见

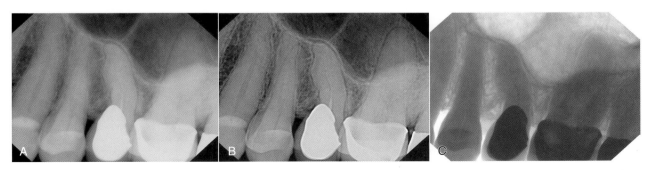

图 2-43　A~C. 以上为三张相同的 X 线片 A 为正常视图 B 为清晰度增强后，C 为反转片。从中能够获得不同的细节，如牙根、硬骨板、牙周膜间隙、上颌窦外形、欠充的根管、冠边缘等，可见数字化影像学在解剖学评价中的价值

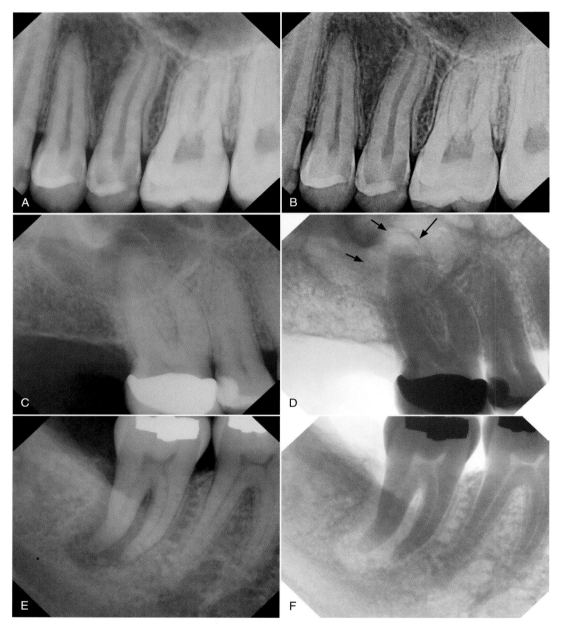

图 2-44　A.正常上颌前磨牙数字化 X 线片上可见龋坏和宽大的髓腔。B.同一牙齿清晰度增强后。C.正常上颌磨牙数字化 X 线片可见冠修复体和狭窄的根管影像。D.反转片增强了牙根结构的影像，特别是腭根根尖周大面积透射影（箭头所示），硬骨板和包绕牙根的牙周膜间隙。E.正常下颌磨牙数字化 X 线片可见大面积病损。F.同一牙齿的反转片，可见骨丧失的程度。患牙远中边缘嵴可见一明显的折裂纹，远中探诊可达病损深度

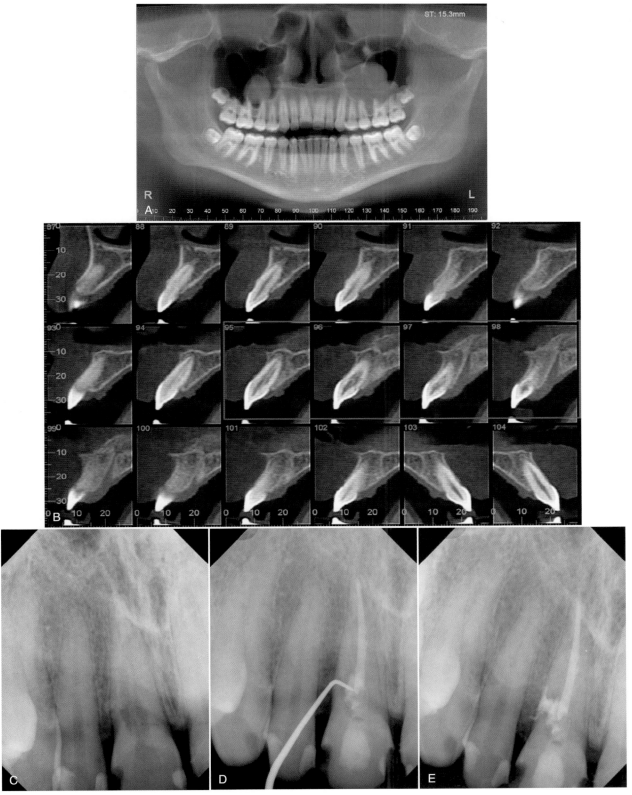

图 2-45　A. 全口锥形束 CT 影像。右上颌中切牙疑似存在侵袭性外吸收。B. 95 至 98 切面（红色框内）显示了吸收所致缺损的特点和位置，利于诊断和治疗计划的制订。C. 术前数字化根尖片。D. 根管治疗及缺损的定位。E. MTA 充填缺损部位。CBCT 的使用使得缺损的鉴别和治疗得以实现 (Courtesy Dr. Paul Buxt.)

临床指导

　　影像学是牙髓病诊断和根管治疗中重要且必需的组成部分。正确的诊断需要以高质量的牙齿影像片为依据。质量欠佳的影像资料会导致错误的诊断，甚至可能给患者造成损害。上文所述的关于如何拍摄高质量放射片的概念和技术有助于解决当前技术和影像满意度较低的问题。此外，在疾病的治疗计划制订过程中，掌握正常影像的基本概念是进行正确诊断的基础，当出现异常解剖结构或病变时能够容易辨别。

参考文献

[1] Bridgman JB, Campbell DJ. Radiography in endodontics. N Z Dent J, 1995, 91:62-64.

[2] Cotton TP, Geisler TM, Holden DT, et al. Endodontic applications of cone-beam volumetric tomography. J Endod, 2007, 33:1121-1133.

[3] Eikenberg S, Vandre R. Comparison of digital dental x-ray systems with self-developing film and manual processing for endodontic file length determination. J Endod, 2000, 26:65-67.

[5] Estrela C, Bueno MR, Leles CR, et al. Accuracy of cone beam computed tomography and panoramic and periapical radiology for detection of apical periodontitis, J Endod, 2008, 34:273-279.

[5] Farman AG, Ramamurthy R, Hollwnder LG. Diagnostic Imaging. B. Digital Imaging for Endodontics//Ingle JI, Bakland LK, Baumgartner JC. Ingle's endodontics 6, Hamilton, Ontario. BC Decker Inc, 2008, Chap 15: 573-589.

[6] Fava LF, Dummer PM. Periapical radiographic techniques during endodontic diagnosis and treatment. Int Endod J, 1997, 30:250-261.

[7] Grossman LI. Root canal therapy. 2 ed. Philadelphia: Lea & Febiger, 1946.

[8] Hinman TP. The interpretation of x-ray pictures of apical granulations, giving differential diagnosis of cases favorable and cases unfavorable for treatment root-canal filling. J Nat Dent Assoc, 1921, 8:83-87 .

[9] Lascala CA, Panella J, Marques MM. Analysis of the accuracy of linear measurements obtained by cone beam tomography (CBCT-New Tom), Dentomaxillofac Radiol, 2004, 33:291-294.

[10] Lofthag-Hansen S, Huumonen S, Gröndahl K, et al. Limited cone-beam CT and intraoral radiography for the diagnosis of periapical pathology. Oral Surg Oral Med Oral Pathol Oral Radiol Endod, 2007, 103: 114-119.

[11] Nesari R, Rossman LE, Kratchman SI. Cone-beam computed tomography in endodontics: are we there yet? Compend Contin Educ Dent, 2009, 30:312-314, 316, 318, 320, 322, 324.

[12] Ørstavik D, Larheim TA. Radiographic interpretation//Ingle JI, Bakland LK, Baumgartner JC. Ingle's endodontics 6, Ham-ilton, Ontario: BC Decker Inc, 2008, Chap 16: 600-625.

[13] Patel S, Dawood A, Whaites E, et al. The potential applications of cone beam computed tomography in the management of endodontic problems. Int Endod J, 2007, 40:818-830.

[14] Patel S, Dawood A, Mannocci F, et al. Detection of periapical bone defects in human jaws using cone beam computed tomography and intraoral radiography. Int Endod J, 2009, 42:507-515.

[15] Pinsky HM, Dyda S, Pinsky RW, et al. Accuracy of three-dimensional measurements using cone-beam CT. Dentomaxillofac Radiol, 2006, 35:410-416.

[16] Schmitd LB, Lima Tde C, Chinellato LE, et al. Comparison of radiographic measurements obtained with conventional and indirect digital imaging during endodontic treatment. J Appl Oral Sci, 2008, 16:167-170.

[17] Simon JHS, Enciso R, Malfaz JM, et al. Differential diagnosis of large periapical lesions using cone-beam computed tomography measures and biopsy. J Endod, 2006, 33:291-294.

[18] Tyndall DA, Rathore S. Cone-beam CT diagnostic applications: caries, periodontal bone loss assessment, and endodontic applications. Dent Clin North Am, 2008, 52:825-841 .

[19] Velvart P, Hecker H, Tillinger G. Detection of an apical lesion and the mandibular canal in conventional radiography and computed tomography. Oral Surg Oral Med Oral Pathol Oral Radiol Endod, 2001, 92:682-688.

[20] Walton RE. Diagnostic Imaging. A. Dental radiography// Ingle JI, Bakland LK, Baumgartner JC. Ingle's endodontics 6. Hamilton, Ontario: BC Decker Inc, 2008, Chap 15: 554-572.

拓展阅读

Patel S. New dimensions in endodontic imaging. Part 2. Cone beam **computed technology. Int Endod J, 2009,** 42:463-475.

Patel S, Dawood A, Whaites E, et al. New dimensions in endodontic imaging. Part 1. Conventional and alternative radiographic systems. Int Endod J, 2009, 42:447-462.

Sewerin IP. Radiographic examination//Bergenholtz G, Hørsted-Bindslev P, Reit C. Textbook of endodontology. Oxford: Blackwell Munksgaard, 2003.

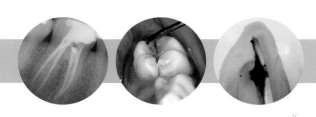

第 3 章

牙科影像学图像解析

"影像学检查仅仅是协助我们诊断的一种途径。对于一名牙医来说, 如果仅依靠影像科医生对影像检查的直接意见来进行临床诊断是荒谬的……影像图片可能展示出一片巨大的透射影像, 但是将此作为唯一诊断依据的方法是不明智的[17]"。

————T.P. HINMAN, 1921

从牙髓病学的角度出发, 影像学检查有两个目的: 一是显示正常解剖结构, 二是明确病变部位的细节表现。因为组织矿化程度不同, X线穿过时的吸收是不同的, 所以曝光后在接收器或数字传感器上得到相应的影像学图像会不同。在牙科影像检查中通常仅能明确识别三种组织: 骨、牙釉质和牙本质。牙骨质或类牙骨质材料只有在产生修复或再生的反应时才能观察到。我们在第 1 章中已经学习了牙体解剖结构及相应的正常影像学表现。但这种正常结构也包含了一系列的变化, 说明正常的牙体结构也存在共性与个性、典型性与稀有性这个问题, 因此要辩证地看待正常的影像学图像。

牙齿和骨结构的异常变化可以从影像学检查上表现出来。大多数情况下, 这种变化表现为透射影像的出现或矿化结构的丧失, 如龋齿、吸收或骨下牙周病变[30]。有时候, 这种改变也可能是表现为高密度影像, 例如修复材料或牙源性肿瘤。本章节将讨论牙髓疾病诊断和病例评估中正常和异常的影像学表现。

牙体解剖结构的评估: 问题预防

首先应进行口内牙齿检查, 随后再进行影像检查。由于口腔内放射图像是三维物体的二维化呈现, 因此在牙科领域中, 应用影像检查手段对疾病进行评估会受到一定的限制。即使是高精度的数字片或胶片, 通过其确定或排除上颌磨牙近中颊根第二根管 (MB2) 的存在也是很困难的。目前, CBCT 作为三维成像技术已在牙科中广泛应用[10,24,30], 但是它的精确度尚不能完全满足牙体牙髓相关疾病的诊断和治疗所需[6,10,24]。与常规影像检查相比, CBCT 还是可以显著提升根管治疗的效果。

当拍摄一张高质量的影像学图像后, 解剖学知识是将二维图像转化为实际三维结构的重要依据。比如下颌磨牙的解剖特点为：根管的近远中向较窄，颊舌向较宽。但即使在清晰的图像上，颊舌向宽大的根管也会显示为狭窄的影像。如果采用偏角投照（如从近中或远中），牙根才会变宽[31]。在图像上经常会发现不止一个牙周膜间隙，而且一旦牙根互相重叠，图像会更难以判读。

评估的目的就是为了确认正常结构及发现任何异常变化。例如，有时可以在下颌尖牙的图像上发现两个牙根（图 3-1A），但更重要的要明白下颌尖牙存在两个牙根，而且多数情况下是在牙片上发现不了的[13]。额外的牙根或根管一般在治疗过程中通过探查发现，CBCT 影像将有助于发现这些解剖结构（图 3-1B、C）。

进行根管治疗的牙齿应当检查牙根的长度和数量、根管的钙化情况及其大致形态。当解剖结构评估完成并得到确认后，治疗才可以开始。临床医生应在整个治疗过程中牢记根管的形态。下颌第一磨牙等后牙常存在解剖学变异（图 3-2）。图 3-2A 显示下颌第一磨牙近中根变异为近颊根和近舌根；图 3-2B 显示下颌第一磨牙远中根变异为远颊根和远舌根。而且，不同人种间变异非常大。

有治疗史的患牙牙根更应该注意，比如治疗的质量（如根充长度、根充密合程度、根管形态等）。甚至一些在影像学检查中未见异常，却因为遗漏的根管还是会带来温度检查的敏感、牙齿叩痛或自发痛等症状。医生虽然很容易将不完善

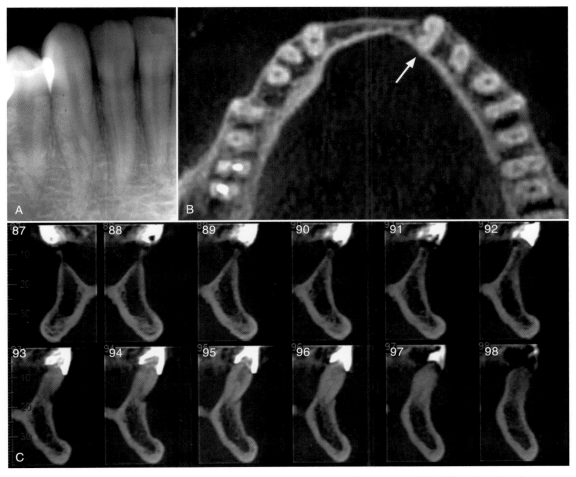

图 3-1　A. 下颌尖牙伴有一个分叉根。B. 另一病例中 CBCT 扫描下颌尖牙的水平面影像（箭头所示牙齿）。C. CBCT 扫描双根尖牙的近中冠状面图像。注：第 94 至 97 节的图像不仅提供了尖牙两个根和两个根管的良好视图，而且还提供了关于舌侧根管的位置、开髓位置及根管口位置等图像

的根管治疗与症状来源及再治疗相联系，但对这些患牙的进一步临床检查仍是十分必要的。

临床案例

病例：患者，男，53岁。主诉近期因右上颌后牙区热刺激诱发急性疼痛就诊。根尖片显示：右上颌第二磨牙曾行根管治疗。临床与影像学检查均未见明显龋坏，未发现根尖区病变（图3-3A）。

解决方案：常规行牙髓温度检查，结果显示：右侧上颌第一和第二前磨牙及第一磨牙对冷、热反应正常。第二磨牙热测敏感，有持续性疼痛。患者自述该疼痛与前期疼痛一致。影像学检查显示，第二磨牙治疗后的根管在整体形态上偏向近中，存在不对称的情况，怀疑治疗中遗漏远中颊根。随后行开髓并建

立通路，定位远中颊根，行清创、成形，并充填(图3-3B)。患者自诉在麻醉效果消退后，热刺激不适感消失。

另一类似病例见图3-4A~3-4C：患者主诉左侧上颌前磨牙区间歇性钝痛1年余，并位于左侧上颌桥修复体区域。口腔检查，24-27牙联冠修复，第一前磨牙（24牙）8年前曾行根管治疗。温度检查显示疼痛位于前磨牙区。术前从不同角度进行了影像学检查（图3-4A、B），经过分析，认为可能是由于第一前磨牙遗漏根管，致使充填材被压入未治疗的根管中从而引起疼痛。治疗中从𬌗面建立髓腔通路，但定位第三个根管口的位置仍较困难。随后，未被治疗的根管被定位，仍有牙髓活力。该根管经过根管治疗后，症状得到了消除（图3-4C）。

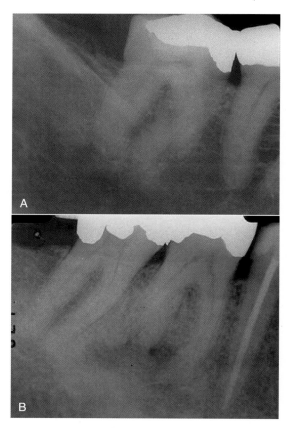

图3-2 A.显示下颌第一磨牙近中根变异为近颊根和近舌根。B.显示下颌第一磨牙远中根变异为远颊根和远舌根

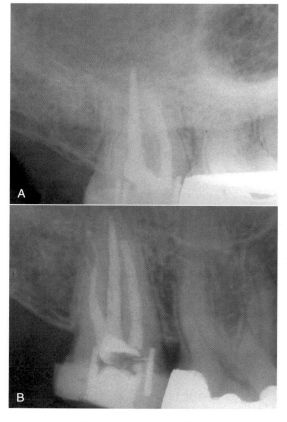

图3-3 A.上颌第二磨牙热检查敏感。B.再治疗后显示存在遗漏的远中根管

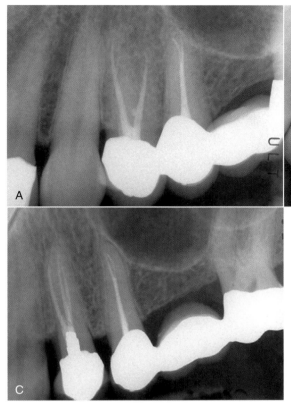
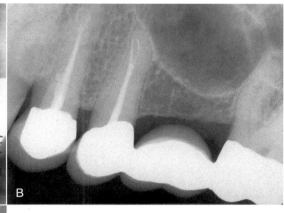

图 3-4　A. 上颌第一前磨牙治疗前图像，热诊敏感。B. 第二个图像的投射方向改为远中，发现冠1/3牙胶向近中凸起延伸。C. 治疗后显示遗漏根管被充填（由 Ryan Wynne 博士提供）

龋病相关的影像学特征

　　龋病的影像表现是所有口腔医学基础教育，并且有足够多的文献资源可用来进一步学习如何通过常规影像检查来判读龋病[23]。在牙髓疾病的诊断中，既往龋病的深度是医生判断牙髓状态的重要参考依据。经常可以看到严重龋坏的患牙，不伴有临床症状，但是从影像上观察，龋坏已经接近牙髓的边界（图 3-5A）。临床上对此类患牙去龋时是有穿髓风险的，后续有根管治疗的可能。𬌗翼片有助于医生判断龋的存在及其与髓腔的距离关系（图 3-5B），无论是传统胶片还是数码片，𬌗翼片都可以明确龋坏与牙髓之间的临近关系。

　　龋坏接近髓角时，在去龋过程中同样有穿髓的可能。由于在龋坏的发展过程中牙本质脱矿是不断进展的，且无论是临床检查还是影像检查都无法确切判断牙本质脱矿的实际范围。因此，多

数龋坏侵蚀牙本质的实际深度要比医生在影像上所观察到的深一些。图 3-6A 显示的病例，患牙有临床症状，且影像检查可见龋损范围接近近中髓角位置，去龋后发现已有龋源的髓腔暴露及牙髓的坏死，需行根管治疗（图 3-6B）。

　　对于很多伴有大范围龋损的患牙，可能从来没有出现任何临床症状，且牙髓活力检测的结果也是正常的（图 3-7）。这类情况最佳的治疗计划应当是告知患者，使其了解首先需要去除龋坏，其次需要根据剩余牙本质的厚度（remaining dentin thickness RDT）才能制定具体治疗计划，如根管治疗或活髓保存[5,21,22]。尽管目前还没有能准确测量剩余牙本质厚度的工具，但有一个临床指标供参考：如果剩余牙本质厚度在 0.5mm 及其以下，由于靠近牙髓，牙本质壁将会呈现粉色。研究表明，当剩余牙本质厚度小于 0.5mm 时，要谨慎采用活髓保存治疗[21-22]。这种情况下，大部分采用活髓保存治疗的患牙会出现急性不可复性牙髓炎的症状，

并必须进行根管治疗。不过，如果患者是年轻人，那么无论牙本质厚度剩余多少，都可以尝试进行活髓保存治疗（图3-8）。在第7章将详细讨论活髓保存治疗。

是否选择根管治疗有时也受限于患者的经济情况，而一次成功地活髓保存治疗可以避免这些额外的费用。但一旦失败，患者还是需要去接受后续根管治疗的方案（图3-9）。

继发龋最明显的影像学表现部位为修复体的边缘。由于继发龋继发于之前龋坏已经达到的深度，因此会更加损伤牙髓（图3-10）。在冠修复体下方的龋坏看似沿着修复体边缘发展，但实际范围往往已达冠下方较深的位置（图3-11）。某些桥体的基牙有时龋坏严重到甚至无法保留。

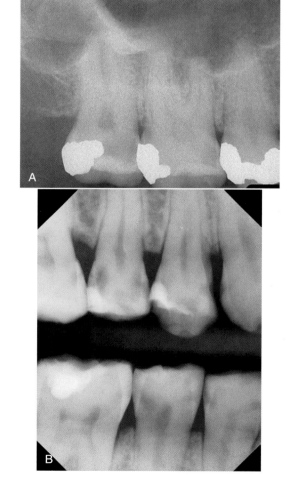

图3-5　A.右侧上颌第二磨牙龋坏已至近中颊侧髓角。B.殆翼片图像清晰地显示了龋坏的位置及深度

病例：患者，男，57岁，主诉下颌右侧牙齿反复出现自发性痛疼要求检查（图3-12A）。牙髓活力检测结果显示：中切牙至第二前磨牙反应正常，第二磨牙无反应。影像检查显示无根尖周病变，但作为基牙的第二磨牙的修复体边缘显示有继发龋。自诉无其他疾病或异常。患者上颌为半口义齿。

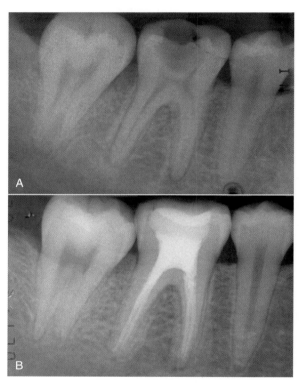

图3-6　A.46龋坏接近近中髓角。B.去龋后显示存在龋源性穿髓并行根管治疗

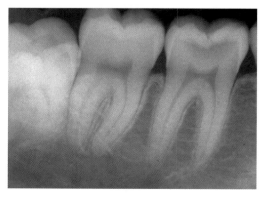

图3-7　46殆面大面积龋坏但牙髓活力检测结果正常

解决方案：因其他牙齿牙髓健康，因此症状是由下颌第二磨牙所引起。通过将拆冠器（23号）固定在第二磨牙固位体与桥体相连的下方，向上提拉后发现其固位不良，而第二前磨牙固位良好。在提拉中不仅发现桥体在垂直方向上有移动，且当桥修复体被抬高和重新就位时，牙冠边缘有因唾液而产生的气泡。

随后拆除第二前磨牙远中的修复体发现，龋坏已经完全侵袭了第二磨牙的全部牙冠（图3-12B）。龋坏去除后，已经没有能保留的临床牙冠，并且已经为死髓（图3-12C）。最终采用冠延长术后，保留患牙（见第17章），并重新制作了固定桥。

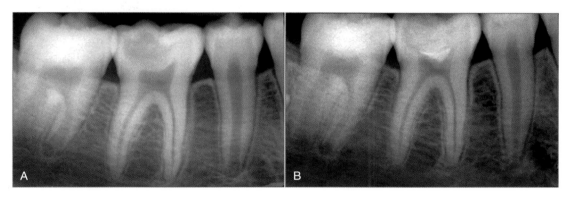

图3-8 A. 患者10岁，36𬌗面大面积龋坏。B. 采用MTA直接盖髓术后一年复查，自诉无任何症状，牙髓活力检测正常

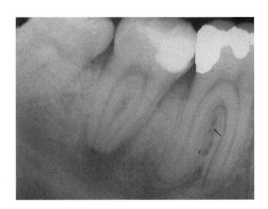

图3-9 患牙行活髓保存治疗后出现牙髓坏死和根尖周病变，后期需进行根管治疗

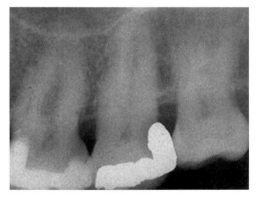

图3-10 继发龋比初始龋坏的深度更深，极易出现龋源性穿髓

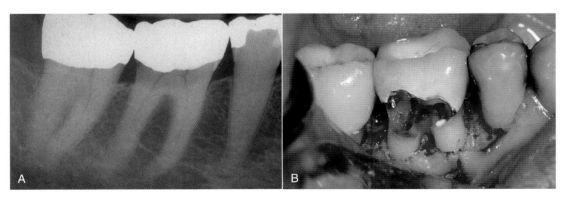

图3-11 A. 继发龋位于36修复体颊侧（或舌侧）边缘下方。B. 临床去龋后所见的实际龋损范围

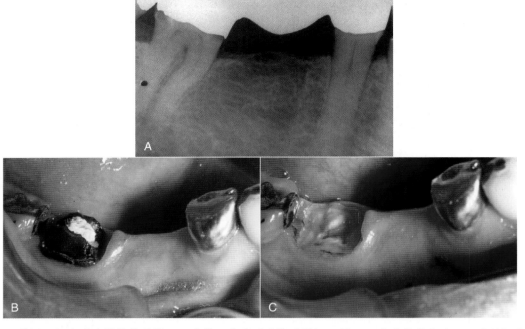

图 3-12　A.右侧下颌后牙的影像学图像，可见第二磨牙冠边缘的龋坏阴影。B.去除修复体后，可见龋坏已经累及整个牙冠；C.去龋后，基本无剩余牙体组织

牙折相关的影像学特征

冠 折

　　牙折最常见的影像学表现是前牙外伤所致的牙冠缺损（图 3-13A）。一般来说，诊断不能只依赖于影像学的结果，但是影像学检查可以排查有无牙槽嵴水平以下的折裂。咬合力过大、进行过全冠预备或钙化等综合因素引起的完全冠折多发生于老年人。这类患者通常没有临床症状，仍有咬合功能而且无根尖周病变。影像学检查对于评估根管钙化程度和牙根整体形态很重要（图 3-13B），如果牙根较短且根管钙化严重，那么可能需要拔除。

　　后牙冠折常发生在近远中向（图 3-14A），因此在影像学图像上往往难以发现（图 3-14B）。后牙冠折最典型的影像学表现是近中、远中牙槽嵴顶以及根分叉延伸至牙根中部的影像改变（图 3-14C），也可参考图 1-3。

根中部折断

　　外伤也可以引起牙根中部折断。如果折断刚达到龈下，牙冠部分会有较大的松动度（图 3-15A），牙根与牙冠的影像不连续。如果折断处更靠近根尖，那么冠部的动度可能较小。根中部折断往往难以通过临床检查来确定（图 3-15B），此时，影像学对于评估和确定折断的程度和范围就变得至关重要。第 19 章将深入讨论对此类牙齿的处理。

牙根纵折

　　因为牙根纵折而拔牙的情况在根管治疗后的患牙非常多见，另一个特点是此类折裂线常位于牙根的唇（颊）侧中部或在舌（腭）侧中部。有些牙根也会在两个位置同时发现折裂。由于折裂后各部分很少会出现分离，因而很少能在图像上发现。牙根纵折影像学上的特征性改变多出现在临近的牙槽骨，表现为沿着折裂线的骨吸收。早期典型表现为牙周膜间隙的水平增

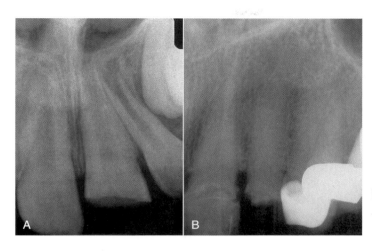

图 3-13　A. 年轻患者典型的上颌切牙外伤性冠折，其根尖孔尚未闭合。B. 老年患者前牙冠折，其根管已钙化

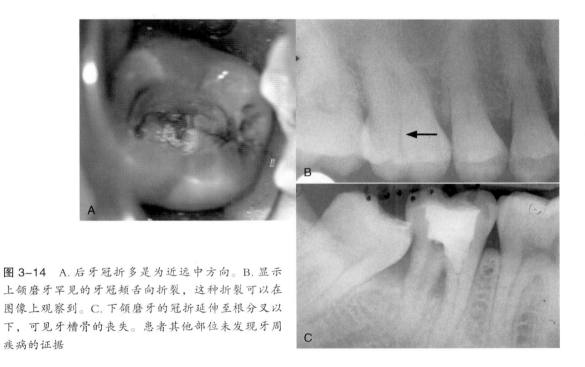

图 3-14　A. 后牙冠折多是为近远中方向。B. 显示上颌磨牙罕见的牙冠颊舌向折裂，这种折裂可以在图像上观察到。C. 下颌磨牙的冠折延伸至根分叉以下，可见牙槽骨的丧失。患者其他部位未发现牙周疾病的证据

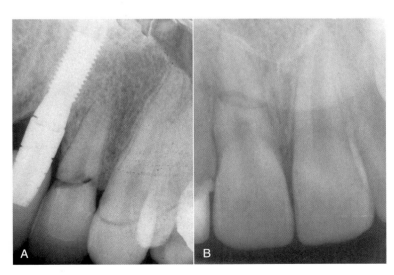

图 3-15　A. 根中部折裂位置接近牙槽骨。B. 根中部折裂，骨折线呈现卵圆形的外观

宽，通常不涉及根尖区，随着骨持续吸收，可出现与牙根表面平行的明显透射影像（图3-16）。

如果在图像上发现折裂，则说明牙根折断的各部分已经出现分离，且该牙根发生纵折已经持续一段时间（图3-17）。许多学者对牙根纵折发生的原因做过探讨，病因包含解剖、修复、牙周以及牙髓病等多个因素[27]。毫无疑问，牙根纵折的发生是一个多因素共同引发的结果。从牙髓病角度来说，在根管预备的清理和成形过程中，过多去除牙本质结构会减弱牙根的抗力。在根管充填过程中，对于成形不佳的根管使用过大的侧方加压或者使用过大的充填器都会导致牙根纵裂的发生（图3-18）[27]。详细内容见第12章。

但是，有很多的病例中都没有考虑咬合因素，特别是存在磨牙症。牙根纵折的一个共同特征是患牙𬌗面严重磨耗或咬合负荷过大[27]。相对的，在咬合力小的牙齿上则很少发现牙根纵折。更多关于牙根纵折的细节将在本书第5章和第19章探讨。

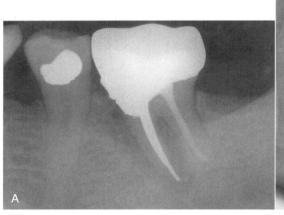
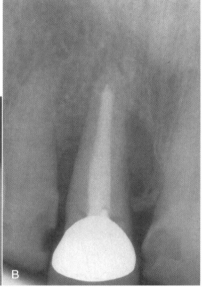

图3-16　A.牙根纵折通常难以在图像上发现。B.牙根纵折的侧方出现骨吸收

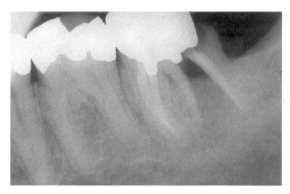

图3-17　牙根纵折后断端明显分离，在临床中可检查到颊舌侧深而窄的牙周组织缺损

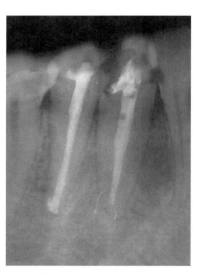

图3-18　由于充填中较大的侧方压力引起第二前磨牙牙根纵裂。注意图中患牙牙周膜间隙自牙槽骨至根尖处增宽。充填材料水平和纵向溢出是可能发生牙根纵裂的标志

牙齿吸收相关的影像学特征

牙齿吸收有 4 种影像学上的表现形式 [1,2,29]。本节将比较和讨论这几种形式的影像学特征，关于这些病变的病因、组织学特征以及治疗方法将在第 13、18、19 章进行深入探讨。

牙内吸收的影像学特征表现为牙根中部的透射影像，且透射区在近远中方向相互对称 [29]。以垂直于牙齿以外的任何角度拍摄的图像都可以观察到影像上缺损区位于牙根的中心位置。位于吸收缺损区的根管轮廓消失是牙内吸收影像的重要特征（图 3-19），这是因为牙内吸收是从根管内部向外扩大，因此在病变较大时看不到根管的轮廓。牙内吸收是有活力的炎症牙髓出现的一种病变进程，但当病变被发现时，牙髓往往已经坏死，因此无论牙齿是否有根尖周病变，牙内吸收都可以被发现。

牙根外吸收，顾名思义是指吸收起源于牙周组织并侵犯根部外表面 [1,29]。这种病损通常以不规则的形状为特征，且不在根部的中心位置。很多病例可见起源于牙周边缘的牙槽嵴位置，临床检查可见游离龈缘下方牙根表面的缺损（图 3-20）。这类牙根外吸收也被称为根颈吸收 [15-16]。

牙根外吸收有时与牙内吸收难以区分 [12]。在大部分病例中，可应用的鉴别要点是吸收区是否有根管影像穿过（图 3-21）。由于外吸收并非牙髓源性，因此根管形态不会改变。

牙根外吸收有多种表现：自轻度（图 3-22A）至重度（图 3-22B），甚至可发生病理性牙折（图 3-23）。从垂直方向看，外吸收累及牙根表面的程度也有很大差异，可以是局限性病损，也可以累及牙根的全长（图 3-24）。从图 3-24B 中可以看到，对误诊为牙髓源性吸收的患牙进行了根管治疗。

侵袭性外吸收是外吸收的一种亚型 [12]。这类病变的影像学特点是病变区表现为蜂窝状的改变，并且根管也不被侵袭。在治疗中，在吸收前沿区可发现根管外包绕一层极薄的完整牙本质（图 3-25），然而这层牙本质通常是矿化程度低的前期牙本质 [15-16]。

为了定位吸收的缺损位于牙根的颊侧还是舌侧，需要对患牙使用理想角度且不垂直于牙齿的角度进行投射 [31]。光束通常从后牙的近中和前牙的远中投射。对比不同角度获得的胶片发现，病变似乎会在拍摄的胶片上"移动"。如果吸收性病变位于牙根的唇侧，与直视角度所得的图像相比，病变会出现向远中"移动"的现象。如果病变在牙根的舌侧，就会出现向近中"移动"的现象。比较图 3-25A 和 3-25B 这两张从不同角度拍摄的同一病损的胶片，在从远中方向投射的图 3-25B 中，下颌右侧中切牙上的病损似乎向近中移动了一点，这意味着病损位于牙根舌侧，此处提到的影像学判断方法在第 2 章有详细讨论。

炎性吸收是一种与感染相关的退行性变或与牙髓坏死高度相关的病变过程 [2]。它通常出现在根尖区有透射影的图像中。牙根长度缩短，外表面出现斑驳影或不规则的轮廓（图 3-26）。在大多数病例中，非手术根管治疗可以终止该过程。

替代性吸收经常发生在脱位牙再植或意向再植后 [2]，可能发生在临床愈合后数周或数月。病变

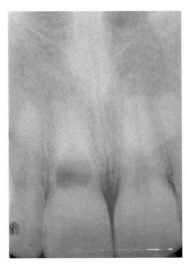

图 3-19　典型的牙内吸收图像。牙髓活力尚存提示内吸收在进展期，需要立即进行牙髓治疗

早期表现为牙槽嵴下的牙根表面轮廓的改变，随着病程进展，牙根影像开始变得斑驳不清，并且受病变区影响的邻近骨质呈现透射影像（图3-27），最后吸收的牙根完全被正常形态骨组织替代。

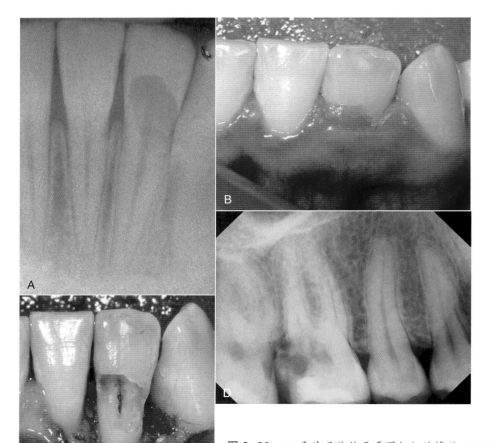

图3-20　A.牙外吸收位于牙周组织边缘处。B.同一病例的临床图像。C.在修复过程中，缺损区的临床图像。D.右侧上颌第一磨牙远中颈部外吸收影像

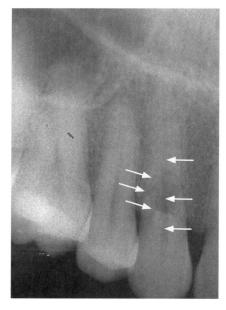

图3-21　牙外吸收在影像学与牙内吸收有相似之处。注意在该病例中，根管的影像未发生改变。左边的箭头指出了病损的边缘，右边的箭头指出根管的连续性。与图3-19相比，如果是牙内吸收，根管的连续性将会消失

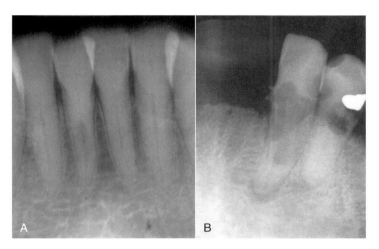

图 3-22 A. 牙外吸收的早期影像学表现。B. 牙外吸收可以表现出极强的破坏性，该患牙已经需要拔除

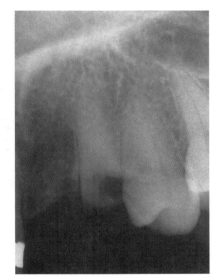

图 3-23 因为内吸收而导致牙齿病理性冠折

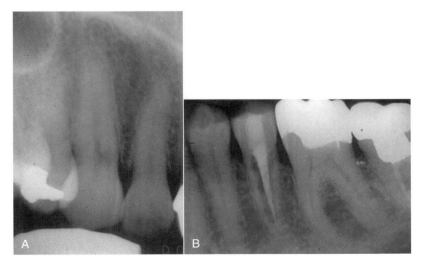

图 3-24 A. 外吸收位于牙周组织边缘处。B. 影像学有明显垂直方向上外吸收的病灶预后很差。根管治疗并不能改善或阻止外吸收的进程

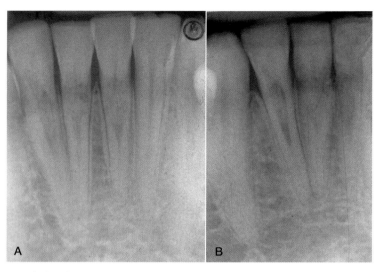

图 3-25　A.罕见的多颗牙根管外侵袭性吸收病。B.将投射角度向远中移动后，对同一颗牙投射得到的第二张偏角图像。应用 SLOB 法则（病变移动方向与球管移动一致则代表病损位于舌侧，病变移动方向与球管移动方向相反代表病变位于颊侧），判断在下颌右侧中切牙的病损向近中移动，提示病损位于牙根的舌侧，这在前牙是较为常见的情况

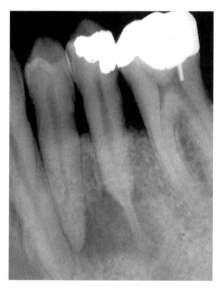

图 3-26　炎症性吸收，这种病例牙髓常发生坏死

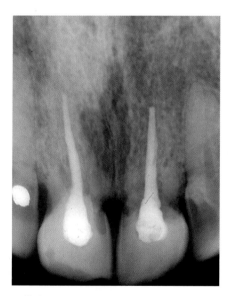

图 3-27　替代性吸收

透射解剖结构对影像检查的影响

　　上颌窦的影像为高变异性的透射影，通常位于上颌后牙根尖上方的位置，但有时它的前界也可延伸至尖牙的根尖位置。高质量的影像可详细观察到当某些根尖疑似延伸到上颌窦内时，相关牙齿的牙周膜的宽度是保持不变的（图 3-28）。尽管规律偶有例外，这项推论仍是用来判断正常与病理的重要方法（图 3-29）。虽

然正常的上颌窦也可能出现与病理状态相类似的表现，如根尖部周围硬骨板和牙周膜间隙不明显，但是这种情况极为罕见（图 3-30），这时就需要借助牙髓活力检测来确定是否真的出现了病变。

　　另一个重要的上颌透射性结构为切牙管。解剖学上看，切牙管位于中线的位置，因此不会与根尖周病变相混淆（图 3-31）。即使切牙管的影像相当巨大，邻近牙的牙周膜间隙依然

表现为一个正常的宽度（图 3-32）。有关切牙管的病变将会在后续部分讨论。

　　绝大多数情况下，下颌管、颏孔、颏管在解剖学和影像学上都距离牙根有着一定的距离，因此不会发生误诊的情况（图 3-33）。但是，

当出现解剖变异时，这些结构可能会影响正常的诊断。类似上颌窦对上颌牙根尖的影响，下颌管也可以改变下颌牙根尖处的正常牙周膜间隙（图 3-34），颏管和颏孔的影像也可以重叠在根尖处。如果没有病变，根尖处的牙周膜间

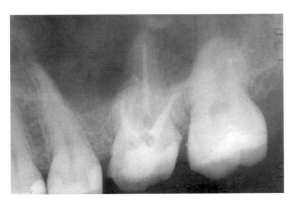

图 3-28　正常健康牙齿的牙根在影像学上可能穿入上颌窦内，但表现为硬骨板连续，牙周膜间隙正常

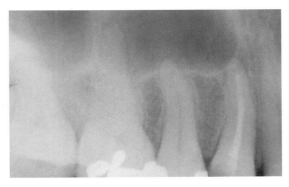

图 3-29　大多数情况下，根尖部的病变与上颌窦的影像表现是不同的

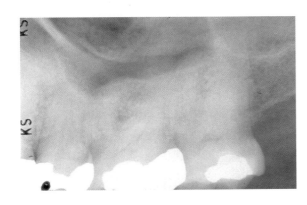

图 3-30　健康上颌窦的影像表现类似根尖病变的情况。在可疑区域内，所有牙的牙髓活力测试结果均正常，该患者被转诊做牙髓治疗。值得注意的是图像中正常的牙周膜间隙和硬骨板受透射影像干扰

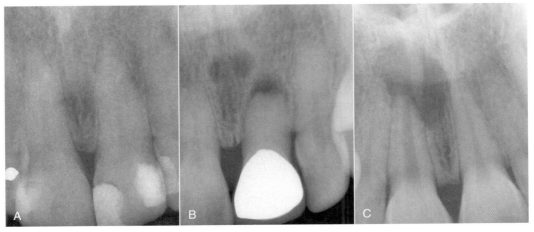

图 3-31　A. 典型的切牙管通常位于上颌中切牙的牙根之间。B. 对于解剖学牙根较短的患牙，切牙管虽然可能位于根尖上方，但仍然位于中线位置，通常很容易与根尖病变相区分。C. 上颌右侧中切牙牙髓来源的根尖病变。根尖结构的不对称以及正常解剖结构的消失证明这是根尖周病变而非切牙管的影像

隙和硬骨板都将保持完整，但是当真的存在根尖区病变时，这些结构就会增大作出正确诊断的难度（图3-35）。据调查，颏孔位于两颗前磨牙之间的概率为50%，位于该位置的远中和近中的概率各为25%[13]。

还有一种罕见的下颌骨体表面的解剖学凹陷，被称作Staphne缺损（下颌骨发育缺损）。

在影像学上与根尖周病损的表现相类似，但牙髓活力检测的结果是正常的（图3-36）[20,28]。

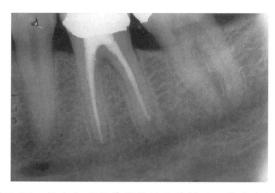

图 3-34 根尖与下颌管影像的重叠提示可能存在根尖周病变。图像中发现，所有根尖周围的牙周膜间隙均完整，提示没有根尖周病变

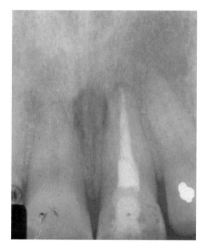

图 3-32 不常见的较大切牙管的影像，但邻牙的牙周膜间隙正常。该正常的切牙管影像可与图3-50中病理性侧方缺损进行对比

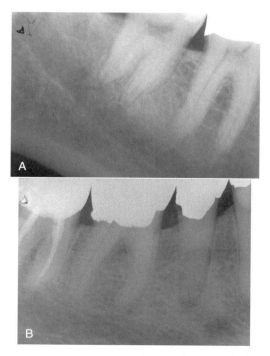

图 3-33 A.通常下颌管的位置与前磨牙的根尖有一定的距离。B.常规根尖片下颌管的影像不明显

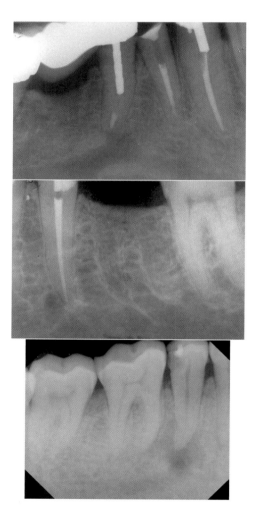

图 3-35 A.颏管和颏孔有时会表现出类似根尖周病变的影像。注意本图中第二前磨牙根尖周围牙周膜间隙完整。B.颏孔的位置靠近第二前磨牙。C.与颏孔相重叠的根尖周病损

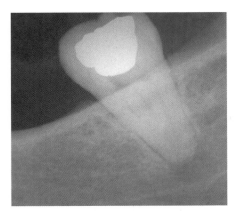

图 3-36　Staphne 缺陷（下颌骨发育性缺损）。该牙牙髓活力测试正常，牙周膜间隙完整

阻射结构对影像检查的影响

　　当牙齿相互重叠或被金属物遮挡时，就会造成解剖性或医源性影像解读困难。阻生的上颌第三磨牙掩盖上颌第二磨牙的根尖并不罕见（图 3-37），其他区域的阻生齿也会发生同样的情况（图 3-38）。正颌手术或骨折复位术中放置的结扎金属线或金属板也会遮挡牙齿的根尖部（图 3-39），种植体有时也会造成类似的情况（图 3-39）。从牙髓病学角度，由于无法判断根尖部牙周膜间隙的宽度和硬骨板的连续性，所以这些影像的的价值会大打折扣。然而，可以通过评估牙齿的其他影像学信息，例如龋齿、现有修复体的深度以及牙周牙槽骨的情况来推测可能的病因。当然，临床检查有助于对病情的准确判断，牙髓活力测试是最重要方法（图 3-40）。对该种病例进行根管治疗时，根尖定位仪是确定工作长度的唯一方法。

临床案例

　　病例：患者，女，38 岁，主诉近日下颌左侧第一前磨牙出现轻度叩诊不适。自述约 8 个月前曾在下颌左侧第一磨牙和第二前磨牙区植入种植体（图 3-41A）。根尖片显示第二前磨牙种植体影像与第一前磨牙根尖部影像重叠。临床检查仅有第一前磨牙有叩诊不

适。因为该第一前磨牙仅能与部分前牙进行对照，所以牙髓活力检测没有太大意义。难题来了：如何做出诊断？

解决方案： 近期出现的叩痛可能有两种原因。第一，牙齿有牙髓源性疾病；第二，牙齿存

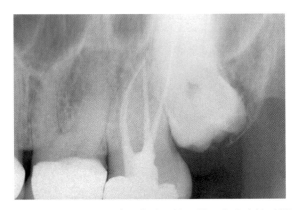

图 3-37　阻生的上颌第三磨牙阻挡了第二磨牙的解剖影像

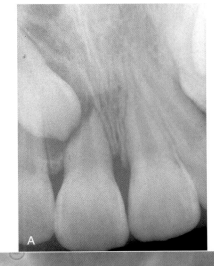

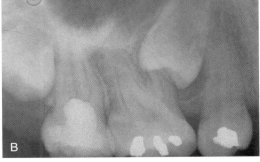

图 3-38　A. 阻生的上颌尖牙阻挡了中切牙的根尖影像，且上颌中切牙可能出现了根尖吸收。B. 阻生的上颌前磨牙与第一磨牙近中颊根重叠，仔细检查可见近中颊根牙周膜间隙完整

在殆创伤，通常伴有磨牙症。在本病例中，合理的思路是检查咬合且消除过大的殆力和早接触。经检查确实发现患者咬殆力过大。对患牙进行了适当的调殆，并医嘱患者密切观察情况。当无法做出正确的诊断时，等待与观察不失为一种办法。

17个月后，患者因为出现较第一次就诊时更加剧烈的叩痛来就诊。患者自述自调殆后几个月以来，偶尔会出现持续2~3d的反复叩痛，但不足以严重到需要就诊。此次就诊的3天前，叩击时出现难以忍受的剧痛。根尖片未发现明显异常，且咬合也不能再继续去解释患者的症状了，建议进行根管治疗。治疗中发现不仅牙髓已坏死，而且在清理和成型根管时根管锉不能顺利到达预计的根管长度。事实上这是因为根管锉直接接触到了种植体的螺纹上。常规完成根管治疗后患者的症状消失（图3-41B）。

偶尔会发现骨本身遮挡根尖的情况（图3-42）。这种骨密度增高的区域通常称为"致密性骨炎"，这种情况在下颌磨牙和前磨牙区更加常见。有证据表明这些病变可能与长期慢性的牙髓炎或牙髓退行性病变有关[7,23]，但是尚

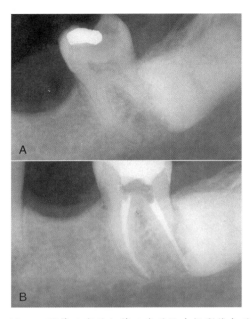

图3-40 A.因第三磨牙与第二磨牙远中根影像相重叠，第二磨牙的远中根是否出现吸收无法通过影像学确定。牙髓活力必须通过测试来评估，但是影像中龋坏的深度也可以为我们判断牙髓活力提供一定的帮助。B.根管治疗中仅凭影像学推断根管实际的长度是困难的，必须借助根尖定位仪

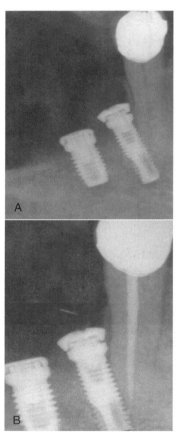

图3-41 A.前磨牙的根尖被种植体遮挡；B.治疗过程中发现，显然前期种植手术损伤了根尖

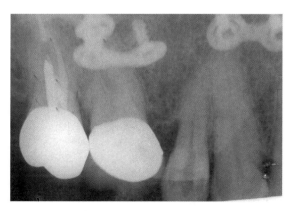

图3-39 上颌磨牙的根尖与固定螺钉影像相重叠。牙齿根尖影像被结扎弓丝、弓形杆和种植体遮挡的情况常有发生

无证据表明被累及的骨质区有炎症存在，因此不需要进行治疗。关于这些区域在根管治疗后能否消失，目前还没有统一的结论[8,14]。一般表现致密性骨炎的区域有可能存在炎症的牙髓，但是二者存在的相关性还有待验证。是否治疗相关牙齿必须是基于牙髓活力检测的诊断评估，而不能仅以影像学结果作为依据。

牙髓坏死的根尖周影像学特征

引起牙齿根尖周病变最主要的原因是牙髓坏死，有时严重的不可逆牙髓炎也可导致根尖周病变的发生（见第1章）。根尖周炎早期没有影像学的改变，直到几天后才会逐渐出现，这时叩诊患牙会出现剧烈的疼痛。根尖周炎的影像学变化是由从根尖孔排出的坏死牙髓组织和细菌导致骨质吸收而引起的，根尖周炎在长时间内都发展缓慢，即使发生急性根尖周炎，如果前期没有病变存在，那么也需要至少10d才会在影像学上出现明显改变[3-4]。

根尖周炎的早期改变表现为根尖孔周围牙周膜间隙增宽，这种改变有时可能很轻微，很难与正常根尖组织结构所区分，因此仅凭影像学不足以确诊。病史和症状非常重要，牙髓活力测试以及其他的临床检查也是必不可少的。

临床案例

病例：患者，女，48岁，主诉因疼痛一周前来就诊，检查发现坐下第二磨牙有叩痛。下颌第一磨牙和第二磨牙因烤瓷冠修复，牙髓活力检测受限，并且对冷热刺激均无反应，另还发现疑似症状的第二磨牙重度磨耗。进行影像检查发现，由于第二磨牙根尖与下颌管解剖位置重叠，因此难以判断根尖情况。

解决方案：在没有确诊前采用了保守治疗。调拾后嘱患者密切观察患牙情况，不适随诊。若一段时间后症状消失，那么可以确诊为磨牙症。患者10d后返回，主诉疼痛加剧，再次拍摄牙片发现下颌第二磨牙牙周膜间隙增宽，符合牙髓源性根尖周炎的诊断。进行根管治疗时，发现牙髓已经坏死（图3-43B）。

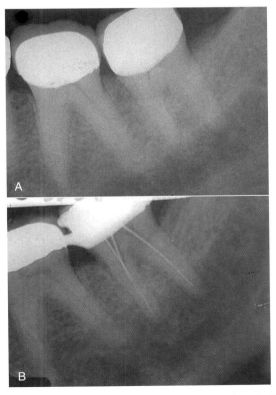

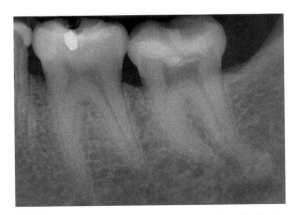

图3-42　下颌骨高密度影与第二磨牙远中根相重叠

图3-43　A.由于下颌管的阻挡，难以判断第二磨牙根尖情况。B.10d后，根尖周病变更加明显

随着根尖周病变的进展，根尖骨组织丧失量增多，影像学上表现出更加具有特征的根尖周变化。此时牙髓已经坏死，根尖牙周膜间隙增宽并与根尖部透射影相连，且硬骨板消失。但此时仍需要通过临床检查以确定牙髓是否全部坏死（图3-44）。最终，根尖周病变会逐渐扩大至一定程度，此时基本可以判断牙髓已经坏死（图3-45）。

牙髓源性的根尖周病变通常表现为受累及区域牙周膜间隙增宽和硬骨板的消失。随着病变不断扩大至邻牙时，其牙周膜间隙也会消失。但不能判断受累及区域的所有牙齿都已经发生牙髓坏死并需要根管治疗，应当进行牙髓活力测试才能明确其诊断。当患牙选择得当，根管治疗后根尖周病损会逐渐愈合，牙周膜间隙会在不论是否进行了根管治疗的患牙上都再次出现。对于小的病变区，影像学上的改变在3个月就可以观察到，而对于大范围的病变则至少需要1年甚至更久（图3-46）。

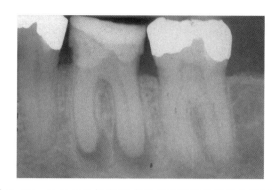

图3-45　从显示的根尖周病变可以判断牙髓已全部坏死

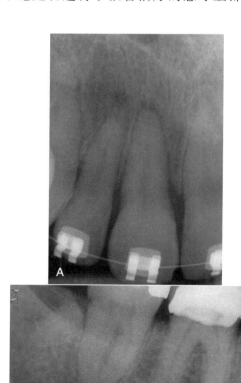

图3-44　A.约两个月前，上颌中切牙和侧切牙受过外伤，图像显示根尖周的早期病变。B.显示下颌第二磨牙根尖周的早期病变，曾发生过深及髓室的冠折

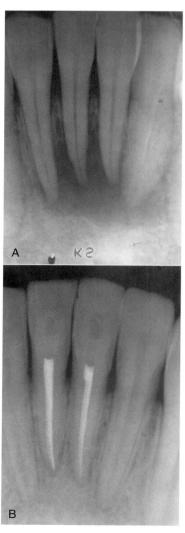

图3-46　A.治疗前显示根尖周病变范围较大累及下颌四颗切牙。牙髓活力检测结果显示两颗侧切牙牙髓活力正常；B.治疗11个月后根尖病变愈合良好

早期上颌后牙根尖区病变影像检查上可以累及上颌窦，表现为上颌窦底骨壁较薄及内衬的上颌窦黏膜被抬高（图 3-47）。最终，严重的病变会在颊侧或腭侧形成窦道（图 3-48）。上颌窦黏膜病理性穿孔虽然少见但也可能发生，因为根尖和上颌窦底的解剖学关系变异较大的，

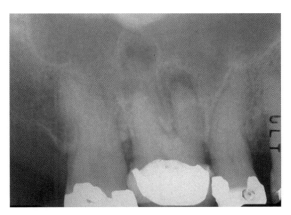

图 3-47　根尖周病变可以提升上颌窦底，将覆盖在根尖上的薄骨板延伸至窦腔内

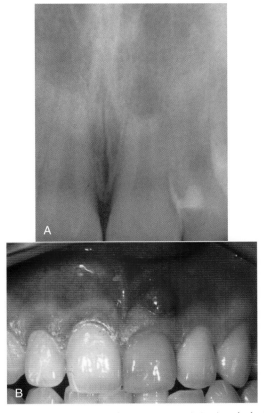

图 3-48　A. 根尖病变发展较快时可通过黏膜形成窦道。B. 在黏膜表面形成窦道口

所以很难通过影像学做出确诊。很多健康牙齿的根尖也与上颌窦紧密相邻，其根尖只是被牙周膜和上颌窦黏膜包绕。这些透射性结构的丧失即使在高质量的影像学图像上也难以识别。图 3-49A 显示了一例急性根尖周脓肿穿通上颌窦并占据了整个窦腔，实际病变范围是在进行手术刮治窦腔时才确定的。12 年零 3 个月后复诊结果见图 3-49B，愈合过程导致窦腔几乎完全闭塞。

牙髓坏死的牙根侧方的影像学特征

牙周膜和硬骨板中断也可发生在根管侧方的位置（图 3-50），这种过程与根尖周病变的发展过程相同，侧方病变的出现也是由坏死牙髓和细菌引起。尽管比较少见，但若根尖到侧支根管间仍存在活髓，那么伴有侧支根管病损的患牙仍可对牙髓电活力测试产生反应，这种反表现比邻牙或对侧牙更迟钝，通常对冷刺激无反应。

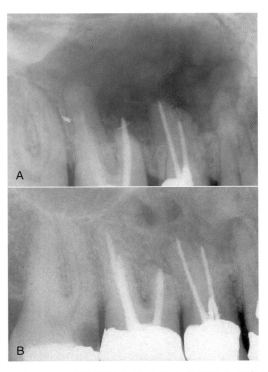

图 3-49　A. 少有慢性根尖周病变直接累及上颌窦腔，这种病例需要采用根尖手术对上颌窦腔进行治疗。B.12 年后的复查影像

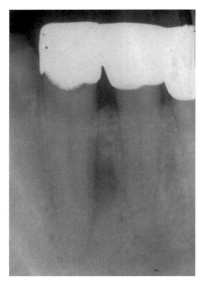

图 3-50　牙髓坏死导致的牙根的侧方病变

在临床上牙髓源性的根尖周病变通常向冠方扩展并引流。伴有窦道的影像与严重的牙周病变表现相似（图 3-51）。脓液通常沿着根表面形成的窦道引流，并最终在黏膜表面形成的开口（有时也被称为瘘管）或者穿透龈沟排出。若探诊窦道会发现其较为狭窄，在磨牙病例中，根分叉不一定累及（图 3-52）。影像学上，区分牙周炎和窦道最显著的表现为，病变为窦道时，邻牙不出现牙槽骨的丧失，而慢性牙周炎则通常表现为多位点牙槽骨丧失但极少累及根尖周组织（除非病变进展到一定严重的程度）。

临床案例

病例：患者，男，34 岁，因上颌左侧中切牙冠折，被转诊要求行根管治疗。接诊时患牙为修复体临时粘接（图 3-53A），根管治疗并不复杂，完成后患者返回转诊医生处，临时桩冠修复患牙。20 年后，初步诊断为治疗失败，患者再次被转诊至专科医生处（详见第 5 章）。近日出现局部肿胀，并在患牙龈边缘观察到窦道口。

解决方案：拍摄 X 线片显示，根管内的桩过长，但检查仍可以继续使用（图 3-53B）。探诊排除了牙根纵裂，但发现牙齿近中牙周

骨组织缺损，探诊深度为 9mm。影像学上可见牙石存在迹象并且临床上可以探诊到。因此可以确诊为牙周脓肿。

牙髓治疗失败案例的影像学特征

根管治疗失败后的影像学表现与牙髓源性感染导致的根尖周骨质破坏的表现是一样的（图 3-54A）。病变可能发生在根尖处或位于根管侧方（图 3-55A）。大多数病例会采用非手术性根管再治疗。再治疗后牙周膜和硬骨板会因病变治愈而重新出现（图 3-54B，图 3-55B）。

如果是在常规检查时发现了无症状的根尖周病损，那么应当询问患者具体的治疗时间。因为根管治疗后，病变一般需要 3~12 个月才能出现影像的改变，某些大范围病变则需要更长的时间。

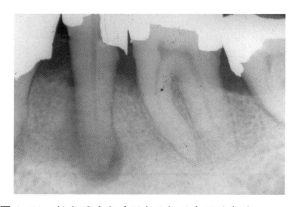

图 3-51　根尖周病变并形成沿根面走形的窦道

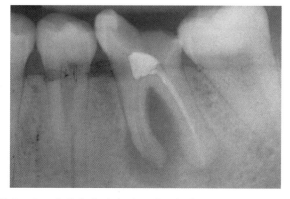

图 3-52　磨牙发生的窦道可累及根分叉

如果是存在疑问的治疗，治疗时间若不超过 12 个月，那么应当在 6 个月时对病变进行影像学复查进行再评估。治疗结束 2 年以上，若根尖区再次出现病变，大部分病例需要再次治疗。

对于复发的根尖周病变的诊断将在第 5 章深入讨论。关于根管再治疗的相关技术将在第 14 章进行讨论。

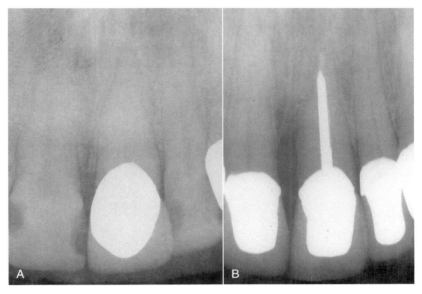

图 3-53　A. 1980 年影像学图像。B. 20 年后再复查影像显示，患牙近中牙周组织严重病损

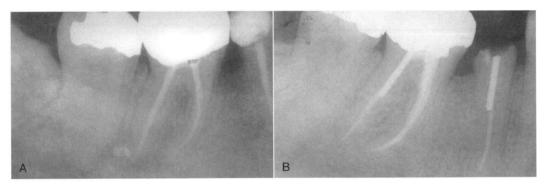

图 3-54　A. 牙髓治疗失败的患牙根尖周病变影像与感染引起的根尖周病变的图像相同。B. 非手术性根管再治疗四年后复查，显示根尖周病变已经完全愈合

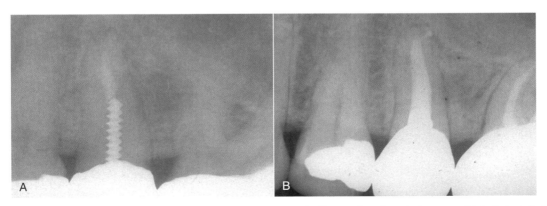

图 3-55　A. 根管内固位桩与侧支根管相通导致的侧方病变。B. 根管再治疗五年后复查，显示侧方病变已完全愈合

类牙髓源性的非牙髓疾病相关的影像学特征

牙骨质瘤

牙骨质瘤被称为根尖周骨化性纤维瘤或牙骨质－骨发育不良，是一种主要发生在下颌前部区域的病变[25]。受累牙齿往往不止一颗，在影像学上表现为不断进展的透射影。随着时间的延长，病损区域会出现矿化（图3-56）。牙髓活力测试对于这类疾病的诊断至关重要，其检测结果一般正常，并不需要根管治疗。

发育性囊肿

切牙管囊肿也被称作鼻腭管囊肿，是一种位于切牙管或鼻腭管内的发育型囊肿[9]。影像学上，病变比切牙孔范围更大，且可累及中切牙的根尖，根尖处牙周膜间隙和硬骨板消失。来自囊肿压力可以逐渐使中切牙的牙根向侧方移动。由于不是牙髓源性的病变，因此牙齿的牙髓活力测试若反应正常，则不需要进行根管治疗（图3-57）。

球上颌囊肿这个名词被用来描述为一个独立存在的组织学实体是被质疑的，球上颌囊肿其实是发生在上颌侧切牙和尖牙之间的一组病变的统称[18,25,32]。尽管绝大多数病变被证实是牙源性的，但是一些病变明显是非牙源性的，非牙源性的球上颌囊肿不需要行进行根管治疗。因此，牙髓活力检测对于做出正确的诊断非常重要。

临床案例

病例： 患者，男，42岁，因上颌左侧前牙区疼痛剧烈寻求牙医帮助。影像学检查发现在上颌侧切牙和尖牙牙根之间有巨大的透射性病变（图3-58A）。开髓后，发现大量污物排出。患者遂被转诊至牙髓专科接受治疗。4个月后，患者第一次前往牙髓专科就诊，此时患者的急性症状已经消失。术前根尖片显示牙周膜间隙完整，但硬骨板连续性中断。再次开髓后，无渗出物，行根管治疗。大约10年后，患者再次返回牙髓科复诊。自诉该区域再次出现压迫性疼痛。根尖片显示病损没有愈合，但牙周膜间隙宽度均匀，硬骨板完整（图3-58B）。

解决方案： 进行根尖外科手术探查，发现病变未与根尖相通。将刮除的软组织病变进行病理学检查，报告显示为"良性纤维骨性病

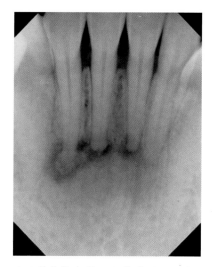

图3-56　显示早期根尖骨化纤维瘤累及下颌三颗切牙，牙髓活力测试结果正常

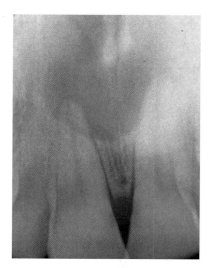

图3-57　显示上颌中切牙切牙管囊肿，牙周膜间隙完好，牙髓活力测试反应正常

变，可能为牙骨质/骨发育不良"。患者3个月后再次复查时症状消失，根尖片显示病损愈合良好（图3-58C）。

牙髓病术后改变

　　上颌前部较大的病损通常需要进行手术治疗。手术暴露病变后，由于感染破坏及其手术扩大，整个颊侧骨板都可能缺失。完成根尖周组织切除术后，有时还会发现腭侧骨板也可能缺失。在这种穿通性病损愈合的过程中，透射影有时会在根尖上方，并与牙根的影像相分离。

这是瘢痕愈合的表现[19,26]。这种病损的出现是由于缺损区被纤维结缔组织而不是被骨组织充填所引起的，这是一种正常的表现，不需要进行其他治疗（图3-59）。

牙周病变

　　牙周疾病通常不像牙髓源性的病变那样累及根尖区。牙周疾病的骨质破坏通常是自冠方向根方进展的，但牙髓源性病变的进展方向则相反。尽管如此，在临床上还是会有很多病例混淆两者的诊断。

　　发育性根侧囊肿是一类来源不明的病变，

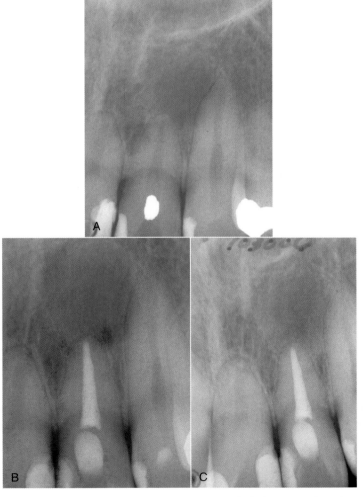

图3-58　A.由转诊牙医提供的疑似牙髓源性根尖周炎的图像。由于患者有剧烈疼痛，遂开髓并行根管治疗。转诊报告指出，在根管治疗时，有大量淡黄色液体从根管中排出，牙髓转科医生没有观察到渗出，并且在初诊时就完成了根管治疗。B.9年6个月后症状复发需重新评估。经过根尖周手术，并将切除的根尖组织送病理学检查。C.3个月后，复查根尖片显示病变开始愈合

主要发生在下颌前磨牙区。这类病变并不是牙髓源性的，但是影像学表现却与牙髓坏死及根管侧方病变相类似。甚至临床上还可能伴有窦道存在，但是患牙以及邻牙的牙髓活力测试均正常（图 3-60A），这时就应当考虑为发育性根侧囊肿。

有时重度牙周炎会引起局部严重的骨吸收，与根尖周病变的表现类似。在图 3-61 中，似乎

是典型的牙髓源性的根尖周病变的影像表现，但临床检查显示牙根的舌面到根尖完全裂开。根管治疗对于该病例没有任何帮助。第 4 章将深入讨论这一领域的诊断。

本章对涉及牙髓病变的影像诊断进行了总结。以讨论界定正常结构作为基础来分辨相关异常疾病。同时，也总结了常发生在颌骨的需要同牙髓源性病变鉴别诊断的疾病。

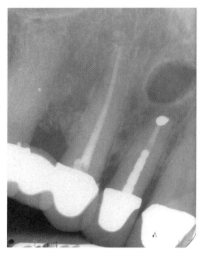

图 3-59 根尖手术 15 年后复查发现，病变已经穿通了唇侧骨板和腭侧骨板（完全贯通）。实际病变愈合后仍有疑似"根尖周病损"的影像存在，但实际并不是真的病变

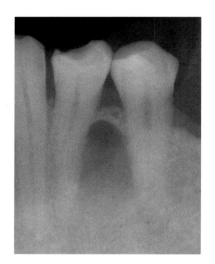

图 3-60 发育性根侧囊肿与牙髓源性的侧方病变相类似，但所有牙齿牙髓活力正常

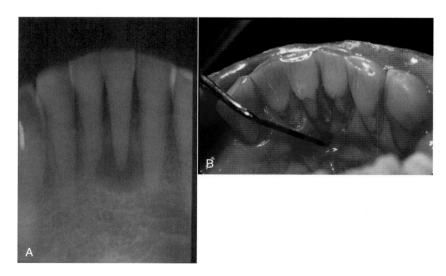

图 3-61 发育性根侧囊肿的诊断比治疗更重要。出现急性根尖周症状则需要进行根尖手术。发育性根侧囊肿是一个完全独立的病变

参考文献

[1] Andreasen JO. External root resorption: its implications in dental traumatology, paedodontics, periodontics, orthodontics and endodontics. Int Endod J ,1985, 18:109-118.

[2] Andreasen JO, Bakland LK. Pathologic tooth resorption// Ingle JI, Bakland LK, Baumgartner JC. Ingle's endodontics 6. Hamilton Ontario: BC Decker Inc, 2008.

[3] Bender IB, Seltzer S. Roentgenographic and direct observation of experimental lesions in bone: I, J Endod, 2003, 29:702-706.

[4] Bender IB, Seltzer S. Roentgenographic and direct observation of experimental lesions in bone: II, 1961. J Endod, 2003, 29:707-712.

[5] Bergenholtz G, Spångberg L. Controversies in endodontics, Crit Rev Oral Biol Med , 2004, 15:99-114.

[6] Cotti E, Campisi G. Advanced radiographic techniques for the detection of lesions in bone. Endod Topics, 2004, 7:52-72.

[7] Douglass GD, Trowbridge HO. Chronic focal sclerosing osteomyelitis associated with a cracked tooth. Report of a case. Oral Surg Oral Med Oral Pathol, 1993, 76:351-355.

[8] Elliasson S, Halvarsson C, Ljungheimer C. Periapical condensing osteitis and endodontic treatment. Oral Surg Oral Med Oral Pathol, 1984, 57:195-199.

[9] Escoda Francoli J, Almendros Marqués N, Berini Aytés L, et al. Nasopalatine duct cyst. report of 22 cases and review of the literature. Med Oral Patol Oral Cir Bucal, 2008, 13:E438-E443.

[10] Estrela C, Bueno MR, Leles CR, et al. Accuracy of cone beam computed tomography and panoramic and periapical radiology for detection of apical periodontitis. J Endod, 2008, 34:273-279.

[11] Formoso Senande MF, Figueiredo R, Berini Aytés L, et al: Lateral periodontal cysts. a retrospective study of 11 cases. Med Oral Patol Oral Cir Bucal, 2008, 13:E313-E317.

[12] Frank AL: Extracanal invasive resorption: an update, Compend Contin Educ Dent, 1995, 16:250-254.

[13] Gutmann JL, Harrison JW. Surgical endodontics. Boston. Blackwell Scientific Publications, 1991.

[14] Hedin M, Polhagen L. Follow-up study of periradicular bone condensation. Scand J Dent Res, 1971, 79:436-440.

[15] Heithersay GS. Invasive cervical resorption: an analysis of potential predisposing factors. Quintessence Int, 1999, 30:83-95.

[16] Heithersay GS. External root resorption. Ann R Australas Coll Dent Surg, 1994, 12:46-59.

[17] Hinman TP. The interpretation of x-ray pictures of apical granulations, giving differential diagnosis of cases favorable and cases unfavorable for treatment root-canal filling. J Nat Dent Assoc, 1921, 8:83-87.

[18] Hollinshead MB, Schneider LC. A histologic and embryologic analysis of so-called globulomaxillary cysts. Int J Oral Surg, 1980, 9:281-286.

[19] Huumonen S, Ørstavik D. Radiological aspects of apical periodontitis. Endod Topics, 2002, 1:3-25.

[20] Katz J, Chaushu G, Rotstein I. Stafne's bone cavity in the anterior mandible: a possible diagnostic challenge. J Endod , 2001, 27:304-307.

[21] Murray PE, About I, Lumley PJ, et al. Cavity remaining dentin thickness and pulpal activity. Am J Dent, 2002, 15:41-46.

[22] Murray PE, Smith AJ, Windsor LJ, et al. Remaining dentin thickness and human pulpal responses. Int Endod J, 2003, 36:33-43.

[23] Ørstavik D, Larheim TA. Radiographic interpretation//Ingle JI, Bakland LK, Baumgartner JC. Ingle's endodontics 6. Hamilton, Ontario: BC Decker Inc, 2008, Chap 16:600-625.

[24] Patel S, Dawood A, Mannocci F, et al. Detection of periapical bone defects in human jaws using cone beam computed tomography and intraoral radiolography. Int Endod J, 2009, 42:507-515.

[25] Resnick CM, Novelline RA. Cemento-osseous dysplasia, a radiological mimic of periapical dental abscess. Emerg Radiol, 2008, 15:367-374.

[26] Rud J, Andreasen JO, Möller Jensen JE. Radiographic criteria for the assessment of healing after endodontic surgery. Int J Oral Surg, 1972, 1:195-214.

[27] Schweitzer JL, Gutmann JL, Bliss RQ. Odontiatrogenic tooth fracture. Int Endod J, 1989, 51:64-74.

[28] Solomon LW, Pantera EA, Jr, Monaco E, et al: A diagnostic challenge: anterior variant of mandibular lingual bone depression. Gen Dent, 2006, 54:336-340.

[29] Tronstad L. Root resorption—etiology, terminology and clinical manifestations, Endod Dent Traumatol, 1989, 5:255-265.

[30] Tyndall DA, Rathore S. Cone-beam CT diagnostic applications: caries, periodontal bone loss assessment, and endodontic applications. Dent Clin North Am, 2008, 52:825-841.

[31] Walton RE. Diagnostic Imaging. A. Dental radiography// Ingle JI, Bakland LK, Baumgartner JC, editors. Ingle's endodontics 6. Hamilton Ontario: BC Decker Inc, 2008.

[32] Wysocki GP, Goldblatt LI. The so-called "globulomaxillary cyst" is extinct. Oral Surg Oral Med Oral Pathol, 1993, 76:182-184.

拓展阅读

Mjör IA. Pulp-dentin biology in restorative dentistry. Chicago: Quintessence Publishing Co, 2002.

Ørstavik D. Radiology of apical periodontitis//Ørstavik D, Pitt Ford TR, editors. Essential endodontology—Prevention and treatment of apical periodontitis. Oxford: Blackwell Science, 1998.

Sewerin IP. Radiographic examination//Bergenholtz G, Hørsted-Bindslev P, Reit C, editors. Textbook of endodontology. Oxford: Blackwell Munksgaard, 2003.

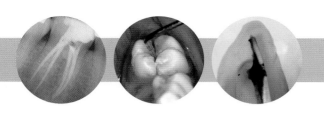

第4章

牙髓病和牙周病引起的骨缺损的鉴别诊断

"我从来没有在出现牙周溢脓的患牙中拔出过正常的牙髓，这种情况下需要同时处理牙周和牙髓问题，否则不能治愈患牙[12]。"

L.R. CAHN, 1927

"感染或坏死的牙髓可引起根分叉处长期的牙周病变，炎症通常会通过前磨牙和磨牙根分叉

处的侧／副根管扩散[45]。"

S. SELTZER, I.B. BENDER, H. NAZLMOV, 1967

近九十年来，牙髓病和牙周病变之间的相互作用一直是牙髓病学研究的热点*。临床上，有两个重要的问题值得我们关注：一方面，牙髓病及其病变扩散到牙周组织后会引起局限性牙周炎，且有可能进一步向口腔扩散[26]；另一方面，虽然牙周病变及其扩展对牙髓的短期影响很小[26]，但医生在诊断和制定治疗计划时必须充分考虑牙周病变对牙髓的长期影响，尤其是需要同期进行修复治疗时。

疾病相互作用的争议与重点

牙髓组织在受到刺激，如龋病、修复治疗、化学和热损伤、创伤和一些牙周治疗后会发生变性。当牙髓变性的产物（特别是炎性渗出物和细菌）到达牙周支持组织时，可能会发生许多变化，这些变化包括炎症的急性发作、侧支根管处或根分叉处的骨丧失、牙齿松动、通过颊黏膜或龈沟形成窦道。如果这种情况发生在根尖区域，就会形成根尖周病变（见第3章）。如果炎症扩散到牙槽嵴，就会形成牙髓源性的牙周炎[49]，然而，其所形成的病变在解剖学上与牙周病引起的缺损大不相同。

牙周病通常是一个缓慢发展的过程，可能会对牙髓造成逐渐萎缩的影响，但由牙周病引起的牙髓全部坏死是罕见的。牙髓的改变包括

慢性炎症、局部坏死 (梗死)、纤维化、细胞数量减少、再吸收、局部凝固性坏死或营养不良性钙化[32,43,46,50]。牙周手术 [如深度洁治和刮治[54] (使用局部药物)]、牙龈的损伤或伤口[53] 在少数病例中还可能会加重牙髓病变。

血管系统是两组织间重要的炎症通道[9,20,31,54]，如解剖学根尖孔和侧副根管[11,18,25,36,43]，这些通道在通畅时可能成为炎症交换的潜在途径。在牙周刮治术或其他牙周治疗过程中可能还会暴露其他由牙骨质所覆盖的通道[54]。现阶段还不清楚但很值得关注的问题是：这些血管交通破坏到何种程度可以加剧炎症的发展[32]。

牙髓与牙周组织内炎症产物及细菌可以通过一些主要解剖通道进行交换，包括：主根管分出的侧 / 副根管，开放的牙本质小管 (由牙骨质发育不全导致)，舌侧沟，在牙周手术、修复治疗中或外吸收等造成的牙骨质丧失，牙根折或牙折。

对于完整的牙，主根尖孔、侧 / 副根管和牙本质小管是主要的交通通道。但在临床工作中，很少有方法能够确定这些特定的交通途径是否参与了炎症物质和（或）细菌的交换。对医生而言，一个准确的诊断或掌握其典型的临床表现远比了解牙髓与牙周组织之间的病理生理关系重要。一般来说，由牙髓病变所引起的牙周炎症及骨丧失，在经过全面的牙髓治疗后会痊愈。这类型的病例一般在根尖周、根分叉处或者根侧面存在透射影，除非必要一般不做针对

性牙周治疗。牙周组织的绝大多数病变并不影响牙髓组织，同时关于由牙髓病变引起牙周病的报道也很罕见。

本章有三个目的：①阐明牙周组织病变最重要的诊断特征，重点是牙髓源性的牙周病变；②明确牙髓源性的牙周组织病变特征，与牙周源性病变的鉴别；③讨论不是由牙髓或牙周组织炎症（感染）引起，又可能具有两者特征的病变的特点。治疗建议将伴随着病变描述。

慢性牙周炎的临床诊断要点

慢性牙周炎的病因学和病理生理学都极其复杂，简而言之，病损形成的主要原因是牙根表面形成的生物膜内的微生物和免疫炎症反应[4,35,62]。幸运的是，医生可以通过临床检查[35] 以及骨破坏的影像学[39] 表现做出准确的诊断。本病的临床特点可以概括为一个 "自上而下" 的过程，简单地说，它是始于边缘牙周组织的炎症，并随着冠方支撑骨的逐渐破坏而向下进展 (图4-1A、B)。

对于牙科医生 / 牙髓医生而言，牙周探针用于临床诊断是不可或缺的。在评估牙周组织时，对附着缺失的测量是评估疾病进展或缓解的标准[62]。在疾病诊疗过程中，根据牙髓源性病变及牙周源性病变本身的特点就可以进行病因的鉴别[27-28]。诊断性牙周探查应使用具有标准标记 (图4-2) 直径相对较小的仪器 (尖端 0.05mm)

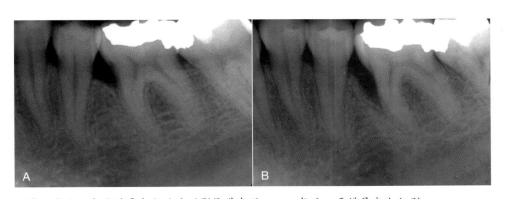

图 4-1　A. 下颌第一磨牙近中牙槽骨丧失的典型影像学表现。B. 5 年后，牙槽骨丧失加剧

进行[62]。探诊时的压力尽可能均匀，使探针尖端朝向根尖的表面略微倾斜[30]。

正常的牙周组织的高度有一定的范围[23]，从牙龈边缘到牙槽嵴的平均距离约为 2.5mm，若探诊深度增加则提示有牙周附着丧失和牙槽嵴顶高度降低。由于慢性牙周炎是一个累及全牙列的疾病，一般情况下多个区域都可出现典型的骨缺损，尤其是前磨牙及磨牙区，这可以是牙髓病与牙周病的一个鉴别要点。在诊断不明原因的局限性缺损时，首先要在整个牙列探查多个随机位置[27]，除了主诉的区域外，若在其他的几个位置也发现有骨缺损，主诉位置的病损初步诊断可考虑牙周炎；相反，随机探诊没有发现其他位置的骨缺损，该区域可考虑是非牙周病的局限性缺损。

在常规的牙周检查中，需要记录每颗牙齿的六个位置的探诊深度：颊侧和舌侧的近中、中部和远中[4]。对于牙髓科医生来说，想要明确牙周病损是牙髓来源还是牙周来源，可以环绕牙齿一周每间隔 1mm 的距离做牙周探诊，目的是探明骨缺损的形态和范围。"探查"附着水平和"探查"牙槽嵴顶的位置是有区别的[27]。所以在进行牙周探诊时，想要获得准确的检查结果，要将探针穿过附着直达骨面，这种方法通常需要一定程度的局部麻醉。一般而言，特别是在与 X 线片结合时，探查将给出足够的诊断信息。

慢性牙周炎造成的骨缺损通常深度不同，但形态相似。通常情况下沿根表面环绕探诊会

发现探诊深度逐渐加深，直到缺损最低点，而后探诊深度逐渐减少。图 4-3 所示为晚期牙周炎病损的典型牙槽骨形态，从图中可以看出从近中到远中牙根暴露范围逐渐增加，在临床检查中相应的探诊深度也逐渐增加。

与牙髓源性病变鉴别诊断的牙周病变

牙周病的骨性病变与起源于牙髓的骨性病变通常不难区分。牙周缺损从边缘牙周组织开始，即使是很深的牙周袋也常常远离根尖（图 4-4）。但出现急性牙周脓肿、引起黏膜慢性窦道的牙周感染或深度可累及根尖的局限性牙周病变时，常出现诊断上的混淆。然而，即使在同一个牙列中，牙槽骨的破坏程度也是不同的，有的区域可以是延伸到根尖的局限性缺损。接

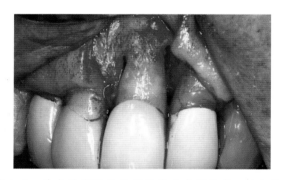

图 4-3　手术暴露慢性牙周炎重度病损部位，可以观察到牙槽嵴形态的改变

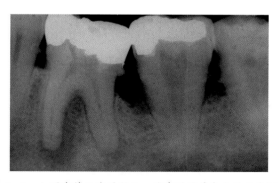

图 4-4　如图中第二磨牙所示，伴有严重骨丧失的重度慢性牙周炎病损通常不累及根尖。第一磨牙病变为牙髓源性，炎症向冠部扩散邻近根分叉处，其牙周探诊结果与 X 线片上所见的骨水平相一致，不累及根分叉，根管治疗预后及远期疗效较好。而第二磨牙无论牙髓状况如何，牙周预后都较差

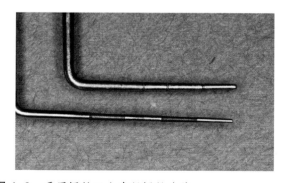

图 4-2　牙周探针以小直径探针为佳

下来的病例讨论主要包括两个必要的诊断程序：①基于收集到的信息所做的最佳诊断；②制定合适的治疗方案。

急性牙周脓肿

急性牙周脓肿的临床表现与许多起源于牙髓的急性根尖周脓肿相同。患者可能会出现严重肿胀 (图 4-5A)，并伴有急性感染的常见症状，如疼痛、发热和精神状态不佳，常见的肿胀位置都是位于牙龈边缘附近 (图 4-5B)。

诊断通常从一个清晰的 X 线片开始，在这个病例中 (图 4-5C) 可以明显观察到邻间隙的牙槽骨缺损，根尖部无射线透射影像提示是牙周源性而非牙髓源性的病变。但由于急性根尖周脓肿在影像学中可能观察不到明显的根尖周或根侧方的病变，接下来还需要进行牙髓活力检测。此病例中，右侧上颌所有后牙温度测试及电活力测试均正常，这些临床表现排除了牙髓源性感染的诊断。急性牙周脓肿的诊断主要依据体征、临床症状和牙周探诊，治疗计划也根据探诊深度制定。探诊检查中若附着丧失达到根尖三分之一，治疗首选拔除患牙；若附着丧失达根中，可通过牙周手术改善或消除牙周袋深度。

慢性牙周炎的病变

慢性牙周炎造成的骨缺损易与牙髓炎源性的病变混淆，因为两者都会形成引流通道——窦道。图 4-6 的患者，因左上中切牙上方附着龈窦道转诊至牙髓专科诊治 (箭头所指)。在另一个相似的病例中（图 4-7），探查到深的牙周缺损，但 X 线片清楚显示两中切牙均未见根尖区透射影 (图 4-7D)，牙髓活力测试正常，手术暴露显示缺损形态 (图 4-7E)。这两个病例与图 4-8 的病例比较发现，虽然在临床检查中均发现窦道 (图 4-8A，图 4-6)，但手术暴露病变区后可发现，后者的根尖周虽然有病变，但是牙槽嵴完整 (图 4-8B)。

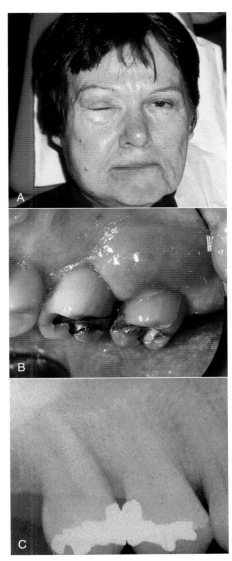

图 4-5　A. 牙周脓肿并发的急性面部肿胀与急性根尖周脓肿的肿胀相同。B. 同一患者急性牙周脓肿口内临床表现。C. 牙周炎患牙 X 线片，可以观察到磨牙间牙槽骨丧失

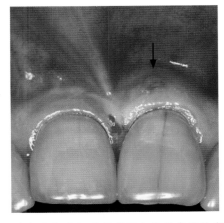

图 4-6　左侧上颌中切牙附着龈上牙周来源的窦道

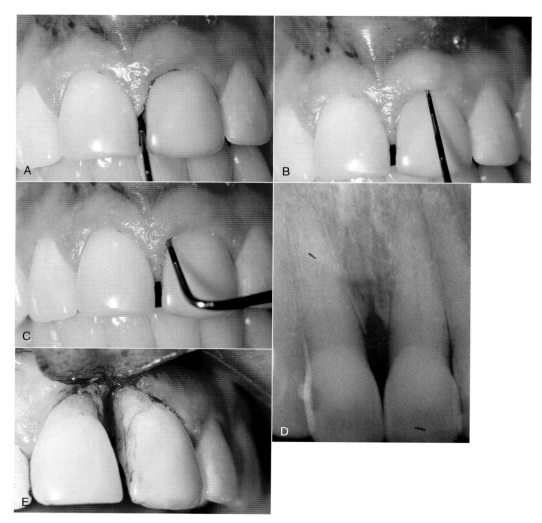

图4-7 A.邻间隙牙周探查深度正常。B.唇面中部探诊深度正常。C.探查到深牙周袋及骨丧失D，该部位影像学表现：根尖区无明显受累。E.手术暴露牙周病变区

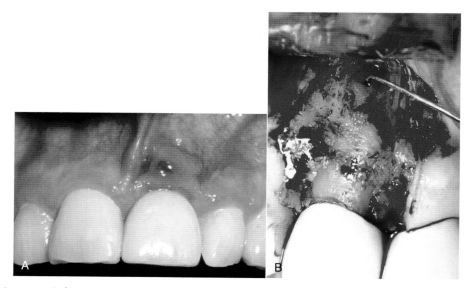

图4-8 A.与图4-6临床表现相似，但窦道来源于牙髓。B.手术暴露根尖病变区：牙槽嵴轮廓正常

临床案例

病例：患者，男，52 岁，右侧上颌第二前磨牙区发生反复的局部肿胀和溢脓。临床检查发现在附着龈近第二前磨牙处有窦道。X 线片显示，根尖的牙周膜间隙增宽，提示有根尖周病变，除此之外还可见远中邻间隙深部的牙周缺损（图 4-9A）。在这种情况下无法判断窦道来源于牙髓还是牙周。

解决方案：进行牙髓活力测试，第二前磨牙无反应，第一磨牙曾做过根管治疗。将牙胶尖置于窦道中，再次拍摄 X 线片（图 4-9B）进行窦道探查。该检查显示瘘管来自牙周，且两个病变之间没有明显的交通，在探查中没有发现任何迹象。诊断是独立发生的牙周病和根尖周病[6]。在这种情况下，需要同时进行根管治疗和牙周治疗来去除感染（图 4-9C）。

即使已确诊慢性牙周炎，但在局部特定位点也可以形成非常严重的骨缺损，如果病变延伸至根尖，在 X 线片上易与根尖周病变混淆。医生建议患者（图 4-10）第二前磨牙行根管治疗。如图所示第二前磨牙已开髓，临床发现环绕患牙一周均探查及附着丧失，与 X 线片显示的骨丧失一致。骨丧失的另一个后果是牙齿重度松动，在这种情况下，根管治疗是没有效果的，只能拔除患牙。

临床案例

病例：患者，男，57 岁，左侧上颌第一磨牙腭侧有反复肿胀的病史，需要进行根管治疗。转诊医生注意到一个大的根尖周病变包绕腭根的根尖（图 4-11A）。X 线片也显示了在颊根周围有严重的骨丧失，但牙医没有注意到。此磨牙没有进行修复，也没有冠折的迹象。

解决方案：应在检查初期就进行牙髓活力试验，这种情况下检查结果一般是牙髓活力正

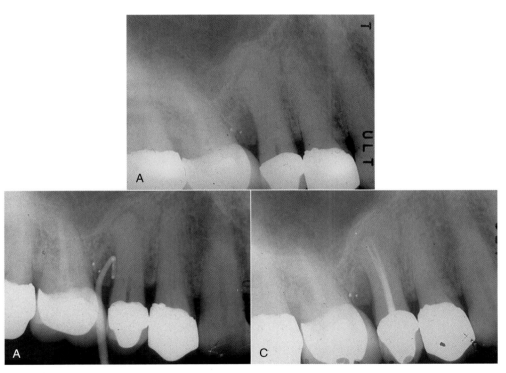

图 4-9 A. 疑似右上前磨牙牙髓源性感染，伴复发性溢脓，第二前磨牙可见根尖区以及牙周病变。B. 用牙胶尖探查窦道，发现其源于牙周病变。C. 完善的根管治疗只能处理根尖病变，还需通过牙周手术消除牙周袋，有助于消除感染及窦道

常，但此病例中患牙对冷刺激非常敏感。牙周探查提示骨丧失达腭根根尖，另外两根周围也有严重的附着丧失。与前面所述病例相同，根管治疗预后不好，选择拔除患牙。类似的情况通常可见牙石沉积物覆盖整个牙根表面（图4-11B）。

牙周组织骨缺损的表现偶尔可能类似于根尖周病变，至少在放射学上没有其他明显的广泛性牙周炎的征象[26]。在第3章的结尾，图3-60中描述了一个很好的例子，看起来像是典型的起源于牙髓的根尖周病变，实际上则是严重的牙周炎，根管治疗在这种情况下没有任何效果。

临床案例

病例：患者，男，38岁，在邻近左侧上颌第一磨牙的颊前庭处有复发性急性脓肿病史。X线片显示近中颊根根尖有一"典型"的根尖周病变（图4-12A），病变沿近中及远中牙根表面向冠方延伸。

解决方案：牙髓活力结果正常，排除了牙髓问题。牙周检查探查到牙根的颊面附着完全丧失（图4-12B），并在根面探查到了大量沉积的牙石，因此诊断为牙周脓肿。由于其他两根牙周累及较少，所以优选的治疗方案是切除（截除）近颊根并对其余根做根管治疗。

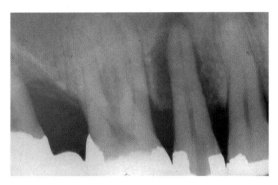

图4-10　重度牙周炎局部病损，图中可见患牙已开髓但对于局部牙周问题无改善。

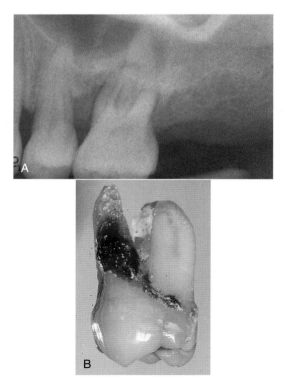

图4-11　A.左上第一磨牙影像学检测可见慢性牙周炎导致的根尖区病损，牙髓活力测试结果正常。B.拔除患牙后，可以观察到腭根表面牙石沉积

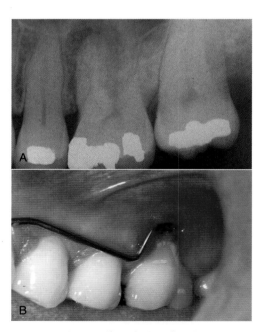

图4-12　A.上颌左侧第一磨牙近中颊根"典型"的根尖周病变。B.临床检查发现病变为牙周来源，牙髓活力测试结果正常

累及根分叉的牙周病变

　　根分叉处的骨丧失，有时很难分清是由牙周病引起的，还是由坏死牙髓[25]通过副根管或窦道累及到根分叉处引起的。如前所述，牙周探诊有时会分辨出细微差别，牙周炎缺损探诊深度基本一致，而牙髓炎引起的窦道往往只顺一个牙根表面走形达根尖区；牙周源性病变更倾向于同时存在垂直（平行于牙根）及水平两方面的探诊缺损（颊舌向，平行于咬合面），而牙髓来源的窦道倾向于只在垂直方向；在某些情况下窦道可能有一个曲折的路径，这取决于牙齿周围牙槽骨的性质，因此水平探查在这种类型的病变的鉴别诊断中价值较小。这就强调了同时使用直探头和弯探头探针的必要性 (Nabers 探针或 Cattoni 探针，Hu-Friedy Co.，Chicago, IL, USA)。图 4-13A 中的根分叉缺损，怀疑是近中颊根根管治疗不完善引起的。牙周探诊显示缺损在垂直和水平方向都较深，通过手术探查可见覆盖颊根的颊侧和根分叉处的牙槽骨完全丧失（图 4-13B），与术前牙周探诊结果相一致，诊断为晚期牙周炎，治疗方案为拔除患牙。

与侵袭性牙周炎有关的病变

　　侵袭性牙周炎多发于年轻人，曾经也被称作青少年牙周炎，发病率不到 1%[4]，现认为其发生与伴放线杆菌（原名为放线菌）有关[24]。国际公认这种特定的病原体可以作为此疾病的特异性诊断标志[19]。但也有研究表面在不同人种中有不同的诊断标志，如 *lecithinolyticum* 螺旋体、炎症细胞和球蛋白，这些因素也会造成不同程度的牙周破坏[47]。

　　儿童罕见的牙周病易与急性根尖周脓肿混淆，而后者的病因通常认为是伴有根尖周病变的牙髓坏死。图 4-14 所示的病例是一名 12 岁的女性患者，转诊上颌右侧第一磨牙进行根管治疗，牙髓活力测试确认牙髓正常后，转诊进行牙周会诊。

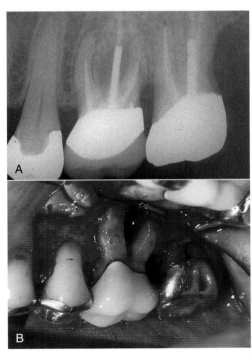

图 4-13　A. 根分叉除骨丧失，怀疑是牙髓病变扩展至牙周组织的结果。B. 手术暴露证实了慢性牙周炎的诊断

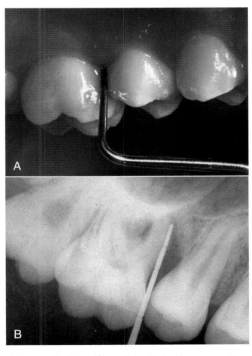

图 4-14　A. 患者 12 岁，牙周缺损较深。B. 同一病变的 X 线片，影像学表现为侵袭性牙周炎

牙根外吸收

　　发生在牙周边缘的牙根外吸收常与牙根内吸收相混淆。内吸收是起源于牙髓的病理过程[22,44,58,61]，而牙根外吸收很少累及牙髓[22]。根管治疗不一定可以解决这一问题，但即便如此，根管治疗也是必要的，因为在治疗过程中很有可能会暴露或接近牙髓（图4-15)[22]。关于再吸收的更详细的讨论可以参考第3、13、18和19章。

牙骨质撕裂

　　牙骨质撕裂是一种罕见的牙周疾病，常与经过根管治疗的牙齿有关[57,59]。这种情况在临床上表现为牙周感染伴进展迅速的附着丧失。虽然病因不明，但在老年人中发病率较高[59]。在手术时，经常观察到小段的牙骨质从牙根表面剥脱。已有一些报道成功治疗了牙骨质撕裂，但是仍没有公认的最佳的治疗方案[57,59]。

临床案例

问题：患者，男，64岁，转诊行上颌中切牙评估，主诉为上颌牙齿腭侧区反复出现肿胀流脓。根尖片显示已行根管治疗及根尖周病变（图4-16A)，患者叙述治疗至少有35年。X线片显示在牙根的冠方二分之一处有一小的透射影，临床检查发现唇侧牙根中部有触痛，牙周探诊未见骨缺损，但在牙根的腭部近中面发现存在龈下缺损。

解决方案：治疗方案包括根尖周手术（见第18章）并修复吸收缺损处或拔除。经判断，从根管中取出银尖是不可行的。若行手术治疗，根据银尖的大小需要切除大量牙根，严重缩短了牙根长度，且由于银尖占位，即使切除后也很难做倒充填。此外由于吸收缺损位于牙根的舌侧，不易于治疗，最终治疗方案为拔除患牙（图4-16B)。

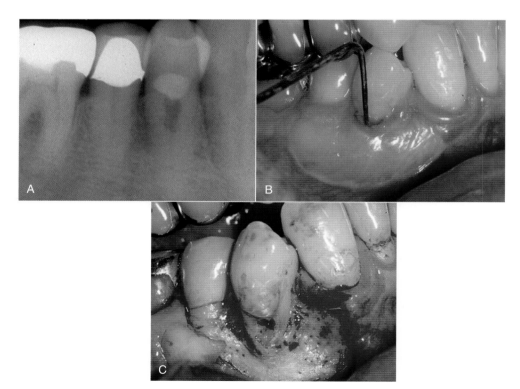

图4-15　A.根上段外吸收的影像学表现与内吸收类似。B.牙周探查提示有牙周缺损。C.翻瓣手术后确诊了外吸收是由牙周引起的

临床案例

病例： 患者，男，85岁，右下颌侧切牙已行根管治疗。治疗时没有明显牙周病变。18个月后复查，出现与该患牙相关的局部肿胀。牙周检查显示该牙远中存在7mm的局限性牙周缺损；其他部位探测深度都在正常范围内。初步诊断是由于根管治疗不完善或牙根纵折所致的复发性根尖周炎。X线片显示根的远中存在透射影，从根尖延伸至牙槽嵴顶（图4-17A）。

解决方案： 探查手术发现根的唇面有牙骨质撕裂（图4-17B），去除附着在组织瓣上的游离牙骨质碎片，用抛光车针轻微重塑牙骨质撕裂区，去除不规则的边缘，用柠檬酸处理牙根表面30s，以促进牙周韧带纤维的再附着。冲洗后，组织复位并缝合。6个月后复查（图4-17C），探诊深度恢复正常。

与牙周病鉴别诊断的牙髓源性病变

牙髓来源的根尖周病变有时与牙周来源的在临床和影像学上具有相同的特征。多数根尖周病变累及都邻近根尖孔的骨组织，影像学上一般不容易与牙周病变混淆（图4-18）。然而，如果根尖周病变或窦道延伸至牙槽嵴时，仅根据影像学表现进行诊断可能具有误导性（图4-19；见第2章和第3章）。

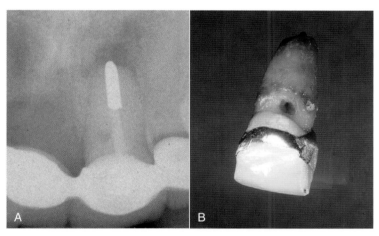

图4-16　A.根上段外吸收的影像学表现与内吸收类似。B.牙周探查提示有牙周缺损。C.翻瓣手术后确诊了外吸收是由牙周引起的

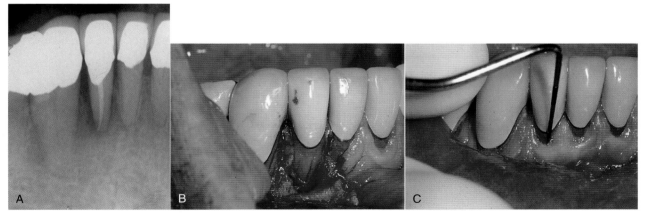

图4-17　A.右下中切牙根管治疗1.5年后影像学表现，临床表现为局部肿胀和牙周缺损，术前未见明显牙周病变。B.手术暴露缺损部位，显露牙骨质撕裂，可以观察到根部表面牙骨质缺损的边缘。C.治疗后6个月，牙周探查结果正常

不伴有附着丧失的根分叉或根管侧方的病变

根尖周病变累及范围可以非常广泛并且累及牙槽嵴。从影像学上看，其表现与牙周病变伴晚期骨丧失相似，尤其是在牙槽嵴或根分叉骨丧失的情况下（图4-20A），但在龈沟探查通常无附着丧失。显然，常规的探查方法就可以排除缺损病因来自牙周，仅通过根管治疗就可以解决影像上所示的透射影问题（图4-20B）。

伴有附着丧失及骨丧失的患牙会继发大范围的根尖区病变，在影像学上与牙周病损相连（图4-21A），这些病变被普遍认为是牙周牙髓联合病变[6,48,63]。因此再次强调，牙周探查是诊断的关键。在这个病例中，明确有牙周病造成的骨丧失，但邻间隙龈沟的环周探诊深度正常，没有附着丧失。牙周病和牙髓病没有联系，则不能称之为牙周牙髓联合病变。患牙完成根管治疗后一年复查可见邻间隙的牙槽嵴顶恢复，根尖病变愈合（图4-21B）。

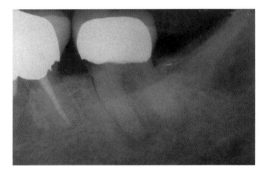

图4-18　典型牙髓来源根尖周病变

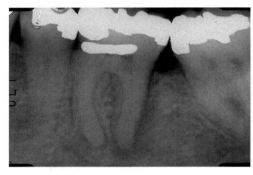

图4-19　典型的牙髓来源的根尖周病变，窦道延远中根表面，无牙周疾病

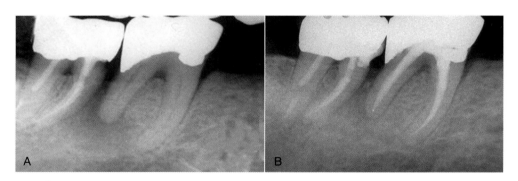

图4-20　A.右下第一磨牙大面积根尖区透射影。骨丧失由远中邻面嵴延伸至根尖，临床未探及龈沟附着丧失。B.15个月后再次评估，显示根尖区愈合以及邻间隙牙槽骨重建

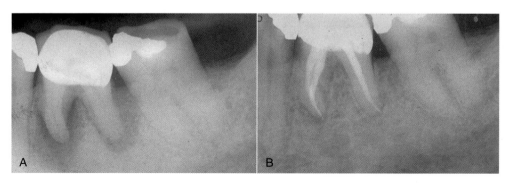

图4-21　A.左下第一磨牙影像学显示根分叉及侧方骨缺损，附着龈有两个瘘管，但探诊正常。B.一年复查，完全愈合

急性根尖周脓肿

　　一些牙髓来源的急性根尖周脓肿会导致边缘龈局部肿胀（图 4-22A）。此外，牙周探查可能会发现附着破坏，检查过程中在探针尖端周围可见脓性引流。如果没有发现其他问题，探诊结果可以很快排除牙周病因。常规应进行牙髓活力测试，如第 1 章所述，急性根尖周脓肿的牙齿牙髓一定是坏死的，X 线片通常可见根尖周的透射影。一旦确诊，通常会开髓进行根管治疗（见第 15 章），在某些情况下也可能需要切开引流。急性根尖周脓肿和牙周脓肿之间最重要的区别在于前者的附着丧失通常在一周内就会恢复（图 4-22B）。一旦感染愈合，引流停止，受感染的部位的探查会恢复正常。几乎没有任何残留缺损。

经龈沟引流的牙髓源性的慢性窦道

　　由牙髓引起的窦道出现在黏膜时很少会误诊为牙周病变，但若出现在龈沟则容易引起混淆[27-28]。图 4-23A 图示左侧第一磨牙近中腭侧发生急性肿胀，探查发现可能由牙周引起，患者被转诊至牙周病医师处进行评估，探查发现除了肿胀区域有一条狭窄的窦道外，其余基本正常。牙周病医生使用分段牙周探针进行窦道追踪（图 4-23B），同时翻瓣后可见牙槽骨外形没有大的变化，如图所示只观察到一个小缺损（图 4-23C）。该图显示"窦道式探查模式"的骨轮廓特征[27-28]。这种类型的缺损在进行根面探诊时，除了缺损其他位置的探诊深度通常都在正常范围内。当探针顶端进入窦道时，此时探诊深度会陡然加深，继续环周探诊，深度则恢复正常。之后该磨牙进行了根管治疗，窦道愈合。

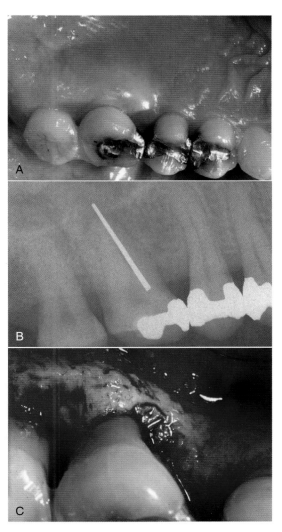

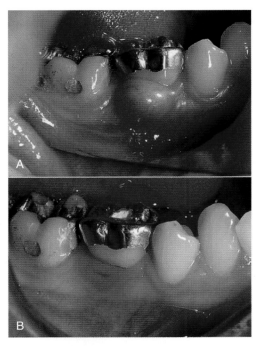

图 4-22　A.急性根尖周脓肿继发的局部肿胀，探查到根分叉处的一个狭窄缺损。B.常规牙髓应急治疗后一周，肿胀消退，根分叉处再次附着

图 4-23　A.左侧上颌第一磨牙腭侧近中局部肿胀，推测为牙周病因。B.影像学显示骨缺损处插入分段式牙周探针。C.手术证实窦道来源于牙髓组织

临床案例

病例： 患者，女，18岁，大学生，要求检查右侧上颌磨牙区。自述有复发性疼痛，局部肿胀，第一和第二磨牙之间曾有异味。她的家庭牙医在她上学前对第二磨牙进行了临时修复，修复体较大（图4-24A）。在该区域的探诊发现在腭侧有狭窄的窦道型缺损。用牙周探针拍示踪片显示，窦道来源于包绕第一及第二磨牙根尖的透射影（图4-24B）。牙髓活力测试结果显示第二磨牙牙髓坏死，但第一磨牙反应正常。

解决方案： 牙周状况评估显示整个牙列有正常、健康的牙周组织，根尖片上的牙槽嵴水平也正常。此外，晚期牙周炎的骨缺损在18岁的人中极为罕见，因此牙周病的病因被排除，诊断因为根尖周病，脓肿经龈沟引流。将第二磨牙进行根管治疗后，窦道在2周内闭合。

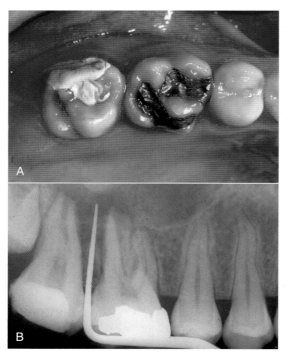

图4-24 A.上颌磨牙区曾有临床症状，在远中腭侧探及一个窄的窦道，其他部位探诊深度正常。B.X线片示探针经瘘管伸至较大的根尖周病变区

牙髓源性伴有永久性牙周附着丧失的慢性窦道

有的根尖周病变也可发展成为牙周病变。除细菌外，生物膜和结石也会在牙根表面[1]、窦道内、甚至根尖处形成（图4-25）。图4-26是一位24岁男性，没有牙周病变的临床症状，他的主诉是右侧下颌第一磨牙前庭沟处局部肿胀数月。根尖X线片没有发现牙周炎的骨缺损，但是第一磨牙存在根尖透射影并延伸到根分叉（图4-26A），在临床探诊中证实了水平和垂直方向的根分叉处存在骨吸收（图4-26B）。这种情况的病例根管治疗的效果是不确定的，有的在根管清理后重新获得再附着，有些则不会。比如见第1章图1-13回顾的病例，治疗不足一个月病变即痊愈。

如果治疗后约1个月未发生再附着，则提示再附着不可能发生了。这种牙的预后极差，所以在确定预后之前，不建议进行完整的根管治疗。可选择的治疗是开髓后根管清理封氢氧化钙[34,38,51]。一些学者建议联合使用2%氯己定和氢氧化钙的混合物可以更好地控制感染[5]。一般若在10d观察到再附着，便可继续进行完整的根管治疗。

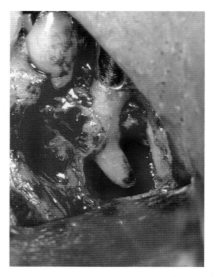

图4-25 牙髓源性根尖周病变，患牙有长期溢脓史，图示根尖区牙结石

病例：患者，男，70 岁，主诉左下颌侧切牙颊侧反复肿胀和流脓。检查时拍摄的根尖片显示侧切牙的根尖周有透射影（图 4-27A）。牙髓活力测试结果显示患牙无活力，牙周探诊探查到牙根唇面有狭窄的窦道（图 4-27B），开始根管治疗，用氢氧化钙封药。一个月后，医生对这颗牙进行了重新评估，患者感觉好多了，对保留牙齿很乐观，组织颜色有所改善，但经探查窦道未见改变。

解决方案：治疗 1 个月后发生再附着的概率极低，预后不良，所以建议拔牙。

牙周组织对机械性牙根穿孔的反应

在根管治疗过程中发生的机械穿孔会引起牙周损伤，通常有两种表现方式。在附着水平以下发生的穿孔，其特征表现类似于牙髓坏死经侧枝根管引起的根尖周脓肿。发生在边缘牙周组织的穿孔具有牙周袋的特征。不同损伤的预后是不同的，如果不累及附着，病变完全愈合的概率要高得多[2]。一般来说，如果在根管治疗过程中发生穿孔，即刻进行修复以阻止细菌及根管治疗中使用的材料（溶液）污染根尖周组织是非常重要的[3]。许多材料已被用于封闭穿孔，矿物三氧化物聚合体（MTA）是目前用的

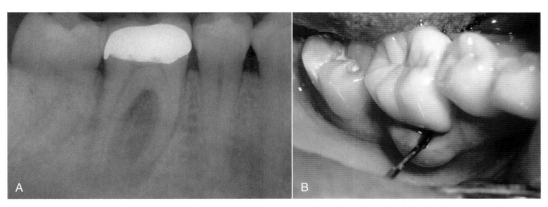

图 4-26　A. X 线片示根分叉骨丧失，牙齿邻面骨高度正常，没有慢性牙周炎的证据。B. 探查提示水平骨吸收，此缺损是来自牙髓来源的根尖周病变的慢性溢脓所致，后期这种情况的预后良好

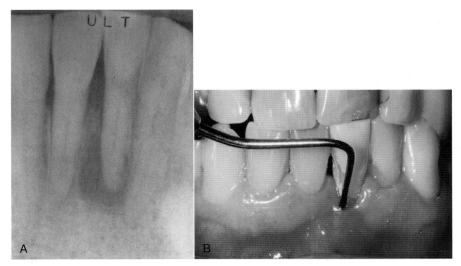

图 4-27　A. 牙髓病因的根尖周病变，牙髓检查提示牙髓坏死。B. 龈沟探查发现窦道。根管清理，氢氧化钙牙封药观察。一个月后探诊结果没有改变。如果根尖病损在这段时间内未愈合，后期发生愈合的可能性不大，建议拔除

最多的，也相对最利于愈合的材料 [13,41]。氧化锌丁香酚也可以在一定程度上修复穿孔，但如果该部位已经感染就没有用了。

临床案例

病例： 患者，女，40岁，右侧上颌尖牙牙龈处局部肿胀（图4-28A）。患者最近于外地度假时进行过牙科急诊治疗，治疗后症状缓解。但是旅行归来后，该牙唇侧牙龈触碰疼痛，3d前出现肿胀。临床检查证实在牙冠的腭侧已开髓，并进行了暂时性的修复。根尖片显示有一个非常大的开髓洞型，牙周探查深度正常。因此最有可能是在开髓过程中造成了穿孔。

解决方案： 手术翻瓣后，定位小穿孔。在不扩大穿孔口的情况下，用超声根管锉清理缺损部位，并用MTA充填（图4-28B），组织瓣复位固定（悬吊缝合）。根管治疗完成后（图4-28C）8个月复查（图4-28D），牙周探诊正常。

图4-28所示的病例说明，如果牙周附着在术前是正常的，那么在手术修复后附着很可能会恢复。在手术中，牙根表面的附着区域不应被切除。这个病例也说明小的穿孔比大的穿孔预后更好。穿孔的位置也是评估预后的重要因素，操作性好的宽大根侧面与操作性差的位置或根分叉处相比预后更好（图4-29）。

穿孔可能发生在上皮附着以下。条状穿孔可能发生在根管清理成形和桩道预备期间（图4-30，图4-31），特别是桩道预备方向错误会导致牙齿和骨的严重缺损（图4-32）。此类穿孔很难成功修复，因为此类位置器械不易操作且有金属桩存在，如果试图修复，为了避免在手术修复过程中需要切割金属最好在修复前将金属桩先去除。

牙周附着组织的穿孔会对牙槽嵴骨组织造成不可逆的损伤（图4-33）。无论使用什么修复材料也无法恢复冠方的附着水平，从这个意义

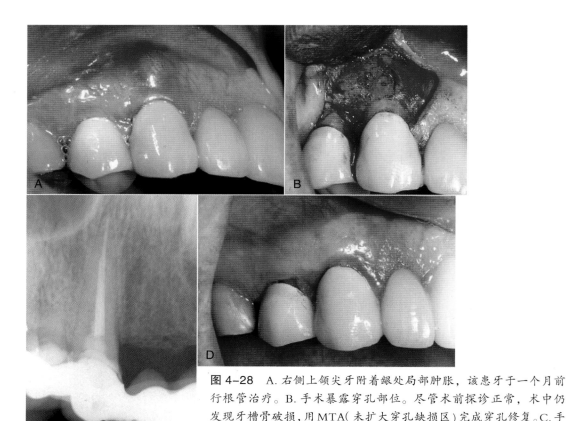

图4-28 A.右侧上颌尖牙附着龈处局部肿胀，该患牙于一个月前行根管治疗。B.手术暴露穿孔部位。尽管术前探诊正常，术中仍发现牙槽骨破损，用MTA（未扩大穿孔缺损区）完成穿孔修复。C.手术修复穿孔缺损后完成了根管治疗。D.8个月复查，完全愈合

上来说，治疗方案主要以消除牙周袋和拔除患牙为主，如果发生在前牙还要考虑美学因素。

临床案例

病例：患者，男，70 岁。主诉为左侧上颌侧切牙的唇侧牙龈慢性疼痛。根尖片显示在桩道预备期间发生了穿孔（图 4-34）。

解决方案：手术翻瓣暴露缺损区，发现一个大的穿孔和严重的邻间隙骨丧失。修补穿孔并将软组织瓣向根方向固定以尽可能的消除牙周袋，同时告知患者由于牙龈乳头下方缺乏牙槽骨支持，在愈合后两中切牙之间可能会有一个大的缝隙。

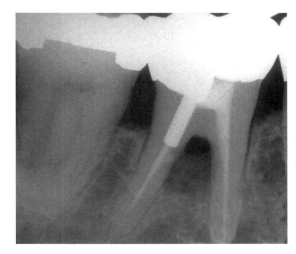

图 4-31　桩道预备导致的带状穿孔

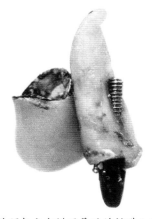

图 4-32　桩道预备方向错误导致的桩进入侧方牙周组织

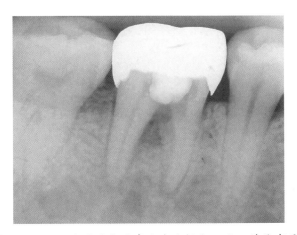

图 4-29　开髓时造成的穿孔直达根分叉处，并伴有牙周破坏

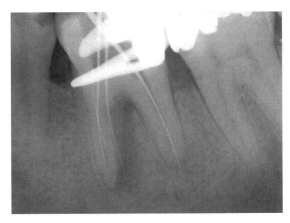

图 4-30　根管预备过程中发生的带状穿孔

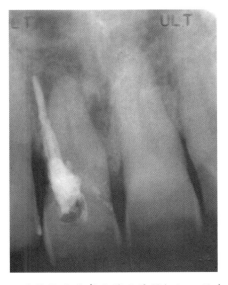

图 4-33　开髓所致的穿孔累及牙周组织。医生未意识到错误并完成了根管治疗，造成了急性牙周脓肿。根管治疗和牙周治疗未能改善严重的牙周缺损，牙齿拔除

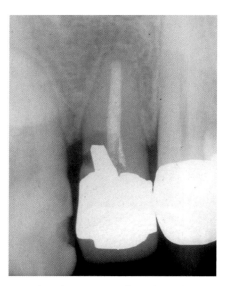

图 4-34 桩道预备所致侧方穿孔进入牙周组织。虽桩没有穿出穿孔部位，可行手术修补穿孔缺损，但牙周缺损是不可修复的。

非牙周病或牙髓病来源的牙周组织的骨性病变

以下病变与前两节所述的牙髓和牙周病变相似，但没有与二者相联系的病因。

冠根折

冠折是牙髓源性的病变，这在第 1 章中进行了讨论。大多数有牙髓症状的冠折只会延伸到牙髓腔。根管治疗后全冠修复保证了良好的长期预后，不过患者的年龄也是一个重要因素。

不幸的是，目前还没有技术可以在术前测量冠折的深度。由于大多数冠折发生在近远中平面，在二维影像上并不明显可见。锥形束 CT (CBCT) 在这种情况下是一种很好的工具（见第 3 章）。在临床上，冠折通常可以通过视诊检查（图 4-35）和透照检查（图 4-36）来确诊，但不能明确其深度和方向。如果是新产生的冠折，且深度延伸至牙周附着组织，那么最初的探查深度可能会有轻微的变化或无变化。一个早期的临床指征是，在探查时，冠折部位会比其他区域敏感。

在某些情况下，一定深度的冠折可致断片松动。松动是判断深度和冠折线可能走向的良好线索。如果断裂的牙尖重度松动，而牙齿的其余部分很坚固，那么折裂线很可能是倾斜于牙齿的长轴，不会深入游离龈下方很深。这些折裂的断片仅靠牙龈附着，牙冠延长通常可以用于修复这类患牙（图 4-37；见第 17 章）。

如图 4-38 所示磨牙折裂。用仪器可以分离折裂线部位，但两段都不是很松，就预后而言，这是一个较严重的临床表现。折裂很可能向深部延伸，并与牙长轴平行，沿折裂线发生严重的牙周破坏是不可避免的。图 4-39 所示为一例深的牙尖折裂、表现为急性牙周脓肿的病例，颊侧肿胀来源于折裂线附近牙周组织的感染扩散。

牙周并发症在冠折初期难以诊断，因为常常无明显累及牙周的表现和症状。因此，一些患牙已经进行了修复治疗随后却产生牙周后遗症，最终只能拔除患牙。

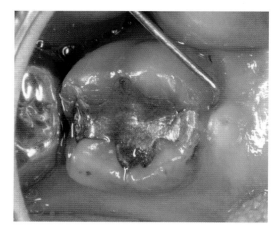

图 4-35 临床应用探针检查冠折线

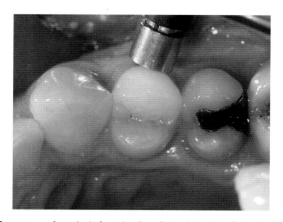

图 4-36 透照法检查冠折牙：光的透射停止在断裂线处

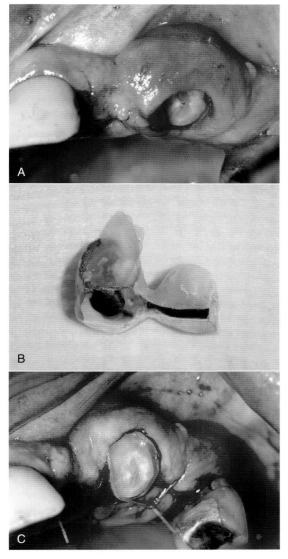

图 4-37　A. 左侧上颌尖牙冠部斜折。B. 折断牙冠显示牙折的角度及严重程度。C. 在牙冠延长后，可进行牙齿修复

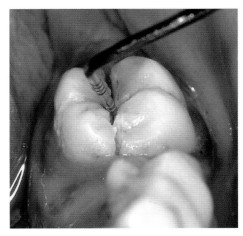

图 4-38　左侧下颌第一磨牙不可修复的冠根折，两个冠断片只有轻微的动度

临床案例

病例：患者，男，50 岁，主诉右侧上颌前磨牙区急性冷刺激敏感，咀嚼不适，临床检查发现第二前磨牙牙冠处有一近远中向折裂线，两端均无松动，牙髓活力测试提示存在不可逆牙髓炎，进行根管治疗及冠修复。

5 个月后复查，患者主诉该患牙处有脓液溢出，并有局部肿胀。临床检查可见颊侧和腭侧均有窦道，但牙周探诊均正常。然而，邻间隙探查发现近中和远中均可探及深的狭窄缺损（图 4-40A），根尖 X 线片证实了颌间隙

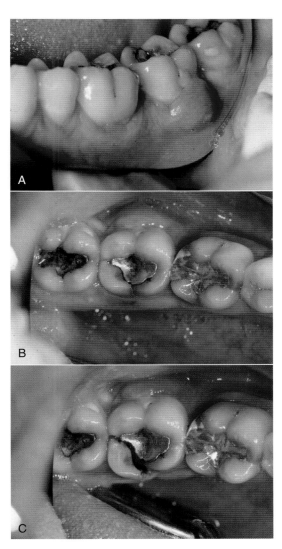

图 4-39　A. 右侧下颌第一磨牙表现为急性牙周脓肿。B. 咬合面观可观察到折裂线位于远中和舌侧。C. 远舌尖松动，提示冠折可能不会很深

深处牙周组织有破坏（图 4-40B）。

解决方案：诊断为冠根折，并拔牙。术后检查发现折裂线累及近远中面（图 4-40C、D），这些位置说明是冠折而非牙根纵折（下文将讨论）。对于有冠折但未表现出累及深层牙周组织的患牙，可选择环状保护的治疗方法（例如正畸带环），去除咬合接触，观察 1~2 个月。如果没有牙周损伤的迹象，可以认为患牙是可以修复的。当一颗牙有多个窦道时，提示极有可能发生了折断，无论是冠根折还是牙根纵折[52]。正如这个病例所呈现的，对有冠根折的牙齿进行全冠修复并不能防止牙周的恶化和最终的拔牙。

上颌磨牙的冠根折可能有不同的病程并延伸至根分叉处。临床检查通常能发现冠折，但很少有明显的影像学改变。其结果是牙齿断成颊舌向两部分（图 4-41）。患者通常会在根分叉处出现急性脓肿，一般在颊面和腭面探查结果正常，但在邻间隙探查可发现根分叉处的附着和骨的丧失。

牙根纵折

牙根纵折与冠的垂直折裂完全不同，尽管二者的病因可能是相同的[7-8,17]。牙根纵折一般起始于根尖，并向冠方延伸（图 4-42）。临床表现为只在纵折发生的区域（如牙或牙根颊侧中部或舌/腭侧中部）可探查到一个深窄的牙周袋。体征和症状包括叩痛和局部触诊压痛或类似于

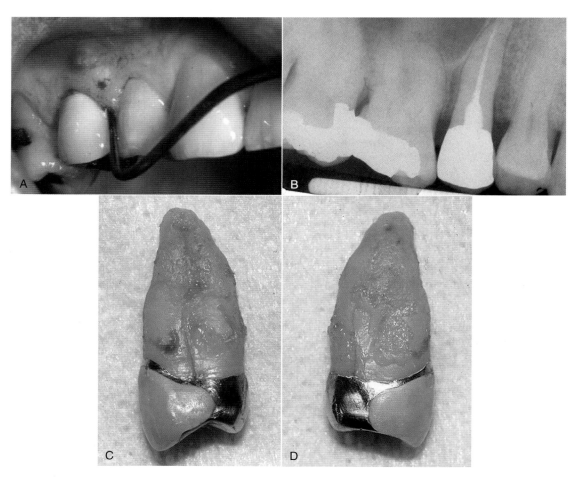

图 4-40 A. 近中探查发现深的、狭窄的缺损，提示为牙周缺损。远中也有类似的缺损，但颊面和腭面的探查结果是正常的。B. X 线片显示近中和远中表面有牙周骨丧失，并延伸至根中部。C. 牙齿近中部面观，可见折裂线从牙冠延伸至牙根中部。D. 远中面观，可见折裂线位于同样水平

牙周脓肿的肿胀 [17]。与冠根折相比，牙根纵折多发生在颊 - 舌平面 [17]，大多数只涉及根的一个表面，但如果根折累及全部牙根，在颊侧和舌侧都会发现折裂线。当这种情况发生时，可以发现两个窦道 [56]。

在牙胶侧向加压过程中，施加的过大压力会导致这种类型的折裂 (图 4-43)，参见第 12 章 [26]。但现在的成形技术可以预备出更好的根

管形态，这种情况已经很少发生。

大多数牙根纵折的病因尚不清楚，但有两个最常见比较明显的原因：有根管治疗史和承受过大咬合力。仅有一篇有关中国人牙齿的研究指明：未经根管治疗牙齿发生牙根纵折的概率较高 [14]。通常未治疗时，牙根纵折发生率较低 (图 4-44)[7]。

临床案例

病例：患者，男，72 岁，主诉为下颌中切牙轻度不适。这种不适已经持续了 2~3 个月，最近比较明确是下颌中切牙的位置。患者自述当按压牙龈组织时，发现牙齿周围有脓液流出。临床检查发现在严重磨损的右侧下颌中切牙上方膜龈联合处有一个小窦道，叩诊轻微痛，触诊有压痛。X 线片显示该患牙已行根管治疗，伴有大的透射影 (图 4-45A)，根管充填良好。初步诊断为根管治疗失败。

解决方案：初步诊断为亚急性化脓性根尖周炎是更合适的，因为在根管治疗后，牙齿有根尖病变，而且有化脓。进行全面的牙周探针后，显示结果为近远中轴线角的龈沟深度正常 (图 4-45B、C)，但在线角之间探查到狭窄的窦道型缺损，诊断为牙根纵折 (图 4-45D)，建议拔牙。本病例强调使用牙周探查技术来评估那些已行根管治疗的牙齿。

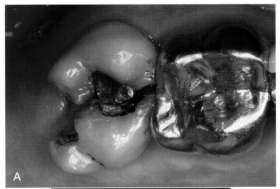
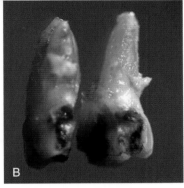

图 4-41　A. 右侧上颌第二磨牙存在明显的近远中向折裂。B. 拔除的牙齿，显示折裂线延伸至根分叉，将牙齿一分为二

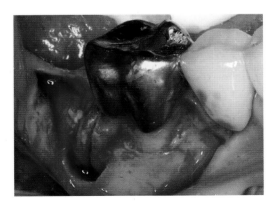

图 4-42　手术暴露显示为典型的牙根纵折

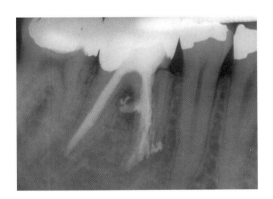

图 4-43　侧方加压过程中，若用力过大可能导致牙根纵折，这个过程中也会发生封闭剂和牙胶挤出

垂直根折在 X 线片上不明显可见，许多根折根本没有放射学表征 (图 4-46)。这并不奇怪，因为与典型的牙周炎缺损相比，狭窄的引流通道造成的骨缺损很小，且经常发生在颊面或舌面被牙根影像遮挡。有时断片会发生分离，此时影像学会有明显改变 (图 4-47)。

如上一章所述，最常见的影像学诊断标志是纵折的根从根尖到牙槽嵴的牙周膜间隙增宽，可在折裂根一侧邻面或双侧发生，同时宽度与根折程度有关 (图 4-48B)。根折引起的牙周组织慢性损伤形成较大的病变时，与原发性牙周损伤类似。两者的鉴别诊断主要靠牙周探诊结果，牙周原发性病变一般环牙探诊时会探到宽而深的牙周袋，而根折引起一般只会在颊侧或舌侧探到比较深的牙周袋 (图 4-49)。不幸的是，垂直根折是无法挽救的，根纵折的患牙若是单根牙，建议拔除；对于多根牙，可行牙根切除术 (截根术；见第 18 章)。

上颌侧切牙发育性舌侧沟及类似疾病

上颌侧切牙在发育时偶尔会在根舌面形成发育沟[32-33]。虽然可以在很多年都保持正常状态，但是舌面沟处的牙周组织很还是容易发生损伤[29]，

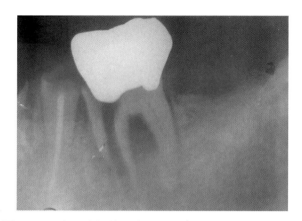

图 4-44　未行过根管治疗牙的异常根纵折

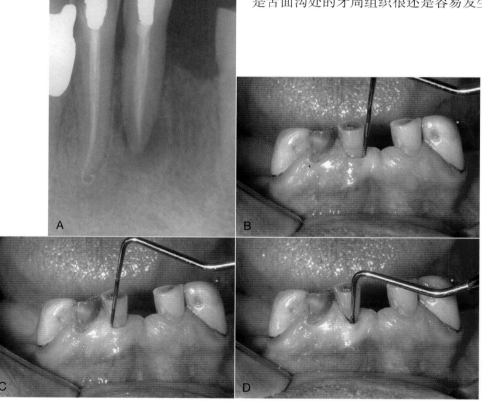

图 4-45　A. X 线片显示下颌中切牙已行根管治疗，存在根尖周病变。B. 唇侧中部正常探诊深度。C. 远颊侧探查正常。D. 探查到的窦道形式可诊断此位置发生了牙根纵折

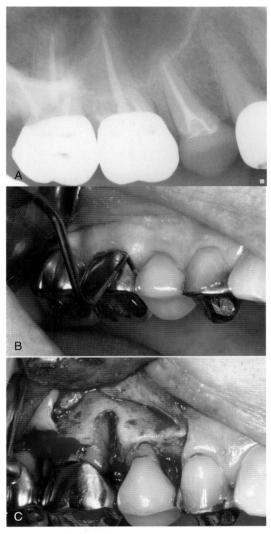

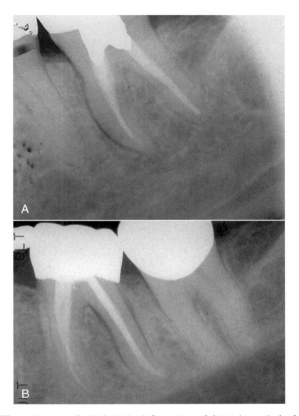

图 4-48 A.牙周膜间隙增宽,显示牙根纵折。这个病例的影像学特征可能并不明显,但累及到了整个牙根。B.偶尔在牙根两侧可见牙周膜间隙增宽

图 4-46 A.近中颊根根折,影像学上无典型病理征象。B.探查发现根折缺损。C.手术暴露缺损区

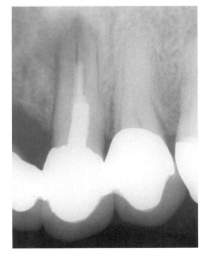

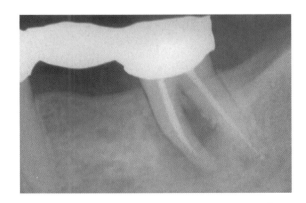

图 4-49 左侧下颌磨牙长期的牙根纵折导致严重骨缺损

图 4-47 上颌尖牙垂直根折线。在 X 线片上明显可见的根纵折是少见的

患者最终出现急性或慢性牙周脓肿的体征和症状
（图 4-50A）。缺损探查结果很像窦道（图 4-50B），
根尖片可见舌侧沟（图 4-50C、D)，无法治疗，
建议拔除。

同样的现象也会发生有融合根的磨牙上[16,55]。
最典型的表现是在下颌第二磨牙的颊面，也会发
生在其他具有这种解剖变异的多根牙上。融合根
有时会产生一个沟槽，类似于侧切牙的舌侧发育
沟[16]，在颊面中部会发现深而窄的牙周缺损。大
多数有这些缺陷的牙齿会对牙髓测试有正常的反
应，预后一般不佳，主要取决于牙周治疗是否成

功。当这些融合发生在下颌磨牙或下颌前磨牙时，
通常根管呈 C 形[16,55]。

其他可能的罕见病变

上颌切牙外伤后有时会在腭侧龈沟探查到
一个深的缺损，这是由于牙脱位造成的，且通
常不需要治疗就可以愈合。

釉珠引起的牙周缺损通常发生在磨牙根分叉
处，很少会引起牙周破坏但会表现为急性脓肿。
探诊结果与牙周袋相似，预后取决于牙周治疗的
效果。

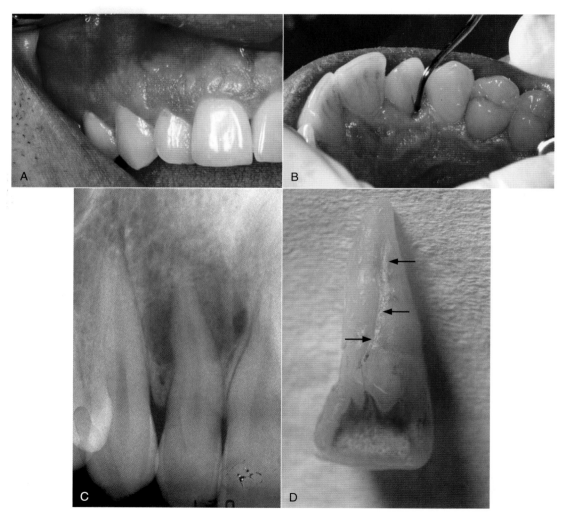

图 4-50 A. 上颌侧切牙唇面窦道。B. 除舌侧发育沟的位置外，其余部位牙周探查正常。C. X线片上可见明显的沟槽。D. 拔除的牙齿上显示有舌侧沟（箭头所示）

参考文献

[1] Adriaens PA, De Boever JA, Loesche WJ. Bacterial invasion in root cementum and radicular dentin of periodontally diseased teeth in humans. A reservoir of periodontopathogenic bacteria. J Periodontol , 1988, 59:222-230.

[2] Albaricci MF , de Toldeo BE, Zuza EP, et al. Prevalence and features of palate-radicular grooves: an in vitro study. J Int Acad Periodontol , 2008, 10:2-5.

[3] Alhadainy HA. Root perforations. A review of the literature. Oral Surg Oral Med Oral Pathol , 1994, 78:368-374.

[4] Axelsson P. Diagnosis and risk prediction of periodontal diseases. Chicago: Quintessence Pub Co, 2002.

[5] Basrani B, Ghanem A, Tjäderhane L. Physical and chemical properties of chlorhexidine and calcium hydroxide-containing medications. J Endod , 2004, 30:413-417.

[6] Belk CE, Gutmann JL. Perspectives, controversies and directives on pulpal-periodontal relationships. Can Dent J Assoc , 1990, 56:1013-1017.

[7] Bender IB, Freedland JB. Adult root fracture. J Am Dent Assoc , 1983, 107:413-419.

[8] Bender IB, Freedland JB. Clinical considerations in the diagnosis and treatment of intra-alveolar root fractures. J Am Dent Assoc , 1983, 107:595-600.

[9] Bender IB, Seltzer S. The effect of periodontal disease on the pulp. Oral Surg Oral Med Oral Pathol , 1972, 33:458-474.

[10] Black GV. Amputation of the roots of teeth//Litch WF. The American system of dentistry. Philadelphia: Lea Brothers, 1886.

[11] Burch JG, Hulen S. A study of the presence of accessory foramina and the topography of molar flurcations. Oral Surg Oral Med Oral Pathol , 1974, 38:451-455.

[12] Cahn LR. The pathology of pulps found in pyorrhetic teeth, Dent Item Int , 1927, 49:598-617.

[13] Casella G, Ferlito S. The use of mineral trioxide in endodontics. Minerva Stomatol , 2006, 55(3):123-143.

[14] Chan CP , Tseng SC, Lin CP, et al. Vertical root fractures in non-endodontically treated teeth—a clinical report of 64 cases in Chinese patients. J Endod , 1998, 24:678-681.

[15] Chen S-Y, Wang H-L, Glickman GN. The influence of endodontic treatment on periodontal wound healing. J Clin Periodontol , 1997, 24:449-456.

[16] Cleghorn BM, Christie WH, Dong CC. Root and root canal morphology of the human permanent maxillary first molar: a literature review. J Endod , 2006, 32:813-821.

[17] Cohen S, Blanco L, Berman L. Vertical root fractures: clinical and radiographic diagnosis. J Am Dent Assoc, 2003, 134:434-441.

[18] Coolidge ED. Anatomy of the root apex in relation to treatment problems. J Am Dent Assoc , 1929, 16:1456-1465.

[19] Cortelli JR, Cortelli SC, Jordan S, et al. Prevalence of periodontal pathogens in Brazilians with aggressive or chronic periodontitis. J Clin Periodontol, 2005, 32:860-866.

[20] Cutright DE, Bhaskar SN. Pulpal vasculature as demonstrated by a new method. Oral Surg Oral Med Oral Pathol, 1969, 27:678-683.

[21] Czarnecki RT, Schilder H. A histological evaluation of the human pulp in teeth with varying degrees of periodontal disease. J Endod , 1979, 5:242-253.

[22] Fuss Z, Tsesis I, Lin S. Root resorption—diagnosis, classification and treatment choices based on stimulation factors. Dent Traumatol , 2003, 19:175-182.

[23] Gargiulo AW, Wentz FM, Orban B. Dimensions and relations of the dentinogingival junction in humans. J Periodontol, 1961, 32:261-267.

[24] Guentsch A, Puklo M, Preshaw PM, et al. Neutrophils in chronic and aggressive periodontitis in interaction with Porphyromonas gingivalis and Aggregatibacter actinomycetemcomitans. J Periodontol Res, 2009, 44:368-377.

[25] Gutmann JL. Prevalence, location, and patency of accessory canals in the furcation region of permanent molars. J Periodontol, 1978, 49:21-26.

[26] Gutmann JL, Dumsha TC, Lovdahl PE. Problem solving in end-odontics. 4 ed. St Louis: Mosby Elsevier, 2006.

[27] Harrington GW. The perio-endo question: differential diagnosis. Dent Clin North Am , 1979, 23:673-690.

[28] Harrington GW, Steiner DR, Ammons WF Jr. The periodontal-endodontic controversy. Periodontol, 2000, 2002, 30:123-130.

[29] Hou GL, Tsai CC. Relationship between palate-radicular grooves and localized periodontitis. J Clin Periodontol, 1993, 20:678-682.

[30] Kahn S, Cabanilla LL. Periodontal probing depth measurement: a review. Compend Contin Educ Dent, 2009, 30:12-21.

[31] Kramer IHR. The vascular architecture of the human dental pulp. Arch Oral Biol, 1960, 2:177-189.

[32] Langeland K, Rodrigues H, Dowden W. Periodontal disease, bacteria, and pulpal histopathology. Oral Surg Oral Med Oral Pathol, 1974, 37:257-270.

[33] Lara VS, Consolaro A, Bruce RS. Macroscopic and microscopic analysis of the palate-gingival groove. J Endod, 2000, 26:345-350.

[34] Law A, Messer H. An evidence-based analysis of the antibacterial effectiveness of intracanal medicaments. J Endod,

2004, 30:689-694.

[35] Lindhe J, Lang NP, Karring T. Clinical periodontology and implant dentistry. 5 ed. Oxford: Blackwell Munksgaard, 2008.

[36] Lowman JV, Burke RS, Pelleu GB. Patent accessory canals: inci-dence in molar furcation region. Oral Surg Oral Med Oral Pathol, 1973, 36:580-584.

[37] Mazur B, Massler M. Influence of periodontal disease on the dental pulp. Oral Surg Oral Med Oral Pathol, 1964, 17:592-603.

[38] Peters LB, et al. Effects of instrumentation, irrigation and dressing with calcium hydroxide on infection in pulpless teeth with perira-dicular bone lesions. Int Endod J, 2002, 35:13-21.

[39] Pitiphat W, Crohin C, Williams P, et al. Use of preexisting radio-graphs for assessing periodontal disease in epidemiologic studies. J Public Health Dent, 2004, 64:223-230.

[40] Riep B, Edesi-Neuss L, Claessen F, et al. Are putative periodontal pathogens reliable diagnostic markers? J Clin Microbiol, 2009, 47:1705-1711.

[41] Roberts HW, Toth JM, Berzins DW, et al. Mineral trioxide aggre-gate use in endodontic treatment: a review of the literature. Dent Mater, 2008, 24(2):149-164.

[42] Rotstein I, Simon JH. The endo-perio lesion: a critical appraisal of the disease condition, Endod Topics, 2006, 13:34-56.

[43] Rubach WC, Mitchell DF. Periodontal disease, accessory canals, and pulp pathosis. J Periodontol, 1965, 36:34-38.

[44] Seltzer S, Bender IB. The dental pulp. 3 ed. Philadelphia: JB Lippincott, 1984.

[45] Seltzer S, Bender IB, Nazimov H. Pulpitis-induced interradicular periodontal changes in experimental animals. J Periodontol, 1967, 38: 124-129.

[46] Seltzer S, Bender IB, Ziontz M. The inter-relationship of pulp and periodontal disease. Oral Surg Oral Med Oral Pathol, 1963, 16:1474-1490.

[47] Shi D, Meng H, Xu L, et al. Systemic inflammation markers in patients with aggressive periodontitis: a pilot study. J Periodontol, 2008, 79:2340-2346.

[48] Simon JHS, Glick DH, Frank AL. The relationship of endodontic-periodontic lesions. J Periodontol, 1972, 43:202-208.

[49] Simring M, Goldberg M. Pulpal pocket approach: retrograde periodontitis. J Periodontol, 1964, 35:22-48.

[50] Sinai I, Soltanoff W. The transmission of pathologic changes between the pulp and the periodontal structures. Oral Surg Oral Med Oral Pathol, 1973, 36:558-568.

[51] Siqueira JF, Jr, de Uzeda M. Disinfection by calcium hydroxide pastes of dentinal tubules infected with two obligate and one facultative anaerobic bacteria. J Endod, 1996, 22:674-676.

[52] Slutzky-Goldberg I, Tsesis I, Slutzky H, et al. Odontogenic sinus tracts: a cohort study. Quintessence Int, 2009, 40:13-18.

[53] Stahl SS. Pathogenesis of inflammatory lesions in pulp and peri-odontal tissues. Periodontics, 1966, 4:190-195.

[54] Stallard RE. Periodontic-endodontic relationships. Oral Surg Oral Med Oral Pathol, 1972, 34:314-326.

[55] Sutalo J, Simeon P, Tarle Z, et al. "C"-shaped canal confguration of mandibular second permanent molars. Coll Antropol, 1998, 22:179-186.

[56] Tamse A, Fuss Z, Lustig J, et al. An evaluation of endodontically treated vertically fractured teeth. J Endod, 1999, 25:506-508.

[57] Tai T-F, Chiang C-P, Lin C-P, et al. Complex cementodentinal tears in a maxillary central incisor—a case report. Oral Surg Oral Med Oral Pathol Oral Radiol Endod, 2007, 103:e55-60.

[58] Tronstad L. Pulp reactions in traumatized teeth//Gutmann JL, Harrison JW, editors. Proceedings of an international conference on oral trauma. Chicago: American Association of Endodontists, 1986.

[59] Tulkki MJ, Baisden MK, McClanahan SB. Cemental tear: a case report of a rare root fracture. J Endod, 2006, 32:1005-1007.

[60] Wang H-L, Glickman GN. Endodontic and periodontic interre-lationships//Cohen S, Burns RC, editors. Pathways of the pulp. 8 ed. St Louis: Mosby, 2002.

[61] Wedenberg C, Linkdskög S. Experimental internal resorption in monkey teeth. Endod Dent Traumatol, 1985, 1:221-227.

[62] Wilson GW, Kornman KS. Fundamentals of periodontics. Chicago: Quintessence Pub Co, 1996.

[63] Zehnder M, Gold SI, Hasselgren G. Pathologic interactions in pulpal and periodontal tissues. J Clin Periodontol, 2002, 29:663-671.

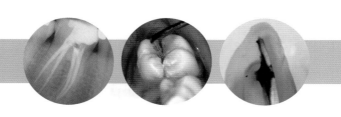

第5章

治疗失败的诊断

　　"在试图探究患牙治疗成功或失败的原因时，最重要的因素常常被忽略，而将结果归结于某些可能完全不相关的因素。根管机械清理的方式是构成根管治疗成功的基础因素之一[18]。"

R.H.HOFHEINZ,1892

　　第1章中讨论了要根据患者主观症状和客观临床表现进行牙髓病诊断。在许多病例中，已经接受过根管治疗的患牙可能表现出新的症状。这种情况下，要进行准确的诊断，需要同时对治疗过的和未治疗的牙齿进行评价。大多数患者，甚至一些医生都有一种常见的错误观点，即牙齿一旦接受了根管治疗就不会再出现问题（根尖病变、自发症状或功能异常）。本章节将对这些病例中的主观症状和客观表现进行讨论，重点是那些能够帮助临床医生对之前治疗结果进行评价的临床和影像学标准。这种评价方法假定其他的考虑已被排除在诊断方案之外，如第1章（牙源性疼痛）和第4章（牙髓－牙周联合病变）中重点讲述的诊断因素。

非手术治疗的成功

　　非手术治疗效果良好可以简单定义为：如果在根管治疗前没有根尖周病变影像，在治疗后也不应该出现（图5-1）[11]。如果治疗时存在根尖周病变影像，术后定期复查的影像应当提示病变已愈合或正在愈合[11]。从影像学角度来看，意味着具有正常的牙周膜间隙和硬骨板影

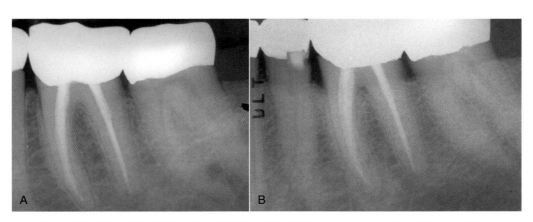

图5-1　A.1978年2月完成的一例没有根尖周病变影像的常规牙髓病例。B.2006年6月复查，患牙无症状，功能正常

93

像，并且在根尖周围有正常骨结构（图 5-2）。对于这些结果的主观的临床推断要参考客观的表现或患者的症状。如果术前无症状，术后也不应该出现。相反，任何术前症状在治疗后应当完全消除。

根据这些关于治疗成功的概念，对治疗后和未治疗过的牙齿组成的混合牙列病例进行诊断时，需要分别对这些牙齿进行区别评价，不能认为治疗过的牙齿不会引起患者的症状而忽视。

病例解析

病例：患者 46 岁，主诉为右下颌牙齿间歇性钝痛。有咀嚼不适，无热刺激敏感。影像学显示下颌第二前磨牙和第二磨牙已行根管治疗，据患者描述治疗时间在 7~10 年前（图 5-3A）。无法提供初次治疗时的 X 线片。唯一可疑的影像学表现为第二磨牙远中根尖处牙周膜间隙轻度增宽。患者下颌第一磨牙有剧烈的叩痛，但第二前磨牙和第二磨牙无不适症状。牙周探诊显示全口中度牙槽骨吸收，但没有探及潜在的与牙根纵折相关的骨缺损。

解决方案：该病例存在的困难是如何正确的诊断。可能的诊断包括磨牙症、治疗后的牙齿根尖周病变复发或第一磨牙牙髓疾病。咬合评估没有发现会导致第一磨牙叩痛的咬合早接触，并且热敏感测试无反应。诊断为第一磨牙牙髓坏死；其余两颗牙齿的根管治疗是成功的。图 5-3B 所示为第一磨牙根管治疗完成。随后，所有的症状均消失。

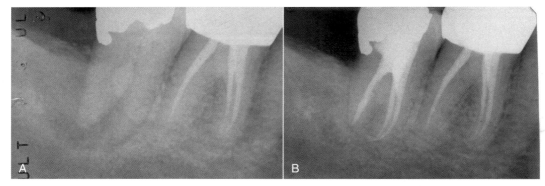

图 5-2 A. 右下颌第二磨牙牙髓坏死引起大范围根尖周病损。该病损似乎存在牙周并发症，但临床探诊正常。患牙远中牙槽嵴处见一窦道。B. 术后 1 年复查。根尖及远中牙槽骨完全愈合，且出现宽度正常，均匀的牙周膜间隙

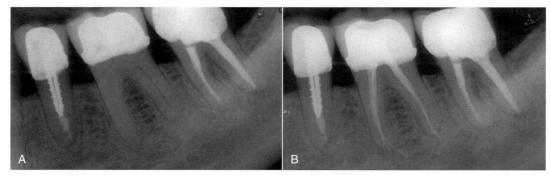

图 5-3 A. 患者左侧下颌后牙区疼痛。第二磨牙远中根尖牙周膜间隙影像学表现异常。B. 临床检查确定症状来自第一磨牙，并完成治疗。确定两颗邻牙根管治疗成功

不完善的非手术治疗

有时，当多根管的患牙明显存在一个未充填的根管时，其根尖周病变的原因很容易确定。问题是这种情况是否应当被认定为治疗失败，因为存在问题的根管并未接受治疗。这很明显是医生在对患牙的所有根管进行定位和治疗时的失败。

病例解析

病例： 患者，女，55 岁，表现为急性根尖脓肿。自述约 3 年前行左上颌第一磨牙根管治疗（图 5-4A）。临床表现为近颊根尖处剧烈压痛。近颊根尖处见透射影像；其他两牙根根尖处骨质正常。

解决方案： 可能的鉴别诊断有哪些？颊侧两牙根的根管充填材料良好，但根管清理和成形不理想，因此可能为真正的治疗失败。而可能性更大的诊断是近颊根存在第二根管

或不规则的根管融合[3,47]。如图 5-4B，插入锉后可见与已治疗的根管完全独立的第二根管。图 5-4C 为额外根管治疗完成后。近颊第二根管是最常发生遗漏的根管，主要是由于它较为细小，没有影像学表现，且并不是所有病例均存在（图 5~5A-D）。然而，当根管治疗良好的上颌磨牙仅在近颊根尖处出现病损时，应当首先考虑存在遗漏的第二近颊根管。未经清理的、感染的第二根管是近颊根根管治疗不完善的一种可能的病因（图 5-6）。

对于上颌第一磨牙（或其他在颊舌方向存在第二根管的牙齿）的一个更为复杂的情况是当 X 线片上未见透射影，或以任何角度投照所见的透射影像均可疑时。这种情况下，当位于牙根后方的病损接近牙颈部时，可能被加宽的近颊根所阻挡。例如在上颌第一磨牙近颊根根尖腭侧存在小的第二根尖孔。临床上近颊根可能仅仅在叩诊时

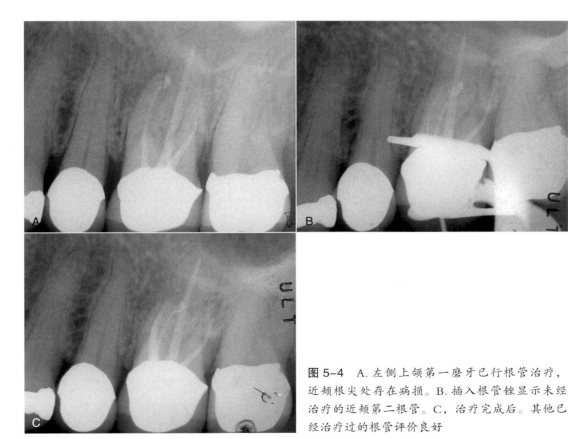

图 5-4 A. 左侧上颌第一磨牙已行根管治疗，近颊根尖处存在病损。B. 插入根管锉显示未经治疗的近颊第二根管。C，治疗完成后。其他已经治疗过的根管评价良好

的表现与其他牙根不同。某些病例可能同时表现出与牙根对应的局部扣诊疼痛。在这些病例中，应当考虑对这一牙根进行非手术或手术再治疗，具体的选择还需参考其他情况[20,62]。

在未经治疗的根管内，感染或炎性牙髓组织引起另一常见临床表现是对热刺激的急性敏

感反应[57]。其症状与典型的急慢性牙髓炎一致，热刺激会导致持续性的疼痛。自发痛也是典型表现，但很少有影像学表现。诊断的难点是确定引起症状的患牙。对于多根管的牙齿，不能根据已接受过根管治疗而将其排除。应当对累及区域内的所有牙齿进行热敏感测试，包括根

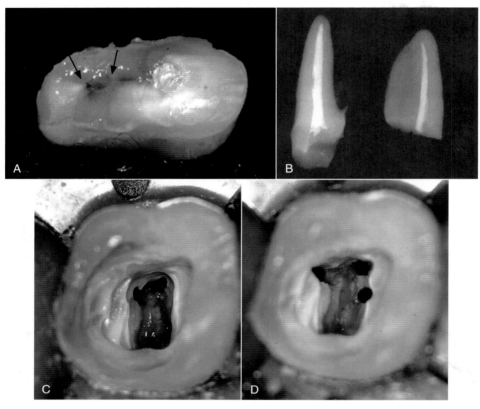

图 5-5　A.典型的近颊根横截面，可见治疗后的近颊根管和未治疗的近颊第二根管由峡部连通（箭头所示）。B.同一牙齿腭根影像（左侧）和颊根侧向影像（右侧）。C.髓腔内确认近颊，远颊和腭侧根管。D.确认近颊第二根管

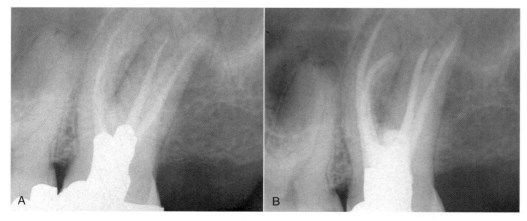

图 5-6　A.左侧上颌第二磨牙根管治疗不完善，遗漏近颊第二根管。临床表现为近颊根根尖区局部肿胀扣痛。B.再治疗完成后。可见治疗后的近颊第二根管

管治疗后的牙齿[57]。由于未经治疗的根管对热刺激的异常反应可能有所延迟，建议在测试完一颗牙齿后稍作停顿再进行其他牙齿的测试。如果测试没有间隔，可能很难确定哪颗牙齿发生了延迟反应。

对根管治疗后的牙齿疾病复发进行评价时，

考虑到可能存在未治疗的根管是至关重要的。这些遗漏的根管通常位于颊舌方向，如上文所述的上颌第一磨牙[4]。下颌磨牙通常有两个远中根管，有时有两个远中根（图5-7，图5-8）。同样，下颌切牙和所有的前磨牙也可能有两个根管，有时甚至出现三个根管（图5-9~图5-11）。

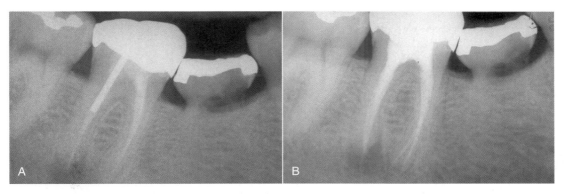

图5-7　A.右下颌第一磨牙根管治疗后，远中根尖周组织存在病损。病因可能为远中第二根管遗漏。B.再治疗完成后可见远中为两根管

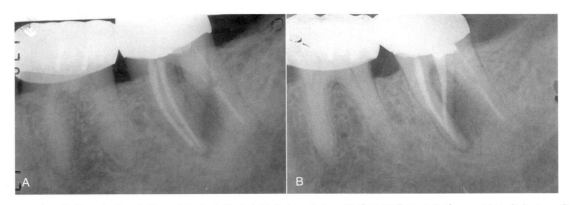

图5-8　A.左下颌第二磨牙远中第二牙根遗漏导致病损发生。其余3根管的根管治疗完善。B.再治疗术后X线片

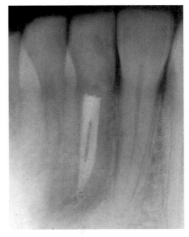

图5-9　右侧下颌侧切牙两根管

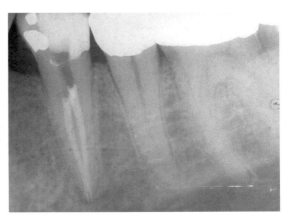

图5-10　下颌第一前磨牙两根管

根管治疗不完善的第二个表现是在拍摄效果良好的根尖片上评估根管封闭的效果远远达不到标准要求。毫无疑问，根管清理和成形若存在问题可能导致治疗失败，然而根管封闭不完善在影像学检查中最为明显（图 5-12）。这些根管治疗没有遵从传统的根管清理、成形、消毒和封闭的概念，注定会失败。

病例解析

病例：患者 42 岁，上颌第二磨牙仅有一根粗大的根管（图 5-13）。初次根管治疗不

完善导致治疗失败。此外，患牙存在明显的牙周附着丧失使得牙齿松动度增大。因此患牙病损范围较大，再治疗预后不确定。

解决方案：去除充填的牙胶尖后可见大量脓性分泌物。清理根管后，使用氢氧化钙根管内封药。幸运的是所有症状都很快消失了。一个月后，龈沟探诊深度恢复正常，患牙不松动，根管内无分泌物。完成再治疗后 31 个月复查，之前根尖周透射影像处牙槽骨完全愈合（图 5-13B）。

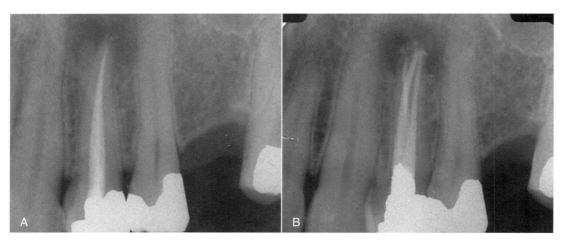

图 5-11 A.根管治疗后的上颌第一前磨牙根尖存在病损。B.再治疗术后 X 线片显示导致持续性病变的原因为患牙存在第三根管（由 Dr.Ryan Wynne 提供）

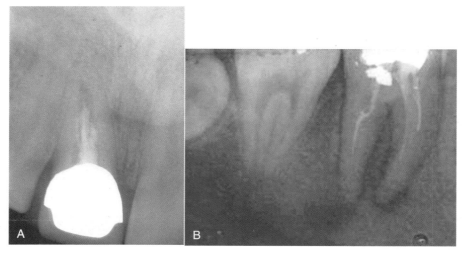

图 5-12 A.上颌中切牙根管治疗不完善。B.下颌第一磨牙根管治疗不完善，根尖周病变持续存在

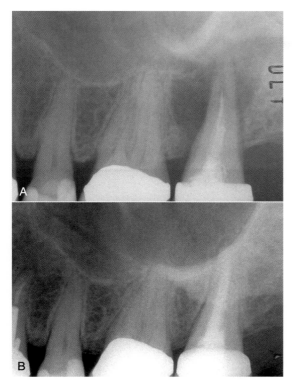

图 5-13　A.左侧上颌第二磨牙根管治疗不完善。患者出现急性根尖脓肿。B.28 个月后复查显示根尖周骨组织完全恢复正常

易与治疗失败混淆的其他诊断

当鉴别诊断中排除了根管治疗不完善的可能性后，应当考虑其他的诊断。这些病例与根管治疗失败有着类似的临床和影像学特征，然而事实上并无关联。这些情况包括牙根折和慢性牙周炎导致的病损。

在第 4 章中对牙根折进行了较为全面和细致的讨论，然而在此应当回顾一下那些与牙根折相关的，并且可能与根管治疗失败混淆的病损。牙根纵折最常见于根管治疗后的患牙，牙根折最典型的病损表现为沿着折裂线轨迹发展的狭窄的牙周病损。在许多病例中，表现为类似一个光晕或字母 J，因此通常被称作"J"形病损（图 5-14）[53]。牙周探诊在此类病损的发现和诊断中有重要的作用。当折裂线延伸至龈沟时，临床上表现为在牙根颊面或舌/腭面中央处存在窄而深的牙周袋（图 5-15A~C）。在一些病例中，若折裂线完全贯穿整个牙根，则在颊舌面均能发现病损。

在这些病损中常能查见窦道存在；有时还可能出现两个窦道[49,52]。由于折裂位于颊舌方向，并且狭窄的缺损与牙根重叠，因此很少能够提供牙根折的影像学证据。在少数情况下，当牙根发生完全折裂时，折裂部分可能分离，此时在 X 线片上可见折裂线（图 5-16）。除了手术探查，牙周探诊往往是区分牙根折与牙髓源性的根尖周病损的唯一办法。

在临床和影像学中出现牙根纵折的表现通常需要一定的时间。叩痛或轻度持续性疼痛可能在折裂初期就出现，但出现能够探及的牙周缺损可能需要数周或数月。当沿着折裂线的骨吸收区域足够宽时才会出现影像学改变。如图 5-17 所示的患者表现为左下第一磨牙疼痛，初步诊断为根管治疗失败并建议于牙髓专科医生处就诊（图 5-17A）。患者选择择期进行牙髓病学检查。一个月后患者因急性感染于急诊就诊。第二张根尖片显示远中根周明显骨丧失（图 5-17B）。根侧方的骨丧失是区别于根管治疗失败所致病损的重要表现，后者往往累及根尖周组织。然而在个别情况下，牙根纵折所致的病损很难通过影像学进行诊断（图 5-18）。关于这些病损的详细影像学分析见第 3 章。

慢性牙周炎导致的牙周病损可能累及根尖

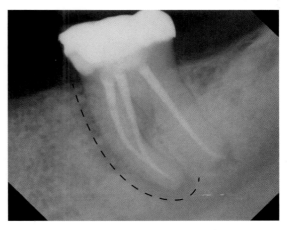

图 5-14　牙根纵折导致的 J 形影像学病损表现（虚线所示）

周组织，因此与牙根治疗失败的患牙相混淆。通常，当牙周源性的病损延伸至牙根尖时往往伴有广泛的牙周骨丧失。这一概念能为确定骨丧失的病因提供有用的影像学线索。第 4 章中详细讨论了牙周源性与牙髓源性骨缺损的相互关系。这里以一个病例来串联诊断过程。

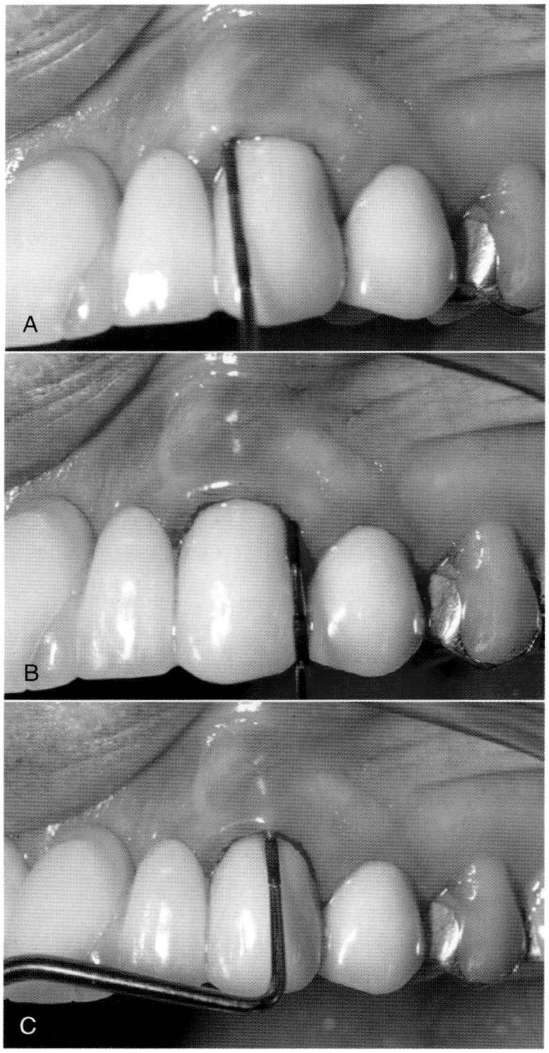

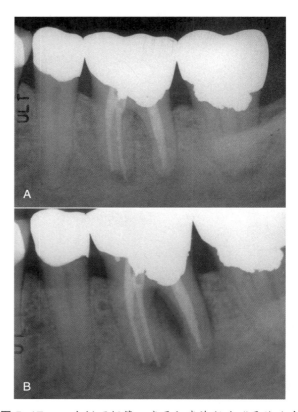

图 5-17　A.左侧下颌第一磨牙初步诊断为"牙髓治疗失败"。B.一个月后，新的 X 线片显示骨吸收范围与牙根纵折处一致

图 5-15　A.唇侧近中探诊深度正常。B.唇侧远中探诊深度正常。C.唇侧中央处探及根尖区

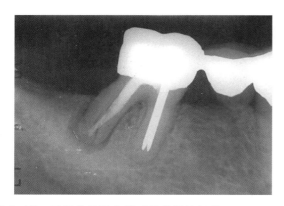

图 5-16　下颌磨牙远中根可见牙根纵折线

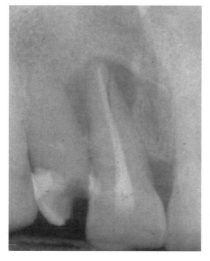

图 5-18　上颌中切牙存在明显的根尖病损。根尖 1/3 可见牙根纵折线。唇腭侧中央均探及窦道型病损。这种探诊类型与穿通型牙根折的表现一致

临床案例

病例： 患者，女，63 岁。自述近来右下颌磨牙区颊侧牙龈组织局部肿胀压痛。患处多年前行固定桥修复，患牙为修复体基牙。X 线片见患牙已行根管治疗。远中根牙周膜间隙增宽（图 5-19A）。

解决方案： 在患牙周边以 1mm 的间距进行牙周探诊。近中侧龈沟深度正常，约 3mm。远中根颊舌向均探及深而窄的牙周缺损，提示完全的牙根纵折（图 5-19B、C）。患者和医生一致决定进行颊侧软组织翻瓣探查牙槽骨和牙根情况。通过这一诊断性手术探查确定患牙发生了牙根纵折。拆除冠修复体后切除远中根，保留近中半颗牙并将其修复成有功能的前磨牙（见第 18 章）。

治疗失败的诊断

上文中已经讨论过根管治疗不完善引起的后果，现在我们来讨论那些从影像学检查的角度似乎符合标准，且不具有上述其他诊断的临床表现的病例。根据根管治疗成功的简化定义的提示：当没有根尖周病损的患牙在牙根治疗后，如果症状消失并且没有病损出现，则可以认为治疗成功。治疗失败则是治疗后出现症状，且在根尖或者特异性的在根侧逐渐出现骨破坏的影像学表现。

除了未治疗的根管内仍存在牙髓组织以外（见上文所述），根管治疗失败所引起的根尖周组织症状与常规的牙髓坏死完全一样。通常在早期，相较于影像学表现，先出现的是特征性的叩诊敏感和扣诊敏感。在许多牙髓坏死的病例中，根尖或侧方病损在发展过程中可能出现症状，使得患者开始寻求诊治。在其他病例中，处于未知阶段的病损可能通过常规影像学检查被发现。临床上，经过牙根治疗的患牙导致的病损可能表现为急性脓肿或出现慢性窦道。读者可参考第 1 章中牙髓坏死的诊断部分和 15 章中牙髓急症的处理。

在本章开始，关于治疗结果的说明提示根管治疗成功应当定义为治疗开始时存在的任何

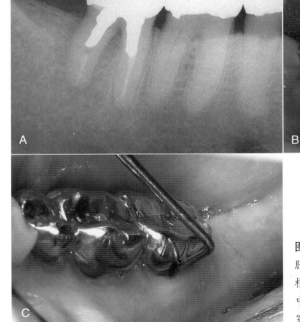

图 5-19 A.下颌第二磨牙有反复发作的局部肿胀史。初步诊断为"牙髓治疗失败"。牙齿近中根侧探诊正常。B.远中根颊侧探及根尖区。C.远中根舌侧探及根尖区，探诊类型与远中根颊舌向穿通型纵折相一致

根尖周病损均愈合。大量研究表明，已经存在的病损在牙根治疗后呈现出多种愈合方式，且受到多种因素影响[11]。近期对根管治疗失败原因的研究有助于医生理解根尖周病损可能无法愈合的原因[4]。

临床案例

病例：患者，女，61岁，经转诊至牙髓专科医生处行右下第一磨牙根管再治疗。初诊医生约在两个月前开始进行根管治疗。患者诉龈沟持续性地分泌感染物，治疗后未见好转，医生认为患牙存在异常的根管解剖，无法彻底清理根管。X线片显示远中根尖周组织可见透射影像，且沿着远中根面向冠方延伸（图5-20A）。第一磨牙和第二磨牙之间没有骨组织。第二磨牙同样存在重度的牙槽骨吸收。在患牙周边以1mm的间距进行牙周探诊，结果发现第一磨牙自颊侧根分叉处绕过远中面至远中根舌侧均存在附着丧失（图5-20B）。这个探诊结果是重度牙周病骨下缺损的典型表现（见第4章）。

解决方案：手术翻开颊侧软组织显示骨吸收的范围（图5-20C）。切除牙根（截根术；见第18章），12个月后复查X线片显示骨缺损完全愈合。患牙及其支撑的固定桥功能正常，患者无症状，未探及牙周袋，牙槽骨已恢复至一个可维持的水平。

治疗失败的原因

未清理的感染根管

由于根管治疗后根尖周病变持续存在或发生可能存在多种原因[5]，因此复查制订治疗计划时应首先确定病因。应当假定所有可能的原因都存在，尽管大部分情况下是由于未经治疗的根管中存在坏死、感染或炎性组织。

如第1章中所述，根管系统内的感染物清理不彻底是治疗失败的主要原因[2,46]。当同时存在其他情况，如根管充填不严密，仅使用封闭剂或药物糊剂进行的不完善的充填，

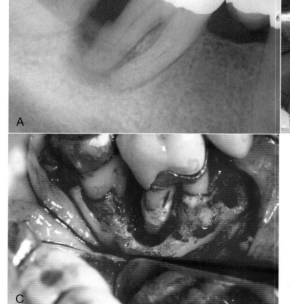
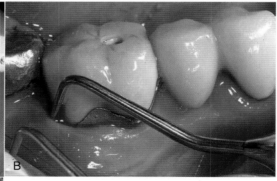

图5-20　A.右侧下颌第一磨牙远中根尖大范围病损。B.探诊发现自颊侧中央经邻间隙至远中舌侧附着丧失至根尖区。C.手术暴露牙周病损。牙槽骨的形态决定了探诊的结果

明显的充填材料超充时，治疗失败的比例将会增大[25,48]。这些失败情况的共同原因是根管系统内组织碎屑和细菌清除不彻底，根管冠方和根尖封闭不严密[17,43,51]。

根尖封闭不完善导致病变持续存在或发生

一些根管治疗失败的病例存在明显的根管充填不完善的影像学表现。如图 5-21 所示，腭侧根管预备到距影像学根尖 2mm 处，但充填物比预备的止点短了 2~3mm。

图 5-22 所示为根尖开放的患牙非手术治疗失败的病例。影像学表现为牙胶充填不完善；由此可知根管根尖封闭不良。在牙根发育的这个阶段，X 线片可见根管壁呈平行状。这种未发育成熟的牙根解剖通常表现为在颊舌方向上根管呈敞开状，根尖处颊舌径大于近远中径[7]。通过标准充填技术不可能对这种根管进行完善的充填。复诊的治疗计划应当优先考虑氢氧化钙根尖诱导成形术，而非尝试封闭根管[60]。使用 GG 钻和大号 H 锉去除根管内的牙胶尖。对于 35 岁的患者进行根尖诱导成形术的治疗时间为 2 年 9 个月。这与针对年轻患者使用氢氧化钙治疗的时间基本相同。近来，MTA 的使用可能加快治疗进程（见第 14 章）。

首先要注意的是，大多数根管治疗失败的病例不能通过影像学直接评估根尖孔封闭的质量。其次，无法评估根管清理的效果。因此有理由假定没有进行充分的根管清理时，就不可能完成良好的封闭。特别是目前常用的所谓能够形成整体式粘接的树脂粘接型根管充填材料时[15,54,55]，如果根管清理不充分，就无法形成良好的粘接，出现充填微渗漏，此外还可能由于树脂基质核材料和封闭剂表面的组织碎屑和残留细菌导致进一步的酶性分解[54]。

病例解析

病例： 由一位全科牙医完成的一例相对简单的牙髓病病例（图 5-23A）。治疗时没有根尖周病损。5 年后，患牙出现叩诊不适，X 线片见近中根根尖出现病损（图 5-23B）。

解决方案： 建议患者仅进行近中根的根管再治疗。4 年后复查证实根尖周组织病变愈合（图 5-23C）。

这一病例详述了根尖周疾病发生的主要原因，并支持在大多数根管治疗不完善的情况下优先选择非手术治疗。冠修复体良好，边缘密合。然而在冠边缘或充填物边缘仍有可能发生冠方微渗漏。还有其他可能的原因，如牙本质小管或根

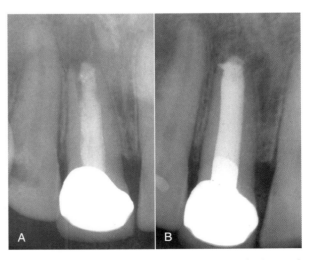

图 5-22　A. 成人上颌中切牙根尖开放且根尖封闭不完善。B. 氢氧化钙根尖诱导成形术 18 个月后，根尖屏障已形成，重新充填根管

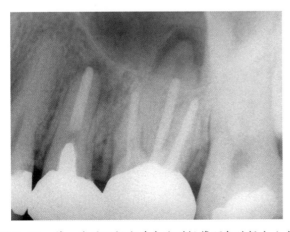

图 5-21　第一磨牙腭根充填未达到根管预备的根尖止点

管内未清理到的空间内残留的细菌再次生长[16]。与初次治疗相比，再次治疗时彻底清理根管的难度更大[6,37,50]。这些内容将在下一部分中进行详细讨论。在某些病例中，经过仔细的评估和与患者充分沟通后，可选择手术治疗方案（见第16章）。

冠方封闭不完善导致病变持续存在或发生

研究发现，根管治疗后冠方微渗漏会导致

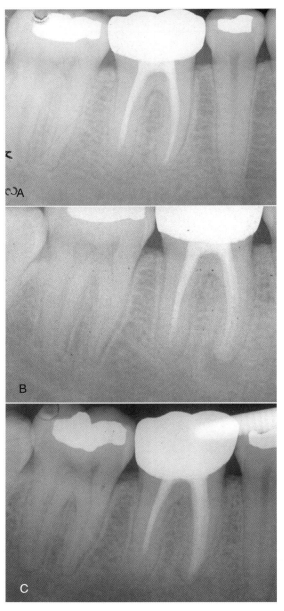

图5-23 A.右侧下颌第一磨牙根管治疗术后X线片。B.同一牙齿5年后X线片显示近中根尖出现病损。同期行非手术再治疗。C.4年后复查，病变完全愈合

根尖周病变发生或原有病变持续存在[36,48]。这一理论是以长期的实验观察为依据的。冠方微渗漏可能发生在多种情况下。最明显的情况是当根管治疗后的患牙冠方充填物脱落后，牙胶尖充填物暴露在口腔环境中（图5-24）。多项研究证实最快在20~90d内，细菌就可能经过充填良好的牙胶尖向根尖渗透[27,51]。其他常见感染途径为累及髓腔的继发龋（图5-25）。边缘微渗漏可能发生在冠修复体（图5-26）、髓腔不良充填物（图5-27）或堆塑不良的核周围。采用复合树脂大块充填技术比分层堆塑更易发生微渗漏（图5-28）。同样，固位桩暴露在唾液中或修复不良发生松动时，均为细菌进入根管提供了有利的途径（图5-29）。这些概念在临床中受到了广泛认可，数据来源于回顾性评估。仅在一项同样类型、更大范围的深度回顾性组织学评估中发现：即使由于龋坏、折裂或充填物脱落导致根管长期直接暴露于口腔内，预备充填良好的根管似乎仍能够抵抗细菌的侵入[38-39]。

修复体边缘长期存在菌斑和牙结石很少被当作导致治疗失败的病因，或是引起未治疗或治疗后根管冠方微渗漏和感染的根源。牙本质小管可能成为外界刺激物进入根管的入口[58]（图5-30A；

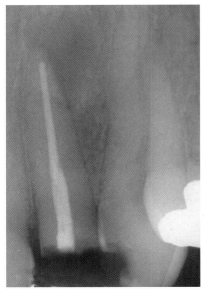

图5-24 临床牙冠缺失所致的冠方微渗漏引起根尖周病变

参见章节末推荐的文献），同样可能存在牙齿结构的解剖变异。5%~10% 的牙齿颈部的牙骨质与牙釉质不连续，牙本质小管暴露[14,22,32]（图5-30B）。这为毒性致病物在牙周组织或口腔与根管之间的快速或缓慢侵袭提供了很好的交通途径。这一问题通常不会发生在口腔卫生良好或充填物边缘密合的牙齿。然而在下列所列举的情况下，忽视这一病因可能导致根管治疗完好的患牙出现治疗失败：

• 充填物边缘不密合（图5-30C）或存在未发现的龋坏区域（临床上或影像学），这可能成为长期微渗漏的来源[58]（图5-30A）。诊断过程中建议使用𬌗翼片（见第2、3章），但它的诊断能力可能有限。在未经根管治疗的患牙，会出现长期的敏感或有时不确定的牙髓症状，然而在根管治疗后的患牙，患者不会有症状，但可能出现根尖或侧方病变表现。

• 若行冠修复备牙后，印模上完成线标记不清晰，或者冠修复体无法覆盖整个预备的区域，或有暴露的牙本质小管，那么暴露的牙本质就会成为与牙髓腔交通的潜在途径（图5-30D，箭头所示）。在未经根管治疗的患牙，会出现

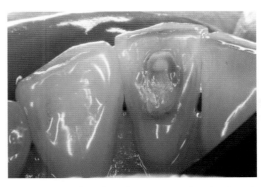

图5-27　髓腔充填修复不良为冠方微渗漏提供了途径。见图20-3

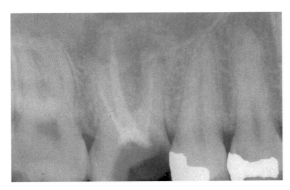

图5-25　髓腔龋坏所致的冠方微渗漏引起根尖周病变

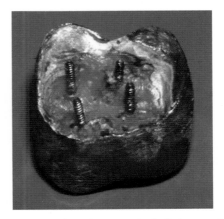

图5-28　边缘微渗漏导致树脂核修复失败。同时引起治疗后的根管内发生微渗漏

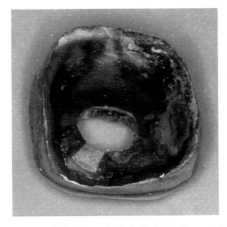

图5-26　经冠修复体开髓后修复体脱落，可见下方已发生微渗漏

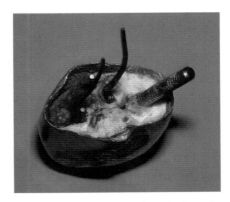

图5-29　完整的桩，核和冠修复体发生松动后脱落。边缘微渗漏累及桩道内破坏了粘接，且继续向根尖发展影响根管的封闭。注意腐蚀的银尖

明显的敏感或突然发生疼痛，然而在根管治疗后的患牙，患者不会有症状，但可能出现根尖或侧方病变表现。

• 对于定期进行根面刮治平整的患牙，通常牙骨质随着附着性菌斑一同被去除，这会为刺激物进入根管提供额外的途径[58]。随着根面治疗的程度不断增加，在未经根管治疗的患牙可能出现明显不适，然而在根管治疗后的患牙，患者可能不会有症状，但在经过多次牙周治疗后往往会出现根尖或侧方病变表现。

冠方微渗漏现象和治疗失败的影响有着很重要的意义（图 5-30E）。当根管充填物已经暴露在唾液、龋坏中，或发生修复失败时，无论患牙是否有症状或出现根尖周病变影像，都应当考虑进行再治疗[62]。然而这一设想在实施前需要与患者进行详细的沟通。在根管治疗后病例评估时，须考虑以下问题：充填物边缘是否出现微渗漏，充填物边缘是否存在继发龋，桩或核周边是否有微渗漏，固位桩是否松动，充填物边缘是否存在过量的菌斑和牙结石。

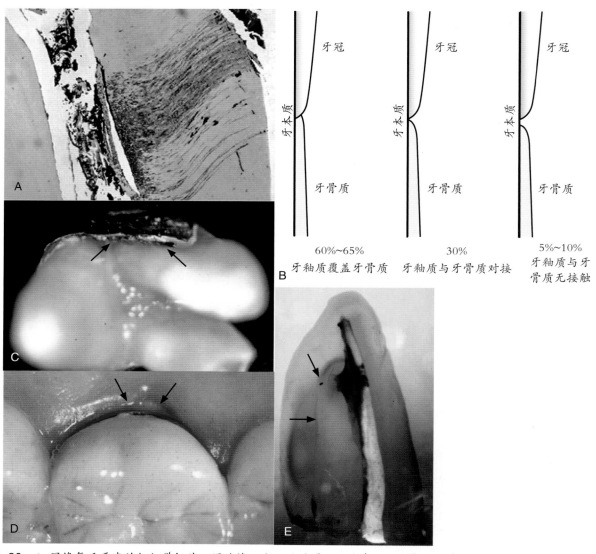

图 5-30 A. 冠修复后牙齿的组织学切片。冠边缘以上可见碎屑。这代表了冠修复体微渗漏的区域；同样可见细菌经过剖开的牙本质小管侵入牙髓腔（BT）(Brown and Brenn stain 4 倍)。B. 牙骨质与牙釉质的关系。C. 冠修复体边缘与牙齿不密合为细菌侵入提供了绝佳的机会。D. 新佩戴的冠修复体与牙本质边缘不密合。患者出现明显的刺激痛。E. 清晰的脱矿的牙根标本证实来自冠方的微渗漏。箭头所示为未清理的根管和微渗漏（图 B 改编自 Daniel SJ, Harfst SA. Mosby's dental hygiene: concepts, cases, and competencies. 2004 update. St Louis: Mosby, 2004: 288. ）

根管不通畅导致病变持续存在或发生

通常，根管可能无法探及或无法疏通。假设这些根管发生了钙化，那么不需要治疗。然而，当牙根末端存在根尖周病损或侧方病损，抑或病损发展时间较长时，即使 X 线片上没有明显的根管影像，也能够初步证明存在根管腔和坏死感染的组织。研究发现这些病例发生根尖周炎或根管治疗后病变持续存在的风险更高[31]。

图 5-31A 所示为所有根管均欠充的下颌磨牙病变持续存在。从影像学角度来看，当前根充材料下方没有明显的根管影像。患者长期存在牙龈窦道。虽然患牙牙根内存在固位桩，但不应该排除非手术再治疗，因为对某些磨牙手术无法实施（见第 16 章）。解剖入路受限、牙根过短、特殊的牙齿角度或医学禁忌证等往往限制了非手术再治疗或拔牙。幸运的是，在取出了固位桩后，远中根管和近中一个根管能够疏通至根尖。清理根管后，临床检查见窦道愈合。图 5-31B 为 1 年复查的 X 线片。对于双根管的牙根，由于两根管往往在根尖处融合为一根，因此能够疏通其中一个根管就能明显地提高患牙的预后。

器械分离阻碍根管的彻底清理、成形、消毒和封闭

根管器械分离往往不是导致治疗失败的唯一原因[23]。由于这些器械是不锈钢或镍钛合金制成的，这些材料很少引起根尖周组织的炎症。真正的问题是分离的器械阻碍了根管的彻底清理、成形、消毒和封闭[23]（图 5-32A）。当这些器械被取出后，再治疗往往是成功的[19]。尽管有时利用之前所述的方法（见第 14 章）可能能够取出这些分离器械，但大部分是无法通过非手术的方法取出的。根管弯曲度、牙根宽度、分离器械的深度等因素可能使得尝试取出这些分离器械显得不明智[19,20,26,45]。如同钙化根管的治疗一样，当患牙牙根有多个根管，且分离器械无法取出或建立旁路时，更佳的方法是完成另一根管的治疗（图 5-32B）。许多根管系统往往融合成单一的根尖孔。通过治疗其他根管能够有效地避开分离器械。这一方法的未知因素是没有办法确认根管的解剖结构[4]。治疗后，应当告知患者存在的问题及解决方案，制订定期复查计划。

尝试取出根管深处的分离器械会引起许多严重的并发症，如带状穿孔、侧穿或根管壁过薄[10,19]。虽然有文献报道成功取出的病例[12]，但术后影像学表现通常提示存在过度切削的开髓洞型，忽视了后期修复问题。有时可尝试建立旁路绕过分离器械。根管超声工作尖的使用也使得某些分离器械能够被取出（图 5-33）。

当分离器械无法取出时，对根管进行清理、成形、消毒和充填后，折断的器械被包裹在根

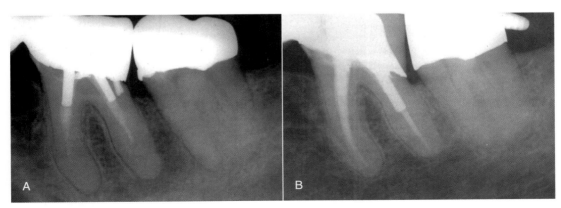

图 5-31 A.根管治疗后的下颌磨牙发生根尖病损。远中根由于根尖段根管钙化导致充填欠填。病损的发生证实存在含有感染坏死组织的根管腔。拆除固位桩后，疏通根尖段根管腔。B.1 年后复查 X 线片显示骨组织完全愈合

充材料内。然而这些器械无法良好地封闭根管，以防止后期来自冠方或根尖的细菌侵入[28]。尝试建立旁路绕开分离器械需要在影像学检视下进行。对于这些病例，充填成功的预后取决于①分离器械对根管预备方向和最终直径的影响程度。②器械下方是否存在感染的空间。大部分情况下，尝试对器械分离造成的根管堵塞建立旁路是不成功的，且伴有侧穿的风险。其他

的治疗计划通常包括清理并封闭分离器械上方的根管；这种病例应当随访观察后续的表现和症状。如果治疗不成功，可能需要考虑根尖手术或牙根切除术（见第16，18章）。尽管手术治疗具有较高的成功率（见第16章），但不论牙根切除和倒充填的影像学表现如何，可能仍无法将残留在根尖牙本质小管或极度不规则的解剖空间内的，通过非手术治疗无法消除的细

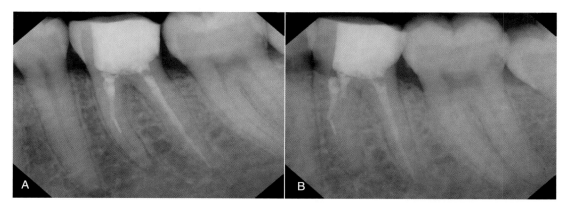

图5-32　A.建议行左侧下颌第一磨牙根管再治疗并取出近舌根管内的分离器械。B.偏照透射显示近颊根管有再治疗的可能性。若无法建立旁路或取出分离器械，且根管发生融合时，对另一根管进行治疗通常能够获得成功

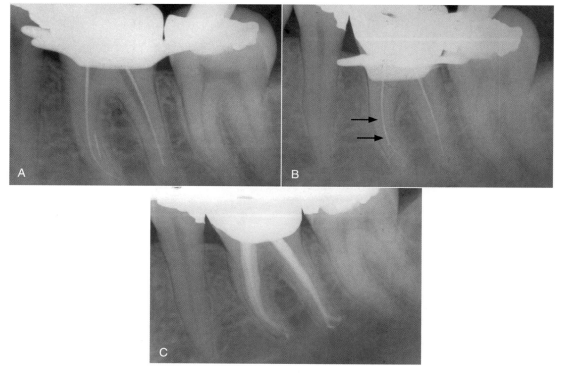

图5-33　A.确定工作长度的X线片显示分离器械位于近颊根管内。B.成功绕开分离器械（箭头所示）。C.治疗后X线片示分离器械在根管成形的过程中被去除了。在使用超声器械时，分离器械往往在不经意时被取出

菌彻底清除。由于根尖切除的特性和存在这些感染的不规则的解剖结构[24]，可能导致临床表现和症状持续存在。这些问题给诊断和治疗计划带来了挑战，包括病因的确定和治疗方法的选择（如二次手术或拔牙）[44]。临床上通常给患者服用抗生素以期消除症状。多数时候，这会导致其他必要的治疗计划被延迟。

这些病例强调了预防器械分离的重要性，其方法包括①掌握根管解剖结构，②明确根管清理和成形的目标，③在对根管系统复杂的后牙进行根管治疗时需十分谨慎。使用高柔韧性且耐久的金属制成的新型根管预备系统，且确保这些根管锉仅用于一个病例，能够最大程度的减少器械分离的发生[1]。对于根管解剖复杂患牙的处理将在第 13 章中详细讨论。

临床案例

病例：患者，女，33 岁。主诉为左侧下颌后牙区持续疼痛。患者认为问题来源于第一磨牙，但她并不能完全确定。据她回忆其中一颗磨牙曾接受根管治疗，并被告知该患牙不会再出现问题。患者诉疼痛在咬合时加重。临床检查发现第二磨牙有叩痛和扪痛，而第一磨牙反应较轻。两颗牙齿对热刺激均无反应，牙周探诊正常。X 线片显示第一磨牙远中根大面积透射影像，第二磨牙近中根尖较小透射影像。第二磨牙似乎为糊剂充填。两牙根均欠填，且近中根中断见分离器械影像。

解决方案：根据患者的症状和主诉，计划同时对上述两颗患牙进行治疗。首先尝试取出第二磨牙近中根内的分离器械，器械未能取出，最终建立了旁路（图 5-34B）。使用牙胶尖和根充糊剂充填两颗患牙，患者症状消失（图 5-34C）。分离器械被包裹在根充物内。4 年后复查见两颗患牙均愈合良好，患者无症状（图 5-34D）。

某些情况下，磨牙根管内的分离器械无法取出。它们可能位于细小根管的弯曲处无法探及，或者位于无法进行手术的牙根内。相对于拔除患牙，牙根切除或牙半切可能是较为可行的替代方案（图 5-35）。当不能或不应该进行根尖手术、牙根切除或牙半切时，通常只能选择意向性牙再植术或拔牙。

意向性牙再植术仅被用于某些特别的病例[8,34,61]。牙根的解剖形态是病例挑选的一个标准，牙根应当易于拔出且不易发生牙折，如融合根或锥形根。此外，牙齿的修复情况也很重要。当牙齿临床牙冠较小且含有桩核修复体时很难整体拔出。如果具备这些有利条件，那么再植的成功率可能很高（图 5-36）。在所有的病例中，均应告知患者存在潜在的拔牙风险。

新的临床指南

在微生物学领域，主要由粪肠球菌引起的残余感染已成为多数研究的重点*。从统计学角度来看，从根管系统内原始感染物中分离出这种微生物相对较为少见[56,63]。而在术后病损的分离物中，粪肠球菌所占的比例明显上升[13,20,34]，尽管在某些特定地区人群中仍主要为其他微生物感染[41]。重要的是，目前临床上使用的所有方法均难以消除根管系统内的粪肠球菌[40]。对于这一问题的关注表现在人们对根管冲洗液，消毒剂和生物膜等重新产生了兴趣（见第 12 章）。

许多作者已对多种可能导致治疗后疾病的情况进行了讨论[34]。最常见的为牙根纵折、真性囊肿、异物反应、材料超出根尖孔和根外感染（真菌感染）[10,29-30,62]。在这些问题中，只有牙根纵折能够进行临床诊断。对应的治疗方案通常是拔牙或牙根切除术。多数持续性根尖周病变的病因在治疗前无法确认，因此通常需要非手术再治疗，并进行术后随访复查。最终，

---

* 参考文献 9, 21, 33, 35, 42, 59

这些病例大部分需要根尖手术治疗。

图 5-37 为治疗中使用糊剂型充填材料进行根管封闭时超出根尖孔的影像学表现。随后发生根尖周病损也并不奇怪。虽然需要进行非手术再治疗以改善不完善的根管治疗，同时还需要根尖手术去除超充的材料。

在文献所引用的导致治疗失败的情况中，当通过非手术的方法解决根管治疗后疾病时，能够获得较高的成功率的唯一原因是这些不完善的根管形态未发生改变。其他两种治疗失败情况为根管治疗不完善且根管形态发生改变，以及根尖部分无法触及的根管区域仍存在感染[16,40]。这些病例多数无法通过非手术再治疗愈合，即使多次复诊也不行。对于此类病例建议进行根

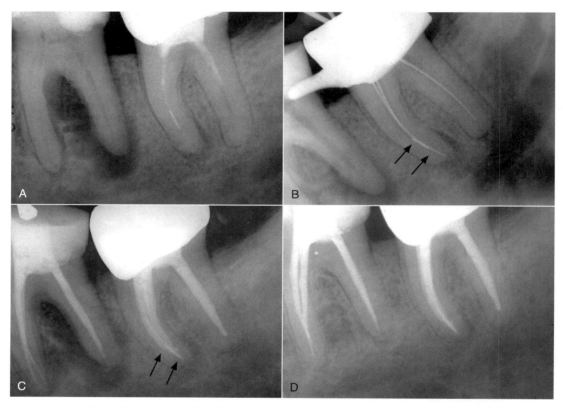

图 5-34　A. 左侧下颌第二磨牙近中根内存在分离器械。B. 成功建立旁路（箭头所示）。C. 治疗完成后。可见分离器械的位置较术前向根尖方向移动，这可能会影响根尖封闭（箭头所示）。D. 4 年复查。根尖愈合很好

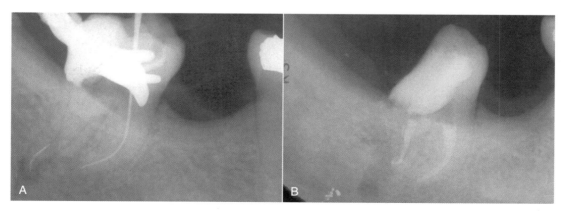

图 5-35　A. 下颌磨牙远中舌侧根管内发生器械分离。使用保守的非手术治疗不可能取出分离的器械。B. 截除远中舌根后，保留患牙作为局部可摘义齿的基牙

尖手术。最终可能发现过量的材料超出了根尖孔[25]。通常情况下，患者有症状提示应该进行手术治疗。

对于根管治疗失败的诊断应首先排除其他的病因。通过治疗成功的判断标准，治疗后的

患牙可以判定为相对成功或失败。尽管目前非手术根管治疗的成功率较高，但仍有一些情况会导致治疗失败。当患牙出现症状时，通过解决方案中所提供的诊疗流程能够得到恰当的诊断和治疗方法。其中相关的技术方面问题将在第13，14和18章中详细讨论。

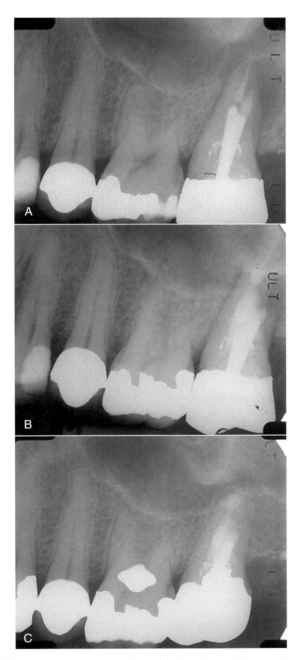

图 5-36　A.上颌第二磨牙存在慢性根尖病损。由于两个根管内均存在固位桩且病损累及腭根，因此选择意向性牙再植术。B.锥形牙根是确保拔牙成功的理想形态。使用 MTA 充填根尖孔。C.8 年复查。患牙无症状且功能正常

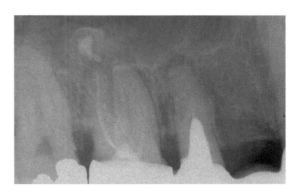

图 5-37　充填糊剂材料超充进入上颌窦。根管治疗不完善导致治疗失败

参考文献

[1] Bachall JK, Carp S, Miner M, et al. The causes, prevention, and clinical management of broken endodontic rotary files. Dent Today, 2005, 24(11):74, 76, 78-80.

[2] Cheung GS. Endodontic failures. Int Dent J, 1996, 46(3):131-138.

[3] Cleghorn BM, Chjristie WH, Dong CC. Root and root canal morphology of the human permanent maxillary first molar: a lit-erature review, J Endod, 2006, 32:813-821.

[4] Cleghorn B, Goodacre CJ, Christie WH. Morphology of teeth and their root canal systems//Ingle JI, Bakland LK, Baumgsartner JC. Ingle's endodontics 6, Hamilton, Ontario, 2008, BC Decker Inc.

[5] Crump MC. Differential diagnosis in endodontic failure, Dent Clin North Am, 1979, 23:617-635.

[6] Del Fabbro M, Taschieri S, Testori T, et al. Surgical versusnon-surgical endodontic retreatment for periradicular lesions. Cochrane Database Syst Rev, 2007, 18(3):CD005511.

[7] Duell R. Conservative endodontic treatment of the open apex in three dimensions. Dent Clin North Am 17:125-134, 1973.

[8] Dumsha TC, Gutmann JL. Clinical guidelines for intentional replantation. Compend Contin Educ Dent, 1985, 6:604, 606-608.

[9] Fabricius L, Dahlén G, Sundqvist G, et al. Influence of residual

bacteria on periapical tissue healing after chemomechanical treatment and root filling of experimentally infected monkey teeth. Eur J Oral Sci, 2006, 114:278-285.

[10] Friedman S. Considerations and concepts of case selection in the management of post-treatment endodontic disease (treatment failure). Endod Topics, 2002, 1:54-78.

[11] Friedman S. Prognosis of initial endodontic therapy. Endod Topics, 2002, 2:59-88.

[12] Gencoglu N, Helvacioglu D. Comparison of the different techniques to remove fractured endodontic instruments from root canal systems. Eur J Dent, 2009, 3(2):90-95.

[13] Gomes BP, Pinheiro ET, Jacinto RC, et al. Microbial analysis of canals of root-filled teeth with periapical lesions using polymerase chain reaction. J Endod, 2008, 43:537-540.

[14] Gottlieb B, Orban B, Diamond M. Biology and pathology of the tooth and its supporting mechanism. New York: Macmillan, 1938.

[15] Gutmann JL. Biologic perspectives to support clinical choices in root canal treatment. Aust Endod J, 2005, 31(1):9-13.

[16] Haapasalo M, Udes T, Endal U. Persistent, recurrent, and acquired infection of the root canal system post-treatment. Endod Topics, 2003, 6:29-56.

[17] Heling I, Gorfl C, Slutzky H, et al. Endodontic failure caused by inadequate restorative procedures: a review and treatment recommendations. J Prosthet Dent, 2002, 87:674-678.

[18] Hofheinz RH. Immediate root filling. Dent Cosmos, 1892, 34:182-186.

[19] Hülsmann M, Schinkel I. Influence of several factors on the success or failure of removal of fractured instruments from the root canal. Endod Dent Traumatol, 1999, 15:252-258.

[20] Karabucak B, Setzer F. Criteria for the ideal treatment option for failed endodontics: surgical or nonsurgical? Compend Contin Educ Dent, 2007, 28:391–397.

[21] Kavaoglu G, Ørstavik D. Virulence factors of Enterococcus faecalis: relationship to endodontic disease. Crit Rev Oral Biol Med, 2004, 15(5):308-320.

[22] Lehmann U, Schmeisser S. Variations of cemento-enamel junction of human teeth. Literature review (in German). Dtsch Stomatol, 1991, 41:516-519.

[23] Lin LM, Rosenberg PA, Lin J. Do procedural errors cause endodontic treatment failure? J Am Dent Assoc, 2005, 136:187-193.

[24] Lin S, Platner O, Metger Z, et al. Residual bacteria in root apices removed by diagonal root-end resection: a histopathological evaluation. Int Endod J, 2008, 41:469-475.

[25] Love RM, Firth N. Histopathological profile of surgically removed persistent periapical radiolucent lesions of endodontic origin. Int Endod J, 2009, 42:198-202.

[26] Machtou P, Reit C. Non-surgical retreatment//Bergenholtz G, Hørsted-Bindslev P, Reit C. Textbook of endodontology. Oxford: Blackwell Munksgaard, 2003.

[27] Magura ME, Kafrawy AH, Brown CE Jr, et al. Human saliva coronal microleakage in obturated root canals: an in vitro study. J Endod, 1991, 17:324-331.

[28] Mohammadi A, Khademi AA. Effect of separated instrument on bacterial penetration of obturated root canals. J Clin Dent, 2006, 17(5): 131-133.

[29] Nair PNR. Non-microbial etiology. periapical cysts sustain post-treatment apical periodontitis. Endod Topics, 2003, 6:96-113.

[30] Nair PNR. Non-microbial etiology: foreign body reaction main-taining post-treatment apical periodontitis. Endod Topics, 2003, 6:114-134.

[31] Negishi J, Kawanami M, Ogami E. Risk analysis of failure of root canal treatment for teeth with inaccessible apical constriction. J Dent, 2005, 33:399-404.

[32] Noyes FB, Schour I, Noyes HJ. A textbook of dental histology and embryology. 5 ed. [S.l.]: Philadelphia Lea & Febiger, 1938.

[33] Peciuliene V, Maneliene R, Balcikonyte E, et al. Microorganisms in root canal infections: a review. Stomatologija, 2008, 10:4-9.

[34] Peer M. Intentional replantation—a "last resort" treatment or a conventional treatment procedure? Nine case reports, Dent Traumatol, 2004, 20:28-55.

[35] Portenier I, Waltimo TMT, Haapasalo M. Enterococcus faecalis: the root canal survivor and "star" in post-treatment disease. Endod Topics, 2003, 6:135-159.

[36] Ray HA, Trope M. Periapical status of endodontically treated teeth in relation to the technical quality of the root filling and coronal restoration. Int Endod J, 1995, 28:12-18.

[37] Reit C. Factors influencing endodontic retreatment//Bergen-holtz G, Hørsted-Bindslev P, Reit C. Textbook of endodontology. Oxford: Blackwell Munksgaard, 2003.

[38] Ricucci D, Bergenholtz G. Bacterial status in root-filled teeth exposed to the oral environment by loss of restoration and fracture or caries—a histobacteriological study of treated cases. Int Endod J, 2003, 36:787-802.

[39] Ricucci D, Gröndahl K, Bergenholtz G. Periapical status of root-filled teeth exposed to the oral environment by loss of restoration or caries. Oral Surg Oral Med Oral Pathol Oral Radiol Endod, 2000, 90:354-359.

[40] Rucucci D, Siqueira JF Jr. Anatomic and microbiologic

challenges to achieving success with endodontic treatment: a case report. J Endod, 2008, 34:1249-1254.

[41] Rôcas IN, Hülsmann M, Siqueria JF, Jr. Microorganisms in root-canal treated teeth from a German population. J Endod, 2008, 34:926-931.

[42] Sakamoto M, Siqueria JF Jr, Rôcas IN, et al. Bacterial reduction and persistence after endodontic treatment procedures. Oral Microbiol Immunol, 2007, 22:19-23.

[43] Saunders WP. Apical and coronal leakage//Bergenholtz G, Hørsted-Bindslev P, Reit C. Textbook of endodontology. Oxford: Blackwell Munksgaard, 2003.

[44] Saunders WP. Considerations in the revision of previous surgical procedures, Endod Topics, 2005, 11:206-218.

[45] Shen Y, Peng B, Cheung GS. Factors associated with the removal of fractured NiTi instruments from root canal systems. Oral Surg Oral Med Oral Pathol Oral Radiol Endod, 2004, 98:605-610.

[46] Sjögren U, Figdor D, Persson S, et al. Influence of infection at the time of root filling on the outcome of endodontic treatment in teeth with apical periodontitis. Int Endod J, 1997, 30:297-306.

[47] Somma F, Leoni D, Plotino G, et al. Root canal morphology of the mesiobuccal root of maxillary first molars: a micro-computed tomographic analysis. Int Endod J, 2009, 42:165-174.

[48] Spångberg LSW, Haapasalo M. Rational and efficacy of root canal medicaments and root filling materials with emphasis on treatment outcomes. Endod Topics, 2002, 2:35-58.

[49] Slutzky-Goldberg I, Tsesis I, Slutzky H, et al. Odontogenic sinus tracts: a cohort study. Quintessence Int, 2009, 40:13-18.

[50] Sundqvist G, Figdor D. Life as an endodontic pathogen. Ecological differences between the untreated and root-filled root canals. Endod Topics, 2003, 6:3-28.

[51] Swanson K, Madison S. An evaluation of coronal microleakage in endodontically treated teeth. Part I. Time periods. J Endod, 1987, 56-59.

[52] Tamse A, Fuss Z, Lustig J, et al. An evaluation of endodontically treated vertically fractured teeth. J Endod, 1999, 25:506-508.

[53] Tamse A, Kaffe I, Lustig J, et al. Radiographic features of vertically fractured endodontically treated mesial roots mandibular molars. Oral Surg Oral Med Oral Pathol Oral Radiol Endod, 2006, 101:797-802.

[54] Tay FR, Pashley DH, Loushine RJ, et al. Susceptibility of a poly-caprolactone-based root canal filling material to degradation. Evidence of biodegradation from a simulated field test. Am J Dent, 2007, 20:365-369.

[55] Teixeira FB, Twixeira EC, Thompson J, et al. Dentinal bonding reaches the root canal. J Esthet Restor Dent, 2004, 16:348-354.

[56] Theilade E. The microbiology of the necrotic pulp//Bergenholtz G, Hørsted-Bindslev P, Reit C. Textbook of endodontology. Oxford: Blackwell Munksgaard, 2003.

[57] Tidwell E, Witherspoon DE, Gutmann JL, et al. Thermal sensitivity of endodontically treated teeth. Int Endod J, 1999, 32:138-145.

[58] Tronstad L. Clinical endodontics. Stuttgart: Georg Thieme Verlag, 1991.

[59] Tronstad L, Sunde PT. The evolving new understanding of endodontic infections. Endod Topics, 2003, 6:57-77.

[60] Witherspoon DE, Small JC, Regan JD, et al. Retrospective analysis of open apex teeth obturated with mineral trioxide aggregate. J Endod, 2008, 34:1171-1176.

[61] Wolcott J, Rossman LE. Intentional replantation of endodontically treated teeth: an update. Compend Contin Educ Dent, 2003, 24:68-72, 74.

[62] Wu MK, Dummer PM, Wesselink PR. Consequences of and strategies to deal with residual post-treatment root canal infection. Int Endod J, 2006, 39:343-356.

[63] Zehnder M, Guggenheim B. The mysterious appearance of enterococci in filled root canals. Int Endod J, 2009, 42:277-287.

拓展阅读

Hals E. Observations on giant tubules in human coronal dentin by light microscopy and microradiography. Scan J Dent Res, 1983, 91:1-7.

Tronstad L. Ultrastructural observations on human coronal dentin. Scan J Dent Res, 1973, 81:101-111.

Tronstad L, Langeland K. Electron microscopy of human dentin exposed by attrition. Scan J Dent Res, 1971, 79:160-171.

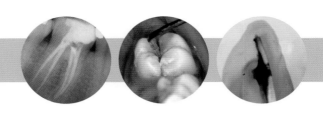

第6章

非牙源性疼痛诊断

"三叉神经痛由第五脑神经的慢性刺激引起。疼痛剧烈，阵发性发作，发作后逐渐加重，到达疼痛最高点后迅速消退。这种疼痛任何时间均可发生，演讲、笑、讲话、肌肉运动等都可能会引发疼痛，甚至是轻微的噪音或接触，如将帽子戴在头上都会引发疼痛。因此患者在不断发作的恐惧中生活[6]。"

J.P. BUCKLEY，1910

疼痛是许多患者就诊咨询的主要原因。有些疼痛确实是牙髓和根尖周病引起的。例如，当患者说因热刺激而导致长时间疼痛时，很可能是牙髓病变。因为只有牙髓能对热刺激产生如此痛苦的反应。诊断的首要问题是找出哪颗牙引起的症状。

在有些情况下，牙髓或根尖周病变的病史及症状不是如此典型。通过第1章和第3章中

描述的诊断程序和对影像学表现的解释，通常可以明确病因，或者缩小范围从而做进一步评估。然而，病因尚不明确的疼痛仍很常见。本章目的是讨论一些最常见且经常使人困惑的口面部非牙源性的疼痛问题。

本章目的不是要做成百科全书。牙髓病学和其他文献资料中的一些疾病，口腔颌面部的疼痛也会被观察到。这些疾病中大多数（如颞动脉炎、中耳炎、涎石病）都有一系列体征和症状，所报告的牙齿症状不典型，这些情况根本不可能与引起牙髓或根尖周病变的主口腔症状一起出现或者混淆。通常，如果不是牙源性疼痛，那么对牙齿进行仔细而彻底地检查后就能排除牙源性疾病。

如果遇到找不到口面部疼痛的病因，应将患者转诊给口腔外科或内科医生进行进一步评估。口腔医生没有责任去诊断或尝试治疗此类疾病，但是有责任排除牙源性疾病，并将患者转诊给治疗相关疾病的医生以解决问题。为了解决此类问题，各种非牙源性疼痛应以最常见的方式呈现：全面的分析临床病例。

咬合异常

咬合异常是造成患者不适的常见原因。许多不适都与牙齿无关，但通过数据收集和相应题的技术，通常可以找到病源并迅速解除患者的痛苦。

临床问题

病史：患者，女，31 岁，转诊要求行左下颌第一磨牙的根管治疗术。自述患牙咀嚼不适，无热刺激敏感史，无自发痛史。影像学

检查未见龋齿、根尖周病变或牙周病（图6-1）。对所有左侧下颌后牙进行了牙髓敏感性测验，所有牙齿对冷反应正常。进一步检查发现，第一磨牙戴有牙冠，患者自述牙冠戴于 3 个月前，且咬合不适也是从戴冠后开始的。用咬合纸检查咬合（图6-2），发现大面积的早接触。磨除早接触，重新调𬌗后，患者立即感到症状缓解。

讨论：检查应从准确详细的病史开始。有时候患者不能回忆起所有相关的细节，临床医生可以根据最初没有提供的重要线索来询问。应当将此类情况看作具有潜在疾病，同时进行常规检查，以确定或排除是否需要进行牙髓治疗。在这个病例中，三颗牙齿的牙髓检查都正常，而且疼痛来自另一个原因。由于患者唯一的症状是在咬合时，检查咬合是合乎逻辑的。只需要对早接触进行简单的咬合调整。

临床问题

病史：转诊患者，男，53 岁。几周以来，右下后牙第一磨牙一直咀嚼不适。当他睡醒来时，牙齿通常有一种特殊的酸痛。患者最近没有接受过牙科治疗，患牙没有热刺激敏感史。影像学检查没有发现龋齿、根尖周病变或牙周病（图6-3）。右下颌第一磨牙约十年前行全瓷贴面冠修复。牙髓敏感试验仅限于冷热两种测试，因为缺少暴露的牙齿结构而不能用牙髓电活力测试法。医生对多颗牙齿表面进行了测试，每颗牙齿至少测试三次，包括冷热刺激检查，均没有表明牙髓有问题的。用咬合纸检查咬合，包括第一磨牙在内的所有的后牙，咬合面都有严重的磨损，而这颗牙对叩诊有轻微不适。调𬌗后患者立即有了改善。

讨论：这个病例与第一个病例的不同之处在于无法确认或排除牙髓病变的存在。由于没有确认病变，因此不宜进行根管治疗。在这种情况下，咬合调整既是诊断过程，也是最终治疗方法。

对于第一个病例发现有早接触，调𬌗可能是唯一的治疗方法。另一方面，如果对叩诊的敏感性来自牙髓（退化性或不可逆性牙髓炎），调𬌗可以改善但不能消除问题。假以时日，将出现牙髓病变更多体征或症状，最后在根尖处

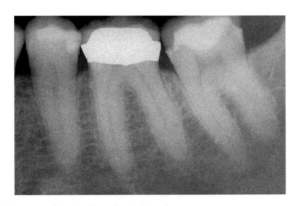

图6-1 左下颌第一磨牙伴叩痛

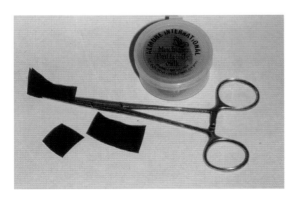

图6-2 咬合纸 (Almore InternationalInc., Portland, OR, USA)

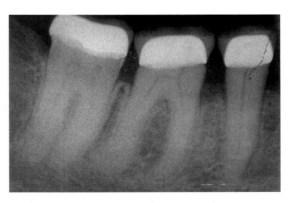

图6-3 右侧下颌后牙对所有牙髓测试都无反应。仅右下颌第一磨牙有叩痛

会出现影像学改变（牙周膜间隙会增宽，伴有硬骨板的丧失，参照第3章）。如果患牙对于叩诊变得越来越敏感或者疼痛，而已调𬌗排除了咬合问题，那么疼痛可能是牙髓引起的。根据牙根在牙槽骨的位置，也可以从X线片上看到根尖区牙周膜间隙的较大改变[1-2]。在这种情况下，还必须考虑根折或牙折（见第4章和第5章）。

在这一点上，适当的做法是观察。患者现在已经知道了可能的结果，如果症状在后期加重，应该及时就诊。不可能预测什么时候会出现真正的牙髓问题和后遗症。它可能发生在相对短的时间内，如几天内症状逐渐加重，或可能数月后才变的明显。

临床案例

病例：患者，女，35岁。患者17个月前行左下第一磨牙根管治疗术，术后患牙一致持续疼痛。参考牙医提供的术后X线片（图6-4A），并提供以下病史：

根据临床医生的提示：左下第一磨牙根管治疗完成时，患者感觉根尖区有"局部肿胀和发热"。治疗后，症状持续至今，已使用了抗生素，并进行了一次完善的根管再治疗术以及第三次开髓重新取出远中根的充填材料。这就是患牙目前的状况。

患者的相关信息：最初治疗后，症状缓解了一段时间，然后又开始疼痛。这种痛感持续在最初的治疗区域且和治疗前相同。在任何时候患牙都没有牙髓病的特有症状（冷、热或叩诊敏感）。治疗10个月后，患者因感觉左侧下颌骨下缘外侧肿胀而再次就诊。

治疗10个月后患牙的X线片（图6-4，B）。

· 在这一天，医生开了抗生素。

· 同月晚些时候，牙医决定对患牙进行彻底的根管再治疗。

· 在接下来的两个月左右，医生又开了两次抗生素处方。

· 根管再治疗和抗生素治疗都没有持久的作用。

· 在患者返回治疗6个月后，也就是距最初的治疗16个月后，患者再次因同样的问题而就诊。

这次，牙医选择去除远中根的填充材料，这是在两周后一次随访中完成的（图6-4C）。

· 去除牙胶尖等充填材料对疼痛没有影响。

· 患者被转诊到专科医生处进行治疗。

转诊医生进行的临床检查：患者自述感觉肿胀一直在下颌骨下缘的外侧（图6-5）。经临床检查，无明显的口内肿胀（图6-6）。第一磨牙或前庭的任何地方都没有肿胀或触痛。进一步的临床检查显示患牙没有龋齿，没有折裂线，牙周探诊正常。这一区域的其他牙齿的牙髓敏感性测试也正常。

从解决问题的角度来看，在建立初步的鉴别诊断时，有必要考虑以下几个重要问题：首先，在这种情况下，是由牙/牙髓的问题引起的疼痛吗？

讨论：回顾患者的病史，除初诊医生所陈述的初始症状外，没有证据支持牙髓病变的诊断。没有左下第一磨牙术前敏感性测试的纪录，也没有患者相关不典型的牙髓或根尖周病的症状。此外，病史不包括牙、牙髓直接相关的任何症状，如异常热刺激反应或叩诊敏感。回顾整个观察和治疗期间的X线片显示，左下第一磨牙的根尖牙周膜间隙始终正常。没有证据表明左下第一磨牙的前庭有病变，并且所有邻牙的敏感性测试反应都正常，牙周探诊也都正常。结论：患者的问题与牙齿或治疗无关。

第二，符合此牙科病史的口腔和面部疼痛的诊断可能有哪些？

讨论：诊断可能性是三叉神经痛、不典型的面部疼痛和颞下颌关节紊乱。

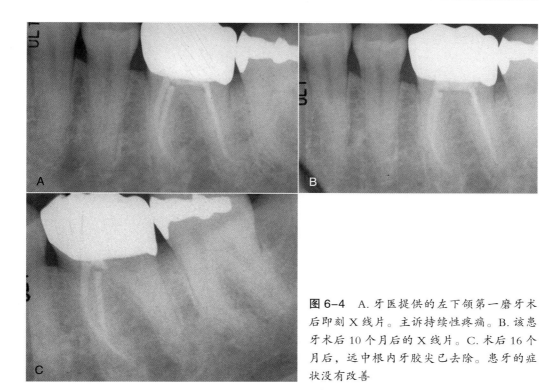

图 6-4　A.牙医提供的左下颌第一磨牙术后即刻 X 线片。主诉持续性疼痛。B.该患牙术后 10 个月后的 X 线片。C.术后 16 个月后，远中根内牙胶尖已去除。患牙的症状没有改善

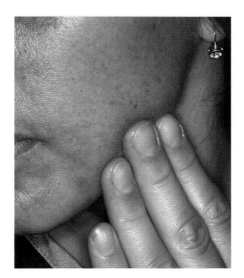

图 6-5　患者感觉疼痛在下颌骨的下缘

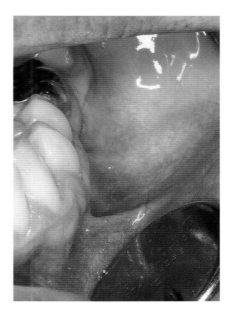

图 6-6　牙齿周围没有牙痛或肿胀的表现

三叉神经痛

　　每 100 万人中约有 155 人患三叉神经痛，多数发生在 50 岁以后 [12,17]。它的破坏性影响在 100 多年前就已为人所知，人们做出很多各种尝试确定其病因并确定一种成功的治疗方案 [5]。单侧发病，沿着三叉神经的下颌或上颌分支分布，有时两者都有。有证据表明，三叉神经痛也出现在一些患有影响神经髓鞘的多发性硬化症等疾病的患者身上 [7,13]。

三叉神经痛的特征是短时间发作或阵发性疼痛，痛感强烈类似于电击[3]。发作通常是随机且不可预测的，但偶尔患者会描述一个"扳机点"，一个面部区域或口腔中的一个位置，在物理刺激下引发疼痛。这可能发生在洗脸、刷牙、冷风吹或只是活动面部肌肉时。疼痛的发作不是由牙齿在冷热刺激时引起的。大多数情况下，由于三叉神经痛症状与牙髓或牙源性疼痛相比是独特的，因此大多数时候都可以从病史中辨别诊断。

三叉神经痛不在睡眠中发作，通常持续几秒到一分钟。没有病理学的体征，止痛药对疼痛无效。通常来说，病史和常规牙髓检查很容易将牙源性因素排除在外。记录完整病史的重要性怎么强调都不过分。在许多情况下，仅在此基础上就可以迅速排除三叉神经痛的诊断。

在前一个问题中描述的 35 岁女性的情况下，疼痛不是间歇性的，而是持续很长一段时间。它被描述为持续性钝痛，从未出现过急性剧痛发作。在面部沿着下颌边缘有一个外部触痛区域，触诊并不会引起疼痛。结论：该患者可以排除三叉神经痛。

不典型面痛

不典型面痛也称为持续性特发性面部疼痛（PIFP），是 20 世纪 20 年代中期提出的一种诊断[8,10-11]。这基本上是一种排除性的诊断。如果排除了所有其他疾病，就可以称作不典型面痛。一些神经科医生认为这个术语给患者一种确诊的错误感觉，而事实上一个更好的术语可能是未确诊的面部疼痛。很容易看出，这不是尝试诊断口腔疼痛问题的起点。国际头痛协会将不典型面痛定义为日常存在并持续一整天的疼痛。发病时，仅局限于面部的一部分，深度较深且定位不佳，与感觉丧失或神经症状无关，实验室或影像学检查未发现异常[12]。通常，抑

郁症和焦虑症患者也可能患有这种疼痛，只是他们的精神症状进一步掩盖其病因。

虽然不典型面痛可以方便地解决许多诊断难题，但它是一个相对罕见的最终诊断。如果怀疑有这种诊断，应该让患者去进行医学评估。在前文 35 岁女性患者的病例中，患者有病理学的临床症状，下颌骨一致、分化良好，触痛局部区域有疼痛感和肿胀感。结论：这个病例可以很肯定排除不典型面痛。

颞下颌关节紊乱病（TMD）

颞下颌关节紊乱病（TMD）是一种复杂的疾病，可累及以下任何或所有组织的慢性炎症和疼痛：颞下颌关节、牙齿、咀嚼肌及相关肌腱和韧带。关节的关节面也可能退化[15]。TMD是一种既涉及硬、软组织和精神方面的疾病，受社会和环境因素的影响很大。经常遇到有足够的证据表明有很长时间的磨牙史的老年人，他们只是最近才发现的此症状。异常应力是一个典型的诱发因素。由于这一疾病的复杂性，这部分症状和体征的描述可能会与牙、牙髓源性疼痛相混淆。

大多数 TMD 患者述说的症状和肌肉有关[12,15]。肌肉症状最常见的原因是咀嚼肌的过度使用，如磨牙症或咬紧牙。在作者的观察中，症状几乎是单侧的。有这种疼痛的患者常常不知道自己有紧咬牙或磨牙的倾向，让人相信可能这种活动大部分发生在睡眠中。因此，在问诊期间，有必要询问患者是否曾因疼痛而从睡眠中醒来或在早晨醒来时感到疼痛。另一个相关症状是肌肉疲劳。咬肌的问题通过触诊很容易发现，无论在起始部或是在体部都可有压痛，但很少同时出现。

在回顾临床病例中提到的 35 岁女性的情况时，检查表明患者在咬肌体部处出现肿胀和疼痛。从事高强度体力劳动或运动的人都认识到，

锻炼到疲劳程度的肌肉除了变得坚硬、肥大和发热外，还会因乳酸积聚而变得酸痛。这完全符合"局部肿胀和发热"的病史，并解释了为什么没有口内症状或体征。

　　夜磨牙或紧咬牙习惯的特点是症状持续几天或几周，其中有相对舒适的时间。当问及病史时，许多患者会回忆起症状的反复出现和消失已经有很长一段时间了。很明显，这些发现与牙髓病变有很大不同，牙髓病变发展迅速，并局限于特定的牙齿。即使是发生时间很长的牙髓退行性变，最终也会发展为更严重的局部病变。

　　结论：在临床问题中描述的患者极有可能患有慢性颞下颌关节紊乱病，症状表现在左侧咀嚼肌。在这种情况下，可能有或没有任何指征对下颌磨牙进行根管治疗，但此时必须完成已经开始的治疗。目前对她的症状的最终治疗是治疗 TMD。

关于 TMD 诊断的进一步观察：上颌症状

　　咬肌起始端（颧突）出现症状的患者远多于体部（下颌骨外下缘）。转诊到牙髓专科医生处就诊的主要原因是怀疑上颌第一磨牙有根尖周病变。其他表现有：主诉是"根尖区"疼痛、触痛和经常"肿胀"。在临床检查中，除了缺乏对牙髓病的诊断及牙髓炎症延伸至骨质的证据，上颌侧面对应的根尖区也没有压痛（图 6-7A）。触诊应该在颧骨下方继续进行，典型的在颧弓前部的侧面区域有压痛（图 6-7B，箭头所示），口内和口外都能感觉到（图 6-7C、D）。

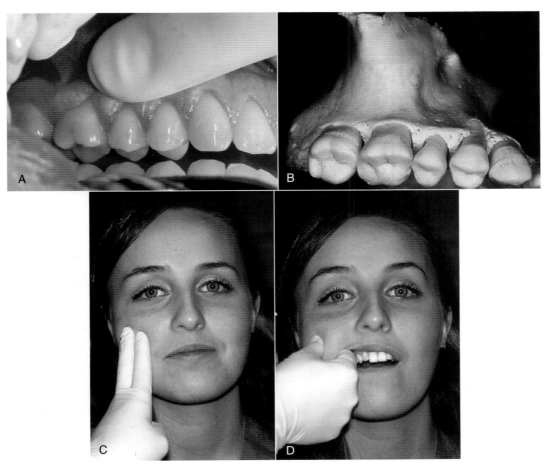

图 6-7　A.牙齿根尖区无压痛。B.解剖学上，在颧骨上方的顶点和颧弓的突起之间约有1cm的距离。C.触痛常出现在颧弓前部。D.口内触痛的部位是咬肌的附着处颧弓前部的肌肉

颞下颌关节紊乱病的牙齿表现

牙齿是诊断 TMD 的宝贵资源，也是 TMD 破坏性作用的对象。有些患者，通常是年轻人，可能没有明显的磨牙或紧咬牙的迹象（图 6-8）。然而，典型的老年患者通常会出现磨损面、隐裂、牙尖磨损和黄金修复体凹陷等症状（图 6-9）。

颞下颌关节紊乱病的牙齿症状

除磨损和冠折等修复问题外，TMD 是导致牙复杂冠折的原因之一。冠折可导致急性牙髓炎或牙髓坏死（图 6-10）。它们有时会远远超出髓腔水平，导致牙槽骨丧失（图 6-11）。在评估口腔软组织后，临床检查应始终评估牙齿的各个方面，而不是仅仅关注是否有龋齿。病史、牙髓检查和影像学检查将证实或排除牙髓病变。更有可能的是，如果患者的牙髓病是 TMD 来源，那么将同时出现这两种问题的症状。

TMD 常见的牙齿症状是对咬合压力敏感，可能表现为对垂直或侧方压力的敏感或者兼而有之。可累及单个或多颗后牙。垂直向咬合时的典型不适仅由正中咬合时咬合力过大或早接触引起。侧向咬合敏感通常由侧方咬合时的咬合力过大或早接触引起，特别是在平衡侧的倾斜面。这些微小差异很容易被测试。像 Tooth Slooth (Professional Results Inc., Laguna Niguel, CA, USA) 这样的设备可用于测试咬合敏感度（图 6-12A）。这些测试也可以用棉棒（图 6-12B）和暂封牙胶棒（图 6-12C）来完成。牙胶棒有一些优点，可以独立分析垂直和侧向咬合力。

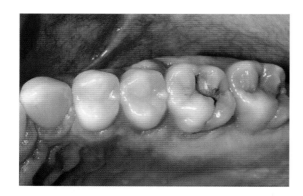

图 6-8　年轻的磨牙症患者缺乏相关体征

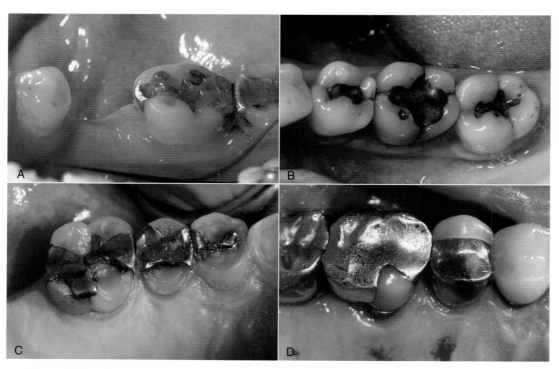

图 6-9　A. 磨牙症患者牙齿的咬合面。B. 冠部折裂线。C. 磨损的牙尖。D. 黄金修复体咬合面凹陷

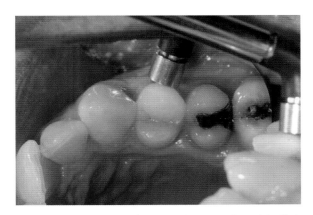

图 6-10　冠折的牙髓并发症。透照法确定深的折裂线

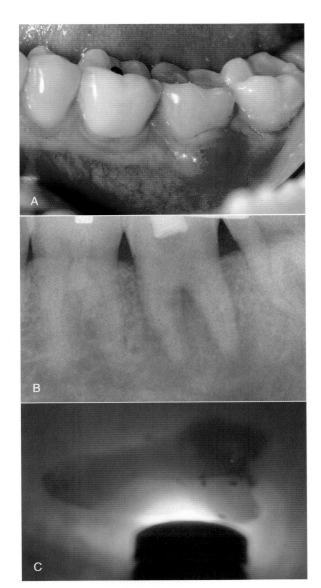

图 6-11　A. 冠部深折裂线伴牙周脓肿。B. 冠折延伸至牙周膜区域，导致类似于晚期牙周病变的骨下缺损。C.透照法检查 A 和 B 所示的牙齿断裂线

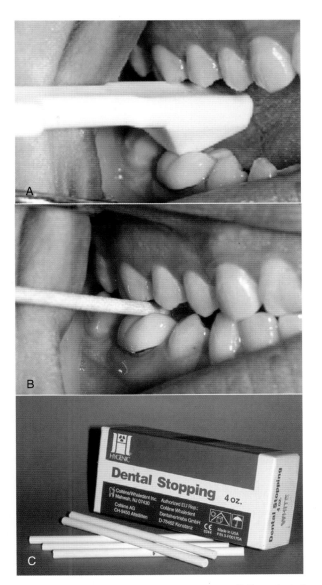

图 6-12　A.咬诊检查器检查咬合力。B. 棉棒检查咬合力。C. 牙胶棒

通常从健侧开始测试检查。让患者按要求像咬坚果一样咬牙胶棒（图 6-13）。首先，软质的材料给出了疼痛程度相关的定性信息。例如，如果患者根本不能咬住材料，疼痛问题就很严重，可能是牙髓病变的表现。如果有明显的冠折迹象，咬牙胶棒时的疼痛可能会使折裂部分轻微分离。如果牙髓是有活力的，这会引起牙髓源性的急性疼痛。折裂牙还会引起牙周膜的急性疼痛，患者很难承受压力去咬牙胶条。相反，大多数因 TMD 造成咬合疼痛的患者都能

慢慢咬紧牙胶棒。一颗无症状的牙齿咬牙胶棒时不会有疼痛感。

其次，可以测试咬合力的方向。如果患者能够咬紧材料，但不能忍受在咬合的同时进行侧行移动，这时可能需要调整牙齿的平衡侧牙尖（图6-14）。

一旦确定了疼痛的牙齿和方向，就可以使用咬合纸来确定需要调整的接触（图6-15）。

需要选择金刚砂车针和修整钻，来调整咬合（图6-16）。

咬合力过大与早接触的治疗

治疗因咬合引起的疼痛的一般方法是减少咬合接触。最好从正中咬合开始。用咬合纸标记咬合后，让患者仅垂直咬合。一旦确定了接触

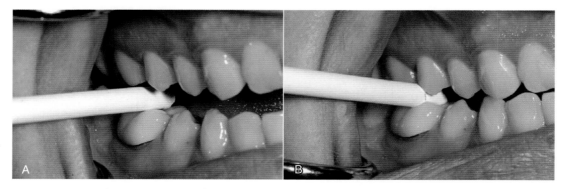

图6-13　A.逐一检查牙齿咬合时的相对敏感策程度。B.测试患者是否能够仅在垂直方向咬紧材料

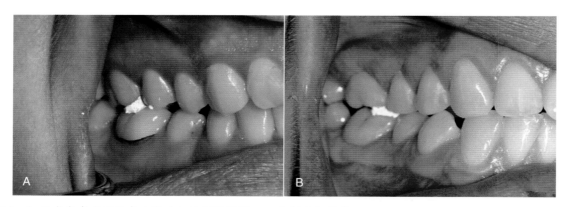

图6-14　A.检查患者是否能在左侧咬合时研磨材料。B.右侧咬合研磨

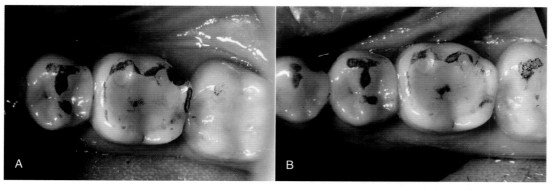

图6-15　A.咬合纸检查显示咬合力集中与远颊尖。B.调殆后

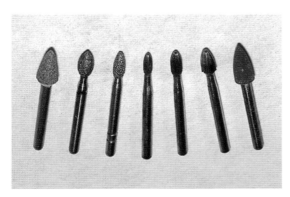

图 6-16 选用金刚砂车针咬合调整。也适用于的抛光

区，应使用修整钻或金刚砂车针（用于瓷修复体）来减少最重的接触点。此外，大面积接触区域应减少。目的并不是完全消除所有接触。在完成初次调𬌗后，用咬合纸再次进行检查。如有必要，重复该步骤，直到所有牙齿上的接触相对均匀（图6-17）。下一步，让患者在进行侧方咬合时紧咬牙、磨牙来重复该过程。应消除平衡侧接触，减

少牙尖上的重度接触（图6-18）。

　　调𬌗一般可以缓解因咬合压力而引起的疼痛症状，但有些患者还需要其他的治疗方法来缓解症状[16]。𬌗垫相对容易制作，而且成本低廉（图6-19）。

其他有效缓解疼痛的方法

· 让患者了解压力与 TMD 之间的关系。充分了解疾病可以帮助患者减轻症状和由此引起的压力。

· 在咬肌上用温热的敷料湿敷，可以增加局部的血液循环，缓解疼痛，同时短期使用处方剂量的非甾体消炎药（每6小时800mg布洛芬），许多患者的症状会迅速缓解。

· 短时间内，尤其是在晚上，使用肌肉松弛剂的可以缓解疼痛。

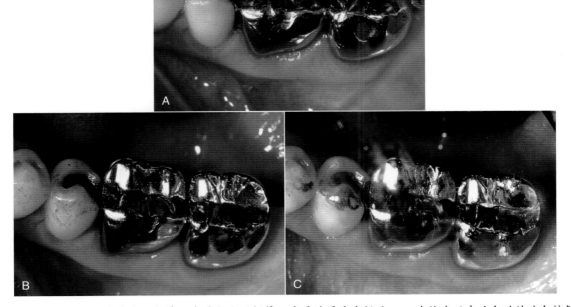

图 6-17 A.照片显示治疗前左下颌第一磨牙和右下颌第二磨牙的严重磨损面。B.先检查正中咬合时的咬合接触。告知患者此时不要磨牙。C.调𬌗，正中咬合接触面积减少；大面积接触减少到小面积接触。注意左下颌第二前磨牙远中边缘嵴的重度咬合接触。这应该从一个"甜甜圈"或圆形标记减少到类似于在磨牙上产生的接触

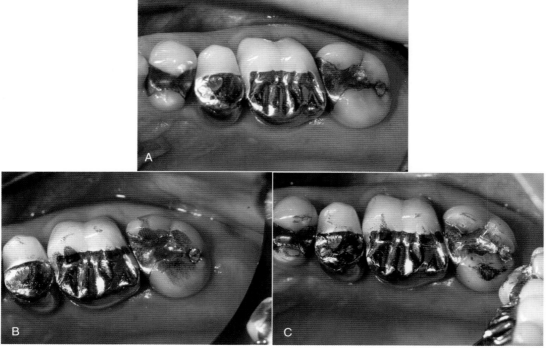

图6-18　A.左上颌第二磨牙术前。B.用咬合纸标记重度咬合接触。注意平衡（颊）尖上的重度接触。C.治疗后照片显示，消除了平衡侧接触并减少中心接触到较小的区域

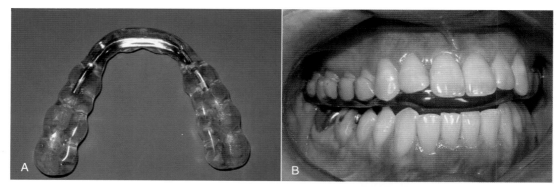

图6-19　A.磨牙垫。B.磨牙垫就位。如果患者已有磨牙垫，却仍有症状，应该用咬合纸检查磨牙垫，并调整咬合

上颌窦炎

当患者的症状主要出现在上颌时，最初的鉴别诊断必须包括上颌窦炎。10%~12%上颌窦炎是牙源性的[4,12,14]，而窦性感染也可引起牙痛而被误诊为牙髓炎。窦性炎症可能是细菌感染或过敏引起的。急性上颌窦感染通常会使接近上颌窦底或与窦底接触的牙齿产生急性疼痛。

一个区的牙齿都有叩诊疼痛是很常见的。常用牙髓测试来排除牙源性病因。牙齿热刺激敏感性可能会增加，但牙齿的反应在正常范围内。影像学检查可见窦腔会出现云雾状或完全阻射影（图6-20）。

过敏性鼻窦炎的病例更难诊断，尽管通过常规检查很容易排除牙齿的问题。鼻窦膜的过敏性炎症会导致内膜增厚，但这一发现不能确

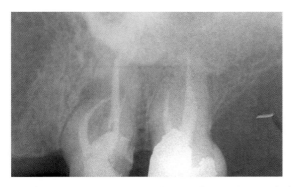

图 6-20　根尖片显示，上颌窦呈云雾状阻射影。患者应转诊至内科医生处治疗

定疼痛的原因，因为大多数膜增厚的窦腔是无症状的。患者述说后牙区有持续性钝痛，而牙齿一般没有叩痛。在诊断过敏性鼻窦炎时，最令人信服的一点是它同其他过敏性疾病一样都多发在春季。

口腔和头部疼痛的其他病因

其他引起疼痛的病理情况会导致面部疼痛[12]。通常这些情况不会出现口腔或特别是牙髓型疼痛，特别是作为主要或初始症状时。事实上，这些病变很少有牙齿的症状。不过无论如何，如果有疑问，常规的牙齿检查可以排除牙齿问题。

·丛集性头痛：严重的单侧疼痛位于眼睛周围（畏光），成组出现，状态萎靡不振。

·心源性疼痛：影响左侧下颌骨，是心绞痛常发作区域的延伸。它是由冠状动脉缺血引起的。

·涎石病：唾液腺导管被堵塞。最常见的主要症状是腺体肿胀，尤其是在吃饭的时候。常见于上颌后牙旁边的腮腺导管。

·肿瘤：疼痛将取决于所涉及的部位和组织，但其他的体征和症状与牙髓病相混淆的可能性很小，但并非没有可能。

·中耳炎：疼痛和病理表现将局限于受影响的耳朵。

·疱疹后疼痛：约 20% 的带状疱疹感染后会出现严重的面部疼痛问题，这类患者有带状疱疹病史。

牙髓病变是口腔和面部疼痛最常见的原因。有几种非牙髓来源性病源也可以引起口腔和面部的疼痛症状，TMD 是最常见的。事实上，根据作者的经验，这是转诊专家进行评估的最常见的非牙髓来源的原因。本文介绍了该病的诊断方法和治疗策略。

如果患者表现出的疼痛问题不属于这些诊断类别中的任何一种，可以做出一个假定的诊断，但应该让口腔颌面外科或医学领域的专家来做最终的诊断。牙医的任务是排除可能的牙源性病因，如果可能的话，做出初步诊断，并转诊患者进行评估。

参考文献

[1] Bender IB, Seltzer S. Roentgenographic and direct observation of experimental lesions in bone: Ⅰ 1961. J Endod, 2003, 29:702-706.

[2] Bender IB, Seltzer S. Roentgenographic and direct observation of experimental lesions in bone: Ⅱ 1961. J Endod, 2003, 29:707-712.

[3] Bennetto L, Patel NK, Guller G. Trigeminal neuralgia and its management. Br Med J, 2007, 334(7586):201-205.

[4] Brook I. Sinusitis of odontogenic origin. Otolaryngol Head Neck Surg, 2006, 135:349-355.

[5] Brophy TW. Oral surgery—a treatise on the diseases, injuries and malformations of the mouth and associated parts. Philadelphia: P. Blakiston's Sons & Co,1915.

[6] Buckley JP. Modern dental materia medica, pharmacology and therapeutics. 2 ed. Philadelphia: P. Balkiston's Son & Co, 1910.

[7] Cruccu G, Biasiotta A, Di Rezze S, et al. Trigeminal neuralgia and pain related to multiple sclerosis. Pain, 2009, 143:186-191.

[8] Frazier CH. Pain phenomena in the face. Brit Dent J, 1925, 46:1169-1170.

[9] Gutmann JL, Tillman JL. Rhabdomyosarcoma of the maxillary antrum: a case report. J Endod, 1976, 2:250-252.

[10] Harrison SD, Balawi SA, Feinmann C, et al. Atypical facial pain:a double-blind placebo-controlled crossover pilot study of subcutaneous sumatriptan. Eur Neuropsychopharmacol, 1997,

7(2):83-88.

[11] Headache Classification Subcommittee of the International Headache Society. The international classification of headache disorders. 2 ed. Cephalalgia, 2004, 24(Suppl 1):9-160.

[12] Jaeger BJ, Reyes MR. Non-odontogenic toothache and chronic head and neck pain//Ingle JI, Bakland LK, Baumgartner JC. Ingle's endodontics 6. Hamilton Ontario: BC Decker, Inc, 2008.

[13] Jensen TS, Rasmussen P, Reske-Nielsen E. Association of trigeminal neuralgia with multiple sclerosis: clinical and pathological features. Acta Neurol Scand, 1982, 65:182-189.

[14] Mehra P, Jeong D. Maxillary sinusitis of odontogenic origin. Curr Allergy Asthma Rep, 2009, 9:238-243.

[15] Okeson JP. Management of temporomandibular disorders and occlusion. 5 ed. St. Louis: Mosby, 2003.

[16] Patel K, Hemmings KW, Vaughan S. The provision of occlusal splints in primary dental care. Prim Dent Care, 2000, 7(3):109-113.

[17] van Kleef M, van Genderen WE, Narouze S, et al. Trigeminal neuralgia. Pain Pract, 2009, 9(4):252-259.

拓展阅读

Gibbs JL, Hargreaves KM. Mechanisms of odontogenic and non-odontogenic pain//Ingle JI, Bakland LK, Baumgartner JC: Ingle's endodontics 6. Hamilton Ontario: BC Decker Inc, 2008.

Mattscheck D, Law A: The nonodontogenic toothache//Cohen S, Hargreaves KM. Pathways of the pulp. 9 ed. St Louis: Mosby, 2006.

Ram S, Teruel A, Kumar SKS, et al. Clinical characteristics and diagnosis of atypical odontalgia. J Am Dent Assoc, 2009, 140:223-228.

第 2 篇

非手术根管治疗操作要点

PART 2

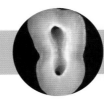
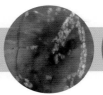
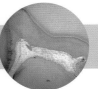

第7章

牙本质过敏症和活髓保存治疗

"若要使暴露的牙髓存活就要求牙髓未受损伤，能够对治疗做出反应。无论是化学的、机械的，还是细菌性的牙釉质的损伤，甚至更大程度上对牙齿牙本质类似的损伤，都可能对牙髓和邻近的成牙本质细胞造成影响。除了预防龋齿和人类牙列龋病缺陷的早期治疗外，在对牙齿组织的基本生理学有一定了解的情况下进行牙齿治疗，常常能保存牙齿的生活牙髓，而牙髓作为营养和记录刺激的器官也能发挥重要功能[38]。"

W. Hess, 1950

牙本质过敏：从牙髓学角度考虑患者的困扰、病因和治疗问题

牙科治疗中最具挑战性的问题之一是在患者的一生中保持牙齿无症状地行使功能。随着时间的推移，由于正常的磨损、机能和维护，

患者的某些牙齿会有"敏感"的问题，从而引起患者的注意，患者会感到刺激感，甚至是刺痛感，或者只是在日常生活中一种不适感。由于患者的感觉、痛阈、情绪和生理因素的不同，牙齿有疼痛或无疼痛[52]。然而，当患者饮食、咀嚼、刷牙甚至只是吸一口冷气都会引起不适时，患者生活质量就已经（在这种情况下定义为无疼痛的口腔）发生改变。

在某些情况下，患者可以明确地指出患牙和敏感部位；而同时也会存在一些问题散在分布和定位不清的情况。每天，这些患者都会被转诊进行牙髓活力检测或根管治疗。但是在大多数情况下无须进行根管治疗，患者常感到他们的牙科医生不知道该如何治疗已持续一段时间的牙齿敏感问题。根管治疗肯定会解决牙齿敏感问题。这是一种快速解决方案，很多私人诊所都会这样处理。然而，真正的问题是，这种程度的治疗是否真正需要并符合患者的最大利益。整体而言，患者需要一个诊断和治疗计划，以保持特定牙齿或多个牙齿的牙髓活力，并尽可能恢复无症状的功能[20]。这个问题的解决方法常常会被忽视，私人诊所甚至考虑对患牙进行全冠修复或者桩冠修复。这与解决问题相对立，它将牙科诊疗计划和治疗变成了一种技术性的交易，只要支付一定的费用就可以提供一项确定的服务。这种"治疗"是由商业模式驱动的，商业模式要求用高端服务进行治疗以获得利润，而不是以预防性的方式来处理患者的问题，而这两种方式都是尽量保持牙齿完整性和无症状功能。在那些以利润为中心的某些牙科诊所中，为了确保收入，详细的检查、对患者的关怀与同情将不会是他们的首选。

牙齿过敏症常常命名为牙本质过敏症，是指牙齿上暴露的牙本质对刺激产生的一种短暂疼痛的症状。通常，热、冷刺激、机械刺激、渗透压刺激或化学刺激会产生不能归因于任何其他形式的牙齿缺损或疾病的反应[3,26]（除了早期的、未诊断的或未识别的龋齿）。大多数情况下，刺激去除后疼痛感觉会立即消失。尽管针对此问题提出了许多理论（参阅拓展阅读），但最有可能的学说是牙本质小管内液体的流动变化刺激了牙髓－牙本质界的神经末梢（经典的液体动力学理论）[3,19,29,62]。牙本质小管的大小和通畅度也直接影响牙齿的敏感程度[41]。在这些情况下，患者诊断的要点是：①了解引起牙本质过敏的原因；②对病因进行全面的临床评估和鉴定；③诊断和合理的治疗计划[13]。

该病的常见病因：

1. 牙齿上的小裂缝导致牙本质小管暴露[12]。

2. 牙颈部或稍低于游离龈顶区域的牙本质小管暴露。这可能是由于磨损造成的；或者由于牙龈退缩[1,2,9]，牙本质小管暴露在不完全封闭的、异常的釉牙骨质界[16,21,31,36,57,75-76]或牙骨质发育不全的结果；或者是牙周手术后的组织收缩所致[41]。

3. 修复体的边缘渗漏或修复体破裂导致牙本质小管暴露[12]。

4. 后牙咬合区中央窝位置未完全融合的牙釉质，沟槽内暴露的牙本质；牙尖上有巨大的牙本质小管[36,75-76]，其上没有牙釉质覆盖或牙釉质已磨损。

5. 不易鉴别的小面积早期龋或继发龋。

6. 明显的裂纹、磨耗、缺损和酸蚀症[9,10,64]。

7. 活髓牙漂白[35,37,39,55,70]。

牙龈萎缩和磨耗是两种最常见的病因[9]，但治疗时医生无须区分。对患者问题进行详尽的评估是必要的，这是因为不同的患者群体可能会出现更广泛的病因。可能的病因有：牙龈萎缩或牙齿磨损，这可能是由酸性饮食和不规范或过度刷牙习惯造成的[2]。此外，众多消费者对牙齿美白的狂热追求极大地促进了牙本质过敏症的产生[39]。

对于第一种病因，使用光导纤维进行简单评估（透射照明）、进行咬合测试[47,72]和放大作用[23]可以确定疾病的严重程度和可行的治疗方案（见第1、3、4章）。第二种病因，可以进行简单的脱敏治疗[7,45,46,59]。当病因是3~6种时，建议采取简单的修复治疗并改变家庭口腔护理的方法。在最后一种病因情况下，活髓牙漂白可以选择脱敏的治疗方法[20,37,39]。如果没有明确的指征和诊断提示必须进行根管治疗，则不应对患者进行不必要的治疗[20]。最后一个方法是使用激光治疗，可以及时为患者提供快速和持久脱敏。目前，激光治疗的成功率有限，但激光阻断牙本质小管的通透性还是有一定的合理性、可实施性及可预估性[67]（参阅拓展阅读）。

脱敏技术和微创手术可消除患者的过敏反应，这可能是治疗这类情况下患者主诉的首选方法。这些方法与活髓保存术的初始阶段密切相关。许多医生认为这种治疗方法不属于牙髓治疗的范畴，因为牙髓治疗这个术语的日常使用常常被错误地等同于根管治疗。在做根管治疗前应首先考虑，活髓保存治疗也属于牙髓病学的范畴[33]。

活髓保存治疗的决策

牙髓病研究的合理目标是寻求诊断和治疗方法，以便更好地预测和确定牙髓状态，并在所有条件下（尤其是在活髓暴露后）保持牙髓活力。保持牙髓活力有很多好处。目前，活髓盖髓治疗或牙髓切断术与根管治疗相比简单且耗时少。从公共卫生的角度来看，减少需要根管治疗的牙齿数量将减轻牙齿保健的经济负担，并增加牙齿的保留率[42,49]。在某些全球经济的低收入行业中，根管治疗并不是一个可行的选择。

在现代牙科学中，活髓保存治疗是否可行

答案是肯定的——盖髓术在牙髓和患牙的保留中发挥重要作用。近来的研究使人们对牙髓受刺激后的反应有了更加深入的了解（参阅拓展阅读）。早期谨慎的干预措施将有助于消除牙髓疾病的病因，防止牙髓进一步损伤，并提高疗效[54]。这些干预措施的基础是牙髓自身的修复能力，但是在这一点上——由于目前可用的牙髓评估方法不精确，操作技术的变化以及牙髓治疗材料的多样性——理想的治疗方法仍存在局限性。当受到外界刺激时，牙髓可以表现出显著的修复能力，形成硬的修复组织，这些修复组织有时具有原始的结构（牙本质小管）（图 7-1），可以是结节状的、不规则或反应性牙本质（图 7-2A）。外界刺激的性质、强弱，以及宿主的反应共同决定修复组织的性质。另外，牙髓为了能 "坚守阵地"，它通过形成一条钙化界线将入侵的细菌毒素和细菌本身隔离开（图 7-2B）。

当患者没有出现牙髓病的临床表现时，医生应尽量避免牙髓暴露。建议采用"间接盖髓术"的逐步去龋方法，这样可以有效避免牙髓暴露，

并有利于感染牙本质的再矿化以及促进硬化和反应性牙本质的形成[18,54,73]。然而，临床症状和牙髓受龋齿侵袭的程度之间并没有相关性。无法在术前确定细菌侵入牙髓的程度。即使在细菌存在的情况下，牙髓也有一定的反应能力（图 7-3）。

当患者无牙髓病的临床表现而发生穿髓时，应对牙髓暴露的范围（图 7-4A）和出血量（图

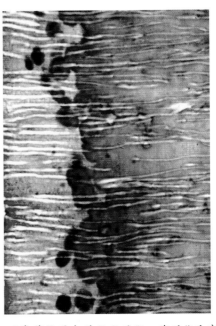

图 7-1 正常管状牙本质显示矿化、非矿化和部分矿化牙本质

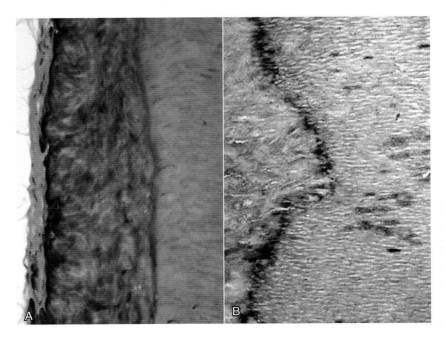

图 7-2 A. 结节状牙本质与正常牙本质同时存在。B. 结节状的、不规则的反应性牙本质（左），有钙化线的迹象。正常牙本质（右）和进入牙本质小管的细菌

7-4B）进行评估。与大范围暴露及多点露髓相比，牙髓暴露范围小时预后更好。少量牙髓出血是正常的，通常使用无菌水、生理盐水或次氯酸钠缓慢冲洗[60,71]，也可以使用洗必泰（氯己定）[60]。必须注意的是切忌探查穿髓点或以其他方式机械刺激牙髓组织。干燥环境对活髓有强烈的刺激作用，因此应保持术区湿润[69]。如果出血量过多，用盖髓术维持牙髓活力的预后也较差。不应使用如硫酸铁或消旋肾上腺素等强效止血剂；向血凝块中注入强化学物质可能会对牙髓组织造成损伤[69]。

活髓保存治疗何时优于根管治疗

对于活髓保存治疗，最重要的适应证可能是牙根未发育完成的年轻恒牙发生的露髓。这些情况下，无论是外伤性、机械性还是龋源性露髓，保持牙髓活力的根本目的是使根尖孔能正常发育。拔除牙髓会造成牙根发育中断，根尖孔敞开，由于根尖牙髓的丢失使根管壁增厚受阻继而造成根管牙本质壁薄弱。根尖孔敞开的年轻恒牙的根管治疗更复杂、耗时更久，并且预后较差。根管粗大和管壁薄的牙齿更容易发生各种类型的折裂[5,27-28,72]。

幸运的是，年轻恒牙的牙髓比根部发育完全和根尖孔闭合的牙齿具有更丰富的血液供应。因此，它们对损伤和暴露于微生物的耐受性更强。与根部发育完全的牙齿相比，活髓保存治疗在根尖开放的未发育完全的牙齿中成功的可能性更大。考虑到这些因素，即使年轻恒牙有牙髓炎的症状，也应考虑活髓保存治疗。

越来越多的证据表明，活髓保存治疗对恒牙的龋源性露髓是有效的。医生应记住，龋源性露髓并不意味着细菌已到达牙髓。含有细菌副产物的牙本质脱矿层通常已到达牙髓，但细菌本身并没有侵入牙髓。研究发现，直接盖髓术和冠部牙髓切断术都能保存牙髓活性，并且具有很好的预后[11,17,32-33]。尽管这些研究中的大

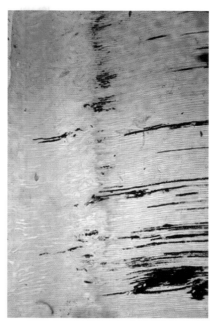

图 7-3　不规则的，反应性牙本质（左），钙化线的存在，以及牙本质小管中的细菌。注意一些细菌是如何通过钙化线进入由反应性牙本质形成的小管的

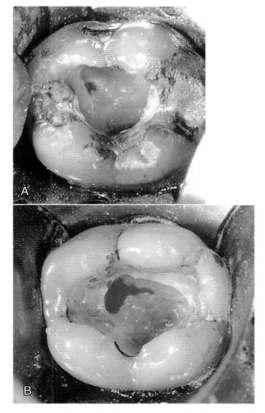

图 7-4　A. 无出血和渗出物的假定正常牙髓的机械性露髓。B. 有出血性渗出物的龋源性露髓

多数患者年龄在 10~13 岁，但其中有一项研究包括一名 45 岁的患者[17]。这些发现开辟了令人兴奋的新研究途径。凭借现有材料以及更多新发展的潜力，在许多龋坏露髓的病例中，活髓保存治疗将是可行且预后可期的治疗选择[24]。

临床案例

病例： 一名 9 岁的男童因右上颌中切牙折断就诊。牙齿有不可复性牙髓炎症状。对冷刺激的疼痛反应时间延长，有自发痛，患者曾服用非处方镇痛药缓解疼痛。父母称，一个月前在学校的一次操场事故中，患儿牙齿折断。最初几乎没有疼痛，并且由于圣诞节假期，并未接受任何治疗。临床检查显示牙冠中部水平横折伴牙髓暴露。根尖片显示根部尚未发育完全，根尖孔呈开放状态，并且根尖部牙周膜间隙比正常牙周膜生理性宽度要宽 2~3mm（图 7-5A）。

解决方案： 尽管根尖周组织的症状和影像学表现提示诊断为不可复性牙髓炎，但对根尖孔开放的年轻恒牙进行根管治疗存在的潜在问题提示可以考虑活髓保存治疗。用氢氧化钙进行直接盖髓治疗（局部牙髓切断术，也称为 Cvek 技术）[25]，即在大量水冲洗下使用无菌高速金刚砂车针，以手术方式切除炎症牙髓组织。当牙髓残端不再大量出血时，则视为切除完成。目的是去除被污染的病变组织，并露出健康的牙髓组织断面，从而有利于氢氧化钙的放置。盖髓后用银汞合金修复体充填（图 7-5B）。术后症状逐渐消失。几个月后牙髓活力测试显示牙髓反应恢复正常。1 年后，X 线片显示根尖发育完成（图 7-5C）。然后完成根管治疗，为后续冠部修复体做准备。

讨论： 这个病例是 30 多年前用当时有限的材料治疗的。幸运的是，随着材料的改进，牙髓治疗的预后也有所改善。尽管材料有限，此病例术前情况与现在的许多病例相似，因此该病例说明了牙髓组织在牙根未发育完成牙齿中的修复潜力。如果这种治疗方法失败，则应用根尖诱导成形术（非活髓治疗技术）（详见第 13 章），这种方法在 30 年前需要 18~24 个月内多次应用氢氧化钙才能完成。

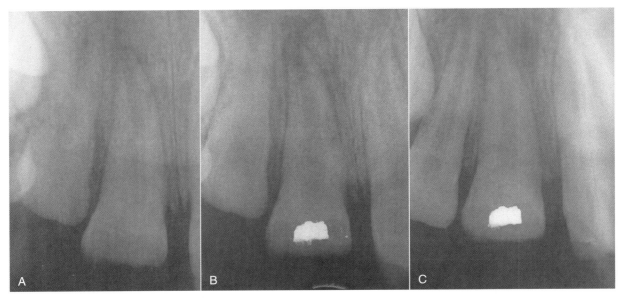

图 7-5 A. 9 岁男孩右上颌中切牙外伤性冠折。一个月后就医，诊断为不可逆牙髓炎。B. Cvek 牙髓切断术后用氢氧化钙盖髓。C. 一年后复查 X 线片检查显示牙髓活力正常，根尖孔闭合

根管治疗何时优于活髓保存治疗

术前牙髓活力测试适用于龋坏较大的牙齿，但有些牙齿可能对检测产生阳性反应，并且牙髓内部伴有局部炎症和组织变性。去髓术的适应证包括暴露部位伴有不可控制的出血[51]，暴露部位伴有脓性渗出物和完全无出血。化脓性渗出液（图7-6）表明存在牙髓内脓肿，活髓保存治疗或牙髓切断术预后转归较差。同样，如果暴露部位呈淡黄色，没有出血或任何类型的渗出物，说明牙髓可能已经部分坏死。

在牙根发育完全的牙齿中，龋坏直接延伸到牙髓，导致牙髓多点暴露或完全暴露，则应选择去髓术和根管治疗（图7-7A、B）。

活髓保存治疗材料

一直以来，氢氧化钙是间接和直接盖髓使用的标准材料[38]。在间接盖髓治疗方案中，已证明氢氧化钙可在保持牙髓活力的同时诱导受影响（但未感染）的牙本质再矿化[50]。将该材料直接盖髓通常会导致相对无症状的术后病程，并且在暴露部位会逐渐形成各种类型和性质的牙本质桥。然而，氢氧化钙有使整个根管系统持续钙化的潜在风险。在组织学上，这是一个非常不规则的过程，影像检查可能看不到残留的部分管腔。尽管缺乏根尖病变的症状或影像学检查，但根据根管完全钙化至根尖而得出不需要根管治疗的结论是不明智的（图7-8A）。这些间隙中的牙髓组织通常在术后相当长时间内发生退化和坏死。根尖炎症或病变的症状和体征可能在盖髓术后的几年到几十年内出现。

一些看似根管钙化的牙齿实际上可能具有可以进入并成功治疗的根管间隙（图7-8B）。第13章讨论了处理这些疑难病例的技巧。不幸的是，不论是直接盖髓术（图7-9A）还是牙髓切断术中（图7-9B），氢氧化钙都可显著刺激根管钙化，使得牙齿不可以用非手术技术治疗。无

机三氧化物聚合物（mineral trioxide aggregate，MTA）在1990年代中期被引入应用[74]。商品名为Pro-Root MTA（Dentsply Tulsa Dental Specialties，Tulsa，OK，USA），其本质上是硅酸盐的衍生物（图7-10）。最初MTA材料为灰色且会造成前牙变色，新改进的MTA材料颜色为白色。MTA作为

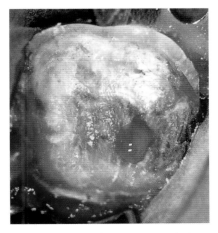

图7-6 牙髓脓肿和脓性渗出物的牙髓暴露

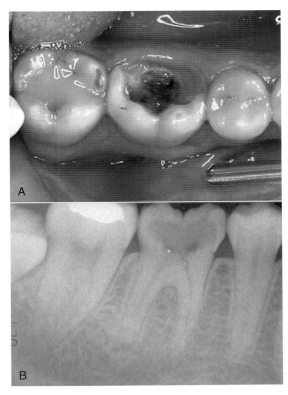

图7-7 A.右下颌第一磨牙深龋的临床照片。B.同一牙齿的X光片显示这颗磨牙应行根管治疗

盖髓剂和牙髓切断术的材料已经受到广泛的组织学研究的严峻考验。有研究将 MTA 和氢氧化钙作为盖髓剂用于治疗人第三磨牙的牙髓暴露，随后比较两者形成的牙本质桥。两个月后拔出牙齿进行组织学和组织化学检查。MTA 组病例 100% 观察到牙本质桥，而氢氧化钙组病例只有 60%[53]。此外，与氢氧化钙相比，MTA 引起的营养不良性钙化通常较少。事实证明，MTA 对乳牙牙髓切断术的成功率要高于传统甲酚[4,32]，现在建议将其用作对乳牙牙髓切断术的首选材料[34,68]。

有关 MTA 在恒牙牙髓切断术中的临床应研究[11,30,78-79]发现：与氢氧化钙相比，MTA 用于乳牙牙髓切断术更有优势[30]。MTA 作为一种直接盖髓剂在临床上也有研究[17,79]，且临床反应良好[17]，大多数牙齿的牙髓活力检测反应正常。

临床上对灰色或白色的 MTA 材料一直存在争议，但尚未发现两种 MTA 的明显差异[4]。目前白色的 MTA 只有在美国出售。其他国家已经开始生产各种版本的灰色 MTA 材料。然而，MTA 粉末的物理组成可能无法微粉化或去除杂质，更具挑战性的是其混合和存放。全球范围内的主要研发动力是使 MTA 材料更加人性化，并具有更优化的混合、操作、放置、压实和凝固速度等特性。

使用时将 MTA 粉末与水调拌成稠糊状物

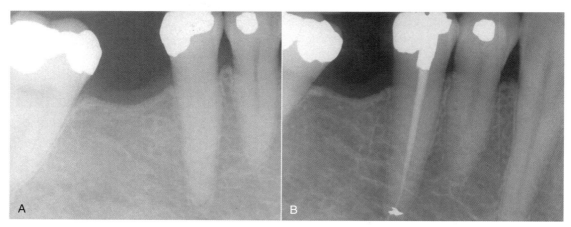

图 7-8 A.右下颌第二前磨牙，影像学检查可见根管明显钙化，似乎没有进行性的病变。 B.急性根尖周炎发作后已完成根管治疗。根管管腔小但疏通至根尖孔

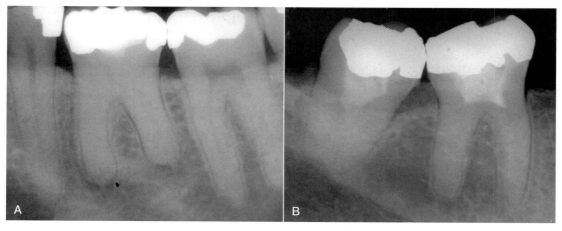

图 7-9 A.左下颌第一磨牙氢氧化钙盖髓后根管严重钙化。B.右下颌第一磨牙氢氧化钙活髓切断术后根管严重钙化

（图 7-11A、B）。MTA 混合物的凝固时间很长，可以用任何勺状的器械充填至预备好的牙齿内。对于盖髓治疗（如穿髓），MTA 过稀不易覆盖在暴露的牙髓组织上。可通过用无菌水、生理盐水或次氯酸钠冲洗来控制出血。如果 MTA 混合物含有过多的水，则可以用棉卷吸去多余的水（图 7-11C）或用干燥的棉球吸干牙齿上多余的水分。较干燥的 MTA 混合物更适合充填在较小的窝洞中（见牙髓切断术部分，Cvek 牙髓切断术）[27]。可使用特殊器械携带和充填该材料（见第 16 章）。

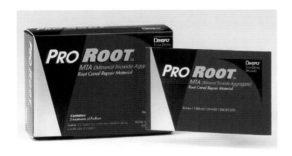

图 7-10　商品名为 ProRoot 的灰色无机三氧化物聚合物（MTA）（Courtesy Dentsply）

保存牙髓活力的治疗方法

分步去腐和间接盖髓术

大量的研究证明：间接盖髓术是一种行之有效的治疗深龋的方法[18]。病例选择的标准包括术前症状小，龋损深度近髓，无根尖病变，牙髓活力检查呈阳性反应。该方法需要彻底去除牙髓周围的龋坏组织。髓室中央区域上方仅去除软龋。应尽量避免牙髓暴露。然后将氢氧化钙覆盖在龋坏牙本质表面，并放置临时修复体。临时修复体材料的选择主要是基于复诊的时间，通常为 6~12 个月。但是，最重要是的修复体边缘的密封性，以防止细菌微渗漏的发生[14,42,71]。

在随后的复诊中，如果患者无症状，X 线片上显示牙齿正常，再次去尽软龋至牙本质桥，然后进行永久修复[13]。近来 MTA 盖髓术和牙髓切断术成功率逐渐提升[32-33,78-79]，因此提出了以下问题：两步法间接盖髓术的治疗方案是否有

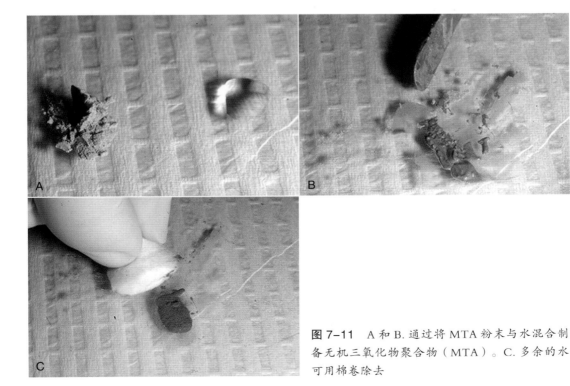

图 7-11　A 和 B. 通过将 MTA 粉末与水混合制备无机三氧化物聚合物（MTA）。C. 多余的水可用棉卷除去

优势？事实上，该治疗方案可能存在两个重要的缺点：首先是对患者依从性的要求。在许多实践中，令人关注的问题是确保在 6~12 个月内复诊以进行下一步的去龋和修复。其次，两步法的成本更高，需要两倍的操作和治疗时间。另外，正如之前指出的，在两次就诊之间必须有一个非常密合的修复体[14,42,71]。目前有关在乳牙和恒牙中进行 MTA 活髓保存治疗的研究表明，可能不值得在间接盖髓术上花费额外的时间或费用[17,32-33,65,79]。

直接盖髓术

活髓治疗技术通常用于这两种类型的牙髓暴露：龋源性露髓和某些机械性（医源性）露髓。根据牙髓的状况和暴露部位的物理表现，需要考虑每种类型相应的处理方法。

龋源性牙髓暴露

病例的选择是治疗成功的关键。在根尖孔敞开的病例中，再怎么强调保持牙髓活力的重要性也不过分（图 7-12A、B）。所有研究都认为术前症状对于牙齿活髓保存治疗的选择很重要。最好是牙齿没有症状，但是有可复性牙髓炎症状的牙齿，如渐进的热敏感和偶发的轻微自发性疼痛也可以考虑。术前应进行常规的牙齿敏感性测试。一些龋源性露髓可能已经导致部分或全部的牙髓坏死。具有不可复性牙髓炎或发生根尖周病变的牙齿不适合进行牙髓保存治疗（请参阅第 1 章）。

与间接盖髓术的治疗方案不同，直接盖髓术需要彻底去净龋坏组织，并放置永久修复体以形成"抗菌"密封环境[14,42,71]。大多数医生都喜欢使用低速大球钻来去除腐质，但有些人建议用粗砂的高速金刚砂车针来完成潜在暴露区的清除工作[78-79]。小的露髓点引起的出血可以用生理盐水冲洗窝洞直到出血停止（图 7-12C）。如有明显出血，可用 3% 次氯酸钠或 2% 洗必泰置于露髓孔处，静置 10 min 止血。

术区应始终保持湿润。然后将 MTA 置于预备好的窝洞内（图 7-12D）。一些医生倾向于使用可流动的复合物来覆盖 MTA，另一些则倾向于使用一层玻璃离子，因为它是亲水性的，可与 MTA 材料和窝洞中的水分相容。材料固化后，可以预备洞形和用玻璃离子垫底，根据需要制作永久修复体（图 7-12E、F）。

病例： 一名 13 岁的女性患者主诉牙齿上有洞。患牙无症状，但有食物嵌塞。该牙已做充填修复（图 7-13）。口腔检查发现修复体已经破裂，龋坏已经渗入填充物下方。

解决方案： 去除旧的修复体并清除龋坏，当去除最后的脱矿牙本质时，牙髓暴露。用 MTA 盖髓后放置修复体。3 个月后复诊，患牙已无症状，牙齿功能和牙髓活力检测正常（图 7-13B）。如前所述，只有一项研究报道在根尖孔闭合的中老年人恒牙中应用 MTA 直接盖髓术，获得了类似的成功[7]。

病例： 23 岁的女性患者主诉舌头疼痛，因左上后牙与舌头摩擦导致疼痛。经检查发现牙齿上有一个大的龋洞，修复体脱落（图 7-14A）。该患者主诉牙齿无任何疼痛症状，但冷敏感性测试表明其牙髓状况为可复性牙髓炎（敏感，没有持续疼痛）。患者经济条件有限，希望尽可能保留牙齿。

解决方案： 使用球钻和锋利的挖匙仔细清除龋坏组织。当去除近髓处最后的软化牙本质时，牙髓开始渗血，用洗必泰几分钟内控制了出血。用 MTA 覆盖牙髓组织，并用复合树脂修复牙齿（图 7-14B）。患者直到 3 年后才来复查，此时该患牙上存在断裂的银汞合金修复体（图 7-14C）。牙髓活力检测正常。注意牙髓腔中与 MTA 相连接的牙本质桥（箭头）。

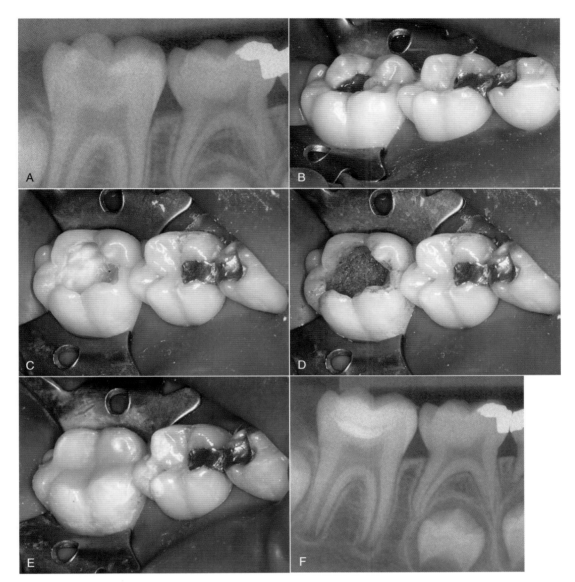

图 7-12　A.8 岁女性患者右下颌第一磨牙疑似龋源性露髓。患牙没有临床症状。B. 患牙口内照片。C.去龋后，近中舌侧髓角明显显露。D. 放置无机三氧化物聚合物（MTA）。E. 完成复合树脂充填修复。F.牙齿修复术后 X 线片。注意区分不同的 MTA 层、玻璃离子层和最终的复合树脂修复层（由 Sid Williams 博士提供）

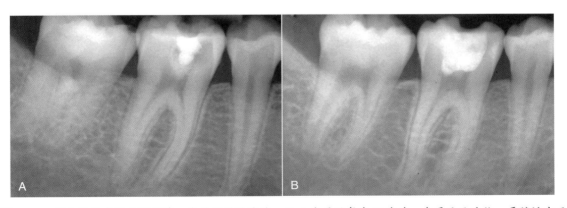

图 7-13　A. 13 岁女性患者的右下颌第一磨牙龋源性露髓。B. 3 个月后复查 X 线片。患牙已无症状，牙髓活力正常

在一些大范围龋坏露髓但无明显症状的成年患者中，盖髓术也可能成功。图7-15A中患者是30岁的男性，除了牙齿上有"洞"外没有其他症状。这颗牙齿治疗方案为MTA直接盖髓术、玻璃离子垫底和银汞合金修复。4年后复查X线片显示，牙齿无异常，并且牙髓活力检测反应正常（图7-15B）。

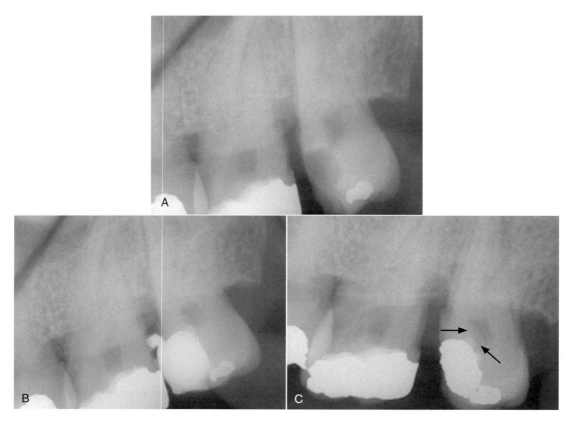

图7-14 A. 23岁女性患者的左上颌第二磨牙龋源性露髓。B. X线片示无机三氧化物聚合物（MTA）直接盖髓并用复合树脂进行最终修复。C. 3年后复查X线片。患者要求治疗患牙上脱落的银汞合金充填体。无该充填体的病史记录。患牙无症状，牙髓活力检测正常。箭头指示牙本质桥

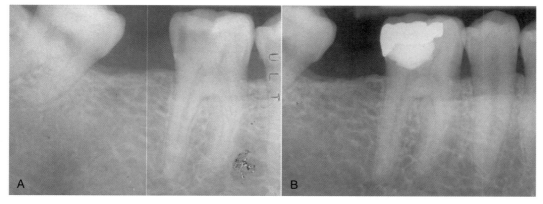

图7-15 A.30岁男性患者右下颌第一磨牙龋源性牙髓暴露。患牙术前有可复性牙髓炎的症状。B.4年后复查X线片，患牙已无症状，牙髓活力检测正常

临床案例

病例：患者，男，41 岁。主诉左下颌第二磨牙上大面积龋损。偶有自发性疼痛 1 月余，服用轻度镇痛药可以缓解。根尖周 X 线片显示牙齿冠部深龋，但无明显牙髓或根尖周病变（图 7-16A）。在近中髓角彻底去除龋坏组织后，发现穿髓点较大和出血性牙髓暴露（图 7-16B）。

解决方案：判断该牙活髓保存治疗的成功机率很低，于是完成根管治疗（图 7-16C）。

由于在恒牙中牙髓修复的可能性较难预测，因此，大面积牙髓暴露或大量出血则提示要进行牙髓摘除术和彻底的根管治疗。

机械性（医源性）牙髓暴露

机械性或医源性露髓是指牙齿因非龋齿而偶发的牙髓暴露（图 7-17）。在窝洞制备过程中发生的机械性牙髓暴露可采用上一章节中介绍的盖髓治疗方法。例如，由于年轻恒牙的髓角向咬合表面的延伸相对较高，可能会意外穿髓。在预备牙齿外表面如牙冠预备时发生的机械性露髓将在下一章节牙髓切断术中讨论。

如能在术中保证无菌操作，所有机械性露髓的病例都能有相当好的预后。即使是年轻医生，用氢氧化钙覆盖机械性露髓的成功率也可以超过 90% [6]。

最近有研究尝试将直接粘接的复合材料用于机械性露髓 [23] 的盖髓治疗，该方法取得了不同的结果。这种方法的重点是形成封闭的环境，防止细菌进入，从而最大程度地减少或消除由于细菌的影响而造成的牙髓坏死 [44]。如果要确保维持牙髓健康的最佳条件，修复体需对牙齿周围结构提供严密封闭。然而，在材料凝固过程中产生的聚合收缩和收缩应力，以及临床操作中遇到的各种技术难题，效果往往不尽如人意。因此，涉及树脂和树脂粘接修复剂的现代

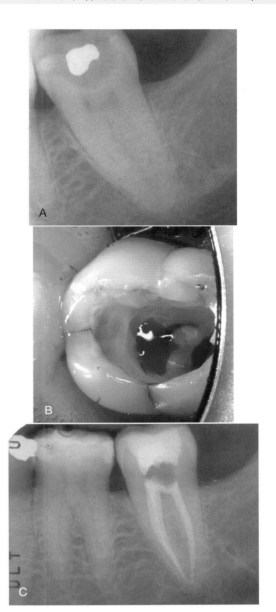

图 7-16　A. 41 岁男性患者左下颌第二磨牙深龋。牙齿有轻微症状。B. 彻底去龋后大量龋源性露髓并伴有牙髓出血。C. 根管治疗完成后

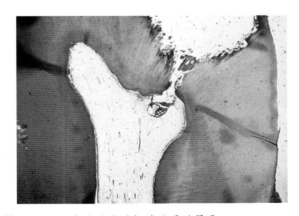

图 7-17　无炎症反应的机械性牙髓暴露

修复治疗，仍须依赖牙髓组织在术中和术后暴露时应对有害物质的能力[14-15]。在这方面，树脂直接放置在牙髓上和残留的牙本质厚度似乎是牙齿修复后牙髓反应的决定因素。后牙龋洞较深且露髓时则需要根管治疗，这是因为充填材料会造成牙髓坏死[77]。然而，一些研究表明用粘接树脂复合材料进行盖髓治疗可以降低细菌微渗漏[25]、牙髓炎症和牙髓坏死[14-15]的发生率，另一些研究发现应该避免使用某些粘接系统，因为它们与该技术不兼容，与应用氢氧化钙治疗机械性露髓相比，粘接系统会导致治疗失败[60-61,66,69]。使用这些材料的主要问题是：研究表明这些材料通常不能形成硬组织；愈合延迟从而导致持续的慢性炎症状态；随着时间的推移，存在粘接力不足的可能性，尤其是在没有形成牙本质桥的情况下；尚无设计合理的临床试验可进行充分的长期随访。

牙髓切断术

龋源性牙髓暴露

牙髓切断术是指切除冠部炎症牙髓组织，以保存剩余正常牙髓组织活力的治疗方法[54]。数十年来，甲醛甲酚用于乳牙牙髓切断术已成为儿牙科的标准。适应证主要是龋坏露髓，并希望保留乳牙直至脱落。由于甲醛甲酚被列为致癌物，现已弃用[22,43]。其他研究表明有效的方法有使用硫酸铁[63]和电外科手术[8]。MTA牙髓切断术除了在恒牙上疗效的成功（图7-18）[56]，在乳牙上的疗效也是肯定的和令人鼓舞的[4,32,40,56]。研究仍须探索何种情况下牙髓切断术是首选治疗方案，而非直接盖髓术。一些有经验的医生会根据暴露牙髓的出血量来做出决定。

外伤性牙髓暴露

外伤牙折导致的牙髓暴露主要限于前牙。虽然后牙有时因外伤性牙折也会造成牙髓暴露，但如果能保留牙齿，几乎都是需要进行根管治疗。根尖开放的后牙外伤性牙折很少见，只有当牙根发育不成熟、根尖开放和根管壁较薄时，才会对

外伤性露髓进行活髓保存治疗。对于所有牙根发育完全和根尖闭合的牙齿，根管治疗是简单的、可预测的，而且通常是进行修复所必需的。

龋坏露髓和外伤性露髓有两个显著的差别。第一个区别是：外伤性牙折的牙髓通常没有细菌感染史，患者在外伤前很少有症状。牙髓生存的预后较好；即使在几天后，暴露的牙髓表面也只是有轻微炎症反应[28]。但是，暴露时间越长，感染牙髓的细菌数量增多和形成不可逆炎症反应的可能性增大，治愈的机会就越小[58]。

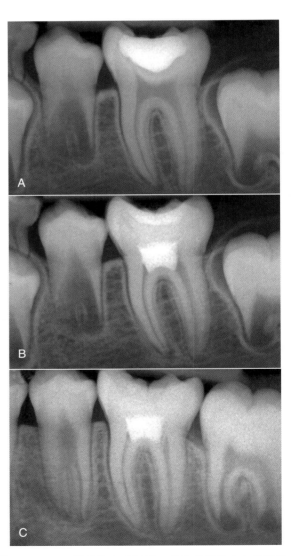

图7-18　A.9岁男性左下颌第一磨牙复发性咬合面龋齿1例。B.牙髓切断术后即刻X线片显示髓腔内MTA以及永久充填体修复。C.24个月后复查X线显示牙齿根尖周组织正常。牙齿牙髓活力检测正常。注意观察期间第二前磨牙的两根发育情况（感谢 Dra. Silvina Dfaz.）

第二个区别是龋坏露髓通常发生在深龋的去龋过程中。窝洞预备提供了一个方便有效的位置使盖髓剂能对牙髓进行保护和封闭。外伤性牙折通常导致牙髓暴露在牙齿表面。盖髓剂与牙齿不黏附，在材料的放置和防止渗漏方面都存在问题。与根管治疗一样，牙冠部细菌的渗漏将导致盖髓治疗的失败从而导致牙髓坏死。

除了暴露时间外，在出现外伤性牙折时必须考虑的其他问题包括外伤前牙髓的健康状况，牙髓暴露的直径（1.5mm 直径是关键的，但有时视经验而定），牙齿的年龄，无脱位及牙根发育的程度[58]。为了解决这些问题提出了部分牙髓切断术（Cvek）[27]，在暴露部位周围的牙本质进行窝洞预备。窝洞的深度约为 2mm（图7-19）。最初应用的盖髓剂是氢氧化钙，但是目前选择的材料是 MTA。预备的窝洞应可以放置约 1mm 的盖髓材料，剩余 1mm 空间用于粘接

修复材料以密封窝洞（图 7-20），注意避免将MTA 材料过于用力地压实到牙髓腔内。尽管该材料具有良好的相容性，但是压力可能导致牙髓的损伤（图 7-21）。随后，通常在与修复材料相接的牙髓腔中可以观察到牙本质桥形成（图7-22）。

如前所述，改进的 MTA 材料颜色为白色，可用于解决前牙变色的问题。白色 MTA 材料的临床效果并不总是令人满意的。尽管目前还没有统计学证据，但在某些情况下，由于牙冠部位的材料明显变黑，使用白色材料治疗的患牙仍会发生变色（图 7-23）。对于这种情况有多种推测，包括残留的血液与细菌毒素以及与来自牙本质小管的蛋白质物质的相互作用。幸运的是，牙齿结构在这个过程中没有被染色。由于已产生牙本质桥，常用的治疗方法是完全去除 MTA 材料。然后窝洞预备后用合适的粘接复合树脂修复。

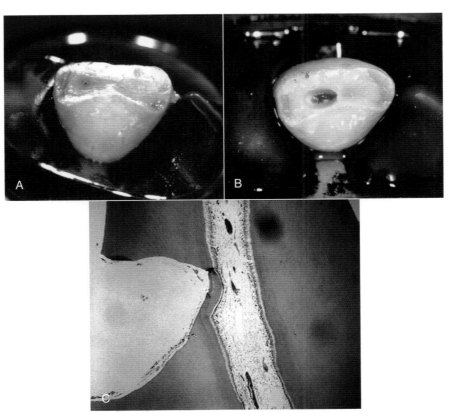

图 7-19　A. 外伤性牙折导致小的牙髓暴露。B. 预备周围的牙本质进行部分（Cvek 法）牙髓切断术。髓腔预备放置无机三氧化物聚合物 (MTA) 和安全的保护性修复体。C. MTA 修复牙髓暴露，箭头指示牙本质桥（感谢 Dr. Mercedes Dominguez.）

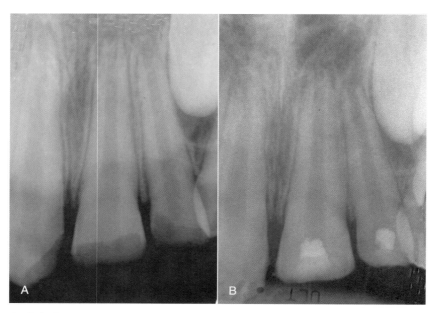

图 7-20 A.两颗上颌前牙创伤性牙折伴活髓暴露。注意两颗牙齿开放的根尖孔。B.用无机三氧化物聚合物（MTA）完成 Cvek 部分牙髓切断术

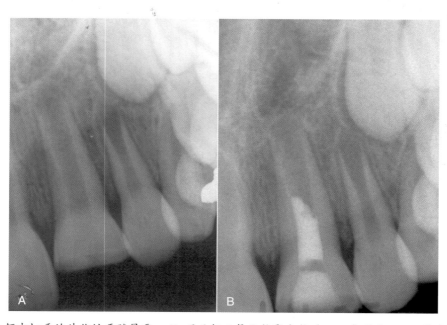

图 7-21 A.左上颌中切牙的外伤性牙髓暴露。B.用无机三氧化物聚合物（MTA）进行 Cvek 牙髓切断术，MTA 被压得有点太紧了

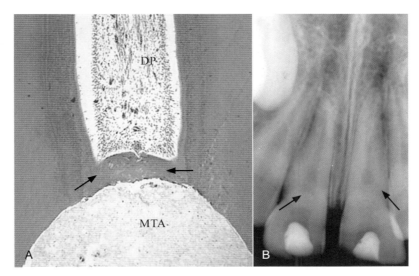

图 7-22　A. 外伤性露髓后用 MTA 进行部分牙髓切断术观察牙本质桥接（DP：牙髓；MTA：无机三氧化物聚合物）。
B. X 线片显示两颗上颌中切开的牙本质桥（箭头）

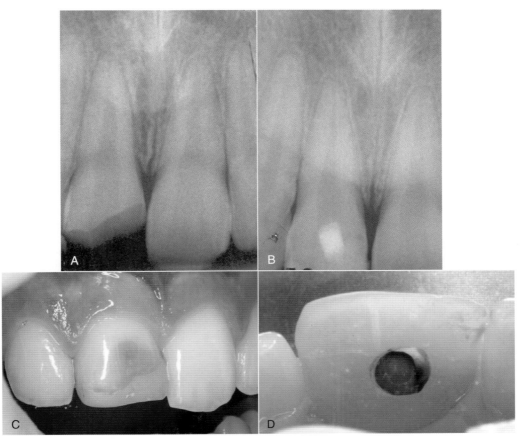

图 7-23　A. 右上颌中切牙外伤性牙折，牙髓暴露。使用白色 MTA 完成部分牙髓切断术。B. 两年后复查 X 线片表明牙根部发育正常且无根尖病变，重新开髓后牙髓腔显示白色 MTA 已经变色，但没有染色相邻的牙齿结构。牙本质桥接意味着可以安全地移除 MTA

参考文献

[1] Addy M. Tooth brushing, tooth wear and dentine hypersensitiv-ity—are they associated? Int Dent J, 2005, 55:261-267.

[2] Addy M. Tooth brushing, tooth wear and dentine hypersensitiv-ity—are they associated? [republication], J Ir Dent Assoc, 2006, 51:226-231.

[3] Addy M, Urquhart E. Dentine hypersensitivity: its prevalence, aetiology and clinical management. Dent Update, 1992, 19:407-412 .

[4] Agamy HA, Bakry NS, Mounir MMF, et al. Comparison of mineral trioxide aggregate and formocresol as pulp-capping agents in pulpotomized primary teeth. Pediatr Dent , 2004, 26:302-309.

[5] Al Ansary MAD, Day PF, Duggal MS, et al. Interventions for treating traumatized necrotic immature permanent anterior teeth: including a calcific barrier and root strengthening, Dent Traumatol, 2009, 25:367-379 .

[6] Al-Hiyasat AS, Barriesh-Nusair KM, Al-Omari MA. The radio-graphic outcomes of direct pulp-capping procedures performed by dental students: a retrospective study. J Am Dent Assoc, 2006, 137:1699-1705.

[7] Arrais CA, Micheloni CD, Giannini M, et al. Occluding effect of dentifrices on dentinal tubules. J Dent, 2003, 31:577-584 .

[8] Bahrololoomi Z, Moeintaghavi A, Emtaizi M, et al. Clinical and radiographic comparison of primary molars after formocresol and electrosurgical pulpotomy: a randomized clinical trial. Indian J Dent Res, 2008, 19:219-223 .

[9] Bamise CT, Olusile AO, Oginni AO. An analysis of the etiological and predisposing factors related to dentin hypersensitivity. J Contemp Dent Pract, 2008, 9(5):52-59 .

[10] Barbour ME, Rees GD. The role of erosion, abrasion and attrition in tooth wear. J Clin Dent, 2006, 17(4):88-93 .

[11] Barrieshi-Nusair KM, Qudeimat MA. A prospective clinical study of mineral trioxide aggregate for partial pulpotomy in cariously exposed permanent teeth. J Endod, 2006, 32:731-735.

[12] Bartlett DW, Ide M. Dealing with sensitive teeth, Prim Dent Care, 1999, 6:25-27.

[13] Bartold PM. Dentinal hypersensitivity. a review. Aust Dent J, 2006, 51:212-218.

[14] Bergenholtz G. Evidence for bacterial causation of adverse pulpal responses in resin-based dental restorations. Crit Rev Oral Biol Med, 2000, 11:467-480.

[15] Bergenholtz G. Advances since the paper by Zander and Glass (1949) on the pursuit of healing methods for pulpal exposures: historical perspectives. Oral Surg Oral Med Oral Pathol Oral Radiol Endod, 2005, 100:S102-S108.

[16] Berutti E. Microleakage of human saliva through dentinal tubules exposed at the cervical level in teeth treated endodontically. J Endod, 1996, 22:579-582.

[17] Bogen G, Kim JS, Bakland LK. Direct pulp capping with mineral trioxide aggregate: an observational study. J Am Dent Assoc, 2008, 139:305-315.

[18] Bjørndal L. Indirect pulp therapy and stepwise excavation. J Endod, 2008, 34:S29-S33.

[19] Brännström M. Sensitivity of dentine. Oral Surg Oral Med Oral Pathol, 1966, 21:517-526.

[20] Canadian Advisory Board on Dentin Hypersensitivity. Consensus-based recommendations for the diagnosis and management of dentin hypersensitivity. J Can Dent Assoc, 2003, 69:221-226 .

[21] Carneiro SR, Todescan JH, Friedman MT, et al. Zone between plaque and attached periodontal tissues on chronic periodontitis-affected teeth: an SEM study. Int J Periodontics Restorative Dent, 2003, 23:261-267.

[22] CDC. NIOSH pocket guide to chemical hazards, 9/2005. [2009]. http://www.cdc.gov/niosh/npg/npgd0293.html. Accessed March, 2009, 24.

[23] Clark DJ, Sheets CG, Paquette JM. Definitive diagnosis of early enamel and dentin cracks based on microscopic evaluation. J Esthet Restor Dent, 2003, 15:391-401.

[24] Coll JA. Indirect pulp capping and primary teeth: Is the primary tooth pulpotomy out of date? J Endod, 2008, 34:S34-S39.

[25] Cox CF, Hafez AA, Akimoto N, et al. Biologic basis for clinical success: pulp protection and the tooth restorative interface. Pract Periodontics Aesthet Dent, 1999, 11:819-826.

[26] Cummins D. Dentin hypersensitivity. from diagnosis to a break-through therapy for everyday sensitivity relief. J Clin Dent, 2009, 20:1-9.

[27] Cvek M. A clinical report on partial pulpotomy and capping with calcium hydroxide in permanent incisors with complicated crown fracture. J Endod, 1978, 4:232-237.

[28] Cvek M. Prognosis of luxated non-vital maxillary central incisors treated with calcium hydroxide and filled with gutta-percha. A retrospective clinical study. Endod Dent Traumatol, 1992, 8:45-55 .

[29] Dowell P, Addy M. Dentine hypersensitivity—a review. Aetiology, symptoms and theories of pain production. J Clin Periodontol, 1983, 10:341-350.

[30] El Meligy OAS, Avery DR. Comparison of mineral trioxide aggregate and calcium hydroxide as pulpotomy agents in young permanent teeth (apexogenesis). Pediatr Dent, 2006, 28:399-404.

[31] Ehnevid H, Jansson L, Lindskog S, et al. Endodontic

pathogens: propagation of infection through patent dentinal tubules in traumatized monkey teeth. Endod Dent Traumatol, 1995, 11:229-234.

[32] Farsi N, Alamoudi N, Balto K, et al. Success of mineral trioxide aggregate in pulpotomized primary molars. J Clin Pediatr Dent, 2005, 29:307-311.

[33] Farsi N, Alamoudi N, Balto K, et al. Clinical assessment of mineral trioxide aggregate (MTA) as direct pulp capping in young permanent teeth. Bottom of Form J Clin Pediatr Dent, 2006, 31:72-76.

[34] Fuks AB. Vital pulp therapy with new materials for primary teeth: new directions and treatment perspectives. J Endod, 2008, 34:S18-S24.

[35] Guide to clinical endodontics. 4 ed. Chicago: American Association of Endodontists, 2004.

[36] Hals E. Observations on giant tubules in human coronal dentin by light microscopy and microradiography. Scan J Dent Res, 1983, 91:1-7.

[37] Haywood VB. Treating sensitivity during tooth whitening. Compend Contin Educ Dent, 2005, 26(9 Suppl 3):11-20.

[38] Hess W. The treatment of teeth with exposed healthy pulps. Int Dent J, 1950, 1:10-35.

[39] Hewlett ER. Etiology and management of whitening-induced tooth hypersensitivity. J Calif Dent Assoc, 2007, 35:499-506.

[40] Holan G, Eidelman E, Fuks AB: Long-term evaluation of pulp-otomy in primary molars using mineral trioxide aggregate or formocresol. Pediatr Dent, 2005, 27:129-136.

[41] Holland GR. Morphological features of dentine and pulp related to dentine hypersensitivity. Arch Oral Biol, 1994, 39(Suppl):3S-11S.

[42] Hørsted-Bindslev P, Løvschall H. Treatment outcome of vital pulp treatment. Endod Topics, 2002, 2:24-34.

[43] IARC monographs on the evaluation of carcinogenic risks to humans. Lyon France. [2009-03]. http://monographs.iarc. fr/ENG/Monographs/vol88/mono88.pdf. Accessed March, 2009, 24.

[44] Kakehashi S, Stanley HR, Fitzgerald R. The effects of surgical exposures of dental pulps in germ-free and conventional laboratory rats. Oral Surg Oral Med Oral Pathol, 1965, 20:340-349.

[45] Kobler A, Kub O, Schaller H-G, et al. Clinical effectiveness of a strontium chloride-containing desensitizing agent over 6 months: a randomized, double-blind, placebo-controlled study. Quintessence Int, 2008, 39:321-325.

[46] Lee SY, Kwon HK, Kim BI. Effect of dentinal tubule occlusion by dentifrice containing nano-carbonate apatite. J Oral Rehabil, 2008, 35: 847-853.

[47] Liewehr FR. An inexpensive device for transillumination. J Endod, 2001, 27:130-131.

[48] Lindskog S, Blomlöf L. Cementum hypoplasia in teeth affected by juvenile periodontitis. J Clin Periodontol, 1983, 10:443-451.

[49] Maryniuk GA, Haywood VB: Placement of cast restorations over direct pulp capping procedures. a decision analytic approach. J Am Dent Assoc, 1990, 120:183-187.

[50] Massler M. Pulpal reactions to dental caries. Int Dent J, 1967, 17:441-460.

[51] Matsuo T, Nakanishi T, Shimizu H, et al. A clinical study of direct pulp capping applied to carious-exposed pulps. J Endod, 1996, 22:551-556.

[52] McGrath PA. The measurement of human pain. Endod Dent Traumatol, 1986, 2:124-129.

[53] Min KS, Park HJ, Le SK, et al. Effect of mineral trioxide aggregate on dentin bridge formation and expression of dentin sialoprotein and heme oxygenase-1 in human dent pulp. J Endod, 2008, 34:666-670.

[54] Mjör IA. Pulp-dentin biology in restorative dentistry, Chicago: Quintessence Publishing Co Inc, 2002.

[55] Nathanson D. Vital tooth bleaching: sensitivity and pulpal con-siderations, J Am Dent Assoc. 1997, 128(Suppl):41S-44S.

[56] Ng FK, Messer LB. Mineral trioxide aggregate as a pulpotomy medicament: an evidence-based assessment. Eur Arch Paediatr Dent, 2008, 9(2):58-73.

[57] Noyes FB, Schour I, Noyes HJ. Oral histology and embryology. 6 ed. London: Henry Kimpton, 1948.

[58] Olsburgh S, Krejci I. Pulp response to traumatic crown fractures, Endod Topics, 2003, 5:26-40.

[59] Orchardson R, Gillan DG: Managing dentin hypersensitivity. J Am Dent Assoc, 2002, 137:990-998.

[60] Pameijer CH, Norval G. Pulpal responses to restorative treatment //Duke ES. The changing practice of restorative dentistry. Indianapolis: Indiana University Press, 2002.

[61] Pameijer CH, Stanley HR. The disastrous effects of the "total etch" technique in vital pulp cappings in primates. Am J Dent, 1998, 11(Spec No):S45-S54.

[62] Pashley DH. Dentine permeability and its role in the pathobiol-ogy of dentine sensitivity. Arch Oral Biol, 1994, 39(Suppl):73S-80S.

[63] Peng L, Ye L, Guo X, et al. Evaluation of formocresol versus ferric sulphate primary molar pulpotomy: a systemic review and meta-analysis, Int Endod J, 2007, 40:751-757.

[64] Rees JS, Hammadeh M, Jagger DC. Abfraction lesion formation I maxillary incisors. canines and premolars: a finite element study. Eur J Oral Sci, 2003, 111:149-154.

[65] Sawicki L, Pameijer CH, Emerich K, et al. Histological

evaluation of mineral trioxide aggregate and calcium hydroxide in direct pulp capping of human immature permanent teeth. Am J Dent, 2008, 21:262-266.

[66] Silva GA, Lanza LD, Lopes-Júnior N, et al. Direct pulp capping with a dentin bonding system in human teeth: a clinical and histologic evaluation. Oper Dent, 2006, 31:297-307.

[67] Slutzky-Goldberg I, Nuni E, Nasralla W, et al. The effect of CO2 laser on the permeability of dentinal tubules: a preliminary study. Photomed Laser Surg, 2008, 26:61-64 .

[68] Sonmez D, Sari S, Çetinbas, T. A comparison of four pulpotomy techniques in primary molars; a long-term follow-up. J Endod, 2008, 34:950-955.

[69] Stanley HR: Pulp capping. conserving the dental pulp—can it be done? Is it worth it? Oral Surg Oral Med Oral Pathol, 1989, 68:628-639.

[70] Swift EJ, Jr. Tooth sensitivity and whitening, Compend Contin Educ Dent, 2005, 26(9 Suppl 3):4-10.

[71] Swift EJ, Jr, Trope M, Ritter AV. Vital pulp therapy for the mature tooth—can it work? Endod Topics, 2003, 5:49-56.

[72] Thomas GA. The diagnosis and treatment of the cracked tooth syndrome. Aust Prosthodont J, 1989, 3:63-67.

[73] Thompson V, Craig RG, Curro FA, et al. Treatment of deep carious lesions by complete excavation or partial removal—a critical review. J Am Dent Assoc, 2008, 139:705-712.

[74] Torabinejad M, Hong CU, McDonald F, et al. Physical and chemical properties of a new root-end filling material. J Endod, 1995, 21:403-406.

[75] Tronstad L. Ultrastructural observations on human coronal dentin. Scan J Dent Res, 1973, 81:101-111.

[76] Tronstad L, Langeland K. Electron microscopy of human dentin exposed by attrition. Scan J Dent Res, 1971, 79:160-171.

[77] Whitworth JM, Myers PM, Smith J, et al. Endodontic complications after plastic. restorations in general practice, Int Endod J, 2005, 38:409-416.

[78] Witherspoon DE. Vital pulp therapy with new materials: new directions and treatment perspectives—permanent teeth. J Endod, 2008, 34:S25-S28.

[79] Witherspoon DE, Small JC, Harris GZ: Mineral trioxide aggregate pulpotomies. a case series outcomes assessment. J Am Dent Assoc, 2006, 137:610-618.

拓展阅读

Gillam DG, Bulman JS, Newman HN. A pilot assessment of alterna-tive methods of quantifying dental pain with particular reference to dentine hypersensitivity. Commun Dent Health, 1997, 14:92-96.

Jacobsen PL, Bruce G. Clinical dentin hypersensitivity: understanding the causes and prescribing a treatment. J Contemp Dent Pract, 2001, 2(1):1-12.

Kiatwateerantana T, Kintarak S, Piwat S, et al. Partial pulpotomy on caries-free teeth using enamel matrix derivative or calcium hydrox-ide: a randomized controlled trial. Int Endod J, 2009, 42:584-592.

Ni Chaollai A, Monteiro J, Duggal MS. The teaching of management of the pulp in primary molars in Europe: a preliminary investigation in Ireland and the UK. Eur Arch Paediatr Dent, 2008, 10(2):98-103.

Pashley DH, Tay FR, Haywood VB, et al. Consensus-based recom-mendations for the diagnosis and management of dentin hypersen-sitivity. Inside Dent, 2008, 4(9 Special Issue):1-37.

Ritter AV, de L Dias W, Miguez P, et al. Treating cervical dentin hypersensitivity with fluoride varnish. J Am Dent Assoc, 2006, 137:1013-1020.

West NX. Dentine hypersensitivity. Monogr Oral Sci, 2006, 20:173-189.

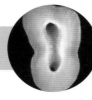
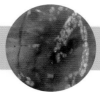
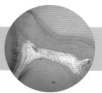

第 8 章

牙齿隔离、开髓、根管口定位

　　"牙齿治疗的第一步是在患牙上安置橡皮障，以防止口腔分泌物中的细菌进入髓室。这应该是个不变的准则[14]。"

ANONYHMOUS,1900

　　"寻找根管最重要的是获得直线通路，而不是在角落里摸索着操作，但这样可能会牺牲一些牙体组织[24]。"

R.H.HOFHEINZ,1892

■ 隔离与开髓

　　舌侧或者殆面开髓的主要目的是要建立一条能够畅通无阻地进入髓腔并到达根尖孔的直线通路。应根据每个患牙的特点而设计开髓方法，以利于其清理、成形和充填。在某些病例中，可能需要在舌侧或殆面以外的牙面进行开髓（图8-1，图8-2），这种情况一般并不多见，只有当标准开髓无法进入根管系统或牙齿结构缺损过多时才能使用。根管治疗过程中会遇到很多困难，然而恰当的开髓可以让这些难题迎刃而解，比如本文中所讨论的细小及钙化根管的定位和疏通、清理成形、消毒、充填[42-43]。

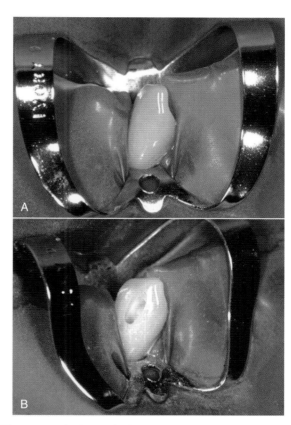

图 8-1 A.扭转的下颌尖牙。B.从唇侧开髓

147

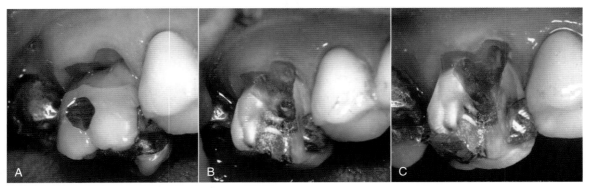

图 8-2　A.上颌磨牙颊侧牙颈部重度磨损。B.未使用橡皮障，沿颊腭向开髓。C.根管口敞开后的髓腔

开髓前，需要考虑的一个重要问题是：如果冠方牙体组织妨碍了直线通路的建立，则不应保留，不过这并不意味着要去除大量的冠方牙体组织。为了方便显微镜下操作，制备较大的开髓洞形时应小心谨慎。医生应熟悉髓腔和牙根外部的解剖结构，并且能够在影像中对髓腔与牙体的三维关系做出正确地分析[38]。当综合考虑所有因素后，医生就可以做出一个位置和形状都很合适的开髓入路了。如果开髓这一步没有做好，会导致后续治疗过程中出现一系列的问题，而最终的结果是，疗效不佳或不必要的拔牙。

临床案例

病例：患者，女，37 岁。主诉左下第一磨牙咬合时剧烈疼痛。经过检查，诊断为不可复性牙髓炎合并急性根尖周炎。患牙进行了根管治疗，术后 X 线片显示，根管充填效果不佳，所有根管根尖部均空虚，无牙胶充盈。近中根管 K 锉预备至 30 号，远中根管 K 锉预备至 35 号。通过 X 线片确定其工作长度距根尖 1mm，主尖锉达到工作长度。全科牙医担心充填不佳不能很好的封闭根管，因此将患者转诊给专科医生。

解决方案：检查显示，髓室顶未完全去除（图 8-3 箭头所示），全科医生通过髓角进行了根管预备和充填。这种不当的开髓，严重影响到根管的疏通、根管清理成形的质量、根

管的消毒和充填。显然，该病例中发炎/感染的牙髓组织都没有得到彻底的清理，然而全科医生却认为主要问题是根管充填不良。

隔离患牙的关键因素

正确地隔离患牙是根管治疗过程中必不可少的步骤，不仅能保护患者，还能确保无菌操作[3,8,21,40,63]。使用橡皮障进行牙齿隔离，通常需要灵活有效的方法来确保隔离效果（图 8-4）[4]。常见的问题包括：

"我真的需要一直使用橡皮障吗？太难了。"

"患者不想使用橡皮障。"

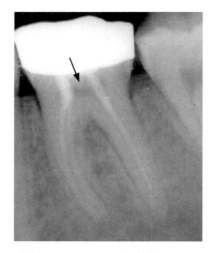

图 8-3　下颌磨牙已开髓，医生未完全疏通根管就予以充填。所有的清理、成形、充填都是通过髓角完成，髓室顶未完全揭除

"我在牙科学校里学习了橡皮障技术，但是在临床实践中真的有用吗？"

这些都是很重要的问题，因为牙科医生在临床实践中可能不会认真看待牙科教育中所教授的内容[23,35-36,50-51,57]。然而，使用橡皮障是根管治疗中最基本的防护标准，也理应用于修复治疗的其他方面[9,16,18,63]。

所有根管治疗的病例都应该参考以下标准：

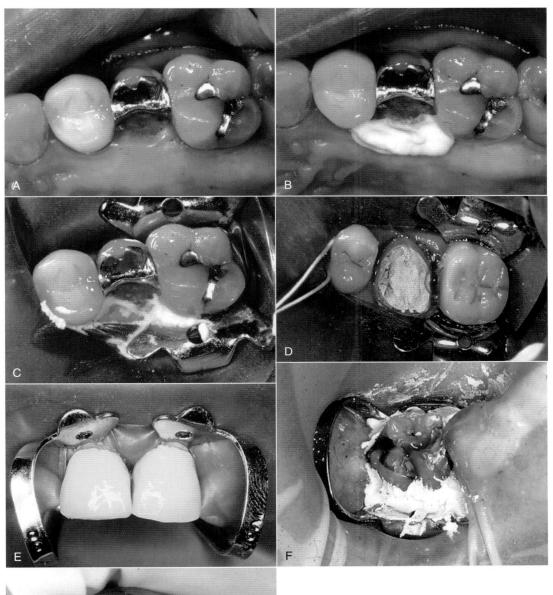

图 8-4　A. 上颌前磨牙腭尖折裂至龈下。B. 在腭侧涂布口腔封闭剂。C. 使用橡皮障进行封闭。D. 将橡皮障夹置于邻牙，有利于患牙进行全冠修复的牙体预备。E. 两个中切牙使用两个夹子进行隔离。F. 利用大面积暂封材料隔离牙齿。这种方法会妨碍去龋以及在根管治疗前对患牙的可修复性进行评估。G. 在近中两根管的旁边使用暂封材料进行隔离，根管锉预备根管时可能会蹭到封闭剂，从而将其带入根管内造成根管堵塞

· 开髓前应使用无菌的橡皮障隔离患牙。使用 2.5% 的次氯酸钠或酒精消毒橡皮障可以提升无菌效果（图 8-5）[22]。

· 橡皮障可以将根管冲洗液及消毒剂与患者的口腔相隔离，保护患者的组织。

· 橡皮障可以避免患者吞咽或误吸根管冲洗液、治疗器械和材料。

· 橡皮障可以提供清晰、干燥的术野，便于操作，还有助于增强感控[3,31-32]。

· 在某些情况下，只要不进一步污染患牙，可以在安放橡皮障前进行初步的开髓（图 8-3）。

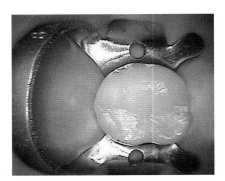

图 8-5 在未感染和开髓前放置合适的橡皮障

开髓术中的常见难点或错误

开髓过程如果出现问题，将对根管治疗后续阶段产生重大影响。问题主要出现在以下几个方面。首先，必须去除所有的龋坏和无支持的薄弱牙体组织。这将有助于确定牙齿的修复性和识别有无缺陷，如隐裂（图 8-6）[33]。其

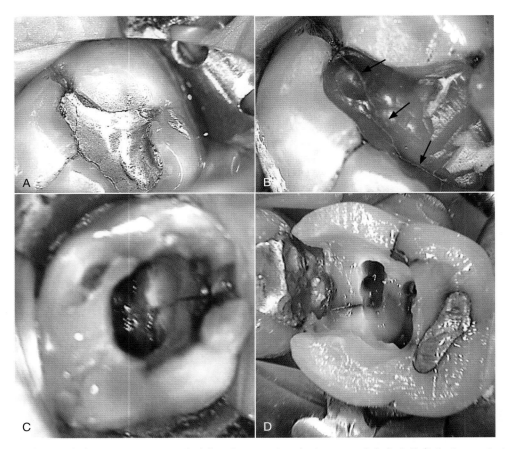

图 8-6 A. 下颌磨牙边缘嵴上可见明显的隐裂（箭头）。B. 图 A 中的同一颗牙齿去除修复体后。可见隐裂顺延，几乎贯穿于整个髓室底。这是牙髓病变的主要原因，然而如果隐裂没有延伸至髓室底，那么隐裂对于制定治疗计划就可能不太重要。C. 冠方的折裂线延展贯穿至髓室底。应仔细评估这一区域的牙周附着组织，以排除折裂线延伸至牙槽嵴顶以下。可使用 1% 的亚甲基蓝染色隐裂纹。D. 上颌磨牙备洞后近中底部可见明显隐裂。这种在龈缘水平的明显隐裂很可能已延伸至牙槽嵴顶以下

次，建立通向髓室和根管系统的直线通路以及无菌环境是治疗的关键步骤。此外，应确立稳定的冠方标记点，以避免松动的修复体碎片掉入根管[48]。

临床案例

病例：患者，男，54 岁。主诉左下颌出现阵发性疼痛。这个区域的所有牙齿都有大面积的修复体。患者认为疼痛来自第一磨牙，但不能完全确定。第一磨牙有明显叩痛，其他牙齿叩诊反应正常。冷测试第一磨牙持续性疼痛，邻牙和对侧牙反应正常。牙周探诊和扣诊反应正常，而探针可探及第一磨牙全冠的近颊边缘以下。X 线片示第一磨牙的近中侧有侵袭性龋损，根尖均呈低密度透射影像（图 8-7A）。诊断为不可复性牙髓炎合并急性根尖周炎。该病例的难点在于开髓。如果直接通过全冠修复体开髓可能会出现上述的各种问题。

解决方案：拆除修复体可避免开髓过程中潜在的各种问题。隔离患牙，使用裂钻在全冠修复体上磨出一条颊舌向的凹槽，然后劈开、去除全冠（图 8-7B、C）。由于患牙边缘嵴缺失，所以无须保留该全冠修复体。去净龋坏后才可评估剩余的冠方牙体组织（图 8-7D、E），以制定患牙的治疗计划。

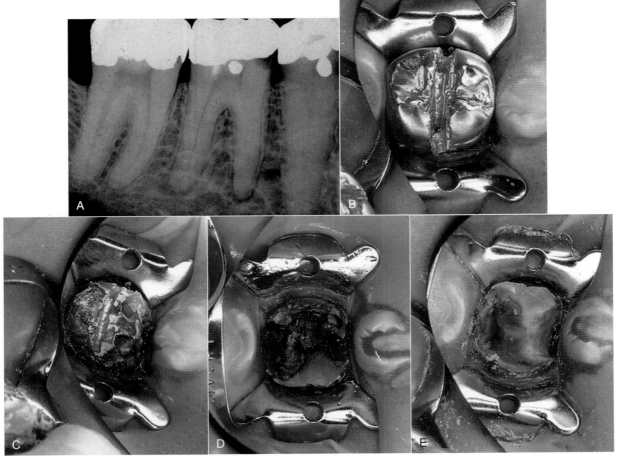

图 8-7　A.X 线片示根尖均可见损害，冠边缘以下出现继发龋。B. 切割全冠修复体。　C. 去除全冠后，在旧修复体下可见龋坏。D. 去除旧修复体后可见大面积龋坏。E. 去龋后可以评估牙体剩余结构，并可以建立到达髓室的直线通路

去龋时，应先去除牙体边缘的腐质，再逐渐向髓室内清除（图 8-8A）。当牙髓处于充血或化脓状态时髓室内充满血液或脓液，导致视野不清，影响操作，这时开髓是很困难的（图8-8B）。在这种情况下试图揭髓顶或者扩大开髓孔可能会导致牙冠或根分叉穿孔。开髓前仔细去除髓室周围的龋坏，有助于避免此问题的发生。

去除龋坏、无支持的牙体组织和薄弱或有缺陷的修复体，有利于开髓和观察折裂线（见上文中的临床案例），以及预防治疗过程中薄弱的牙釉质壁折裂，甚至牙折[33]（图 8-9）。开髓孔边缘的修复体也应加以磨除，以防止松动的合金或树脂颗粒脱落而进入根管，导致根管堵塞，例如有大的钉修复体或者全冠修复体时。如果修复体完好无损并有良好封闭性时，则无须彻底去除。在这种情况下，医生应该：① 在开髓时喷水以减少碎屑；② 洞壁向拾方微敞以增强直线通路（图 8-10）。这可以防止治疗过程中根管器械与金属修复体边缘相互摩擦，金属颗粒进入根管而造成堵塞。轻柔地使用超声器械即可去除根管内误入的颗粒[41]。临时修复体应彻底去除，如氧化锌丁香油封闭剂，除非去除后会出现明显的渗漏[48]。若临时修复体位置较深，建议行冠延长术（见第 17 章）。去除修复体的适应证见框表 8-1 和框表 8-2。

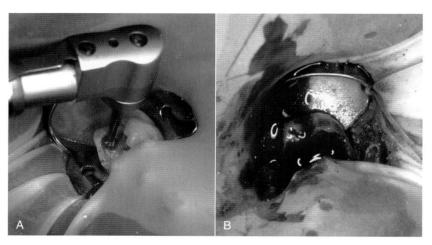

图 8-8　A. 在进行牙髓治疗之前，应先去净牙体边缘和牙尖下方的龋坏组织。B. 牙髓组织发炎引起的大量出血，会影响髓室内的视野

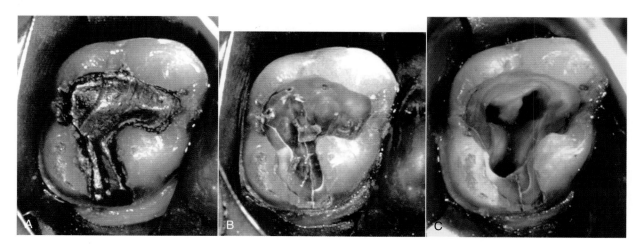

图 8-9　A. 上颌磨牙需要进行根管治疗。探诊发现银汞合金的远中边缘有龋坏。B. 去除银汞合金后发现腭侧边缘有折裂线。C. 完成根管清理和成形后，仍可见折裂线，但牙周组织尚未见损伤

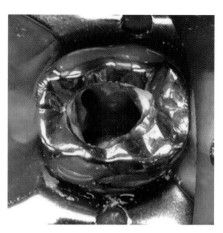

图 8-10　在全冠修复体上进行开髓。从𬌗面可见所有根管

框表 8-1　必须去除的修复体

· 治疗过程中发现唾液持续渗入根管
· 修复体内部存在龋坏，尤其是全冠
· 在开髓过程中发现牙折
· 松动、有缺陷或已损坏的修复体
· 计划更换原有的修复体

框表 8-2　去除修复体有助于解决以下问题

· 患牙或修复体位置不正时，便于建立直线通路
· 便于寻找钙化根管口
· 便于确定牙齿的可修复性，尤其是可能存在髓室穿孔
· 便于进一步确定治疗方案

　　通常情况下，牙冠与牙根并不位于同一长轴，因此，如果在开髓时只考虑牙冠的角度就容易造成穿孔。通常上颌侧切牙和下颌第一前磨牙会呈现出明显的冠 - 根角度[19]，但在整个口腔中，可能任一牙齿都会出现这样具有挑战性的解剖结构（图 8-11）。磨牙开髓时，如果冠根长轴存在夹角，可能会导致根管定位错误（例如，将近舌根管口误认为近颊根管口）[7]。接下来在寻找其他根管口的过程中，往往会远离真正的根管口所在的位置，以至侧穿或底穿。

　　如果无法确定解剖关系，即使没有出现穿孔，也会不可避免地过度磨除和削弱冠方或牙根结构。更加复杂的是，通常还存在额外的根

管（图 8-12），如果不能识别和清理这些变异的解剖结构，往往就会导致治疗的失败。最好的解决办法就是预防。想要寻找并识别这些特殊化的结构，影像学检查和放大设备的使用必不可少。更多的讨论及病例详情见第 3 章。

　　如果不考虑冠根关系，当遇到细小或钙化的髓室或根管时，通常会导致牙齿结构不可逆的损伤（图 8-13）。此外，一个或多个根管可能会经常被遗漏。髓室通常位于牙冠的中心[59-60]。许多患牙经过多次修复治疗后，牙髓会对治疗的刺激产生反应，通常表现为 X 线片上根管影像的缩小[1]。在很多病例中，尤其是存在较大的修复体时，应使用𬌗翼片来观察髓室与冠根角的关系。当患牙扭转或者牙根形态异常时，应拍摄近中或远中偏角的 X 线片[28]（见第 2 章）。

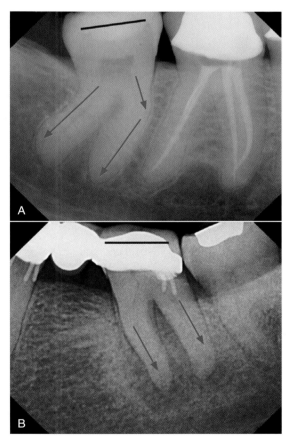

图 8-11　A 和 B. 两个下颌磨牙𬌗面与牙根长轴呈发散角。两颗牙齿上黑线表示𬌗面的方向。红色箭头表示牙根的角度。垂直于𬌗面钻磨最终可能会导致髓室底或根分叉穿孔

153

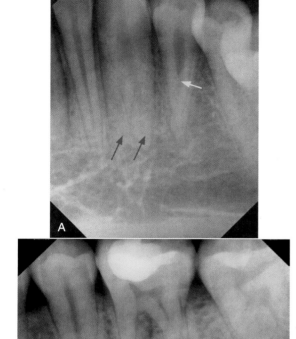

图 8-12 A. 尖牙和侧切牙均为多根管。B. 下颌磨牙远中有两个牙根或两个根管

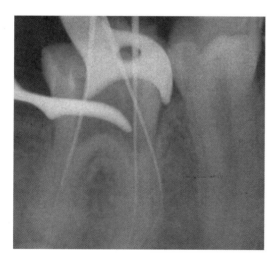

图 8-13 向近中倾斜且根管口钙化的下颌磨牙开髓时侧穿。通路内有树脂修复体，尽管最终将其全部去除，医生仍无法定位第二个近中根管口。术前殆翼片已大致可以确定牙长轴与殆面的实际方向

经过修复治疗，牙冠解剖结构的三维关系可能被改变，在全冠或大面积修复体上直接开髓可能会引起穿孔[37,53]。在这种情况下，开髓前使用偏角投照的 X 线片是最有效的预防方法。还需注意的是，在给这些患牙开髓时金属或树脂碎屑可能会进入根管造成阻塞，或者被推出根尖孔而产生潜在的长期刺激源，导致根尖周组织不易愈合[34,62]。因此高速的吸引和频繁的冲洗必不可少。

安全而准确的开髓技术

开髓是一个动态的三维过程[23]。以往的观点认为，大多数病例开髓可以从髓角开始，髓角是最初清理的目标（图 8-14）。在大部分常规的病例中，术前片上可以通过髓角来初步确认髓室的位置（图 8-15）。

前牙

1. 从舌侧，与牙冠的舌/腭面呈直角穿入。

2. 穿通牙釉质（或全冠）后，尽量调整车针的角度使之与牙体长轴平行。要谨记"保持在舌侧初始开孔位置"，如果存在髓角的话，应该可以从这个点找到髓角。

3. 进入髓室后，可通过向外提拉去除舌侧的悬突和肩领。这样可以建立进入根管的直线通路（图 8-16）。如用向内切削，那么很可能会造成唇/颊侧的穿孔。

4. 将下颌切牙、尖牙和前磨牙的舌侧壁完全磨除后，经常会发现额外的根管（图 8-17）。遗漏根管通常会导致严重的术后疼痛甚至治疗失败（见第 5 章）。这种失败往往会归因于患者或其患牙，而实际上，医生应该掌握充足的理论知识并控制这种情况的发生。

5. 建议使用小号或中号球钻开髓，锥形金刚砂和（或）ENDO-Z 车针来修整外形，还可以用 G 钻或 X-GATES 来辅助去除舌侧壁（图 8-18）。

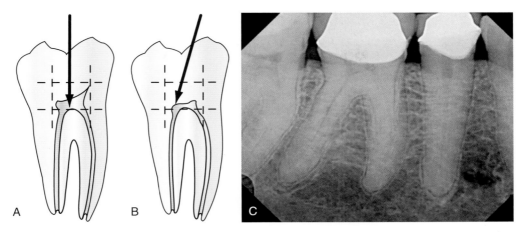

图 8-14　A.X 线片可提前预估下颌磨牙髓室的形态特征。开髓时必须朝向其中心（箭头所示）。B. 在牙齿倾斜、钙化或没有明显髓室的情况下，可将入路朝向最大的根管（箭头所示）。C. 若存在全冠修复体且髓室钙化时，推荐从该牙齿中心开髓，建立直线通路

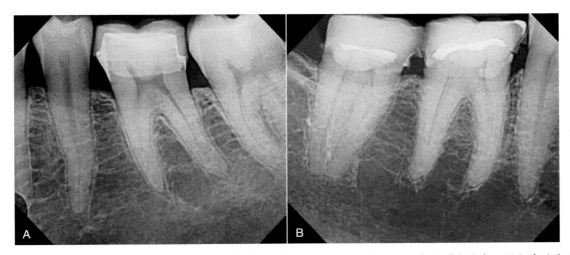

图 8-15　A 和 B. 两个需要根管治疗的磨牙，尽管有部分钙化但均可见髓角。一旦车针到达髓角，便初步确定了髓室的位置和尺寸

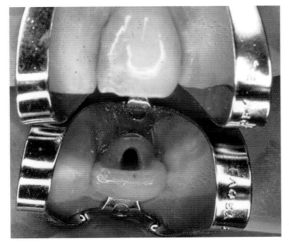

图 8-16　上颌中切牙开髓，建立直线通路可直达髓腔

后 牙

1. 不能完全揭净髓室顶是个常见的问题，以至于无法定位种类繁杂的根管系统（图 8-19 ）。

2. 可将机头上的开髓钻靠近 X 线片上的牙冠进行比较，来初步测量髓室的大小及深度（图 8-30 ）；如果使用的是数字化影像，可通过测量工具进行测量。

3. 发现髓角后，去除髓角之间的牙本质。

4. 将末端无切割力的安全钻头置于髓室顶的牙本质悬突上，侧向切削去净悬突，使开髓洞形向𬌗方略微外敞。

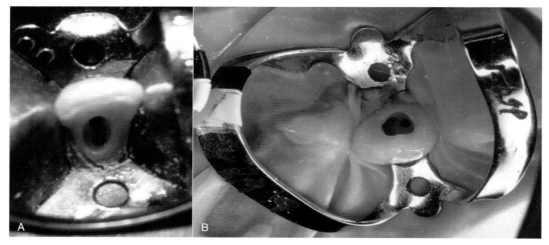

图 8-17　下颌中切牙开髓 A. 扩展舌侧。第二根管可见于舌隆突之下。B. 上颌侧切牙有两个根管

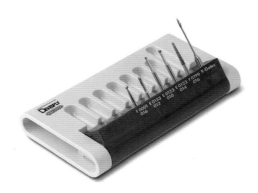

图 8-18　前牙开髓套装（Dentsply Maillefer, Ballaigues, Switzerland）

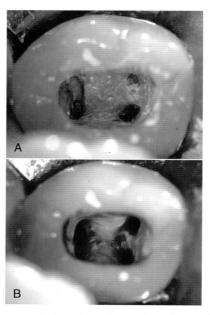

图 8-19　A. 下颌磨牙已开髓。因试图进入根管口时患者持续疼痛，故转诊要求治疗。图示仅髓角暴露，髓室底完好无损。B. 揭净髓室顶后

5. 使用 17 号或者 23 号探针来检查髓室顶或者牙本质悬突是否完全去除，并检查髓室，确保可无障碍的进入根管口。

6. 建议使用中号或大号球钻开髓，具有安全端的锥形金刚砂或 Endo-Z 车针，以及 G 钻或 X-Gates 进行精修。现有多种开髓套装，已经过广泛的实验和测试，可供医生选择应用于前牙和后牙（图 8-20），以确保正确的开髓。

7. 修整开髓洞形。去除颈部牙本质悬突（图 8-21）很重要，因为这些结构会阻碍进入根管的直线通路，或者覆盖额外的根管（图 8-22）[30]。磨除这些结构时一定要小心谨慎，使用侧向切削的手法，并使髓室壁向𬌗方略微敞开，避免向根尖方向磨除。

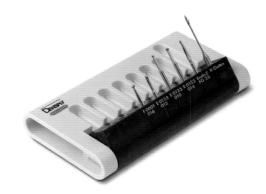

图 8-20　后牙开髓套装（Dentsply Maillefer, Ballaigues, Switzerland）

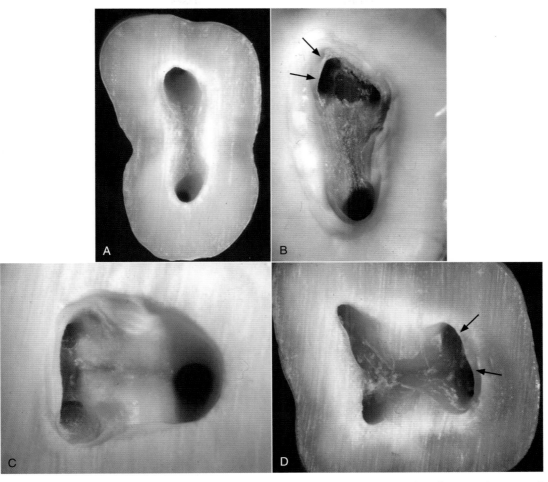

图 8-21　后牙常见的髓室底解剖形态。A. 上颌前磨牙。B. 上颌第一磨牙近颊双根管（箭头所示）。C. 下颌第一磨牙远中单根管。D. 下颌第二磨牙远中双根管（箭头所示）

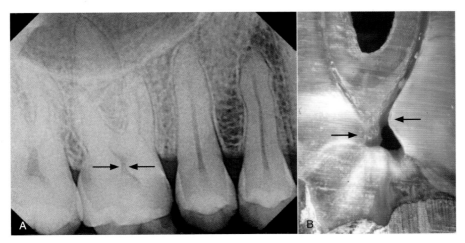

图 8-22　A. X 线片示上颌磨牙颈部牙本质悬突（箭头所示）。B. 上颌磨牙的截面，显示了继发性牙本质的层积形成的悬突（箭头所示），可能会阻碍根管系统的入路

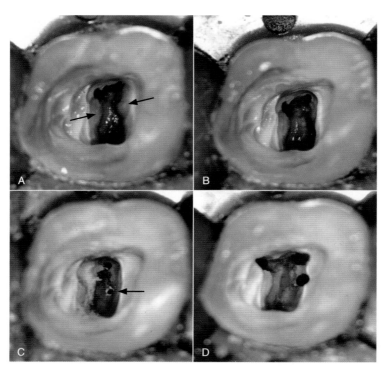

图 8-23　A. 下颌磨牙开髓后可见近远中壁形成的颈部牙本质悬突。B. 近中的悬突被去除。C. 使用 DG-16 探针探及近中腭侧（MP）根管（箭头所示）。D. 根管清理成形完成后，可见全部 4 个根管

后牙开髓后，如果视野清晰，可以在髓室底看到常见的解剖结构，以利于准确的定位根管口并且防止底穿。图 8-23 展示了常见的上颌双根管型前磨牙、上颌第一磨牙和下颌第一、第二磨牙的髓室底解剖。充分认识这些解剖结构[12,29]并将这些信息与 X 线检查结果相结合，可以避免开髓和寻找根管口过程中的各种难题。

开髓术中难点的解决策略

不是每颗牙齿都能获得直线通路。事实上，有全冠或者较大修复体的患牙通常髓室和根管会有明显的减小和缩窄，这是因为产生了修复性牙本质或者存在髓石[1,13,39]。在𬌗翼片上，全冠常常完全阻挡了髓室，而大面积修复体不仅会遮挡髓室，还会堵塞根管口（图 8-24）。这些障碍物会给开髓带来困难。这种情况下，医生至少应该考虑以下三个问题：髓室钙化、开髓时使用放大设备、髓室底或侧壁可能会穿孔[53]。

髓室钙化

髓室消失或严重钙化的患牙（图 8-24A）通常没有髓角，所以在切削清理牙体硬组织时，应以牙体外部解剖结构作为参照。一旦到达目标区域，需要仔细探查（最好有放大设备和良好光源——头戴放大镜或显微镜），注意变色的钙化组织[1]，这可能正是髓室所在的位置。此时应使用探针进行探查，虽然根管口可能不明显，但它通常是软的且能卡住探针。可以使用超声器械来磨除钙化的髓室杂物并扩大根管口[41]（图 8-25A、B、C）。在使用超声器械清理的过程中，如果不冲洗，可以在显微镜或头戴放大镜下观察磨除过程；冲洗则可能会降低能见度，但可以将术野中的杂质冲洗干净，尤其是钙化物。因此应根据情况决定是否进行冲洗。

放大设备的使用

在根管钙化或者难以找到根管时使用放大设备应倍加小心。在高倍放大下（30 倍），视

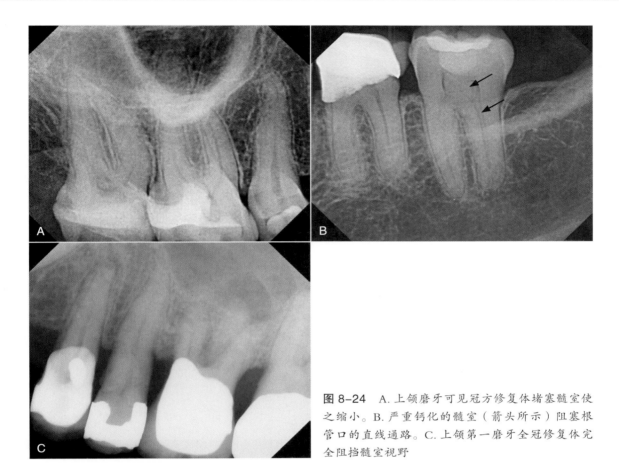

图 8-24 A. 上颌磨牙可见冠方修复体堵塞髓室使之缩小。B. 严重钙化的髓室（箭头所示）阻塞根管口的直线通路。C. 上颌第一磨牙全冠修复体完全阻挡髓室视野

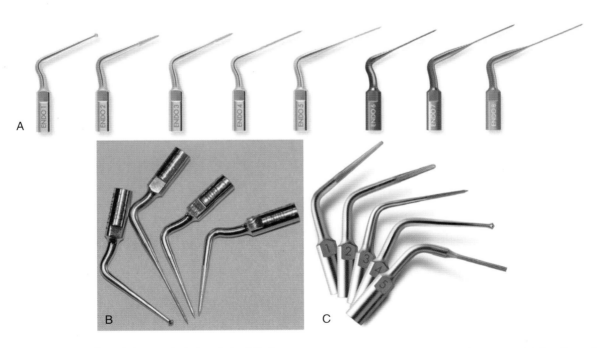

图 8-25 A. 一组超声工作尖，一系列的尺寸和型号（Dentsply Tulsa Dental Specialties, Tulsa, OK, USA）。B. 四个常用的超声工作尖。C.Start X Tips (Dentsply Maillefer, Ballaigues, Switzerland)

野浅且范围也很狭小，这时经常会分不清患牙的解剖结构和正在磨除的实际位置。更复杂的是，在钙化的牙齿中，任何斑点和轻微的变色，在高倍显微镜下（30倍）可能都会被误认为根管口。这可能会导致治疗过程出现严重的失误。所以在清理过程中，应在低倍放大下不断确定操作的位置和方向。可以使用2.5倍或3.5倍的头戴放大镜（图8-26）。

使用放大设备时，一定要辨别清楚髓角和根管口。在有些情况下，钻头应朝向最粗大的根管或明显的髓室处钻磨，比如下颌磨牙的远中根或上颌磨牙的腭根（图8-14）。在开髓前一定要花时间回顾X线片以评估髓室的形态——注意髓室顶到底、近中到远中的尺寸。可能的话，也要注意根管口到髓室底的距离。如果髓室钙化，开髓将会更有难度（图8-24B）。

有时也需借助X线片来检查开髓所到达的位置。另一个关键的根管定位方法是，在多根管牙齿中想要成功定位所有根管，应在发现一个根管口后立即对其进行扩大，然后再定位其他根管口。这种方法可以为髓室解剖结构提供较好的空间和视野，有助于找到所有根管，还可以将其作为导向以找到其他隐蔽的根管口。此外，还有助于避免在没有根管的位置进行盲目清理，造成侧壁或者髓室底穿孔。

预防和处理穿孔

开髓过程中会出现各种错误，但最严重的是髓室穿孔，这会导致髓室与口腔或牙周组织相通[37,49,53]。在开髓前注意X线片上髓室的位置通常可以避免这个问题的发生。同样，清晰定位牙体外部解剖形态，并了解髓室底部解剖结构和根管口的位置也有助于预防穿孔。还可以在使用橡皮障隔离之前，初步钻磨大致的开髓洞形。在开髓预备的任何时候，都可以通过X线片校准钻头的位置和方向（图8-27）。遇到更困难的情况时，比如患者开口度不足，患牙的某些部分可能会被磨除，如特殊的壁或尖。在前牙严重舌倾时，通常可以考虑从唇侧开髓[58]。

如果发生穿孔，应尽早做出诊断。在开髓过程中一定要时刻保持警惕和进行必要的评估。及早发现穿孔将避免进一步地对牙周组织造成不必要的刺激[5]。

穿孔发生在牙槽嵴或游离龈以上

（1）如有必要，通常可以用浸有止血剂的干棉球来控制出血（见下文）。

（2）缺损处可以用合适的暂时性或者永久性材料进行封闭。暂时性材料包括氧化锌丁香酚（zinc oxide eugenol，ZOE）或玻璃离子（glass ionomer，GI），永久性材料包括可粘接的树脂或增强型玻璃离子（化合物），当有全冠完全覆盖时甚至可以使用银汞合金。

（3）继续根管治疗。

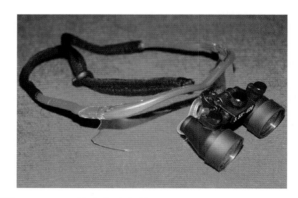

图8-26 3.5倍头戴放大镜

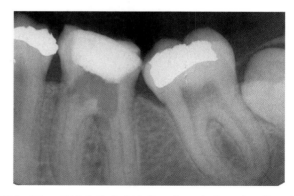

图8-27 下颌磨牙因过度或可能无意的开髓而导致大面积穿孔

穿孔位于或低于牙槽嵴顶或进入根分叉区

（1）用干燥的无菌棉球或无菌纸片的大末端来控制出血。可以使用少量止血剂，如 1:500 00 的肾上腺素小棉球 [不同百分比的盐酸肾上腺素：2 号棉球含 1.15 mg，3 号棉球含 0.55mg（Pascal Company Inc. Bellevue, WA, USA）]。还可以使用硫酸铁 [（Cut-Trol[Ichthys Enterprises, Mobile, AL,USA）] 止血。在拔牙前使用的供组织收缩的止血剂也可能有效 [Astringedent（Ultradent Products, South Jordan, UT, USA）；Traxodent（Premier Dental Products Co., Philadelphia, PA, USA）]。避免使用可能使组织严重受损的强效止血剂，并且不要使用药物。

（2）如果穿孔接近根管口，在修补前先确定根管口的位置并尽可能扩大根管口，使其尽量避开穿孔区域。

（3）一旦出血得到控制，三氧矿化物聚合体（mix of mineral trioxide aggregate，ProRoot MTA）(Dentsply Tulsa Dental Specialties, Tulsa, OK, USA) 是最理想的修复材料[2,25-27]（图 8-28）。如果没有 MTA，也可使用较厚的 ZOE。这些材料上应再用快速固化的玻璃离子加以覆盖，可以有效避免因冲洗而移位。这对于当前组分的 MTA 很有必要，因为其完全固化需要 2~4h。

（4）应尽量避免或尽可能少的将修复材料推入根尖周组织。

（5）封闭完好便可继续寻找根管，然后继续进行常规的根管治疗。

（6）一般情况下，早期发现并修复的小穿孔预后较好。如果对牙周支持组织的损伤较小，一般修复成功率较高。

（7）如果牙周组织有明显损伤、前磨牙和

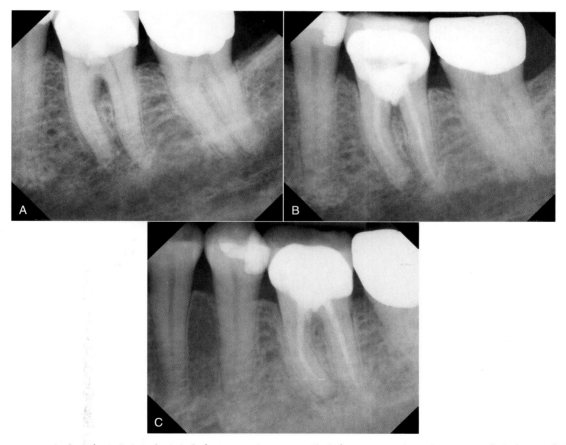

图 8-28　A. 下颌磨牙在开髓过程中髓室底穿孔。B. 使用 MTA 修补穿孔。C. 一年后随访示组织愈合良好，患者无不适，可正常使用

磨牙根分叉大面积穿孔[20,54]、髓室底的重要部分被破坏，这些情况都很难修复，且预后不佳（图8-29A）。

（8）如果不使用MTA20或ZOE，而选择了缺乏生物相容性的材料进行修补，尤其是材料还被推入了牙周组织[15]，长期预后效果可能较差（图8-29B）。这样一来非手术的方法不但无法去除过量的材料，还有可能使穿孔变大并且刺激牙周组织。

（9）牙根冠1/3的穿孔，尤其是根分叉处的穿孔疗效一般不能确定。如果进行简单的外科修复或牙根牵引，并辅以牙周、外科或正畸治疗[44]（见第17、18章），可能会取得良好的预后效果。某些病例，无法从牙齿内部完成修复，只能采用外科手术。这种情况下也可以考虑拔除患牙。

（10）穿孔可能导致牙齿缺失，所以提倡有预防措施的开髓。在某些情况下，可以在使用橡皮障前进行初步开髓，尤其当冠、根的长轴存在差异时，这是特别有用的方法。在放置好橡皮障并且开髓后，可以通过X线片来评估钻头的方向是否准确。为了安全进入髓室，有时一些冠部特殊结构必须被磨除。在合理的理论基础下进行灵活开髓是解决这一难题的重点。

有全冠或大面积修复体的患牙开髓时的潜在问题

相当多的根管治疗都是直接在现有的全冠修复体上进行的。这些金属和烤瓷修复体的存在，除了上述已经讨论过的问题外，还会带来更多的挑战[17,45,51-52,58]。当通过全冠开髓时，这些问题都可以设法解决或加以预防，但也有可能会增加治疗的难度。

与自然牙形成的冠根角度一样，当存在修复体时，同样需要进行影像学评估来识别牙根的不同角度和扭转的患牙。如果无法看到髓室，这种评估就可能比较困难。髓室的确切位置可能无法直接从影像中获取，因此应该在钻磨时控制钻头的深度。在开髓前，将钻头置于X线片上来测量大致的深度以评估髓室及根分叉的相对位置（图8-30）。

在所有情况下，每个有全冠并且需要根管治疗的患牙，术前仔细评估可以使医生获得合适的治疗计划。𬌗翼片有助于获得更多重要的信息（见第2章、第3章）。当经过根管治疗，修复了患牙的𬌗面并且没有龋坏时，可以选择保留全冠；如果龋坏位于冠边缘以下，或者边缘以下有潜在的龋坏，则必须予以鉴别并拆除全冠，尤其是根尖片或𬌗翼片上显示患牙边缘位于龈下时。在后一种情况下，可能还需要在根管治疗前进行冠延长术（见第18章）。

如果存在非贵金属全冠，开髓可能非常困难；钻头在使用过程中很可能会变钝或者折断。此外，如果在开髓预备过程中没有使用喷水和良好的吸引排空，可能会在髓室或根管口甚至根管里留下大的金属颗粒。

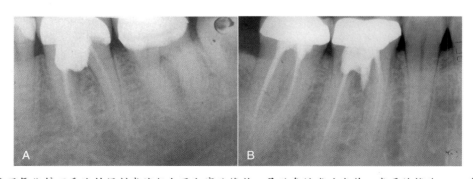

图8-29　A.使用氧化锌丁香油封闭剂尝试行大面积穿孔修补，导致急性炎症发作，患牙被拔除。B.多余的修复材料很难完全去除，治疗成功率很低，建议拔除患牙

对于全冠修复体（金属烤瓷或全瓷），如果要保留全冠，一定要注意防止崩瓷[17,52,58,61]，尤其是已使用多年的全冠。在陶瓷类全冠开髓时，应喷水并使用新的高速金刚砂球钻来磨穿表层[17]。轻柔地切割陶瓷，不要加压和持续钻磨。如果是金属烤瓷冠，存在金属核，应使用破冠车针 (Dentsply Maillefer, Ballaigues, Switzerland)（图 8-31A），然后再选择另一个车针开髓。

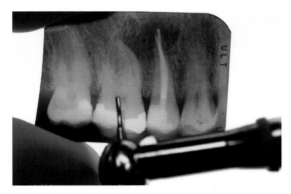

图 8-30　在机头上安装好车针后，将其置于患牙的 X 线片上来估算髓室的深度

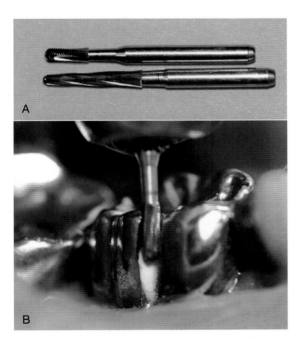

图 8-31　A.破冠车针（上）和 Endo-Z 车针（下）（Dentsply Maillefer, Ballaigues, Switzerland）。B.进一步使用破冠车针辅助开髓。在磨除牙齿前用于磨除冠修复体

后牙向殆面提拉扩展髓壁，前牙向舌侧扩展，以避免阻碍器械进入根管。这可以使用 Endo-Z 车针，以确保安全操作（图 8-31B）。

如果是氧化锆基质的全冠，则先用粗的、中到大号的金刚砂球钻或特殊的金刚砂车针 (KS2 turbo-type diamond bur [Axis Dental Corp, Coppell, TX, USA]) 进行初步的切割，直至致密的白色氧化锆层[17]。初始开髓洞形的冠方边缘应稍大一些，一旦穿通初始层，薄的氧化锆衬底就可以用金刚砂球钻磨穿了，此时应小于初始轮廓，避免切割开髓孔的侧壁，否则会增加崩瓷的风险。在这种情况下，应提前告知患者可能会出现的情况。使用空气喷砂这项新技术开髓或许可以避免崩瓷[45]。

在所有病例中，开髓孔应略大于标准洞形，这样可便于识别渗漏的通道或折裂线，并有助于必要时的根管定位和探查[48]。全冠的完整性应关注牙龈边缘，而不是殆面。如前所述，保留患牙（全冠）的解剖结构，并不排除为了良好的开髓而进行必要的牙体切削（图 8-1~ 图 8-4），尤其是修复体需要重新制作时。

隔离和开髓术的临床要点总结

·如果无法在需要治疗的患牙上放置橡皮障夹，则应考虑置于邻牙上（图 8-4D）。可以使用牙科和医用粘接剂、橡皮垫、牙线或临时充填材料来进一步隔离水分[4]。可以在开髓前制作树脂假壁，但这经常会脱落、崩解，以至于多余的碎屑可能会被推入根管，或者在行最终冠方修复体前重新制作[35]。

·如果橡皮障只能通过夹紧软组织才能固定，则应在行任何根管手术之前考虑是否进行牙冠延长术[33]（见第 18 章）。

·隔离和开髓前应先去除暂时冠，以防止在根管预备时移位、在治疗中或治疗后形成潜在的污染和参照点改变，以及冲洗液渗入口腔。

·放置好橡皮障开髓时，应在牙冠上做标

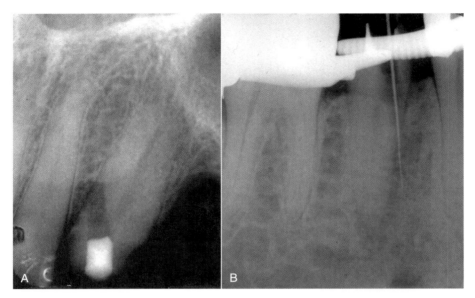

图8-32 手用器械和车针不正确的角度导致尖牙（A）和前磨牙（B）在牙槽骨下严重的穿孔

记来指示牙根的方向。如果没有准确判定冠根角度通常容易导致穿孔（图8-32）。

· 有效安置好橡皮障后，使用长柄车针或外科钻开髓时应小心谨慎。

■ 识别或定位根管口的难点

牙髓和髓腔钙化

根管系统营养不良和弥散性钙化是根管治疗过程中经常遇到的问题[1,13]。医生应该知道，牙髓钙化是牙髓病变的表现，而不是病因[39,47]。钙化的性质通常是不可预测的，可能会给临床治疗带来很多挑战。在牙齿的整个生命周期中，每颗牙齿都会形成继发性牙本质——包括生理性和反应性的[1]。当牙髓遭到急性的大量细菌侵袭或外伤时，可能来不及形成修复性牙本质。这种情况下，牙髓会迅速坏死，根管内充满坏死和感染的组织（图8-33）。临床和影像学检查中，髓室和根管系统通常比较明显并且易于查探。然而，如果患牙受到长期缓慢地刺激，髓室和根管系统都会发生钙化，这就增加了开髓和识别根管的难度（图8-34）。

钙化牙髓、髓室和根管系统的组织学表现反映出牙髓受到了长期低强度的慢性刺激[1]（图8-35）。X线上显示根管完全钙化，在组织学上则表现为根管完全闭锁，除了少数区域含有少量的组织残留。钙化也通常出现于使用氢氧化钙或其他材料进行活髓保存术后，具体的示例和讨论见第7章。

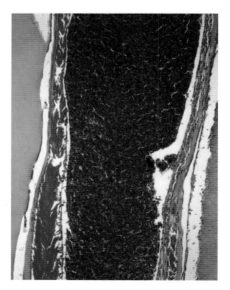

图8-33 牙髓组织脓肿。髓室壁无修复性牙本质形成；根管通畅（HE染色，100倍）

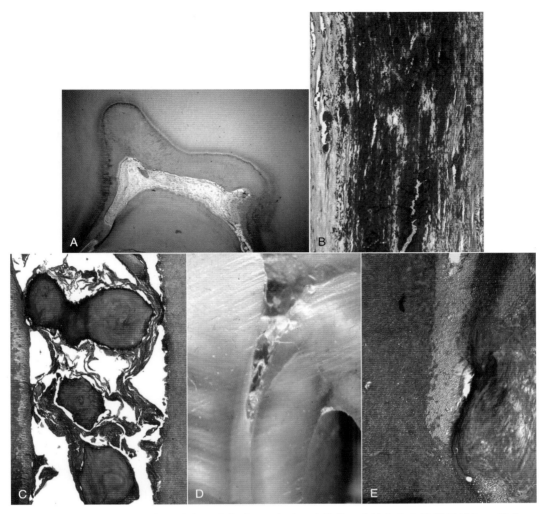

图 8-34　A. 下颌磨牙髓腔的冠方形成了修复性牙本质，且有明显的营养不良性钙化和根管闭锁（BB 染色，10 倍）。B. 牙髓弥散性钙化在 X 线片上表现为完全钙化（HE 染色，40 倍）。C. 髓石阻塞根管（HE 染色，100 倍）。D. 牙体组织切片显示从髓室到根管可能是通畅的，但进入根管后可能会出现钙化。E. 根管的冠方有部分钙化的牙髓。探针或许可以扎入钙化物，但用根管锉却很难疏通（HE 染色，100 倍）

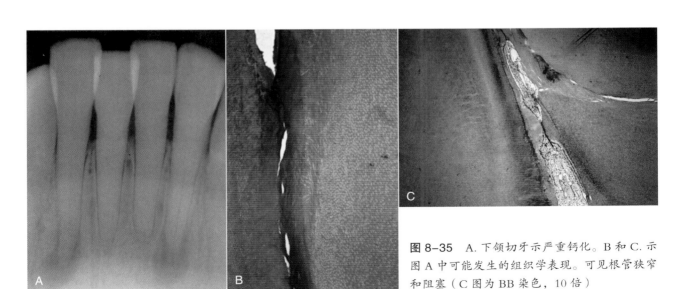

图 8-35　A. 下颌切牙示严重钙化。B 和 C. 示图 A 中可能发生的组织学表现。可见根管狭窄和阻塞（C 图为 BB 染色，10 倍）

这种类型的患牙，准确的定位髓室和根管口是非常困难的（见第13章钙化根管的疏通）。临床中有很多定位和疏通根管的技巧，本章仅讨论那些在临床实践中最有效的方法。

在治疗前，医生必须先想象和勾画出髓腔结构，并和影像学形态相结合，这样，二维X线图像中的信息与牙齿的三维形态就可以对应起来（图8-36）[19]。此后，将开髓器械对准预想的髓腔位置进行开髓。最好使用超声器械修整开髓孔和识别根管口（图8-25）。如果没有，用高速手机进一步磨除时必须小心谨慎，避免穿孔。开髓和根管口定位需要医生熟悉正常髓室的位置、根管解剖、牙体长轴方向，尤其是后牙。准确的X线片对于术前评估和定期检查钻磨的深度和方向至关重要。在此基础上，当到达钙化根管时，根管口就很容易被辨认。

对于单根管的牙齿，教科书中关于根管形态的内容，常常忽略一个重要的解剖学事实：根管通常位于牙根横截面的中央[19]。同样，髓室也（或在钙化之前）位于牙冠横截面的中央。

髓室钙化的患牙开髓预备之前，应在术前的根尖片或者𬌗翼片上测量𬌗面到预估的髓室底的距离，这将最大限度的提高开髓的准确性。也可以使用各种数字化影像系统来测量。按正

常大小和形态进行开髓，深度相当于到达未钙化髓室的髓室底距离（图8-36）。

正常根管解剖形态的另一个重要方面是多根管牙的根管口分布情况[60]。这些根管口的分布及其可能的变异，在遇到钙化的髓室底时必须要提前预估，同时还要考虑到根管的走向。这需要将二维X线影像与牙齿的三维解剖结构进行良好的结合[6,29]，并使用安全且可灵巧旋转的器械或者超声工作尖在髓室底上进行操作。为了方便讲述这种定位细小或钙化根管的方法，接下来将根据不同牙位，分别讨论髓室钙化时开髓的要点。

上颌中切牙、侧切牙和尖牙

图8-37A示营养不良性钙化的上颌切牙，其根管位于牙根横截面的中央。如果不考虑美学和结构的完整性，理想的开髓孔应位于切缘[58]；但是，该牙齿的标准开髓入路位于牙冠腭面、颊舌侧、切缘和龈缘的中心（图8-38A）。对于正常大小的牙齿，车针与牙体长轴呈45°，通常钻磨3~4mm即可到达髓室（图8-38B）。然而在髓室钙化时，如果保持45°持续钻磨可能会钻穿牙体，导致唇侧附着龈下的穿孔。因此，当髓室钙化时，如果沿45°方向磨除3~4mm后仍无法定位根管时，应旋转车针，使其尽可能平行于牙体长轴，避免穿孔。随后，沿舌侧向下继续钻磨，并使用DG-16牙髓探针探查根管口。当髓室较深时，可改用长柄2号球钻（或使用超声工作尖）。整个过程中要经常对开髓的方向进行观察和X线的检查。若无法找到根管，则必须修改治疗计划。

上颌前磨牙

开髓时，起点应在牙冠𬌗面中心位置，沿牙体长轴方向进行[12,59]。单根管和双根管型的前磨牙，髓室的颊舌径较宽，所以开髓洞形的颊舌径宽、近远中径窄（图8-39A、B，图8-21A）。

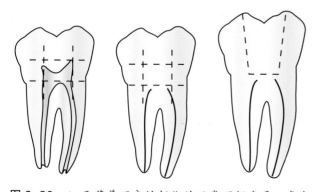

图8-36 A.无营养不良性钙化的正常下颌磨牙，虚线所示区域为髓室范围。B.有营养不良性钙化的牙齿，可见髓室消失和根管口下移。虚线示髓室应在的解剖位置。C.虚线示开髓到达正常髓室所需的深度和宽度，可见髓室壁向𬌗方微敞

上颌磨牙

最常见的开髓洞形是一个由两个颊侧根管口和腭侧根管口所构成的三角形[7,11,29,55,60]。在许多髓室或根管钙化的磨牙中，通常能轻易地找到1个或2个根管口，然而剩下的根管口往往较难发现。在这些情况下，需要医生对根管口解剖形态有充分的了解[6-7]（图8-40A）。上颌磨牙很可能有4个根管口，还可能有4个独立的根管（图8-40B）。近颊第二根管[46-56]，通常位于近颊第一根管到腭根连线的沟槽中。一般情况下，如果存在第二个近颊根管或近中腭根，则其通常距腭侧根管口0.5~5mm，并位于牙颈部悬突以下。有时，第四根管口位于近颊根管口内1~2mm处或甚至位于腭侧根管口内（图8-23C、D）。

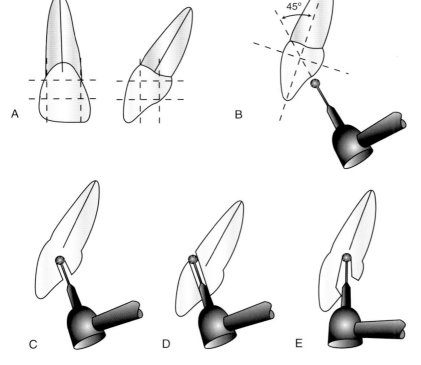

图8-37　A.营养不良性钙化的上颌切牙。虚线示髓室所在的中心位置。B.开髓的方向应与牙体长轴呈45°。开髓洞型应在切龈向略做扩展，至冠中三分之一。C.钙化的根管未发现髓室。持续钻磨可能会导致唇侧穿孔。D.唇侧穿孔是由于过度的钻磨，并且没有定期用X线对钻磨的方向和深度进行检查。E.为避免穿孔，车针角度应从45°尽量调整到与牙体长轴平行

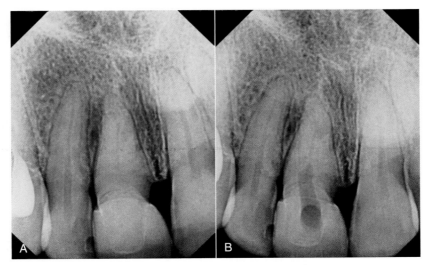

图8-38　A.中切牙的钙化髓室和疑难根管。B.进行一定程度的钻磨后仍无法找到根管，尽管在X线片中可看到根管影像。患者选择行根尖外科手术

下颌切牙、尖牙和前磨牙

下颌切牙、尖牙和前磨牙最常见的根管形态是单根管；如果存在第二根管，则常见于第一根管的舌侧[19]（图8-15A、B）。切牙和尖牙的牙冠解剖形态存在一定的角度，且标准开髓洞形位于舌侧（图8-41），使得第二根管难以发现和定位（尤其存在细小钙化根管时）。当找到主根管并清理预备后，应扩展根管口的舌侧，然后使用10号或15号K锉，预弯根尖1或2 mm，以探查第二根管口。如果使用该方法仍无法定位根管口，还可以使用2、3、4号的G钻或根管口成形钻磨除舌侧部分组织，可能有助于发现舌侧根管。手法与使用球钻时相同，采用向上提拉的动作磨除舌侧壁。然而用

这种方法可能会发生器械折断，但是折断位置一般位于器械的杆部，很容易将折断器械取出。即使找到第二根管，其正常的根管直径也和细小钙化的根管相似。

下颌磨牙

下颌磨牙最常见的开髓洞形是由近中的2个根管口和远中的1个椭圆形根管口组成的梯形[7,11,19]（图8-21C、D）。远中根管通常颊舌向宽，由于该形态特点，需要从颊侧和舌侧分别进行根管预备。30%~50%的病例的远中根

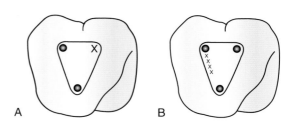

图8-40 A.上颌磨牙拾面观，显示了标准开髓洞形。通过定位和扩大两个根管口，可以准确地找到第三根管（X）。B.找到三个主要的根管后，可以在近颊根管口距腭侧根管口方向的0.5~5.0mm范围内定位近颊第二根管。大多数的近颊第二根管都位于距近颊第一根管口1~3mm处（X）

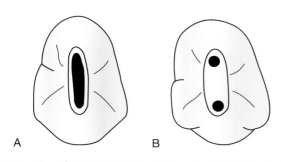

图8-39 单根管前磨牙（A）和双根管前磨牙（B）的典型开髓洞形及根管口形态。呈颊舌向宽，近远中向窄的开髓洞形

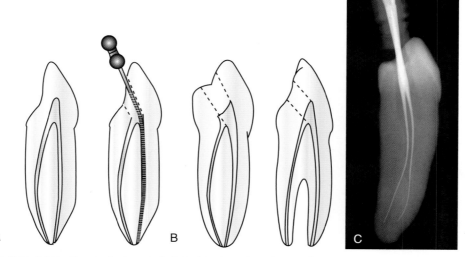

图8-41 A.双根管的下颌切牙，标准的开髓总是会使初尖锉越过第二根管口而置于唇侧根管内。B.下颌尖牙和前磨牙的第二根管一般位于舌侧，大多数与唇侧根管呈较大角度，需要使用非常细的器械进行疏通。C.从近远中观察离体的第一前磨牙X线片，显示有明显的两个根管

管被一分为二，因此还需要对钙化的远中根管进行颊舌向的扩展。少数的第二磨牙每个牙根都只有一个根管。如果近中根只发现一个根管，应该采用前文所述的方法扩大根管口，并评估根管口位置的对称性。如果只有2个根管，一般都位于近远中向的中线上（图8-42A）。如果扩大根管口后，发现近中根管相对于远中根管偏向颊侧或舌侧，则近中根很有可能有2个根管。在完成梯形开髓洞形后，可以预见近中第二根管的位置（图8-42B）。同样，在寻找钙化根管时，可以在根管口可能出现的位置磨出一条沟槽，因为它可能离已定位的根管口很近，可能相距3~4mm。与上颌磨牙的第四根管一样，近颊或者近舌根管口可能位于同一个根管口内1~2mm处。

定位重度钙化根管的根管口时，大多数的操作都会成功，但仍有可能发生穿孔。实际上，当

钻磨的位置很接近牙根表面时，使用探针扎穿残留的薄层牙本质后，会出现典型的"卡针感"。意外穿孔一定要尽量避免并尽早发现，以确保对牙槽骨的损害降到最低。穿孔的另一个常见表现是出血。医生必须立即辨别出血点是来自根管内出血性的牙髓组织，还是穿孔。首先，对可见的外部和内部解剖结构进行分析，即可推测出血点是否接近根管口。其次，可以使用小号锉（#6或#8）插于出血点内拍摄X线片来确定其位置。在没有确定出血来源时，先不要扩大根管口。一旦发现穿孔，应使用MTA进行修补。

拍摄X线片、使用牙髓探针有助于定位钙化根管，并可以避免穿孔。探针的尖端置于根管口应该出现的位置，并按照已经钻磨的位置和角度放置，随后拍摄X线片以确定根管口位置（图8-43），有时即会发现方向错误。通过X线片的辅助可以确认磨除的方向是否正确并确定根管位置（图8-44）。

有关发现和处理钙化根管的难点，详见第13章，该章节还涉及解剖结构受损后根管的处理。一旦确定根管口位置，建议使用热的（37℃）次氯酸钠溶液（NaClO）[10]浸泡髓室；这将有助于溶解碎屑和有机质。虽然室温下NaClO也是有效的，但加热后（甚至高达45℃）将帮助医生更快速地清创，还包括一些位于根管口内的碎屑，特别是已使用探针疏通了1~3mm的根管内碎屑。

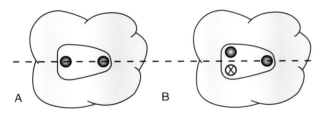

图8-42　A.双根管型下颌磨牙两个根管口都在近远中的中线上。B.如果下颌磨牙发现了两个根管，近中根管口相对于近远中向的中线更偏颊侧或舌侧，说明近中很可能还存在第二根管

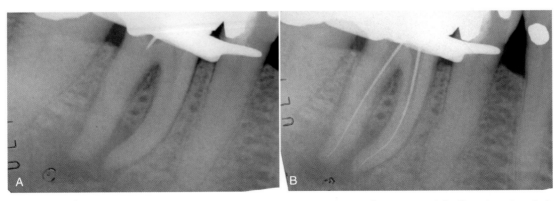

图8-43　A.下颌磨牙行根管治疗后远中根管口钙化。牙髓探针插入磨除的窝洞处以确定根管口的位置及方向。B.成功定位并疏通根管

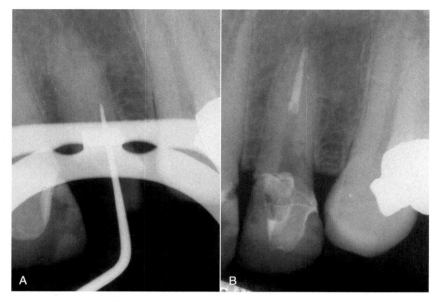

图 8-44 A.上颌侧切牙牙髓治疗后根管钙化。牙髓探针指示通路偏移。B.定位正确的通路方向及根管位置后成功完成根管治疗

根管口定位的临床要点总结

·最好使用 DG-16 探针定位根管口。在硬的牙本质中，探针不会插入或卡住，但是如果探查点存在根管口，则稍微用力加压就能将器械扎入根管口中，并会有卡针感，拔出时有明显阻力。

·可将探查器械留在根管中，通过 X 线片确认根管位置。使用头戴放大镜或手术显微镜是非常有帮助的。但是，最好在低倍放大下寻找根管口，以保持对患牙整体解剖结构的了解。

·根管口的位置通常可以根据牙本质的颜色来推测，有时也称为牙本质地图。一般在泛黄的牙本质区域中，发白的斑点可能就是根管口所在处。如果这个位置与预测的根管口解剖位置一致，应使用 DG-16 进行加压探查。

·使用探针状超声工作尖去除根管口的钙化物。使用超声装置去除钙化物时，可以结合冲洗或者直接在干燥的条件下进行，并且反复使用 DG-16 探查根管口。如果仍找不到根管口，则应拍摄 X 线片来确定钻磨的最深位置。拍摄前将根管锉或者探针插入根管中，有助于评估根管的位置及方向。

·当没有全冠修复体时，来自颊侧或舌侧的光纤也可帮助定位根管口（图 8-45）。

·在髓室底上使用少量的 1% 的亚甲基蓝(图 8-6C) 有助于识别矿化程度较差的牙本质，这些牙本质可能遮盖了部分钙化的根管口。还可以帮助识别或确认是否存在折裂线[45]。

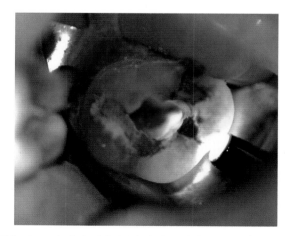

图 8-45 在牙齿的颊侧壁放置一盏光纤灯，在寻找根管口时可使髓室内部更清晰

参考文献

[1] Amir FA, Gutmann JL, Witherspoon DE. Calcific metamorphosis: a challenge in endodontic diagnosis and treatment. Quintessence Int, 2001, 32:447-455.

[2] Bargholz C: Perforation repair with mineral trioxide aggregate. a modifed matrix concept. Int Endod J, 2005, 38:59-69.

[3] Barkmeier WW, Cooley RL, Abrams H. Prevention of swallowing or aspiration of foreign objects. J Am Dent Assoc, 1978, 97:473-476.

[4] Bramwell JD, Hicks ML. Solving isolation problems with rubber base adhesive. J Endod, 1986, 12:363-367.

[5] Beavers RA, Bergenholtz G, Cox CF. Periodontal wound healing following intentional root perforations in permanent teeth of Macaca mulatta. Int Endod J, 1986, 19:36-44.

[6] Chogle S, Mickel AK, Self M, et al. A correlation study of occlusal and pulp chamber anatomy: the maxillary first molar. Gen Dent, 2007, 55:218-220.

[7] Christie WH, Thompson GK. The importance of endodontic access in locating maxillary and mandibular molar canals. J Can Dent Assoc, 1994, 60:527-532, 535-536.

[8] Cochran MA, Miller CH, Sheldrake MA. The efficacy of the rubber dam as a barrier to the spread of microorganisms during dental treatment. J Am Dent Assoc, 1989, 119:141-144.

[9] Cohen SC: Endodontics and litigation. an American perspective. Int Dent J, 1989, 39:13-16.

[10] Cunningham WT, Balekjian AY. Effect of temperature on collagen dissolving ability of sodium hypochlorite endodontic irrigant. Oral Surg Oral Med Oral Pathol, 1980, 49:175-177.

[11] Deutsch AS, Musikant BL. Morphological measurements of ana-tomic landmarks in pulp chambers of human maxillary and man-dibular molar pulp chambers. J Endod, 2004, 30:388-390.

[12] Deutsch AS, Musikant BL, Gu S, et al. Morphological measure-ments of anatomic landmarks in pulp chambers of human maxillary furcated bicuspids. J Endod, 2005, 31:570-573.

[13] Dodds RN, Holcomb JB, McVicker DW. Endodontic manage-ment of teeth with calcific metamorphosis. Compend Cont Educ Dent, 1985, 6:515-520.

[14] Editorial. Treatment of blind abscess (root canal treatment). Dominion Dent J, 1900, 12:231-233.

[15] ElDeeb ME, ElDeeb M, Tabibi A, et al. An evaluation of the use of amalgam, Cavit, and calcium hydroxide in the repair of furcation perforations. J Endod, 1982, 8:459-466.

[16] European Society of Endodontology. Quality guidelines for endodontic treatment: consensus report of the European Society of Endodontology. Int Endod J, 2006, 39:921-930.

[17] Graham L, Little DA. Endodontic access in zirconia restorations. Contemp Esthet Restor Pract, 2003, 7:2-3.

[18] Gutmann JL. Prevention and management of endodontic proce-dural errors. N Z Soc Endod Newsl, 1983, 23:15-36.

[19] Gutmann JL, Harrison JW. Surgical endodontics. Boston: Blackwell Scientific Publications, 1991.

[20] Hamad HA, Tordik PA, McClanahan SB. Furcation perforation repair comparing gray and white MTA: a dye extraction study. J Endod, 2006, 32:337-340.

[21] Heling B, Heling I: Endodontic procedures must never be per-formed without the rubber dam. Oral Surg Oral Med Oral Pathol, 1977, 43:464-466.

[22] Hermsen KP, Ludlow MO. Disinfection of rubber dam and tooth surfaces before endodontic therapy. Gen Dent, 1987, 35:355-356.

[23] Hill EE, Rubel BS. Do dental educators need to improve their approach to teaching rubber dam use? J Dent Educ, 2008, 72:1177-1181.

[24] Hofheinz RH. Immediate root filling, Dent Cosmos, 1892, 34:182-186.

[25] Holland R, Bisco Ferreira L, de Souza V, et al. Reaction of the lateral peridontium of dog's teeth to contaminated and uncontaminated perforations filled with mineral trioxide aggregate. J Endod, 2007, 33:1192-1197.

[26] Holland R, Filho JA, de Souza V, et al. Mineral trioxide aggregate repair of lateral root perforations. J Endod, 2001, 27:281-284.

[27] Juárez Broon N, Bramante CM, Assis GF, et al. Healing of root perforations treated with mineral trioxide aggregate (MTA) and Portland cement. J Appl Oral Sci, 2006, 14:305-311.

[28] Khabbaz MG, Serefoglou MH. The application of the buccal object rule for the determination of calcifed canals. Int Endod J, 1996, 29:284-287.

[29] Krasner P, Rankow HJ. Anatomy of the pulp-chamber foor. J Endod, 2004, 30:5-16.

[30] Leeb IJ. Canal orifice enlargement as related to biomechanical preparation. J Endod, 1983, 9:463-470.

[31] Liebenberg WH: Access and isolation problem solving in endodontics: anterior teeth. Can Dent J Assoc, 1993, 59:663-671.

[32] Liebenberg WH. Access and isolation problem solving in endodontics: posterior teeth. Can Dent J Assoc, 1993, 59:817-822.

[33] Lovdahl PE, Gutmann JL. Periodontal and restorative consider-ations prior to endodontic therapy. J Acad Gen Dent 23:38-45, 1980.

[34] Love RM, Firth N. Histopathological profile of surgically

removed persistent periapical radiolucent lesions of endodontic origin. Int Endod J, 2009, 42:198-202.

[35] Lynch CD, McConnell RJ. Attitudes and use of rubber dam by Irish general practitioners. Int Endod J, 2007, 40:427-432.

[36] Mala S, Lunch CD, Burke FM, et al. Attitudes of final year dental students to the use of rubber dam. Int Endod J, 2009, 42:632-638.

[37] Martin LR, Gilbert B, Dickerson AW. Management of endodontic perforations. Oral Surg Oral Med Oral Pathol, 1982, 54:668-677.

[38] Moreinis SA. Avoiding perforation during endodontic access. J Am Dent Assoc, 1979, 98:707-712.

[39] Moss-Salentijn L, Hendricks-Klyvert M. Calcifed structures in human dental pulps. J Endod, 1988, 14:184-189.

[40] Oswald RJ. Procedural accidents and their repair. Dent Clin North Am, 1979, 23:593-616.

[41] Plotino G, Pameijer CH, Grande NM, et al. Ultrasonics in end-odontics: a review of the literature. J Endod, 2007, 33:81-95.

[42] Robinson D, Goerig AC, Neaverth EJ. Endodontic access: an update, part I. Compend Contin Educ Dent, 1989, 10:290-292, 294-296, 298.

[43] Robinson D, Goerig AC, Neaverth EJ. Endodontic access: an update, part II. Compend Contin Educ Dent, 1989, 10:328-330, 332-333.

[44] Roda RS. Root perforation repair; surgical and nonsurgical man-agement, Pract Proced Aesthet Dent, 2001, 13:467-474.

[45] Sabourin CR, Flinn BD, Pitts DL, et al. A novel method for creat-ing endodontic access preparations through all-ceramic restora-tions: air abrasion and its effect relative to diamond and carbide bur use. J Endod, 2005, 31: 616-619.

[46] Seidberg BH, Altman M, Guttuso J, et al. Frequency of two mesio-buccal root canals in maxillary permanent molars. J Am Dent Assoc, 1973, 87:852-856.

[47] Selden HS. Radiographic pulpal calcifications: normal or abnormal—a paradox. J Endod, 1991, 17:34-37.

[48] Shankle RJ. Extension for convenience in root canal therapy. J Acad Gen Dent, 1981, 29:62-64.

[49] Sinai IH. Endodontic perforations: their prognosis and treatment. J Am Dent Assoc, 1977, 95:90-95.

[50] Stewardson DA. Endodontics and new graduates: Part I, practice vs training. Eur J Prosthodont Restor Dent , 2002, 10(3):131-137.

[51] Stewardson DA. Endodontic standards in general practice—a survey in Birmingham, part I. Eur J Prosthodont Restor Dent, 2001, 9(3-4):107-112 .

[52] Sutherland JK, Teplitsky PE, Moulding MB. Endodontic access of all-ceramic crowns. J Prosthet Dent, 1989, 61:146-149.

[53] Tidmarsh BG. Accidental perforation of the roots of teeth. J Oral Rehabil, 1979, 6:235-240.

[54] Tsai YL, Lan WH, Jeng JH. Treatment of pulp foor and stripping perforation by mineral trioxide aggregate. J Formos Med Assoc, 2006, 105:522-526.

[55] Velmurugan N, Venkateshbabu N, Abarajithan M, et al. Evaluation of the pulp chamber size of human maxillary first molars: an institu-tion base in vitro study. Indian J Dent Res, 2008, 19(2):92-94.

[56] Weine FS, Healey HJ, Gerstein H, et al. Canal confguration in the mesiobuccal root of the maxillary first molar and its endodontic significance. Oral Surg Oral Med Oral Pathol, 1969, 28:419-425.

[57] Whitworth JM, Seccombe GV, Shoker K, et al. Use of rubber dam and irrigant selection in UK general dental practice. Int Endod J, 2000, 33:435-441.

[58] Whitworth JM, Walls AWG, Wassell RW. Crowns and coronal restorations: endodontic considerations: the pulp, the root-treated tooth and the crown. Br Dent J, 2002, 192:315-327.

[59] Wilcox LR, Walton RE. The shape and location of mandibular premolar access openings. Int Endod J, 1987, 20:223-227.

[60] Wilcox LR, Walton RE, Case WB. Molar access: shape and outline according to orifice locations. J Endod, 1989, 15:315-318.

[61] Wood KC, Berzins DW, Luo Q, et al. Resistance to fracture of two all-ceramic crown materials following endodontic access, J Prosthet Dent, 2006, 95:33-41.

[62] Yusuf H. The significance of the presence of foreign material peri-apically as a cause of failure of root treatment. Oral Surg, 1982, 54:566-574.

[63] Zinman EJ. Endodontic records and legal responsibilities// Cohen S, Hargreaves KM, editors. Pathways of the pulp. 9 ed. St Louis: Mosby Elsevier, 2006.

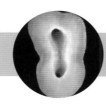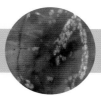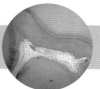

第 9 章

工作长度的确定

导 读

本章讨论的确定工作长度的要点和难点包括：

工作长度确定的解剖学难点

根尖解剖及其对工作长度的影响

工作长度的确定：影像技术

工作长度的确定：电子根尖定位仪

工作长度的确定：其他临床技术

牙髓和根尖周状况对工作长度的影响及测长方法的选择

依工作长度行根管治疗术后的表现及疗效

"牙髓切断术后，与切断位置紧邻的组织会在术后即刻启动愈合的进程。因此，为了促进愈合，保存这些组织的活性是非常重要的。[35]"

R. KRONFELD, 1933

"如果患牙有不适症状，或者前次根管治疗充填不密实，那么疏通根管必须通过根管全长直至根尖，以达到根尖周组织"

L.I. GROSSMAN, 1946

"影响工作长度测定结果的因素包括 X 线片的质量、影像的重叠以及根尖孔位置异常。"

D.H. PRATTEN, N.J. MCDONALD, 1996

多年来，牙根尖区一直是许多解剖学和治疗研究的焦点[2-5,11-12,15,25,31,35-36]。公认这一区域存在许多解剖学变异，但目前涉及这些变异的治疗参数仍存在挑战和争议。

工作长度确定的解剖学难点

哺乳动物牙齿的根尖是一个复杂的生物单元，由牙骨质、牙本质、血管、神经和结缔组织组成。决定根管治疗长期疗效的因素之一是器械预备和充填与根尖解剖的关系[41,47,53]。必须清楚地了解包括根尖在内的根管系统的形态。

牙根的形成和发育由赫特维希上皮根鞘（HERS）决定，也由此形成了牙根的外部形态。HERS 是一种双层上皮细胞，来源于内釉上皮细胞和外釉上皮细胞的增生（图 9-1）。鞘的边缘即上皮隔，包围着原始的根尖孔。多根牙的形成是源于 HERS 的舌状凸起向内增生伸长，将原始根尖孔分隔成两个或三个孔。因此，上皮根鞘决定了牙根的数量、大小和外部解剖形态。在牙根形成开始后，HERS 断裂，形成一个有孔的网状结构，称为马拉瑟上皮剩余。当根鞘断裂时，结缔组织细胞分化为成牙骨质细胞，牙

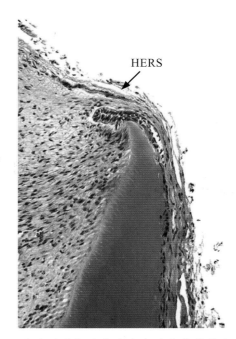

图 9-1 发育的牙根结构中残余的赫特维希上皮根鞘（HERS）（箭头所示）。由内釉上皮和外釉上皮细胞构成，负责牙根的形成，牙根随之陷入牙槽骨

骨质沉积在牙本质上。如果在牙本质形成之前上皮根鞘发生断裂，就会形成一个侧支根管（图9-2~图9-4）——一个有临床意义的解剖结构（见第18章）。根长的发育在萌出后3~4年完成，几年后根尖孔闭合。

发育成熟的恒牙根尖外部解剖结构变异性较大（图9-5）。根尖尚未闭合的年轻恒牙典型的外观为漏斗状开口，其中含有结缔组织（牙乳头）（图9-6），随着根尖的发育，根尖孔闭合。在牙齿的整个生命周期中牙骨质不断沉积于根尖上，以弥补由于侵蚀、磨耗或磨损而造成的冠部牙体结构的缺损，这种逐渐变化的"正常"

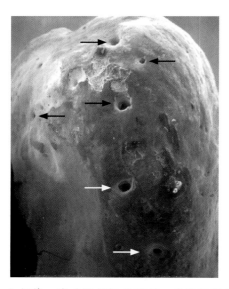

图9-2 上颌第一磨牙近颊根的腭侧，牙根的根向1/3有多个孔

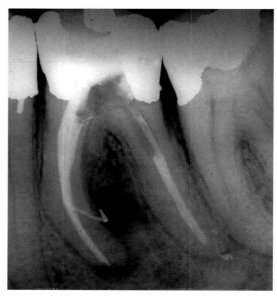

图9-3 近中根侧有大的侧支根管，出口位于近中根的远中表面，充填即可证明。注意侧方病灶

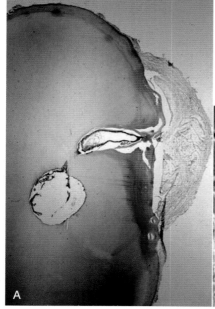
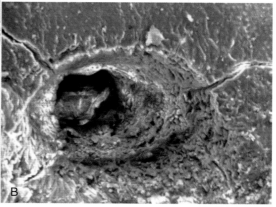

图9-4 A.下颌前磨牙的横截面面组织学切片显示有一个大侧支根管。注意根侧面的囊性病变。B.侧支根管的扫描电镜（SEM）图像（1800倍）

根尖复合体结构已经得到证实[35]。进一步的研究表明，随着年龄的增长，根尖孔的中心会越来越偏离顶点或根尖中心[55]。牙根吸收也会改变根尖复合体的形态（图9-7，图9-8；见第3、13和19章），这些吸收过程可能是正常的重塑、正畸牙的移动、牙髓炎或根尖周炎的结果。

成牙本质细胞负责牙本质的发育，它决定了根管末端的内部形态。组织学中，成牙本质细胞决定了牙骨质-牙本质界（CDJ）由内到外形态特征发生的转变。CDJ的冠方组织被定义为牙髓组织。然而，根尖至CDJ这一部分的软组织不是牙髓，而是一种起源于牙周膜的纤维结缔组织，包含往返于牙髓的血管和神经（图9-9）[5]。这一部分的根管壁与牙周膜（PDL）相连，由牙

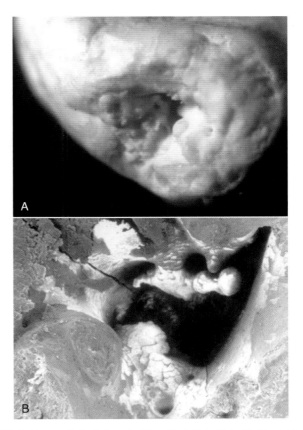

图9-7 A. 根尖吸收。B. 同一根尖的扫描电镜（SEM）显示出明显的不规则区域（2000倍）

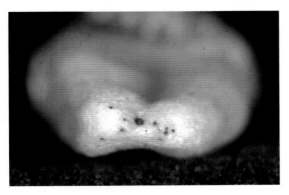

图9-5 多个根尖使临床操作难度增加，如工作长度的测定、清理和成形、消毒和充填

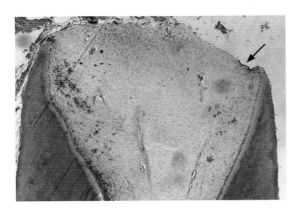

图9-6 尚未发育成熟的牙根的整体切片显示一个大的牙乳头和正在延伸的上皮根鞘，左侧和右侧。箭头表示上皮根鞘剩余

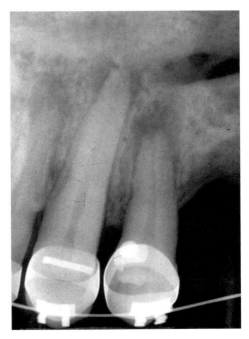

图9-8 X线片示两颗牙根尖均发生吸收。左边的牙有一个内陷型的外吸收，改变了牙骨质-牙本质界的位置

骨质覆盖。根管从冠方到其最窄处逐渐变细，形成一个狭窄的小孔，通常由牙本质覆盖，但也不一定。早期研究表明：髓腔根尖 1/3 的解剖结构变异性很大[5]。同时，狭窄的内部形态分为五个主要类型：单点狭窄、锥形狭窄、多点狭窄、平行狭窄和阻塞（图 9-10）[17]。从根尖到狭窄处的根管系统又转变为一个大孔，由牙骨质覆盖。这种沙漏样的形状能够使根管的清理、成形和充填都限制于牙本质内，不超出根尖狭窄或小孔。

根管系统在根尖部分支最多，有 27.4% 的牙齿在此处存在副根管、侧支根管或大量的根尖分歧，也被称为根尖三角区（图 9-11，图 9-5）[16]。由于其结构特殊，需要使用器械辅助清理和成形，以确保根管系统的彻底清创（见第 10 章、第 11 章）。任何情况下，几乎不可能完全清理这些异常结构；而实际上，这些分支中所包含的组织可能有助于最终的根尖愈合[3,31]。

研究表明，大多数人牙齿的主根尖孔与影像学和解剖学根尖都相距甚远（图 9-12）[9,36]。同样，大孔与小孔或根尖狭窄的平均距离为 0.5mm（图 9-12B）[9]。这些解剖结构的变异都将直接影响根管治疗过程中的各个决策，如确定根管充填的终点[30]。理想的止点位置很容易推测，然而大多的情况下，医生却很难在临床中达到这个目标。通常还是需要通过最终疗效和影像学结果来证实治疗中选择的根尖止点位置是否正确[41,47,53]。

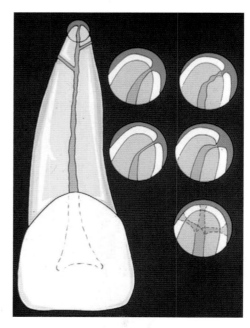

图 9-10　牙本质 - 牙骨质界处根管止点的多种类型

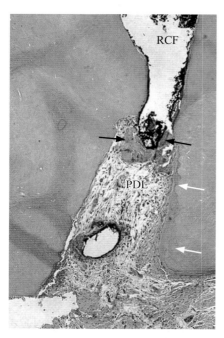

图 9-9　根管充填（RCF）后根尖位置短于实际根长。硬组织切片显示（黑色箭头），根充材料与来自牙周膜（PDL）的细胞相邻。注意到根尖孔内有牙骨质形成（白色箭头）

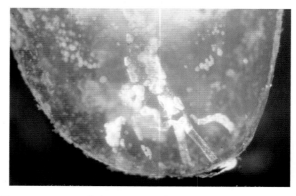

图 9-11　脱矿并清洁后的牙齿可见根尖三角区。注意到在许多细小根管内有髓石

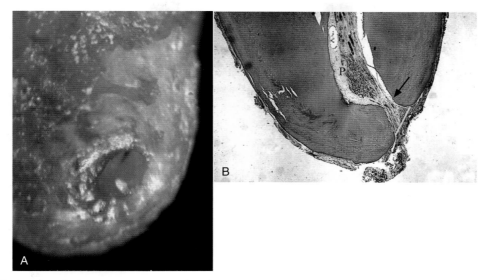

图 9-12　A. 根尖孔位于根尖的冠方；B. 组织学切片显示大孔和小孔的位置（HE 染色）

根尖解剖及其对工作长度的影响

在根管充填之前想要确切地知道根尖孔和根尖狭窄的位置几乎是不可能的 [30]。然而，了解根管三维结构可能存在的变异（比如由于年龄、创伤、正畸移动、根尖周病、牙周病引起的根尖吸收等改变），能避免在确定工作长度时对根尖周组织的明显损伤 [18]，避免根管预备时器械损伤根尖部的牙骨质或者根尖周组织。此外，根管治疗过程中产生的牙本质碎屑、使用的药物，以及根管充填材料如果被推出根尖会发生矿化。因此，了解这些解剖变异能防止许多治疗并发症的发生 [10,14,31,37,60]。

第 7 版的 *Glossary of Endodontic Terms* 将工作长度定义为牙冠方标记点到根管预备或根管充填止点之间的距离 [21]。为此，组织学上认为理想的止点是牙骨质 - 牙本质界。此处，根管存在一个典型的狭窄或轻微的收缩，由牙本质包绕，为根尖预备提供了一个理想的止点。如前所述，狭窄的种类较多、变异较大，这将对工作长度的确定产生极大影响 [26,43-44]。另外，此处的狭窄不应与根尖孔（主要狭窄）混淆，因为狭窄很少发生在根尖 [7-8,10,27-29]。

根尖孔到根尖狭窄的距离受多种因素的影响，如牙骨质沉积或牙根吸收（图 9-13A）。这两个过程也都受到多种因素影响。尤其是患有牙周病时，牙根吸收或牙骨质沉积可能延伸至根管内，牙骨质 - 牙本质界解剖特点和部位便难以确定（图 9-13B）。根尖孔和牙骨质 - 牙本质界的位置可以是高度变异的，可能位于 X 线片上的根尖，也可能位于距 X 线片根尖冠向 3mm 范围内的任何地方，甚至更多，这取决于牙根的特殊形态（图 9-14）。这些潜在的解剖结构变异会对确定工作长度、根管预备和充填的止点产生重大影响。

在确定工作长度之前，需要建立一条能够畅通无阻地进入髓腔并到达根尖孔的直线通路，以便于随后的根管预备（见第 8 章）。对于前牙，未去除的舌侧悬突或切缘通常会阻碍直线通路，导致无法疏通根管至 CDJ、不能定位所有根管，或者管壁侧穿形成台阶。对于后牙，尤其是磨牙或多根前磨牙，如果不能去除牙颈部悬突或肩领，则会导致遗漏根管，或者器械预备受到约束，使得冠三分之一处形成台阶（见第 8 章）。能够顺利的疏通至 CDJ 对于确定根管的工作长度至关重要。

目前，根管治疗的理念是提倡采用预敞技术进行根管初步疏通，由冠方向根方逐步到达工作长度，而不是直接疏通至根尖区[39,54]。再次强调一定要经直线通路到达根尖三分之一，所以在疏通根尖之前，需要花费时间和精力疏通牙根的冠三分之二[39,54]。这样可以去除冠方的阻挡，使器械顺利到达工作长度，并疏通至 CDJ。

然而，在弯曲根管中，获得直线通路后，工作长度可能会发生变化，特别是碎屑堆积在弯曲处而没有及时清除时。由此，相关预备技术应运而生，并且得到认可和倡导。如果在建立直线通路之前测得工作长度，则在预备完牙根冠三分之二之后，工作长度可能会减少

1mm，甚至更短，建立直线通路可消除根管口处的弯曲，使锉能垂直地放置在更接近标记点的位置，因此建立根管直线通路后，可以获得更准确的工作长度（图 9-15）。这并不妨碍在预备冠三分之二前获得一个初始的工作长度。确定初始长度有助于全面了解牙根的形状、根管的形态、根管口是否通畅，并能防止根管阻塞。可以依靠手感或采用数字化影像技术来了解患牙的平均长度。不过，建立直线通路可以获得更精确的工作长度。

开髓时，需要去除所有龋坏、无基釉和不良修复体，以确保获得一个稳定的标记点来辅助确定工作长度（见第 8 章）。当治疗需要多

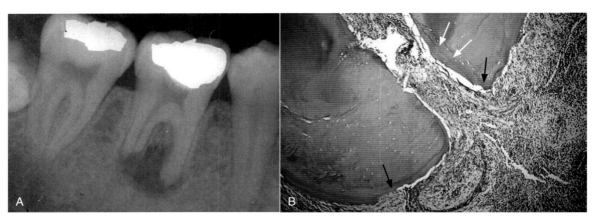

图 9-13　A. 下颌磨牙因坏死和感染的牙髓导致的根尖吸收，天然的牙本质 - 牙骨质界遭到破坏。B. 组织学切片显示根尖吸收区外部的牙骨质（黑色箭头）和在根尖孔内的牙骨质层（白色箭头）（H&E 染色 10 倍）

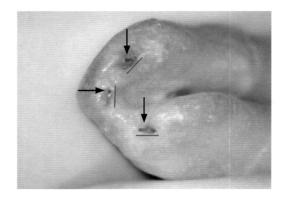

图 9-14　C 型根管的根尖区。注意到根尖孔周围的牙根形态，牙骨质陷入根尖孔。K 锉（箭头）超出根尖孔。实际的孔径比根管口大得多，如红线宽度所示。在这样的情况下，确定牙根的工作长度会破坏根尖周组织

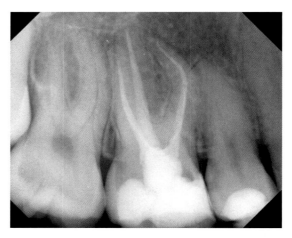

图 9-15　当存在弯曲根管时，如近颊根所示，建立直线通路很重要

次复诊时，这一点尤其重要。典型的标记点应该是离锉最近的点，可以在清理和成形时清楚地识别[18]。如果牙冠明显缺损需要进行大面积修复，去除无支持的牙体组织可以避免诊间牙折。这些无支持的牙体组织不仅会使工作长度的测量变得复杂，还会影响牙周组织。如果牙折累及牙周膜，后期的修复也会变得困难（见第17章）

病理性根尖吸收会破坏CDJ处的自然狭窄（图9-16），这使得测量工作长度时，很难确立生物学上合理的止点。吸收过程通常会产生一个不均匀的根尖，这种不规则的影像学表现使得无法确定根管预备的止点。从近远中侧可以看出牙根吸收的范围，但是牙根颊舌侧吸收的程度通常不清楚。只有牙根脱矿程度达到20%~40%，同时发现有某种类型的代偿性吸收时，才能看出颊舌侧的吸收[1]。如果X线片示根尖的吸收呈扇形或近远中边缘不均匀，则说明在三维结构上已经发生了严重的吸收，这使得工作长度的确定更加复杂。在这些情况下，建立根尖止点或扩大根尖狭窄都需要医生利用经验、手感和可靠的影像学诊断技术做出判断。如果根尖部因吸收而敞开，电子根尖定位仪就不可靠，临床价值也很低。因此，需要在吸收的根尖冠方寻找一个完整的冠状致密影像[28,52]，将此认作新的影像学根尖，新工作长度为冠方

至该点减去1~2mm[28]。对于广泛的不规则根尖吸收，新的工作长度可以想象为原始根长减去5mm或更多。

病例：患者，男，19岁。左上尖牙轻度不适。已配戴18个月的正畸矫治器。与对侧尖牙相比，该牙在叩诊和触诊时稍有触痛，感觉测试反应明显迟钝。X线片示牙根中段近中侧明显吸收，根尖吸收（图9-17A）[8]。需要关注的是近中侧的大面积吸收以及是否可以通过根管治疗阻断其进一步发展。工作长度的止点存在争议；这些牙在18个月的正畸移动过程中，经历了一定程度的根尖吸收或重塑（注意到相邻的侧切牙和前磨牙也明显吸收）。

解决方案：由于根尖吸收，工作长度变短（图9-17B）。使用数字化影像增强图像后可见根尖呈扇形。根管清理、成形、消毒后使用牙胶和糊剂根管充填，根充长度短于预计的吸收的根尖。6个月后复查，X线示骨愈合良好，近中侧吸收停止（图9-17C）。

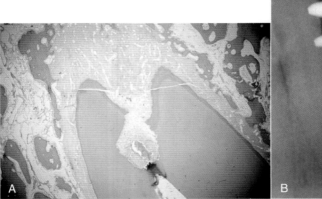

图9-16　A.组织学切片显示侵袭性根尖吸收及牙骨质－牙本质界的破坏。B.当存在侵袭性根尖吸收时，在根管最窄处确定工作长度（箭头所示）

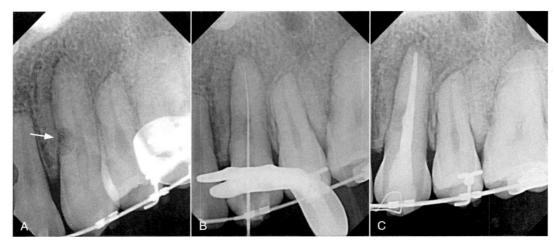

图 9-17　A.正畸移动的上颌尖牙。注意侧面吸收缺陷（箭头）。B.确定工作长度。C.6 个月复查情况稳定。数字化增强后的清晰影像

硅胶止动片是常用辅助工具，协助在测长过程中获得一个准确的参考标记点（见第 10 章）。必须确保止动片垂直放置于锉上进行测量（图 9-18），否则每支锉所测长度会有差异，可能 1mm 或者更多，从而引起相应的长度丧失，这会导致根尖带状穿孔，或无法充分清理成形根尖区。商用止动片是泪滴状或有缺口的，当根管弯曲时，可以指示器械预弯的方向。一旦确定了工作长度，保持长度就至关重要，大多数根管器械，包括镍钛（NiTi）器械和不锈钢锉都安装了止动片。

工作长度的确定：影像技术

影像技术对于牙髓病的诊断、治疗和预后是最重要的评判标准（见第 2 章和第 3 章）[6,29,36,42]。术前通过影像学检查，医生可以评估患牙及其根尖周结构，并大致了解根尖复合体的形态[42]。

通常使用根管治疗器械（不锈钢 K 锉或镍钛锉）插入根管内拍摄根尖片来确定工作长度[18,34]。此方法在大多数情况下能获得合理的长度（图 9-19），尤其在后牙使用增强型数字化影像技术时。然而，在根管治疗的这一阶段使用这种方法确定工作长度有一定的缺点或局限性，一些因素可能会使测量过程变得复杂，

影响工作长度的准确性。最主要的问题集中在 X 线片的质量，包括胶片的位置、球管的角度、曝光的时间和胶片的处理（见第 2 章）。如果医生对不符合牙科影像学诊断标准的胶片解读结果（例如，锉尖端在根管内的位置、根弯曲的角度），会立即影响整个根管治疗的质量。根管治疗过程的每一步都需要仔细评估有无不

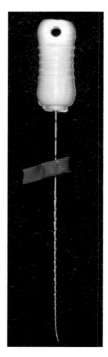

图 9-18　不正确放置的止动片会显著影响工作长度的准确性

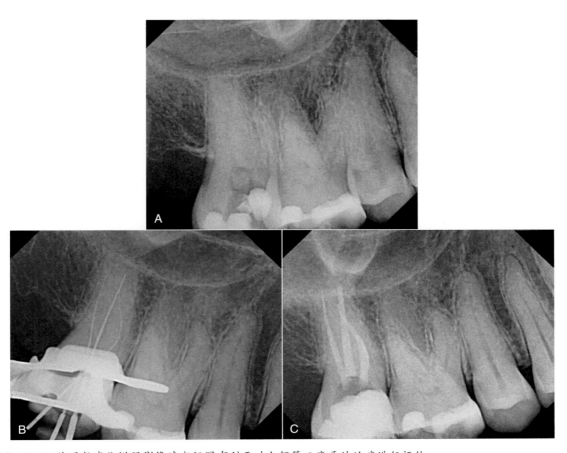

图 9-19 A-C.使用数字化增强影像清晰视图有利于对上颌第二磨牙的治疗进行评估

符合标准的步骤，并在治疗完成前及时纠正，这种不正确的解读结果往往会打破这种理念。治疗过程中使用无法诊断、不可读或其他不可理解的牙片的错误数据还会出现其他问题，例如器械超出根尖孔、根管台阶、长度丧失，以及相关的并发症（见第 2 章和第 3 章）[18]。胶片质量差通常是因为医生无法适当处理患者的诸如呕吐反射、巨舌症、口底浅或浅腭等因素，只有提前发现这些问题的存在，才能更好地处理。想要获得高质量的牙片，需要具备足够的科技、理论和自信去克服这些潜在的问题，尤其是在使用橡皮障[21]的情况下，否则，多次失败的拍摄会让患者受到不必要的辐射。

牙片也有内在局限性，也许主要因为它们只能提供三维物体的二维图像。再加上根尖孔的解剖变异和牙根末端的根管狭窄，X 线片远不能作为确定工作长度的理想工具[17]。此外，正常解剖结构影像的重叠和正常根尖解剖病理性变化也会影响 X 线片的结果[18]。组织通过射线后产生不同密度的影像有助于我们解读 X 线片，然而，如颧弓（图 9-20）产生的阻射影则会使上颌第一和第二磨牙根尖部影像不清，这种情况已经被证实会影响 20% 第一磨牙根尖和 42% 的第二磨牙根尖[18]。

尽管存在这些问题，牙片仍然是根管治疗中不可缺少的一部分，还有很多方法可以确定工作长度。在 Ingle[34] 所描述的方法中，通过准确的术前 X 线片来预估工作长度，然后使用 ISO #15 或更大的锉放置到估计的工作长度，再拍摄一次 X 线片。如果锉的尖端在理想位置的 1mm 范围内，则可以认为该 X 线片能精确表示根长。其他研究者建议：如果需要调整 2mm 或更多，则应重新拍摄 X 线片确认工作长度[13]。这种方法通常可以提供可靠的结果，特别是治疗牙髓炎时。

然而，当牙髓坏死尤其是存在明显的根尖透射影和（或）患者疼痛时，这样的方法仍有争议（图 9-21）[57]。确定工作长度的方法是否成功取决于两个因素：①锉置于根管内拍摄 X 线片的准确性；②确保锉不会移动，直到在 X 线片上测量完工作长度将锉从根管内安全取出[28]。医生在检查测长片时，不仅应该检查锉在患牙内的位置，还应检查角度是否准确，排除缩小、

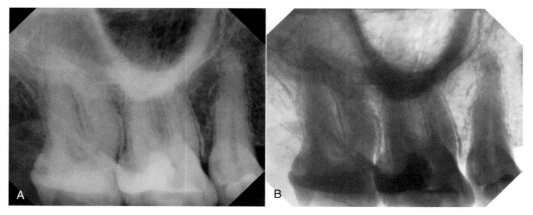

图 9-20　A. 在确定工作长度时阻挡根尖影像的解剖标志。B. 数字化增强和反视图可提供一些额外的细节，但不足以提供一个适当的位置和曝光影像

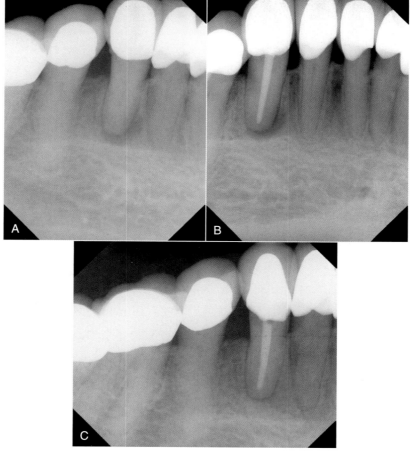

图 9-21　A. 下颌尖牙根尖周透射影提示为死髓牙。许多医生认为这种病例必须穿通根尖孔、按牙根长度充填，否则就不会愈合。B. 工作长度位于自然狭窄处，短于牙根长度充填根管。C. 12 个月复查显示愈合，患者无症状

拉长等没有诊断价值的影像。为了快速获得清晰的诊断影像，优先选择能够提供增强成像的数字化 X 线片（见第 3 章）[58]。

一旦获得了高质量的测长 X 线片，医生面临的主要难题便是解读结果。大量的研究发现，同一检查者和不同检查者之间，对 X 线片判读的结果都存在差异[22]。使用平行投照技术可能会放大结果；一些人认为，使用平行投照设备和滤线栅拍摄术前 X 线片，可以控制测量结果的一致性。使用平分角技术，影像中锉在患牙内距根尖点的距离比锉实际所在的解剖位置短 0.7mm[55]。

通过影像确定单根牙的工作长度通常比较简单，胶片与 X 线球管前表面平行即可（图 9-22）。

单根牙中几乎没有其他解剖结构会在牙根处重叠，可以直接确定牙根的长度。对多根牙而言，锉与任一解剖结构的重叠和其特殊的解剖结构常常会妨碍工作长度的评估。

使用影像技术评估工作长度时，常因影像失真而导致误判的一种方法是颊侧投照法或 SLOB 规则（舌侧相同，颊侧相反），即将颊侧或舌侧的解剖结构将投照在 X 线片上（见第 3 章）[18]。许多有双根管或双牙根的前牙以及所有的后牙，在颊舌侧根管内各放置根管锉后使用这种方法拍摄 X 线片，锉清晰可见并可以相互区分（图 9-23）。上颌前磨牙和磨牙近颊根、远颊根可移位以暴露腭根，颧弓也从磨牙根尖部移开，可以清晰地观察测长锉的位置（图 9-24）。

临床经验表明：不使用颊侧投照法的主要原因是医生不能快速地判读结果。简单地说，当 X 线球管向任何方向移动时，舌侧的锉或解剖结构将随之移动。同样，如果将球管移到近中或远中，颊部结构将各自反向移动，即远中或近中。在大多数情况下，20°~30° 的轻微移动即可避开阻挡目标视野的障碍，这条规则在水平或垂直向同样适用。例如，下颌磨牙近颊和近舌根管的插入测长锉，将 X 线球管向近中移动 20°~30° 时，舌侧根管（锉）将与球管一样向近中移动（图 9-25），颊侧根管（锉）将向球管的反方向或远中移动。同样，由于颧弓

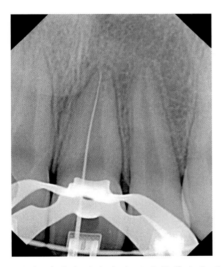

图 9-22　上颌前牙在适当角度下的简单地使用 X 线投照，有助于更精确地确定工作长度

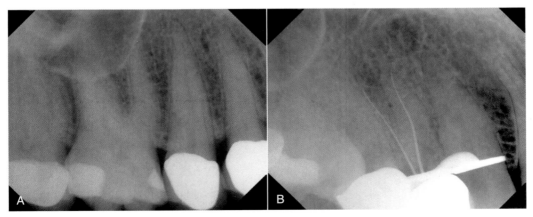

图 9-23　应用颊侧投照法或 SLOB（舌侧相同，颊侧相反），数字化影像清晰视图后，确定上颌前磨牙两个叉开根的工作长度。A. 术前片使用数字化增强影像清晰视图。B. 从近中直接投照至远中侧。颊根是最远端的根

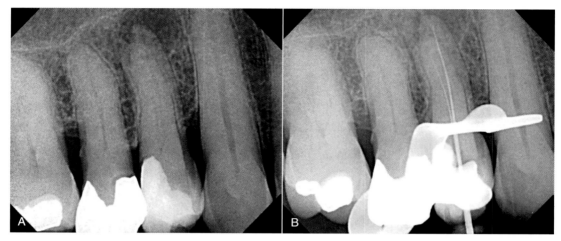

图 9-24 应用颊侧投照法或 SLOB（舌侧相同，颊侧相反）并使用数字化增强影像清晰视图确定上颌前磨牙的两个对齐的根的工作长度。A. 术前，使用数字化增强影像清晰视图。B. 将 X 线束轻微向远中偏移，使用清晰视图

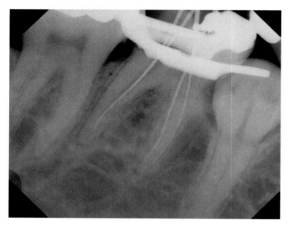

图 9-25 下颌磨牙测长的 X 线片，将球管角度偏向近中，X 线束照向远中

位于上颌磨牙根尖的颊侧，转变球管角度，从垂直到更平行的位置，可以将颧弓向根尖的根方（向上）移动。若想将近颊根和腭根分开，应将球管向远中水平角移动。

使用平行投照技术和稳定可重复的角度，将球管水平或垂直向轻微移动 20°~30°，可转变牙根和解剖结构的角度，有助于准确地确定工作长度。虽然发展这种可靠的技术需要时间和经验，而一旦掌握，就可以减少非诊断性 X 线片解读时带来的难题，使确定工作长度变得更容易，并提高根管治疗的质量。

工作长度的确定：电子根尖定位仪

电子根尖定位仪（EALs）用于测量根管长度已有近 40 年的历史[56]，其工作原理是牙周膜和口腔黏膜之间的电阻是一个恒定值 6.5kΩ。最近，电阻式根尖定位仪已被阻抗兼频率式取代，据称，这种仪器在 0.5 mm 以内的准确度可大于 90%[51]。当根尖周解剖变异使得 X 线影像不清晰时，可利用根尖定位仪辅助确定工作长度[40]。此外，还可用于确定穿孔或需要减少射线辐射的患者[23]。

需要关注的一个问题是在根管内存在各种液体（如血液和冲洗剂）时 EALs 的工作能力，但现在大多数 EALs 已经解决了这个问题[19]。另一个问题是根管的大小，特别是根尖狭窄的大小和使用不同大小的锉。为了获得最准确的结果，建议使用与根尖狭窄宽度接近的锉[32-33]。然而，不可否认的是根尖定位仪不能替代高质量的 X 线片，X 线片能提供有关牙根形态和弯曲度、钙化、根管和牙根的数量以及解剖异常等宝贵信息。

通过对二者的比较，发现确定工作长度时根尖定位仪明显比 X 线片更可靠[40,50]。这些结果表明，在牙髓治疗过程中，应将根尖定位仪作为确定工作长度的主要手段。

工作长度的确定：其他临床技术

确定工作长度的另外两种方法：①使用纸尖[45-46]；②依靠手感将小号锉缓慢放入根管内。如果根管干燥，没有任何根尖周液，就可以用纸尖指示根尖孔的位置，即根尖孔处炎症组织会将纸尖弄湿（图9-26）。但是，如果有明显出血或纸尖不够紧实，则纸尖会吸收大量血液，而无法合理准确地指示出根尖狭窄的位置。这项技术是基于经验的，尚无科学证据支持其日常使用。

由于根尖狭窄有各种类型，手感也可能存在显著差异[17]。根管内提拉有阻力的第一根锉——初尖锉，可能无法准确测定根尖狭窄的宽度[59]。要克服这个问题，建议对根管进行预敞，以消除疏通根尖时的冠方干扰，并增强根尖部的操作手感[17,39]。

没有一种技术能适用于所有情况。通常，特殊病例需要联合多种技术来确定合理的工作长度。即使如此，依然存在一些不确定的解剖因素会影响工作长度的确定。

牙髓和根尖周状况对工作长度的影响及测长方法的选择

在确定工作长度时，根尖区的解剖变异和临床技术已经有所定论。确定工作长度、清理、成形和充填过程的止点位置变异性较大，由此形成了许多重要的临床观点、应用和建议，至少形成了两个两极分化的阵营并产生了大量不同的理论。在热情的驱使下，专家倡导将影像学表现以及认知差异纳入诊断和治疗之中[48]。一方主张将所有操作都控制在牙根的范围内，

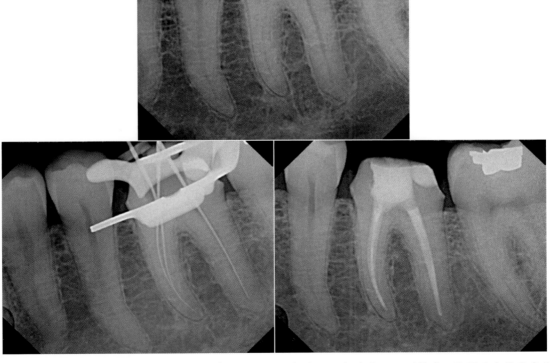

图9-26 清晰视图后的下颌磨牙数字化影像。有炎症的活髓患牙。A. 术前片。B. 测长片，锉置于自然狭窄处以保护根尖的重要组织。在这些病例中没有使用通道锉，并且没有科学证据支持必须使用。C. 充填至自然狭窄处

止点为根尖狭窄；而另一方主张将工作长度的确定、清洁、成形和充填的止点限定在解剖学根尖或根长范围。大多数情况下，治疗患牙的一些理念大同小异，但这两种理念是全然对立的。医生应该综合分析考虑，合理控制预备的止点。牙髓的状况、根尖通路以及医生的技能、专业知识和经验不同，选择也会有所不同，在大多数情况下都会产生积极的结果。然而，这都是通过经验来判断的，还没有任何权威的证据和数据来验证这些方法。

如果是活髓（感染牙髓、不可复性牙髓炎）（见第 1 章），临床工作长度应尽可能接近根尖狭窄，并且将所有的操作都保留在根管内[49]。这个位置距影像学根尖大约 1mm 处，但此项规定不够严谨[43]。其理念是：在此范围内进行根管清理、成形和充填等操作不会侵犯陷入根尖

内的天然牙周膜（图 9-27）[27,29]。本建议基于完好的创伤 – 愈合原则，即在组织最狭窄处将其切断所产生创伤最小[43-44]。同时，这还有可能促进组织再生，而不仅限于组织修复，它会促进牙骨质的形成，而不仅仅形成纤维结缔组织或持续的慢性炎症[29]。

如果是死髓（明显坏死；有根尖透射影），则工作长度应尽可能接近或略短于根尖孔，清洁根管全长[51]，从而尽可能地清除细菌并去除促进细菌生长繁殖的底物[57]。这是如今许多高年资的牙体牙髓专科医生根据经验总结的先进的确定工作长度的方法（包括清洁和成形；见第 10 章和第 11 章）。但是，由于根尖解剖形态高度不规则，特别是在有明显的甚至未确定的根尖吸收的情况下[8]，X 线片上插入根管内的锉可能超出根尖孔，从而对根尖部的组织造成

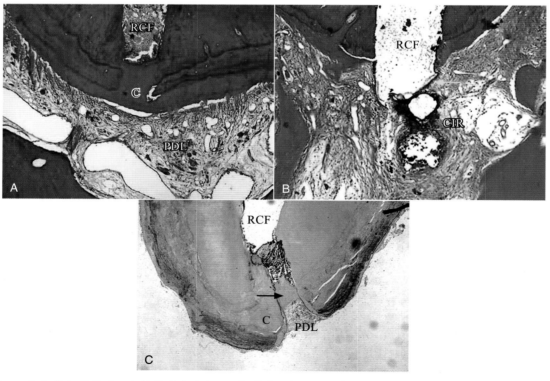

图 9-27　A.组织学切片显示，当根管治疗过程限于根管内时根尖孔的愈合 [RCF：根管充填，PDL：牙周膜，C：新生牙骨质内陷进入根尖孔之中覆盖在牙根表面（HE 染色 10 倍；犬牙模型，120d）]。B. 将充填材料推出根尖狭窄，导致根尖周慢性炎症反应（CIR）。黄色箭头表示牙充填程度和纤维包裹。无牙骨质形成（HE 染色 10 倍；犬牙模型，120d）。C.组织学切片显示当操作和材料保留在根管内时，根尖孔愈合（RCF：根管充填，C：牙骨质，PDL：牙周膜）。箭头所示为牙周膜细胞形成的牙骨质屏障。如果填充物超出了根管范围，牙周膜细胞将无法分化并形成新的牙骨质层（B&B 染色 4 倍；人体牙样本）

潜在的损伤[43]。这种方法也有可能会把细菌和材料碎屑带入根尖周组织中[37,60]。由此，有人提出了一种择中的理念：按牙根全长清理、成形根管，然后退回入根管一定长度以建立根尖狭窄，或者停留在管内，继续根管治疗[52]。然而，即使用这种方法，仍然无法避免材料被推出根尖孔进入根尖周组织。

具有讽刺意味的是，并没有证据支持这两种理念及其操作是理想的确定工作长度的方法。只有根充完成后，才能推测在根管治疗中确切的工作长度止点。支持任何一种理念的数据都是毫无根据的，除非全面考虑根管治疗所有阶段后收集到的信息。然而，这些研究中大部分都是回顾性的，对当代根管治疗的影响尚不确定。根据多年确定工作长度，根管清洁、成形和充填后详细全面地评估治疗结果的经验，笔者建议：根管预备和充填应该超出根尖孔，以及超充能获得良好疗效的观点在文献中缺乏科学技术支持[20]。

临床案例

病例：患者，男，52岁。右上切牙牙龈肿胀，龈沟中可见明显的溢脓。患牙有明显触痛，

患者被告知根尖囊肿需要手术或拔除患牙。首诊医生将患牙开髓开放，以"排出脓液"。X线片示有大面积骨缺损（图9-28A）。患者有多种选择，包括直接根管治疗＋外科手术。在讨论了治疗方案后，患者选择了仅根管治疗来挽救患牙，如果不起作用，再考虑手术。病灶未能愈合。

解决方案：在将任何器械放入根管之前，先隔离患牙并进行大量的冲洗。工作长度比X线片影像学根尖短1mm（图9-28B）。使用小号锉再次清理根管至止点，然后在选定的工作长度内进一步清理成形。患者在接下来的7个月没有按时复诊。复诊时，再次清洁成形根管至工作长度，然后进行消毒和充填，在此过程中，少量的糊剂被推出根尖孔外。1年随访（图9-28C）显示有明显好转，多余的根充材料被向内新生的牙槽骨压在根端。在这种情况下，医生认为这个治疗是成功的，特别是如果患者没有器质性症状。然而，多余的根充材料不太可能促进组织再生，并且可能在很长一段时间内作为慢性炎症的一个集中区域（图9-29）[37,60]。

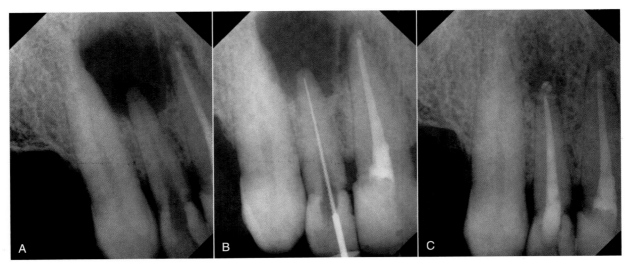

图9-28　A.上颌侧切牙根尖周骨质明显丧失。B.确定工作长度；未使用通道锉。C.12个月复查；愈合稳定但不完全。在这些情况下，多见纤维结缔组织愈合

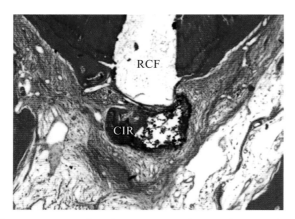

图 9-29　组织学切片显示超出根管的材料引起不良反应。RCF：根管充填，CIR：慢性炎症反应（HE 染色 10 倍；犬牙模型，120d）

临床案例

病例：患者，男，55 岁。寻求右上第二前磨牙的其他治疗方案。首诊医生建议他拔除患牙，行种植修复。患牙内见残留的桩；牙折边缘位于龈下；根管欠填，根尖开放；根尖周病变严重（图 9-30A）。患者有轻微的症状，希望保留患牙。

解决方案：这个病例有很多治疗难点，如取桩，患牙边缘和根尖敞开的处理。行冠延长术，取桩（见第 14 章和第 17 章）。确定工作长度短于根尖，在此长度内根管清理、成形（图 9-30B）。使用商品牙胶尖和含有 MTA（仅含三氧矿化物）的糊剂；将根管充填至工作长度，仅少量甚至没有糊剂超充（图 9-30C）。桩核冠修复患牙。3、7、12 和 20 个月时随访显示患者无症状，牙齿功能正常，根尖周有骨性愈合，可能进入敞开的根尖内（图 9-30D）。本病例中，患牙解剖因素使工作长度的确定有所变化，根据经验和技术选择合适的测长方法是很重要的。

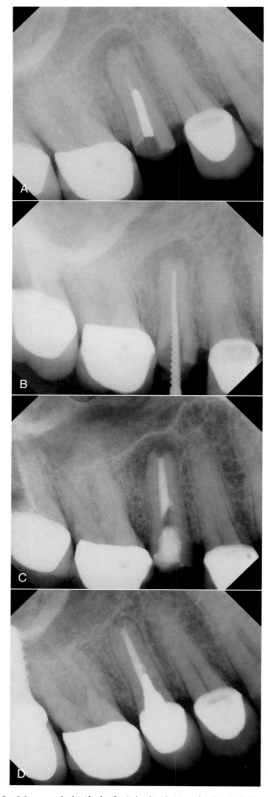

图 9-30　A. 上颌前磨牙见折断的桩，根尖周病变，根管充填不良，吸收导致根尖开放。B. 取出桩，并在短于根尖吸收的地方确定工作长度。C. 根管充填，离吸收的根尖较短。D. 20 个月。患者无症状，牙齿功能正常，根尖周病变愈合

依工作长度行根管治疗术后的表现及疗效

根管治疗一直以来都非常重视对根尖的正确处理[42]。理论上，大多数学者和医生一致认为，超出根尖狭窄的组织必须得到保护，不能被器械或腐蚀性药物过度损伤。Grove[25-26]、Blayney[2-5]、Coolidge[11-12]、Kronfeld[35] 和 Davis[15]等都认为：根管治疗的止点应该考虑到愈合，也就是说，可以使牙骨质沉积在根尖，以确保根尖完全生理性的封闭（图9-9，图9-28C）。Hatton[31] 或许最能概括当时的理论：

副根尖孔与主根尖孔在各方面的特性都很相似，但前者直径更小，根充物一般无法到达弯曲的副根尖孔处。因此不必强求将根充物充至所有副根尖孔或影像学根尖的位置，但是这并不代表常规根管治疗可以不到达根尖区……根尖区牙骨质和牙本质的交界处是根管治疗过程中理想的止点，例如根管预备……如前所述，如果治疗过程中使用的器械或腐蚀性药物破坏了根尖结构会严重影响组织的再生愈合。严格的无菌、温和与准确的根管治疗技术有利于这种再生性修复。

根管治疗后根尖周组织理想的修复性反应是牙骨质在根尖孔周围沉积（图9-28C），并伴有牙周组织再生。然而通常的愈合结果是修复而不是再生。目前大多数可用的充填材料没有再生的潜力[14]，既没有诱导性也没有导电性。研究表明，牙胶和氢氧化钙对细胞外基质和碱性磷酸酶活性会产生负面影响[14]。因此，将充填材料挤出根尖孔会刺激周围组织造成愈合延迟[37,49,60]。

尽管目前根管治疗有很高的临床成功率，但关于根尖区的处理仍有争议。在现代治疗模式下，患者要求更大程度的保留患牙，因此将继续致力于确定一种全方位的技术和材料，在可预后的基础上实现治疗的成功。这些期望只能通过建立一种基于证据和解决问题的治疗方法来实现，并反映出治疗的生物学基础。

参考文献

[1] Andreasen JO. Luxation of permanent teeth due to trauma: a clinical and radiographic follow-up study of 184 injured teeth. Scand J Dent Res, 1970, 78:273-286.

[2] Blayney JR. The biological aspect of root canal therapy. Dent Items Int, 1927, 49:681-708.

[3] Blayney JR. Present conception of vital reactions which occur within apical tissues after pulp removal. J Am Dent Assoc, 1929, 16:851-860.

[4] Blayney JR. Tissue reactions in the apical region to know types of treatment. J Dent Res, 1929, 9:221-249.

[5] Blayney JR. Fundamentals governing pulp-canal therapy. Dent Cosmos, 1932, 74:635-653.

[6] Bramante CM, Berbert A. A critical evaluation of some methods of determining tooth length. Oral Surg Oral Med Oral Pathol, 1974, 37:463-473.

[7] Briseño Marroquin B, El-Sayed MAA, Willerhausen-Zönnchen B. Morphology of the physiological foramen. I. Maxillary and man-dibular molars. J Endod, 2004, 30:321-328.

[8] Brynolf I. A histological and roentgenological study of the periapical region of human upper incisors. Odont Revy, 1967, 18(Suppl 11):1-176.

[9] Burch JG, Hulen S. The relationship of the apical foramen to the anatomic apex of the tooth root. Oral Surg Oral Med Oral Pathol, 1972, 34:262-268.

[10] Certosimo FJ, Molor MF, Walker T. Endodontic working length determination—where does it end? Gen Dent, 1999, 47(3):281-286, quiz 287-288.

[11] Coolidge ED. An aseptic root canal technique for the preparation and filling of roots. J Natl Dent Assoc, 1921, 8:180-195.

[12] Coolidge ED. An aseptic root canal technique for the preparation and filling of roots. J Am Dent Assoc, 1929, 16:1456-1465.

[13] Cox VS, Brown CE, Bricker SL. Radiographic interpretation of endodontic file length. Oral Surg Oral Med Oral Pathol, 1991, 72:340-344.

[14] Craig RG, Zuroff M, Rosenberg PA. The effect of endodontic materials on periodontal ligament cell proliferation, alkaline phosphatase activity, and extracellular matrix protein synthesis in vitro. J Endod, 1997,23:494-498.

[15] Davis WC. Anatomy of the apical third of the roots of teeth. Dent Items Int, 1923, 45:649-722.

[16] De Deus QD. Frequency, location and direction of the lateral, secondary and accessory canals. J Endod, 1975, 11:361-366.

[17] Dummer PM, Mc Ginn JH, Rees DG. The position and topography of the apical canal constriction and apical foramen. Int Endod J, 1984,17:192-198.

[18] Dumsha TC, Hovland EJ. Problems in radiographic technique and interpretation//Gutmann JL, Dumsha TC, Lovdahl PE, Hovland EJ Problem solving in endodontics. 3 ed. St Louis, 1997, Mosby-Year Book Inc, 23-46.

[19] Ebrahim AK, Yoshioka T, Kobayashi C, et al. The effects of file size, sodium hypochlorite and blood on the accuracy of the Root ZX apex locator in enlarged root canals: an in vitro study. Aust Dent J, 2006, 51:153-157.

[20] Gesi A, Bergenholtz G. Pulpectomy—studies on outcome, Endod Topics, 2003, 5:57-70.

[21] Glossary of endodontic terms. 7ed, Chicago: American Association of Endodontists, 2003.

[22] Goldman M, Pearson AH, Darzenta N. Reliability of radiographic interpretations. Oral Surg Oral Med Oral Pathol, 1974, 38:287-293.

[23] Gordon MP, Chandler NP. Electronic apex locators. Int Endod J, 2004, 37:425-437.

[24] Grossman LI. Root canal therapy. Philadelphia, 1946, Lea & Febiger.

[25] Grove CJ. Nature's method of making perfect root fillings following pulp removal with a brief consideration of development of secondary cementum. Dent Cosmos , 1921, 63:968-982.

[26] Grove CJ. The value of the dentinocemental junction in pulp canal surgery. J Dent Res, 1931, 11:466-468.

[27] Gutmann JL. Biologic perspectives to support clinical choices in root canal treatment. Aust Endod J, 2005, 31(1):9-13.

[28] Gutmann JL, Leonard JE. Problem solving in working-length determination. Comp Contin Educ Dent, 1995, 16:288, 290, 293-294 passim; quiz 304.

[29] Gutmann JL, Regan JD. Historical and contemporary perspectives on the root apex. Arab Dent J, 1998, 3(6):9-15.

[30] Hasselgren G. Where shall the root filling end? N Y State Dent J, 1994, 60:34-35.

[31] Hatton EH. The possibility of apical regeneration after root canal filling from the histopathological point of view. J Am Dent Assoc, 1922, 9:192-198.

[32] Herrera M, Abalos C, Planas AJ, et al. Influence of apical constriction diameter on Root ZX apex locator precision. J Endod, 2007, 33:995-998.

[33] Hoer D, Attin T. The accuracy of electronic working length determination. Int Endod J, 2007, 37:125-131.

[34] Ingle JI. Endodontics. Philadelphia: Lea & Febiger, 1965.

[35] Kronfeld R. Histopathology of the teeth and their surrounding structures. Philadelphia: Lea & Febiger, 1933.

[36] Kuttler Y. Microscopic investigation of root apexes, J Am Dent Assoc, 1955, 50: 544-552.

[37] Love RM, Firth N. Histopathological profile of surgically removed persistent periapical radiolucent lesions of endodontic origin, Int Endod J, 2009, 42:198-202.

[38] Parris J, Wilcox L, Walton R. Effectiveness of apical clearing: histological and radiographical evaluation. J Endod, 1994, 20:219-224.

[39] Pecora JD, Capelli A, Guerisoli DM, et al. Influence of cervical prefaring on apical file size determination. Int Endod J, 2005, 38:430-435.

[40] Pratten DH, McDonald NJ. Comparison of radiographic and electronic working lengths. J Endod, 1996, 22:173-176.

[41] Ng Y-L, Mann V, Rahbaran S, et al. Outcome of primary root canal treatment: systemic review of the literature—part 2. Influence of clinical factors. Int Endod J, 2008, 41:6-31.

[42] Provan WF. Roots and their treatment. Dent Summary , 1916, 36:675-680.

[43] Ricucci D. Apical limit of root canal instrumentation and obturation, part 1. Literature review. Int Endod J, 1998, 31:384-393.

[44] Ricucci D, Langeland K. Apical limit of root canal instrumentation and obturation, part 2. A histological study. Int Endod J, 1998, 31:394-409.

[45] Rosenberg DB. The paper point technique. Part 1. Dent Today, 2003, 22(2):80-86.

[46] Rosenberg DB. The paper point technique. Part 2. Dent Today, 2003, 22(3):62-64, 66-67.

[47] Swartz DB, Skidmore AE, Griffn JA. Twenty years of endodontic success and failure. J Endod, 1983, 9:198-202.

[48] Seltzer S, Bender IB. Cognitive dissonance in endodontics, Oral Surg, 1965, 20:505-516.

[49] Seltzer S, Bender IB, Turkenkopf S. Factors affecting successful repair root canal therapy. J Am Dent Assoc , 1963, 67:651-662.

[50] Shanmugaraj M, Nivedha R, Mathan R, et al. Evaluation of working length determination methods: an in vivo/ex vivo study. Indian J Dent Res, 2007, 18(2):60-62.

[51] Shabahang S, Goon WWY, Gluskin AH. An in vivo evaluation of Root ZX electronic apex locator. J Endod , 1996, 22:616-618.

[52] Simon JHS. The apex: how critical is it? Gen Dent, 1994, 42:330-334.

[53] Smith CS, Setchell DJ, Harty FJ. Factors influencing the success of conventional root canal therapy; a five-year retrospective study. Int Endod J, 1993, 26:321-333.

[54] Stabholz A, Rotstein I, Torabinejad M. Effects of prefaring on tactile sense of the apical constriction. J Endod, 1995, 2:92-94.

[55] Stein J, Corcoran JF. Nonionizing methods of locating the apical constriction (minor foramen) in root canals. Oral Surg Oral Med Oral Pathol, 1991, 71:96-99.

[56] Sunada I. New method of measuring the length of the root canal. J Dent Res, 1962, 41:375-387.

[57] Wesselink P, Bergenholtz G. Treatment of the necrotic pulp// Bergenholtz G, Hørsted-Bindslev P, Reit C. Textbook of endodontology. Oxford: Blackwell Munksgaard, 2003.

[58] Woolhiser GA, Brand JW, Hoen MM, et al. Accuracy of film-based, digital, and enhanced digital images for endodontic length determination. Oral Surg Oral Med Oral Pathol Oral Radiol Endod, 2005, 99:499-504.

[59] Wu M-K, Barkis D, Roris A, et al. Does the first file to bind correspond to the diameter of the canal in the apical region? Int Endod J, 2002, 35:264-267.

[60] Yusuf H. The significance of the presence of foreign material periapically as a cause of failure of root treatment. Oral Surg, 1982, 54:566-574.

拓展阅读

Hülsmann M, Schäfer E. Apical patency: fact and fiction—a myth or a must? A contribution to the discussion. ENDO (Lond Engl), 2009, 3:285-307.

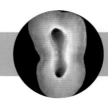
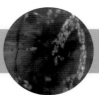
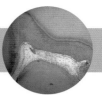

第 10 章

根管扩大成形

导 读

本章解决根管扩大成形问题的要点和难点是：

预防在使用传统技术和不锈钢或镍钛合金器械进行根管扩大成形时的错误

　　工作长度丧失

　　根管偏移

　　根管扩大成形不当

　　　　根管扩大成形时超出根尖孔

　　　　过度切削根管壁

　　　　根管扩大成形不当

预防在使用现代技术和旋转镍钛器械进行根管扩大成形时的错误

冠向下预备技术的重要性

　　"探究患牙治疗成功和失败的原因时，常归因于某些无关紧要的原因，而最重要的因素通常被忽略，其中之一就是对根管进行机械清理的方式。清理方式是根管治疗成功的基础[24]。"

R.H. HOFHEINZ, 1892

　　有关根管扩大成形的原则以第 8 章和第 9 章中提出的准则为基础：正确开髓并确定适当的工作长度，这可以简化或避免根管扩大成形时可能遇到的问题。根管扩大的原则是清理，而彻底的清理还需依赖冲洗，根管冲洗的内容将在另一章节中单独介绍（见第 11 章）。根管扩大成形时，仅靠器械是无法完成的，需要联合根管冲洗去除碎屑，这是牙髓病学文献中已根深蒂固的理念[10,14,41,43-44]。

　　在传统的根管扩大成形技术中，通常使用不锈钢器械[35,50]，有大量文章和教科书详细介绍了传统的根管扩大和成形方法[37,45]。而现代根管治疗中医生已经采用或正在使用更新的器械和理念[26,37]，这样将花费最少的时间来解决传统治疗方法带来的问题，但是读者们不该忽略治疗的原则。这些理念及其治疗策略已经应用了数十年，对于如今在根管治疗过程中仍然使用不锈钢锉的医生来说同样重要。虽然现在有旋转镍钛（NiTi）器械在全球范围内得以广泛应用，但几乎在所有情况下，不锈钢器械在治疗过程中依然必不可少（如寻找通路，初步疏通，预备重度弯曲的根管等）。

预防在使用传统技术和不锈钢或镍钛合金器械进行根管扩大成形时的错误

　　安全有效的牙体治疗，尤其是根管治疗，是基于生物学和临床参数，而预防是关键。这里尚不讨论如何解决问题，因为只要有足够的理论知识和深思熟虑的防护方法，就可以随时避免大多数（即使不是全部）难题。讨论牙髓治疗结果时，只有病例失败的情况下，才将其认定为"牙髓治疗失败"或"存在持续的牙髓病"[17-18]。实际上，治疗失败的原因通常是大多数病例存在持续性病变、新近发生的炎症或患者有不适症状，且未采取预防措施、未运用合理的诊断原则以及未遵循适当的治疗计划和治疗方式。治疗过程中的错误可能不是失败的原因，但会阻碍治疗的成功。医生可能没意识到这些问题，所以通常只是告知患者治疗方法不起作用，建议拔除后行假体修复（主要是种植）。此方式适用所有选择牙髓治疗的人员：注意辨别并评估造成问题的原因，纠正治疗程序以防止治疗失败。此外，建议将这些医生失败的案例转至专科医生处，以考虑如何进行再治疗（见第 14 章）。

工作长度丧失

工作长度的丧失是根管扩大成形时常见错误，通常仅在主尖 X 线片或当主尖锉（MAF）短于预期或初始工作长度时才发现。更糟糕的是，根充或全冠修复后才注意到这个问题，甚至经常注意不到（图 10-1）。如果根管已经适当成形且清洁干燥，重建根管的长度将变得很耗时、乏味且不易成功。丧失工作长度可能是根管扩大成形过程中某些操作失误而造成的结果（如根管堵塞、形成台阶、穿孔、器械分离）。这一错误可以在治疗早期发现（图 10-2）[21,27,29]。在大多数情况下，工作长度的丧失是由于根尖 1/3 处牙本质碎屑的堆积，这是因为在根管中只单独使用手动不锈钢器械，极个别情况除外。下面列出了导致工作长度丧失的主要失误，避免这些失误可以预防工作长度的丧失。

· 未使用组织溶解性冲洗剂 [次氯酸钠（NaClO）] 进行频繁且大量的冲洗。

· 未及时回锉（图 10-3）（定期使用小号锉至工作长度以确保没有碎屑堆积）；某些学者称之为根尖清理，即去除已预备的根尖区的碎屑，但不破坏根尖狭窄[52,54]。

· 未在扩大过程中使用 X 线片核实工作长度。

· 器械止点位置错误（图 10-4A）。

· 未使用稳定和可重复的标记点（图 10-4B）。

· 未按顺序、跳号使用器械，特别是在弯曲的根管中。

· 未意识到器械疲劳。

· 在细小、狭窄、弯曲根管中粗暴地使用器械。

在使用器械时注意细节、在扩大成形过程中大量使用冲洗液可以轻松避免这些错误。

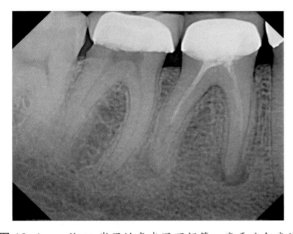

图 10-1　一位 39 岁男性患者因下颌第一磨牙咬合痛就诊，他说不知道为什么会感到疼痛，在疼痛前两周已行根管治疗和全冠修复，可见根管治疗不完善，近中根管可能有台阶形成

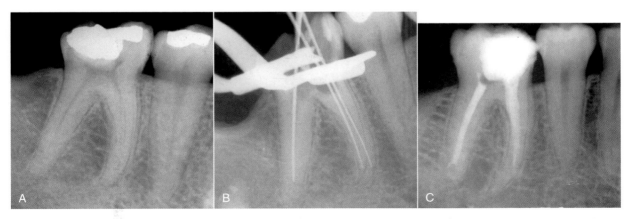

图 10-2　A. 术前 X 线片显示近中根管明显弯曲，提示医生如果预备时操作不谨慎，有可能形成台阶。B. 主尖锉片显示，近中根管弯曲度较大且预备过度，注意已经有根管长度的丧失和台阶的形成。C. 近中根已完全形成台阶，而远中根也有部分台阶形成

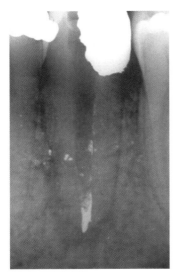

图 10-3　在根尖区填充的银汞颗粒会阻塞根管的根尖 3 mm

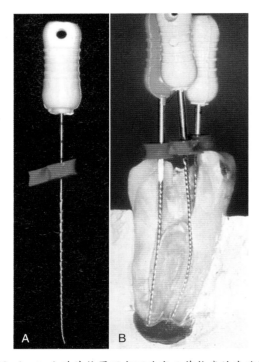

图 10-4　A. 止动片位置不当可改变工作长度的准确性，应在根管扩大成形过程中保持根管长度。B. 离体牙纵剖面显示器械以及止动片止点的位置，止动片应与器械长轴以及牙齿表面标记点形成恰当的角度

如果在根管扩大和成形过程中正确使用镍钛（NiTi）旋转器械，即便有上述失误，却很少出现工作长度的丧失。使用镍钛旋转器械造成工作长度丧失的主要原因是过度使用了这些器械，器械在根尖区停留时间超过 1~3s。尤其在

根尖区反复的扩大和成形过程中使用较大号锉时，往往不是碎屑的堆积，而是这些器械倾向于在根管内横向移动。

当牙本质和其他组织碎屑堆积导致根管长度丧失时（图 10-5A），医生应选择一个小号且坚硬的器械（例如 #15K 锉）来疏通根管阻塞物。如果是临时或永久修复材料的颗粒造成的阻塞，用比主尖锉型号小的器械来疏通根管 [例如，#8、#10 或 #15K 锉或 C+ 锉（Dentsply Maillefer, Ballaigues, Switzerland）]。在器械尖端 3~4mm 处进行约 45° 的预弯（图 10-5B），然后将锉缓慢地插入根管轻轻旋转来感觉是否有卡针感（碎屑和根管壁之间的空间；图 10-5C）[31]。一旦感觉到卡针感，应小心旋转捻动同时轻柔地上下提拉，直到器械穿过阻塞物并至根管全长。将相对较直的器械放入一个有金属锉或牙本质碎屑的环境中，可能会把颗粒推至根尖方向甚至进入根尖周组织，使其无法取出。以上所有过程均应在根管中使用润滑剂。

一旦器械开始进一步伸入根管内，或者如果它顺利地达到了预估的工作长度，应拍摄 X

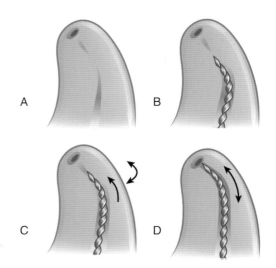

图 10-5　A. 示意图，显示牙本质和组织碎屑堆积在根尖区。B. 坚硬的锉在尖端 1~3mm 预弯 30°~45°，放置在阻塞物的位置。C. 缓慢旋转锉，直到其卡入碎屑，然后以毫米的行程缓慢前进，以清除阻塞的碎屑。D. 一旦感觉到卡针感，将锉小心旋转捻动，并进行轻微的提拉运动，直到器械的尖端穿过阻塞物并疏通至根管长度为止

线片以验证根管锉的位置。根管锉不要马上取出，可以小幅度扩锉并沿周围方向移动以清除堆积的碎屑。当在阻塞物内或阻塞物侧方形成足够的通路时，可以将小号 H 锉放到工作长度，向外提拉去除阻塞物。为了防止牙本质碎屑的堵塞，可使用螯合剂 [如 RC-prep，REDTAC 或液态乙二胺四乙酸（EDTA）]（见第 11 章）软化牙本质栓以便疏通。如果阻塞处无法疏通，则可能是根管锉在牙本质壁上形成了一个错误的人造根管。

每当无法疏通或绕过阻塞物时，推荐以阻塞物至冠方的距离作为新的工作长度进行根管扩大成形（图 10-6）[33]。处理阻塞的方法有多种，例如扩散、热塑牙胶、热垂直加压或固核载体，可以提高牙胶和糊剂的渗透性（见第 12 章）。定期随访很重要，如果认为还需进一步的治疗，则可能需要通过手术来纠正问题（图 10-7）[9]。如果手术不可行或症状持续存在，则可能需要进行意向再植 [15,57] 或拔除后人工假体修复（例如种植体）。

许多学者和医生还认为根管阻塞或工作长度丧失的主要原因是器械分离或折断，尤其在弯曲根管内（图 10-8）[28]，这个难点在第 5 章和第 14 章中已提及。但是，在使用镍钛旋转

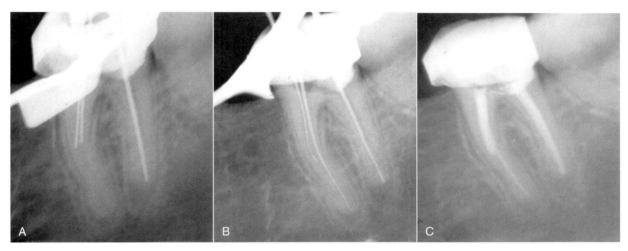

图 10-6　A. 可见下颌磨牙近中根管的阻塞（很可能是台阶）。B. 将锉 45° 预弯后，疏通了其中一个根管并达到工作长度，另一根管无法通过，或者可能与已疏通的根管相连。C. 使用热牙胶和糊剂充填根管

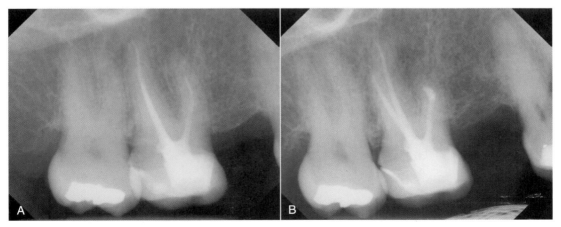

图 10-7　A. 上颌磨牙在近颊根管的弯曲处有一个分离器械，患牙有症状。B. 近颊根行根尖手术并根尖倒充填；3 月后随访

器械的过程中，有一些特殊情况也容易导致器械分离和根管阻塞（图 10-9）。然而许多医生因担心器械折断而不使用旋转镍钛器械，其实并不必如此，只要遵循一些基本原则，器械分离就很少发生。首先，用锉先建立一条顺畅的锥形通路，然后再使用镍钛器械冠向下法进行预备。建立通路可确保锉在疏通根管过程中以最小的压力、阻力和扭矩轻松地移动。小号的恒定锥度的器械（.04~.06，#15 和 #20）和变锥度的镍钛器械有利于建立通路，如不锈钢手用 K 锉（#6~#20）[4] 或镍钛旋转器械 PathFiles（Dentsply Maillefer, Ballaigues, Switzerland）。

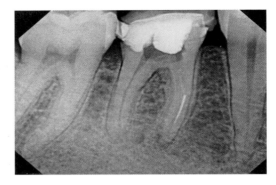

图 10-8 近颊根和近舌根 相交界的根管弯曲处见分离器械—常见的根管阻塞物

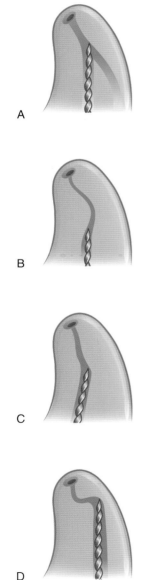

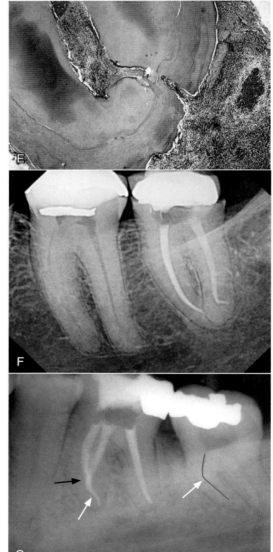

图 10-9 根管治疗的任一器械分离的四个最常见原因的图示：根管融合（A），具有多个弯曲的 S 形根管（B），根管偏移（C），以及根尖处的明显陡弯（D），这些复杂的解剖结构在镍钛旋转器械的应用中尤其重要。E. 组织学切片显示根尖重度弯曲病例的复杂性。F.X 线片显示第二磨牙远中根根尖重度弯曲。G.X 线片显示了四个解剖学难点中的三个：在第一磨牙的近中根有根管融合（黑色箭头），在融合处下方有一个 S 形根尖弯曲（白色箭头），第二磨牙的近中根明显的根管偏移（白色箭头）和其应有的根管解剖结构（以红色突出显示）

当建立根管通路时，医生还应关注其他重要信息，例如根管弯曲、管间交通、根管偏移和多根管等情况，这样可以防止造成工作长度丧失的大多数因素。

　　新型镍钛器械的使用成本和最终根管扩大形成的效果也是个需要关注的重点。虽然不锈钢器械也依然用于根管治疗[28]，但出现错误和问题的概率更高，迫使医生改用能够避免这些问题的器械，从而最大限度地减少了预后不良的情况发生，例如需要再治疗或大量拔牙。如果仍然在使用不锈钢器械来扩大成形根管，尤其是用于弯曲根管时，请注意：任何根管在初次进行根管探查和疏通前，必须在器械尖端 1~3mm 处进行预弯。

根管偏移

　　根管偏移通常表现为沿根管长度的任何位置上发生的台阶（图 10-10）：①根尖拉开，通常发生在根尖（图 10-11）；②人造根管，如果出现台阶后器械尖端继续在根管壁加压扩锉，直到器械产生人造根管孔（有些称为根部穿孔），就会形成一个人造根管（图 10-12）；③带状穿孔，沿根管壁的任何位置（主要在根管壁较薄或根部自然内陷区域）器械横向切割时发生的锯齿状或条带状穿孔，导致牙根纵折（图 10-13，图 10-14）[5,22,26,34,42,55]。

　　使用不锈钢手用器械（K 锉）时常会出现这些错误，并伴有工作长度的丧失。然而，在任意形态的根管中使用镍钛旋转器械时，如果不够小心注意，也会出现这些问题。可以从以下两个方面进行预防：①在使用特定的镍钛器械进行扩大成形之前，先建立一条光滑连续的通路；②将器械扩锉到所需的长度后仅停留几秒钟。如果医生在器械达到一定长度后仍反复扩锉，或在旋转过程中将其保持一定长度不动，尤其还过度加压时，会导致根管偏移，器械也可能断裂。

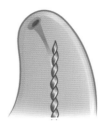

图 10-10　台阶的示意图（X 线片见图 10-2B）

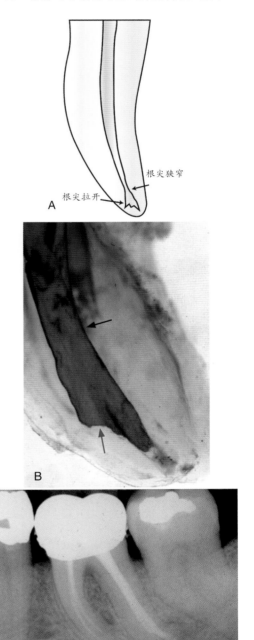

图 10-11　A. 根尖拉开示意图 B. 透明离体牙显示根尖拉开（红色箭头）及狭窄（肘部黑色箭头）C，X 线片示第一磨牙远中根的根尖部被拉开

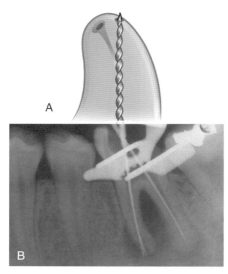

图 10-12　A.人造根管的示意图 B.X 线片显示在第一磨牙近中根的两个人造根管

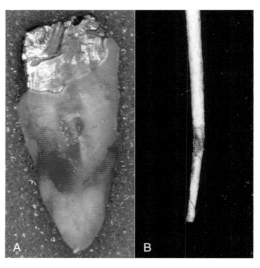

图 10-13　A.拔除后的牙齿可见带状穿孔（箭头）。B.纸尖可通过沾染根管侧壁的血迹来识别带状穿孔的位置

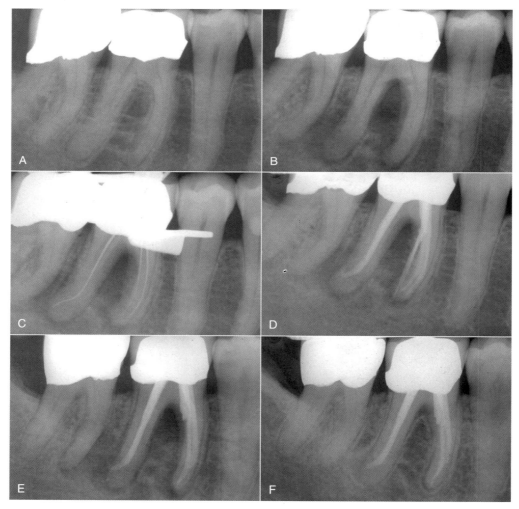

图 10-14　A.下颌磨牙有症状或体征需要治疗，可见近中根的远中面根内陷。B.2 年后患牙在根尖部和根分叉处表现出明显的骨质吸收。C.工作长度的确定。 D.充填片示条带状穿孔。E.非手术方法取出超充的牙胶尖并放置MTA。F.9 个月回访片示愈合良好

根管扩大成形不当

根管扩大成形时超出根尖孔

器械超出根尖狭窄处过度运动（或过大号的器械）会侵犯牙周膜和牙槽骨[7]，这种错误可能会引起许多问题。丧失根尖狭窄会产生一个开放的根尖，会导致碎屑推出根管的可能性增加[32,51]、超充、根尖封闭不严，以及疼痛和不适[23,39]。无论患者有无不适，当根尖部有明显出血时，要意识到这可能是器械超出了根尖狭窄且过度预备造成的。一些医生认识到该问题的另一种方式是发现有所谓的根管渗出，这是由于根尖周组织损伤，液体通过破坏的根尖孔回流到根管中。这会影响根管充填的效果。此外，如果根管内的细菌在组织定植，细菌入侵造成的局部组织破坏也可能会引起的持续的渗出[30,47]。如果根尖的环境中没有细菌，那么器械过度预备造成的创伤不会影响组织的最终愈合[30,47]。因此，所有根管预备的器械都必须限制于根管系统内，特别是在牙髓坏死的情况下。

预防是解决此问题的关键：①应使用良好的影像技术来精准定位根管的根尖狭窄处；②使用合理的标记点（见第 2 章和第 3 章）；③使用较稳定的橡皮止动片，并垂直于器械长轴放置，这可以避免器械超出根尖孔；④在确定工作长度和根管扩大成形之前，适当地降殆或调殆；⑤确定工作长度并进行一些初步扩大之后，可以在必要时复测工作长度；⑥在整个根管扩大和成形过程中必须注意细节。

如果在过度使用器械后根尖狭窄已消失，则有许多方法可以解决这一难题：①在根管内建立一个新的根尖止点，此位置距离影像学根尖 1~2mm；止点的直径较用于该位置的初尖锉大 2~3 号。②在根管充填加压过程中，可以将牙本质碎屑形成的栓塞或药物氢氧化钙置于根尖处，以控制牙胶和糊剂的移动（图 10-15）。可以在根管扩大成形过程中，使用短于工作长度的 H 锉，在干燥的根管中部和冠 1/3 处获取牙本质碎屑，然后用纸尖或小号垂直加压器将牙本质屑置于根尖处。③如果牙本质碎屑被污染，则可以在根尖放置三氧矿化物聚合体（MTA），例如 ProRoot MTA（Dentsply Tulsa Dental Specialties，Tulsa，USA）。选择尺寸合适的垂直加压器，将材料放至所需深度，最后将根尖部轻轻压实。

一些医生和学者建议使用通道锉，即超出根尖孔的小号疏通器械（#8~#20K 锉）[16,48]。

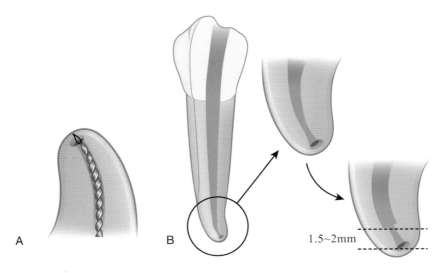

图 10-15 A. 根尖狭窄被破坏的根管示意图，根管过度预备至较大尺寸。B. 在距根尖 1.5~2mm 处新的根尖狭窄处根管预备

这种方法的原理各有不同，而且是经验性的，并没有大量的研究支持该理念和技术[19]。实际上，当根管弯曲时使用较大的器械在根尖孔外反复扩锉，可能会改变根管的解剖结构，以至于难以进行彻底的清理和充填[20]。每种情况都取决于根尖的三维解剖结构和医生对器械的使用[8,48,53]。此外，器械进入根尖周组织可能会延长愈合的时间或影响疗效，这最终取决于根充材料的性质及其影响[25]。

过度切削根管壁

过度切削近远中向或颊舌向的牙齿结构（过度预备）会导致牙根薄弱、根管壁破裂或穿孔。在根管扩大成形过程中，根尖预备应与根管的大小、形态和弯曲度相对应。例如，尝试在下颌第一磨牙的中度弯曲（10°~20°）的近颊根管根尖扩大至#40K锉，不仅可能导致根尖的拉开，而且还会导致根尖狭窄区的穿孔。旋转的镍钛锉可能不会引起与变锥度器械相关的问题，但可能会产生与恒定锥度器械相关的问题，尤其是如果让其在旋转中在根管停留超过1~2s。

有研究声称，应将根尖扩至更大的尺寸，否则仅在表面清理将无法去除或减少细菌[11,36,40,45,49]。对于许多根管系统而言，根尖直径不一定越大越好，预备时可以使用较大锥度的器械没必要使用较大直径的器械来[3,11-14]。例如，用K锉预备根尖至#50，只有.02锥度，但是尖端#30的变锥器械可能具有.09的锥度。在前种情况下，可能必须去除更多的牙体组织，这可能会导致与牙根外部解剖结构不一致。对于后者，形状遵循外部解剖结构，且尺寸仍然有利于冲洗、清理和消毒。变锥器械尖端尺寸为[30]：向冠方增加1mm为39、2mm为48、3mm为57。#50 K锉，距根尖工作长度冠方3mm处的尺寸仅为56。另一种解决方案是在根尖区使用旋转器械保持小尺寸，然后用手动器械进一步清理根尖1~3mm，如果需要接触根管壁，可将其微微预弯[2]。

过度预备通常发生于根管系统的根尖区，但也易发生于根管的中上段，过度根管敞开或成形会增加带状穿孔的可能性[1]。清理扩大根管时，建议采用逐步后退法或逐步深入法，可以在根充时为牙胶提供连续的漏斗状锥度。必要时可以考虑使用旋转器械（例如变锥的镍钛锉），这有助于改善根管形态，但需要小心谨慎，不要过度去除牙体组织。过度预备（过度敞开）可能会使根管变薄，导致在充填加压和修复的过程中发生折裂。

根管扩大成形不当

即使序列使用镍钛器械，也无法从根管系统中去除牙髓组织，牙本质碎屑和微生物（预备不足或预备不充分），这是根管治疗中的常见错误[36]。如果根管系统不能很好地预备成形，会影响根充时的三维充填效果，除非可能使用了热塑核载体技术（见第12章）。当使用大锥度的镍钛器械预备至工作长度时，通常不会出现此问题，除非器械使用不当。例如，一些研究认为，当根管颊舌径较宽时，使用镍钛旋转器械扩大成形的效果不佳[58]，这不是器械不能预备至理想水平，而是在于医生的使用方法。

下列情况将导致根管系统的预备不足（包括扩大、成形、清理和消毒）：

1.根管内控制充填材料的根尖1/3预备不足。通常发生于下列情况：①根尖区根管形状不规则，若仅用小号器械预备后根尖直径较小[36]；②当根管是规则的圆形，扩大时未接触全部根管壁；③仅在垂直方向上使用镍钛旋转器械，没有提刷侧壁，这是使用镍钛旋转器械是最主要的错误。很多根管由于解剖形态的特殊，需要用这种方式来扩大成形根管，然而许多医生都忽略了这一点。

2.组织溶解和杀菌性冲洗液（NaClO）的使用不足，或者由于小号小锥度的器械预备成形不足而使得冲洗液无法到达根尖1/3。在这种情况下也会导致根管预备不足。

3. 根管成形（敞开）不足，导致充填加压过程中侧方加压器或垂直加压器进入深度不够，在这种情况下，根充可能会不够严密而有空隙。

4. 工作长度未达到根尖狭窄处，尤其是在牙髓坏死的情况下。

5. 预备过程中形成的根管台阶和阻塞物会影响根管彻底的清理成形。

遵循本章先前提出的解决问题的原则，通常可以预防根管预备不当。根管预备不当可能会造成以下后果：① 根充时无法将加压器放置于适当长度；② 主尖锉无法达到工作长度；③ 主尖锉超出既定的工作长度，伴随根尖穿孔（无根尖止点和根尖狭窄）。

根管预备不足，最好的处理方法是进行适当的长度确定、根管扩大成形以及在必要时重新治疗等。使用合适的冲洗注射器进行大量的冲洗（见第 11 章），并在预备过程中注意细节，以确保正确的根管清理。在根充之前，必须先选择合适的侧方加压器和垂直加压器确定放置深度，并适应根管形态[6]。通常只能通过最终的根充结果来进行评估根管预备的质量，但这并不能对整个治疗过程提供真正的三维有效评估，尤其是根管系统的清洁度。

预防在使用现代技术和旋转镍钛器械进行根管扩大成形时的错误

牙髓病学[46]中对镍钛合金的介绍声称解决了不锈钢器械的许多不良特性，即使是在新手手中也是如此[38]。这种由超弹合金制成的根管锉明显更柔软、抗折、耐腐蚀，尤其是由M- 相制成的新型器械（Dentsply Tulsa Dental Specialties, Tulsa, OK, USA），这是对最初用于这些类型器械的超塑性晶相的技术改进。M- 相的锉包括 Dentsply 的 ProFile Vortex 和 GT 系列 Xfile。其他新进展包括热处理过的金属，其改变了金属的晶体结构 [R- 相（SybronEndo, Orange CA, USA）]，从而使仪器更加耐用；同时旋转锉或具有不对称横截面的器械，可提高器械的柔韧性并降低施加过程中产生应力（Micro-Mega, Th·nex, Switzerland）。镍钛锉根管清理和成形的优势包括：增强了器械与根管的适应能力，尤其是在弯曲的根管中；减少了根管偏移和台阶的形成；减少器械断裂的发生；可以快速有效地完成器械预备；无须像使用不锈钢器械时预弯[56]。

医生必须知道镍钛器械也存在问题，需要较长时间的训练才能掌握使用技巧，且仍然存在许多未知，因为许多更新的器械会定期出现在市场上。例如，当受到压力时，这些器械的金属出现晶相转变，结构会变得不稳定。但是，肉眼或显微镜下也无法发现金属出现疲劳的迹象。因此，如使用不当，镍钛器械可能会在没有预警（解螺旋）的情况下出现断裂。

镍钛合金可制作为 K 锉、H 锉、S 形锉、Flex-R 锉、扩孔钻和加压器，但由于镍钛器械的高弹性，通常不适用于建立根管通路，疏通细小、轻微钙化、弯曲根管或绕过台阶等。由于不锈钢的硬度较高，所以应先使用不锈钢器械来寻找根管通路。最新推荐的 C+ 锉或 ProFinder 锉(Dentsply Maillefer, Ballaigues, Switzerland) 就是专为此目的设计的。

一旦疏通根管或绕过并去除台阶后，就可以使用镍钛器械了。因为使用手用镍钛器械时可能会降低手感，所以医生可能会感觉不到根管锉的切割。相反，镍钛锉和不锈钢锉一样具有主动切削的能力，如果使用时用力过大或时间过长，可能会去除过多的牙本质。如果将手用镍钛锉用于常规的提拉或扩锉运动，尤其是 K 锉和 S 形锉，则可能会发生根管偏移，即在根管弯曲段下方的外侧根管壁可能会过度预备，这可能归因于镍钛锉在使用过程中不易弯曲或容易变直的特性。研究表明，镍钛锉在旋转运动时切削效果最佳且根管偏移较少，如手用大锥度（GT）锉或手用 ProTaper。反之，机用或旋转器械使用方法的改进，如在低速或电马达的高扭矩手机中使用特殊设计的镍钛锉，因其转速快（250~500 转 / 分）和根管成形的效率高以及保持了根管原有形态，彻底改变了传统根管治疗的过程。尽管这种形状可变的镍钛锉非常柔韧，但与其他金属一样，镍钛金属在弯曲的根管中旋转时最终会折断，应严格监测器械使用的情况，以便在折断前能定期处理镍钛锉。此外，请务必按照制造商推荐的方法使用这些系统（例如，在使用大多数镍钛旋转器械时需要注意，采用冠向下法预备，压力不能过大），这些系统需要深入学习才能完全熟练掌握。通过逐步深入法或冠向下技术使用旋转器械，可以避免先前讨论的不锈钢器械的许多问题。

冠向下预备技术的重要性

冠向下技术具有很多临床优势，对非手术根管治疗的预期效果影响很大。所有类型的器械都各有优点，但镍钛旋转器械效率更高。然而，鉴于复杂的根管解剖系统所带来的难度，通常需要各种器械联合使用来完成根管的扩大成形。冠向下技术的优点包括：

· 方便清除根尖通路的阻塞物（例如髓石）；

· 通过消除冠方阻力，增强器械的手感；

· 增强器械根尖向的移动；

· 由于在冠方 1/3 处与牙齿接触最少，可提高工作长度的准确性；

· 增加了便于冲洗的空间和提高碎屑去除的能力；

· 快速去除冠 1/3 的大部分牙髓组织；

· 建立了根管弯曲和管间交通处的直线通路；

· 增加冠向去除牙本质和软组织碎屑的能力；

· 通过减少与根管壁的接触来减少器械在根管弯曲中的偏移；

· 减少根管堵塞；

· 通过减少与根管壁的接触来最大限度地减少器械分离；

· 形成更理想的、有利于根管充填的根管形态；

· 预知根管清理和成形的质量；

· 在合理的情况下，使一次法根管治疗更加便利。

从生物学上讲，采用冠向下技术可获得的许多益处反映或补充了临床益处，并最终为整个病例的成功做出了重大贡献。这些生物学优点包括：

· 快速清除根管系统中的感染组织；

· 清除冠方组织碎屑，从而减少碎屑推向根尖部；

· 减少碎屑推出根尖孔而引起的术后疼痛；

· 通过增加冲洗深度，更好地溶解感染的组织；

· 由于螯合剂与根管壁的有效接触，更易于清除玷污层

· 去除玷污层后，冲洗液可以渗入通畅的根管和牙本质小管，可以最大限度地去除根管不规则区域的感染；

· 可以更准确地测量工作长度、根管清理成形和充填，以保护根尖牙体组织和根尖周组织的生物学特性；

图 10-16 显示了一些案例，这些案例突显了当不遵守本章所述的预防措施时在根管扩大成形中遇到的常见错误。

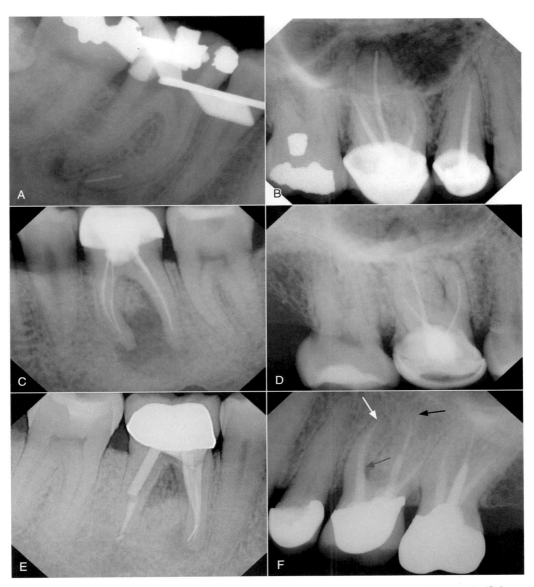

图 10-16　A. 有明显弯曲的根管根尖部的镍钛器械折裂；不建议取出。B. 上颌磨牙和前磨牙的根管成形不佳及根充欠填。患者在治疗后数周持续疼痛；建议重行治疗。C. 下颌磨牙的根管成形和充填较差，并在近颊根有分离器械，所有根管根充欠填；建议重行治疗。D. 上颌磨牙的根管成形和根充不良；建议重新治疗。E. 具有多个扩大和成形错误的下颌磨牙，在近中根的带状穿孔、器械分离，以及在远中根的桩道穿孔；建议拔除。F. 即使使用镍钛仪器，如果不注意细节也可能发生重大错误，可见近颊根带状穿孔（红色箭头）、根尖偏移（白色箭头）以及腭根未至根管全长（黑色箭头）。大约有 85% 的情况下腭根会向颊侧弯曲

参考文献

[1] Abou-Rass M, Frank A, Glick D. The anticurvature filing method to prepare the curved root canal. J Am Dent Assoc, 1980, 101:792-794.

[2] Ahlquist M, Henningsson O, Hultenby K, et al. The effectiveness of manual and rotary techniques in the cleaning of root canals: a scanning electron microscopy study. Int Endod J, 2001, 34:533-537.

[3] Albrecht LJ, Baumgartner JC, Marshall JG. Evaluation of apical debris removal using various sizes and tapers of ProFile GT files. J Endod, 2004, 30:425-428.

[4] Allen MJ, Glickman GN, Griggs JA. Comparative analysis of endodontic pathfinders. J Endod, 2007, 33:723-726.

[5] Alliët P, Berghmans J. Pitfalls to avoid in the cleaning and shaping of the pulp canal (French). Rev Belge Med Dent, 1999, 54:282- 308.

[6] Allison DA, Weber CR, Walton RE. The influence of the methods of canal preparation and the quality of apical and coronal seal. J Endod, 1979, 5:298-304.

[7] al-Omari MA, Dummer PM. Canal blockage and debris extrusion with eight preparation techniques. J Endod, 1995, 21:154-158.

[8] Arias A, Azabal M, Hidalgo JJ, et al. Relationship between postendodontic pain, tooth diagnostic factors and apical patency. J Endod, 2009, 35:189-192.

[9] Block RM, Lewis RD. Surgical treatment of iatrogenic canal blockages. Oral Surg Oral Med Oral Pathol, 1987, 63:722-732.

[10] Byström A, Sundqvist G. Bacteriological evaluation of the efficacy of mechanical root canal instrumentation in endodontic therapy. Scand J Dent Res, 1981, 89:321-328.

[11] Card SJ, Sigurdsson A, Ørstavik D, et al. The effectiveness of increased apical enlargement in reducing intracanal bacteria. J Endod, 2002, 28:779-783.

[12] Chuste-Guillot MP, Badet C, Peli JF, et al. Effect of three nickel-titanium rotary file techniques on infected root dentin reduction. Oral Surg Oral Med Oral Pathol Oral Radiol Endod , 2006, 102:254-258.

[13] Coldero LG, McHugh S, MacKenzie D, et al. Reduction in intra-canal bacteria during root canal preparation with and without apical enlargement. Int Endod J, 2002, 35:437-446.

[14] Dalton BC, Ørstavik D, Phillips C, et al. Bacterial reduction with nickel-titanium rotary instrumentation. J Endod, 1998, 24:763-767.

[15] Dumsha TC, Gutmann JL. Clinical guidelines for intentional replantation. Compend Contin Educ Dent, 1985, 6:604,606-608.

[16] Flanders DH. Endodontic patency. How to get it. How to keep it. Why it is so important. N Y State Dent J, 2002, 68(3):30-32.

[17] Friedman S. Considerations and concepts of case selection in the management of post-treatment endodontic disease (treatment failure). Endod Topics, 2002, 1:54-78.

[18] Friedman S. Prognosis of initial endodontic therapy. Endod Topics, 2002, 2:59-88.

[19] Gesi A, Bergenholtz G: Pulpectomy—studies on outcome. Endod Topics, 2003, 5:57-70.

[20] Goldberg F, Massone EJ. Patency filing and apical transportation: an in vitro study. J Endod, 2002, 28:510-511.

[21] Greene KJ, Krell KV. Clinical factors associated with ledged canals in maxillary and mandibular molars. Oral Surg Oral Med Oral Pathol, 1990, 70:490-497.

[22] Griffths IT, Chassot AL, Nascimento MF, et al. Canal shapes produced sequentially during instrumentation with Quantec SC rotary nickel-titanium instruments: a study in simulated canals. Int Endod, 2001, 34:107-112.

[23] Gutiérrez JH, Brizuela C, Villota E. Human teeth with periapical pathosis after overinstrumentation and overfilling of the root canals: a scanning electron microscopic study. Int Endod J, 1999, 32:40-48.

[24] Hofheinz RH. Immediate root-filling. Dent Cosmos, 1892, 34:182-186.

[25] Holland R, Sant'Anna Júnior A, Souza V, et al. Influence of apical patency and filling material on healing process of dogs' teeth with vital pulp after root canal therapy. Braz Dent J , 2005, 16:9-16.

[26] Hülsmann M, Peters OA, Dummer PMH. Mechanical preparation of root canals: shaping goals. techniques and means, Endod Topics, 2005, 10:30-76.

[27] Jafarzedeh H, Abbott PV. Ledge formation: review of a great challenge in endodontics. J Endod, 2007, 33:1155-1162.

[28] Jain N, Tushar S: Curved canals: ancestral files revisited. Indian J Dent Res, 2008, 19:267-271.

[29] Kapalas A, Lambrianidis T. Factors associated with root canal ledging during instrumentation. Endod Dent Traumatol, 2000, 16:229-231.

[30] Kirkevang L-L, Hørsted-Bindslev P. Technical aspects of treatment in relation to treatment outcome. Endod Topics , 2002, 2:89-102.

[31] Lambrianidis T. Ledging and blockage of root canals during canal preparation: causes, recognition, prevention, management and outcomes. Endod Topics, 2006, 15:56-74.

[32] Lambrianidis T, Tosounidou E, Tzoanopoulu M. The effect of maintaining apical patency on periapical extrusion. J Endod, 2001, 27: 696-698.

[33] Lin LM, Rosenberg PA, Lin J. Do procedural errors cause

endodontic treatment failure? J Am Dent Assoc, 2005, 136:187-193.

[34] Marroquin BB. An anti-zipping preparation system (method and instrument) for curved canals: a preliminary report. J Endod, 1996, 22:85-89.

[35] Mullaney TP. Instrumentation of finely curved canals. Dent Clin North Am, 1979, 23:575-592.

[36] Paqué F, Ganahl D, Peters OA. Effects of root canal preparation on apical geometry assessed by micro-computed tomography. J Endod, 2009, 35:1056-1059.

[37] Peters OA, Peters CI. Cleaning and shaping of the root canal system//Cohen S, Hargreaves KM. Pathways of the pulp. 9 ed. St Louis: Mosby-Elsevier, 2006.

[38] Pettiette MT, Metzger Z, Phillips C, et al. Endodontic complications of root canal therapy performed by dental students with stainless-steel K-files and nickel-titanium hand files. J Endod, 1999, 25: 230-234.

[39] Pi GL, Yin SH. A study of the related factors and prophylactic measures of endodontic interappointment emergencies (Chinese). Hua Xi Kou Qiang Yi Xue Za Zhi , 2004, 22:471-473.

[40] Rollison S, Barnett F, Stevens RH. Efficacy of bacterial removal from instrumented root canals in vitro relative to instrumentation technique and size. Oral Surg Oral Med Oral Pathol Oral Radiol Endod, 2002, 94:366-371.

[41] Schäfer E, Erier M, Dammaschke T. Comparative study on the shaping ability and cleaning efficiency of rotary M two instruments. Part 2. Cleaning effectiveness and shaping ability in severely curved root canals of extracted teeth. Int Endod J, 2006, 39:203-212.

[42] Schäfer E, Dammaschke T. Development and sequelae of canal transportation. Endod Topics, 2006, 15:75-90.

[43] Schäfer E, Schlingemann R. Efficiency of rotary nickel-titanium K3 instruments compared with stainless steel hand K-Flexofle. Part 2. Cleaning effectiveness and shaping ability in severely curved root canals of extracted teeth. Int Endod J, 2003, 36:208-217.

[44] Schäfer E, Vlassis M. Comparative investigation of two rotary nickel-titanium instruments: ProTaper versus RaCe. Part 2. Cleaning effectiveness and shaping ability in severely curved root canals of extracted teeth. Int Endod J, 2004, 37:239-248.

[45] Senia ES, Wildey WL. The LightSpeed root canal instrumentation system. Endod Topics, 2005, 10:148-150.

[46] Serene TP, Adams JD, Saxena A. Nickel titanium instruments: applications in endodontics. St Louis: Ishiyaku EuroAmerica, 1994.

[47] Siqueira JF, Jr. Reaction of periradicular tissues to root canal treatment: benefts and drawbacks. Endod Topics, 2005, 10:123-147.

[48] Souza RA. The importance of apical patency and cleaning of the apical foramen on root canal preparation. Braz Dent J, 2006, 17:6-9.

[49] Tan BT, Messer HH. The quality of apical canal preparation using hand and rotary instruments with specific criteria for enlargement based on initial apical size. J Endod, 2002, 38:658-664.

[50] Tidmarsh BG. Preparation of the root canal. Int Endod J, 1982, 15:53-61.

[51] Tinaz AC, Alacam T, Uzun O, et al. The effect of disruption of apical constriction on periapical extrusion. J Endod, 2005, 31:533-535.

[52] Torabinejad M, Walton RE. Principles and practice of endodontics. Philadelphia: WB Saunders, 1989.

[53] Tsesis I, Amdor B, Tamse A, et al. The effect of maintaining apical patency on canal transportation. Int Endod J, 2008, 41:4341-4435.

[54] Walton RE. Current concepts of canal preparation. Dent Clin North Am, 1992, 36:309-326.

[55] Weine FS, Kelly RF, Lio PJ. The effect of preparation procedures on original canal shape and on apical foramen shape. J Endod, 1975, 1:255-262.

[56] Weine FS, Healey HJ, Gerstein H, et al. Precurved files and incre-mental instrumentation for root canal enlargement. J Can Dent Assoc, 1970, 4:155-157.

[57] Wolcott J, Rossman LE. Intentional replantation of endodontically treated teeth: an update. Compend Contin Educ Dent, 2003, 24:68-72, 74.

[58] Wu MK, Wesselink PR. A primary observation on the preparation and obturation of oval canals. Int Endod J, 2001, 34:137-141.

拓展阅读

Hüslmann M, Schäfer E. Apical patency: fact and fiction—a myth or a must. A contribution to the discussion. ENDO (Long Engl), 2009, 3:285-307.

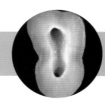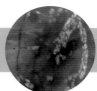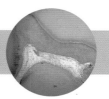

第 11 章

根管清理和消毒

导 读

本章主要介绍根管清理和消毒的相关治疗要点和难点：

根管冲洗的主要作用和基本原理

根管治疗中使用螯合剂的原理和目的

根管消毒剂在根管治疗中的作用

最好的消毒剂以及如何有效地使用消毒剂

"牙髓治疗中，一个最常被忽视的步骤是去除根管内细小有机物和牙本质碎屑。外科治疗的一项基本原则是在对伤口进行药物治疗之前，彻底清除所有坏死组织和其他感染物。很多口腔医生并没有意识到这项原则的重要性，仅依赖于药物治疗，而忽略了对根管系统的彻底清理和冲洗[26]。"

L.I. Grossman, 1955

根管清理和成形的概念已经存在多年。大多数情况下，仅依靠器械完成根管的清理和成形，很难达到这些目标。因为器械只能成形根管，而真正清理还需依赖冲洗。

根管冲洗的主要作用和基本原理

根管冲洗的主要作用是在根管扩大和成形过程中清理根管。具体而言，根管清理和成形是为了清除根管内有活力或坏死的牙髓组织，以及中和或去除细菌及其代谢产物。虽然随着技术的进步已使得根管成形的效果得到了提高，但是由于根管解剖系统的复杂性和牙体形态的不规则性，根管的实际清理效果在很大程度上仍依赖化学冲洗剂和浸泡剂的辅助作用（图 11-1）。从这个角度讲，在整个治疗过程中都应该使用具有组织溶解作用、抑菌或杀菌作用的根管冲洗液。使用冲洗液还具有清除根管在清理和成形过程中产生的碎屑、润滑器械以及软化和去除玷污层的优点。

尽管目前还没有一种兼具所有性能的理想的冲洗液，但需要指出的是，使用中性溶液（如水、生理盐水或麻醉药物）进行根管冲洗对于根管系统的清理没有作用。

临床问题

问题：根管治疗过程中最好冲洗液是什么？为什么？

解决方案：最好的冲洗液是不同浓度的次氯酸钠（NaClO）。NaClO 是一种高效的冲洗液，它既具有抗菌作用，又具有组织溶解能力[22,67]。此外，它还具有清洁和润滑功能，并已被证明能破坏细胞内毒素[48]，虽然氢氧化钙在破坏细胞毒素方面较 NaClO 强，但 NaClO 还具有润滑和清洁的能力[53]。

NaClO 根管清理和消毒的效果取决于有效氯离子浓度和溶液 pH。次氯酸（HClO）是一种弱酸，根据溶液 pH 可以解离成次氯酸根离子（ClO⁻）和氢离子（H⁺）。一般认为 HClO 是杀菌作用中的活性物质，而决定清理效率的关键因素是 ClO⁻ 的浓度。这意味着 NaClO 杀菌活性与其清理活性具有不同的 pH 范围[22]。

不同医生会依据经验在根管治疗中使用不同浓度的 NaClO。一些菌群对浓度低至 0.5% NaClO 很敏感[7]，但是在感染坏死的牙髓中并没有发现这些菌群[64]。有研究表明，不同浓度

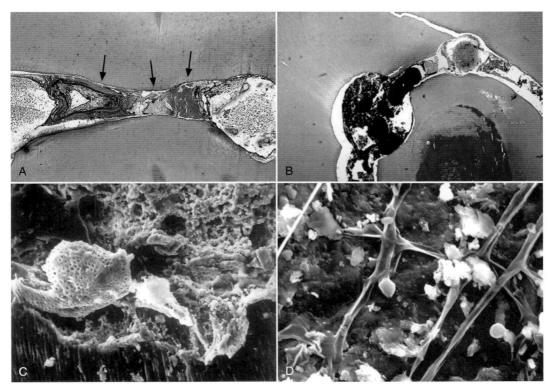

图 11-1　A. 下颌磨牙清理和充填后，组织碎屑堵塞在近颊和近舌根管的交通支中。B. 组织碎屑残留在清理和成形后的 C 形根管内（H&E 染色 10 倍）。C. 扫描电子显微镜（SEM）显示在根管成形过程中的玷污层充满了残余组织、牙本质碎屑和细菌（750 倍）。D. SEM 显示成形并经过冲洗液清理后，根管不规则区的表面组织碎屑（2000 倍）

的 NaClO 抗菌能力和溶剂组织方面有不同程度的优越性，因此在临床上，医生常用 1%~6% 的 NaClO 控制细菌感染和溶解坏死组织。将 NaClO 溶液加热至 37℃ 以上可以提高其杀菌能力[1]。在研究的细菌中，温度为 5℃ ~60℃ 时，每升高 5℃，NaClO 杀菌率就会提高一倍以上[14]。特别是对于浮游态粪肠球菌，当温度升高 25℃ 时，NaClO 的杀菌率提高了 100 倍[51]。同时在加热过程中发现，45℃ 的 1% NaClO 溶解牙髓的能力与 20℃ 的 5.25% 溶液相等。虽然在实验室中有效，但没有基于临床研究的证据证明这种有效性与疗效相关。

为了提高 NaClO 有效性，笔者提倡将 NaClO 溶液停留在根管内 5~30min，但尚未确定最佳时间[67]。笔者还提倡将声波和超声波与 NaClO 联合应用[57]，但其效果参差不齐[27,60,63]。这一技术在文献中已有详细介绍，但仍缺乏有

效的临床研究[61,62]。在根管解剖形态不规则且牙髓长期坏死的根管中可能会残留大量的组织和细菌，当 NaClO 浸泡一段时间后，应补充溶液以增强其作用效果。体外实验研究发现，NaClO 在根管内浸泡较长时间可能会引起牙本质物理性质的改变，但体内的情况并不清楚[13,39,49]。当 NaClO 与 EDTA 或 10% 柠檬酸联合使用时[38]，其抗菌性能没有明显增强[45]。在根管清理和成形过程中交替使用这些溶液，可能有效减少细菌再定植[7]。

NaClO 溶液应被动的导入根管内，避免外力将其推出根尖孔外。最佳的导入方法是使用特殊的尖端侧方开口冲洗针头缓慢导入，同时避免将针头卡在根管内。这样既可以加强对牙本质壁的清理，还能减少冲洗过程中可能出现的各种问题（图 11-2）。被动冲洗过程中少量的 NaClO 溶液溢出到根尖孔外不会对患者造

成不良影响，而用外力将大量的 NaClO 溶液推出根尖孔外将对组织造成损害，学术上称之为"次氯酸钠事故"[30]。把冲洗针头放置在距根尖 2~3mm 位置，并与根尖定位仪（EAL）相连，这种新技术不仅可以防止 NaClO 冲出根尖孔，还能通过根管内吸引术有效清除玷污层[21]。研究表明，使用这种方法时冲出根尖孔的液体是有限的。更先进的方法是使用 EndoActivator（Dentsply Tulsa Dental Specialties, Tulsa, OK, USA），它能在根管治疗过程中搅动冲洗液。有研究表明，活化冲洗液能显著提高清洁效能[40]。该系统的设计是为了安全地激活流体动力。研究表明，活化的液体能促进侧支根管、根管分歧、网状交通支和管间吻合的深层清洁和消毒，由于激活器尖端短于根管工作长度放置，所以可减小液体根尖向的外溢[12]。

还有研究者提出应在根管清理和成形过程中单独使用超声波冲洗装置[6,10,27]。虽然已有报道根管冲洗能够提高不规则根管内清创效果并减少细菌，但是对其确切的工作原理还仍有疑问[63]。

EndoVAC（Discus Dental, Culver City, CA, USA）是一种可以解决 NaClO 输送问题的装置。

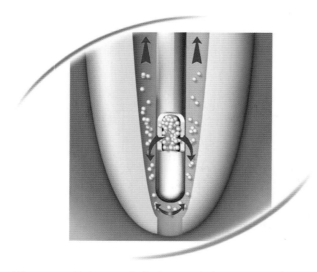

图 11-2 侧方开口的冲洗针头将冲洗液向根管壁输送，从而加强清理效果（Courtesy Dentsply Maillefer, Ballaigues, Switzerland.）

该装置提供了一个根尖负压系统，利用微管将冲洗液输送入根管，并通过负压将液体吸除。研究认为，在距根尖 1mm 处冲洗[31,43]，不会使液体根尖向外溢[12]。然而，目前还没有足够实验数据说明在根管最后 1mm 处的具体工作机制，以及这种运动模式是否有利于冲洗液渗入牙本质小管从而消除生物膜、细菌或内毒素。

ProUltra PiezoFlow（Dentsply Tulsa Dental Specialties,Tulsa, OK, USA）是最新增加的冲洗装置。ProUltra PiezoFlow 超声冲洗针是通过超声振动来输送冲洗液，它与压电超声产能装置结合使用，为针尖振动提供能量。超声工作尖上的 Luer-lock 接头上连接有注射器或其他冲洗源，通过真空抽出冲洗液。常用的冲洗液有 NaClO（最高 6%）、EDTA（最高 17%）、氯己定（最高 2%）和 BioPure MTAD（Dentsply Tulsa Dental Specialties, Tulsa OK,USA），但是每种冲洗液工作时间可能会有所不同。

NaClO 因与牙本质接触会对其机械、化学性能和结构组成造成影响，从而受到质疑[13,39,49]。通过体外实验研究不同浓度 NaClO 与牙本质接触不同时间对牙本质无机物的影响，虽然有研究表明高浓度的 NaClO 会影响牙本质的弹性模量和弯曲强度，但这些研究尚未得出具有临床意义。

当使用树脂粘接材料充填根管时，NaClO 溶液不能作为终末根管冲洗剂。因为 NaClO 溶液会影响充填糊剂与牙本质的粘接。通常可以用 EDTA、洗必泰（CHX）[8-9] 或 BioPure MTAD 替代。研究表明，软螯合剂 [1- 羟基乙基 -1，1- 双膦酸盐（HEPB）]不仅能有效去除玷污层，还能提高根管内树脂的粘接强度[11,68]。然而，使用 EDTA 或 MTAD 作为最后的冲洗液实际上可能会导致牙本质表面基质结构崩塌，从而阻碍根管封闭剂的渗透及高质量粘接混合层的形成。

NaClO 由于满足冲洗液大多数理想要求被

认为是最好的根管内冲洗液，但它无法溶解和去除在根管扩大和成形过程中产生的玷污层（图11-3）[35]。为此，必须考虑其他溶液（或混合液）或机制解决这个问题。玷污层去除稍后再讨论；在现代根管治疗中，清除这些生物包被的碎屑对于获得长期有效的治疗效果至关重要。

医生必须知道，如果不使用 NaClO，就无法成功解决去除坏死组织、杀灭细菌以及彻底消毒根管系统等问题。没有理论或科学依据证明：水、生理盐水、过氧化氢或酒精可以作为主要的根管冲洗液[60]。即使主要用来冲洗碎屑，这些溶液也没有作用[67]。一些医生可能选择洗必泰作为主要冲洗液，但它也不能达到根管冲洗和消毒的既定目标（见下文关于最佳消毒剂的部分）[67]。

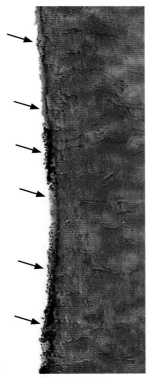

图 11-3 使用次氯酸钠清理和成形后，低倍镜下仍能看到根管壁上的玷污层（箭头）（H&E 染色 10 倍）

根管治疗中使用螯合剂的原理和目的

螯合剂是金属离子与有机物通过环状化学键结合形成的稳定络合物[45,67]。这种稳定性来自螯合体之间的化学键结合，通常有一对以上的自由电子与中心金属离子。当 EDTA 作为螯合剂与金属离子结合时能使牙体硬组织脱矿。在 EDTA 溶液中加入清洁剂可以降低螯合剂的表面张力，有利于根管壁的润湿并提高螯合剂渗透牙本质的能力。柠檬酸也具有相同功能，但其可能比 EDTA 更具侵蚀性。这些溶液通过软化和溶解无机的牙本质颗粒，既能避免碎屑在根管壁上的积聚又能立即清除刚附着的碎屑[28]。

在根管治疗中，螯合剂有液体和糊剂两种剂型。它们可辅助疏通钙化的根管口和根管，去除根管清理和成形过程中的玷污层，并可作为手用和旋转器械的良好润滑剂（图 11-4、图 11-5）。螯合剂主要在根管清理和成形后浸泡使用，或在清理过程中与 NaClO 交替使用。即使在根尖区，螯合剂与超声联合使用也同样有效[32]。实验研究表明，螯合剂与 NaClO 联合使用 1min、3min 和 5min 后，能有效去除玷污层[56]。

螯合剂的杀菌能力相对有限[45]，但可能通过清除牙本质壁上的碎屑辅助减少细菌，也可能包涵生物膜[67-68]。两种临床常见的液体型螯合剂（EDTA 和 10% 柠檬酸）可立即减少有效的氯含量从而影响 NaClO 的有效性，使 NaClO 对细菌和坏死组织无明显效果。糊剂型螯合剂也同样如此，如 RC-Prep［含 10% 过氧化脲、15%EDTA、聚乙二醇的水性软膏（Premier Dental，Plymouth Meeting，PA，USA）］、Glyde file［含 15%EDTA 和 10% 过氧化脲的水溶剂（Dentsply，Surry,UK）］和 File-EZE［含 19% EDTA 的黏性水溶剂（Ultradent Co., South Jordan, Utah, USA）］。虽然最新研究发现了可能比 EDTA 更有效的螯合剂，但没有临床数据支持其疗效或结果[58]。

另一种可以去除玷污层的溶液（与 NaClO 联合使用）是 BioPure MTAD（Dentsply Tulsa Dental Specialties, Tulsa, OK, USA），它是多四环素（强力霉素）和酸性清洁剂（柠檬酸）的混合物[41]。它也可以作为消毒剂。研究表明其疗效参差不齐。

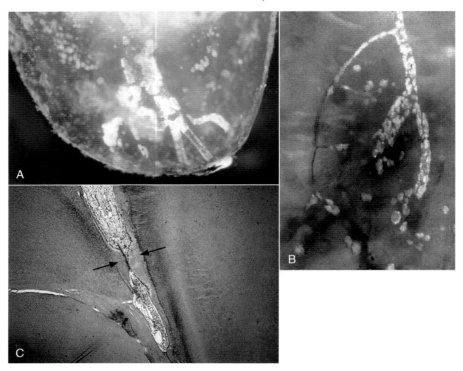

图 11-4　A. 透明牙根尖部根管钙化需要使用螯合剂来辅助根管疏通。B. 根中部细小，不规则根管的钙化增加了根管清理难度。C. 反应性牙本质形成导致根管多处堵塞和狭窄（箭头）（B&B 染色 100 倍）

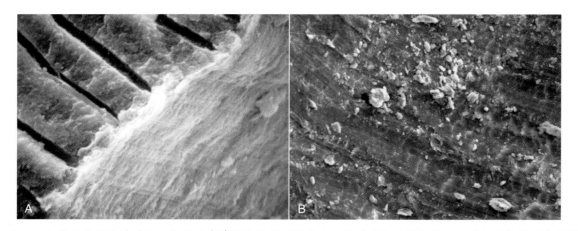

图 11-5　A. 扫描电子显微镜（SEM）显示在清理和成形过程中未使用冲洗液和螯合剂时，牙本质横断面有较厚的玷污层形成。随着旋转器械的使用，玷污层增厚（2000 倍）。B. 纵断面的扫描电镜显示玷污层覆盖牙本质小管并包含病原刺激物（1000 倍）

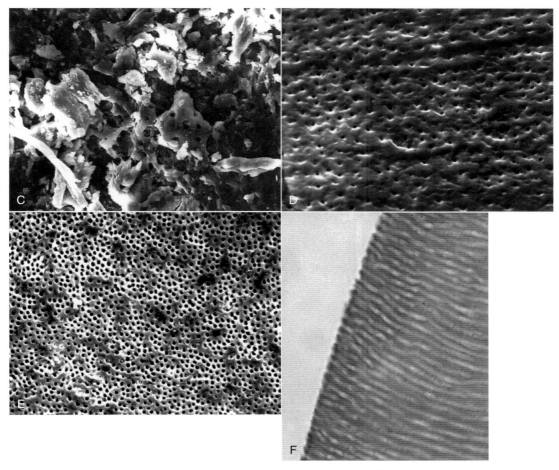

图 11-5（续）　C. 在清理和成形过程中使用适量的冲洗液和螯合剂可以显著减少玷污层，使其降解为颗粒状（而不是 B 中看到的玷污层），通过使用螯合剂冲洗和浸泡将其从根管内去除。D. SEM 显示根尖部根管的玷污层被完全去除（1000 倍）。注：牙本质小管较少，管周和管间牙本质较多。E. SEM 显示冠部根管的玷污层被完全去除后可见牙本质小管（1200 倍）。F. 低倍镜下去除玷污层后的根管和牙本质壁（H&E 染色 10 倍）

根管消毒剂在根管治疗中的作用

使用消毒剂可以减少或消除已成形根管内的菌群。在根管治疗过程中，消毒剂通过清除成形后根管中的所有碎屑，并有效溶解剩余的组织碎片和破碎的前期牙本质，以达到消毒的目的。当根管完全敞开并有效成形后，适量的冲洗液可到达根尖并进入不规则区域，此时联合使用消毒剂与 NaClO 是最有效的。去除玷污层后，牙本质小管暴露，消毒剂也将更有效。最后，消毒剂只有在封闭的根管系统中有效。

最好的消毒剂以及如何有效地使用消毒剂

从历史上看，根管治疗很大程度上一直依赖于酚和甲醛制剂来消毒根管。实际上，医生很少在去除根管内组织上下功夫，而只依靠消毒剂来消毒根管。在很多情况下，这些消毒剂会给患者带来隐患，而且如果患者暂时症状消失，则会给医生造成治疗成功的错觉。

根据现代根管治疗的原则，根管消毒的第一步仍然是彻底去除根管内的残留组织。用

NaClO 作为冲洗液进行消毒时，已经能够达到显著的消毒效果，只有在需要附加其他药物的病例，才有必要使用消毒剂。这包括需要多次治疗的牙髓坏死的患牙，以及根管治疗失败后行再治疗的患牙[64]。对于脱位或有撕脱伤的患牙，消毒剂的使用将在第 19 章中讨论；对于正在进行根尖成形术的牙齿，详见第 13 章。在根管治疗中常用的消毒剂包括：

氢氧化钙[19,33]：可以和无菌水混合形成糊剂导入根管，或者可以在注射器中预混使用 Calcigel [(Dental A2Z Ltd., UK)]; Pulpdent Paste/Forendo Paste（Pulpdent Corp., Watertown MA, USA）]; Calasept Plus（Nordiska Dental, Ängelholm, Sweden）; Vitapex（Neo-Dent International Inc., Federal Way, WA, USA）]。氢氧化钙有一定的 pH 范围，但理想情况下 pH 越高，材料的消毒效果越好。它们通过接触杀菌，并能有效地溶解组织[64]。

碘[37]：当使用碘合碘化钾（IKI 2%）时，消毒效果良好。但暂未形成商业产品。

Ledermix 糊剂[3]：含有 3.21% 去甲基金霉素和 1% 曲安奈德的组合物水溶性乳膏。在美国未被批准使用。

氯己定*：通常为 2% 的氯己定葡萄糖酸盐溶液，一些研究认为，无论是初次根管治疗[5,46]还是再治疗[68-69]，将其与氢氧化钙混合使用效果更好，而其他研究则认为单独使用氯己定会更有效[15,25]。加热可分别增强两种物质的抗菌活性。

基本上，现在使用的消毒剂都有三个缺点。第一，如果没有清除玷污层，消毒剂就无法进入牙本质小管，细菌可能在牙本质小管内持续存在（图 11-6）。第二，消毒剂超出根尖孔，进入根尖周组织可能会引起并发症。因此，所有消毒剂都要小心且不加压地放置根管内。如果将产品装入注射器，使用长针头或者工作尖，操作将十分困难。输送器尖端一定不能与根管壁接触，理想情况下，如果材料放在根管冠方 1/3 位置，可以用手用 K 锉将消毒剂输送至根尖区。同样地，将旋转镍钛器械无阻力的放置在

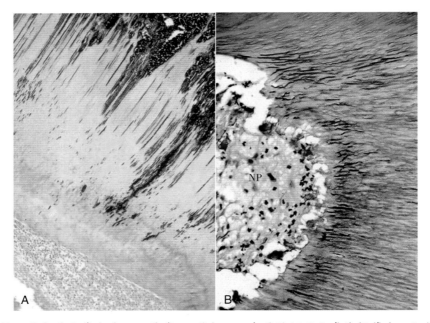

图 11-6　A. 细菌侵入牙本质小管内（B&B 染色 40 倍）。B. 在牙髓坏死和感染根管内，细菌侵入牙本质小管（Brown&Brenn 染色 100 倍）

* 参考文献 15, 17, 25, 29, 46, 50, 59

根管内，通过反向旋转也可以将根中 1/3 的材料输送至根尖区。此外，还设计了旋转器械（PacMac Condensor[Sybroendo，Orange，CA，USA]） 输送材料（主要是氢氧化钙糊剂）至根尖区。第三，尽管根管消毒剂并不是为根管清理和成形过程中进行冲洗设计的，但一些医生仍使用不同浓度液体或凝胶状的 CHX（主要是 0.12%）作为冲洗液[20]。该溶液无法溶解组织[42]、化学清理根管系统或作用于根管内组织碎屑中的细菌。因此，这种选择的有效性和安全性有待研究，这也反映出医生对根管系统清理、成形以及消毒缺乏一定的认识。由于当代医生所使用的消毒剂可以有效控制根管内的菌群，在根管内使用酚类和甲醛制剂的方法就应加以摒弃。

未来消除菌群的方法可能包括终末冲洗中应用超声波[10]、光活化消毒（PAD）[34,36,65]、臭氧水或气态臭氧[16]。所有新的方案都需要很多有意义的研究作为支持，包括实验和临床的前瞻性研究。不仅要试图消除细菌，还应进一步的尝试清除根管内长期存在的细菌生物膜[47]。尝试消除生物膜有很多方法，包括动态冲洗[40,63]、多种冲洗液及冲洗时间的联合应用[2,44,66]，以及使用碱性次氯酸盐和氯磺酸盐[52] 或开发新的冲洗液。

参考文献

[1] Abou-Rass M, Oglesby SW. The effects of temperature, concentration, and tissue type on the solvent ability of sodium hypochlorite. J Endod, 1981, 7:376-377.

[2] Arias-Moliz MT, Ferrer-Luque CM, Espigares-García M, et al. Enterococcus faecalis biofilms eradication by root canal irrigants. J Endod, 2009, 35:711-714.

[3] Athanassiadis B, Abbott PV, George N, et al. An in vitro study of the antimicrobial activity of some endodontic medicaments and their bases using an agar well diffusion assay. Aust Dent J, 2009, 55(2):141-146.

[4] Baumgartner JC, Ibay AC. The chemical reaction of irrigants used for root canal debridement. J Endod, 1987, 13:47-51.

[5] Basrani B, Ghanem A, Tjäderhane L. Physical and chemical properties of chlorhexidine and calcium hydroxide-containing

medications, J Endod, 2004, 30:413-417.

[6] Burleson A, Nusstein J, Reader A, et al. The in vivo evaluation of hand/rotary ultrasound instrumentation in necrotic, human man-dibular molars. J Endod, 2007, 33:782-787.

[7] Byström A, Sundqvist G. The antibacterial action of sodium hypochlorite and EDTA in 60 cases of endodontic therapy. Int Endod J, 1985, 18:35-40.

[8] Carrilho MR, Geraldeli S, Tay F, et al. In vivo preservation of the hybrid layer by chlorhexidine. J Dent Res, 2007, 86:529-533.

[9] Carrilho MR, Tay FR, Donnelly AM, et al. Host-derived loss of dentin matrix stiffness associated with solubilization of collagen. J Biomed Mater Res B Appl Biomater, 2009, 90(1):373-380.

[10] Carver K, Nusstein J, Reader A, et al. In vivo antibacterial efficacy of ultrasound after hand and rotary instrumentation in human mandibular molars. J Endod, 2007, 33:1038-1043.

[11] De-Deus G, Namen F, Galan J Jr, et al. Soft chelating irrigation protocol optimizes bonding quality of Resilon/Epiphany root fillings. J Endod, 2008, 34:703-705.

[12] Desai P, Himel V. Comparative safety of various intracanal irriga-tions systems. J Endod, 2009, 35:545-549.

[13] Driscoll CO, Dowker SE, Anderson P, et al. Effects of sodium hypochlorite solution on root surface dentine composition. J Mater Sci Mater Med, 2002, 13:219-223.

[14] Dychdala GR. Chlorine and chlorine compounds// Block SS. Disinfection, sterilization and preservation. Philadelphia: Lea & Febiger, 1991.

[15] Ercan E, Dalli M, Dülgergil CT. In vitro assessment of the effec-tiveness of chlorhexidine gel and calcium hydroxide paste with chlorhexidine against Enterococcus faecalis and Candida albicans. Oral Surg Oral Med Oral Pathol Oral Radiol Endod, 2006, 102(2);e27-e31.

[16] Estrela C, Estrela CR, Decurcio DA, et al. Antimicrobial efficacy of ozonated water, gaseous ozone, sodium hypochlorite and chlorhexidine in infected human root canals. Int Endod J, 2007, 40:85-93.

[17] Estrela C, Silva JA, de Alencar AH, et al. Efficacy of sodium hypochlorite and chlorhexidine against Enterococcus faecalis—a systematic review. J Appl Oral Sci, 2008, 16(6):364-368.

[18] Evanov C, Liewehr F, Buxton TB, et al. Antibacterial efficacy of calcium hydroxide and chlorhexidine gluconate irrigants at 37 degrees C and 46 degrees C. J Endod, 2004, 30:653-657.

[19] Fava LR, Saunders WP. Calcium hydroxide pastes: classification and clinical indication. Int Endod J, 1999,

32:257-282.

[20] Ferraz CC, Gomes BP, Zaia AA, et al. Comparative study of the antimicrobial efficacy of chlorhexidine gel, chlorhexidine solution and sodium hypochlorite as endodontic irrigants. Braz Dent J, 2007, 18:294-298.

[21] Fukmoto Y, Kikuchi I, Yoshioka T, et al. An ex vivo evaluation of a new root canal irrigation technique with intracanal aspiration. Int Endod J, 2006, 39:93-99.

[22] Fukuzaki S. Mechanisms of action of sodium hypochlorite in cleaning and disinfection processes. Biocontrol Sci, 2006, 11(4):147-157.

[23] García-Godoy F, Loushine RJ, Itthagarun A, et al. Application of biologically-oriented dentin bonded principles to the use of endodontic irrigants. Am J Dent, 2005, 18:281-290.

[24] Giardino L, Ambu E, Savoldi E, et al. Comparative evaluation of antimicrobial efficacy of sodium hypochlorite, MTAD, and Tetraclean against Enterococcus faecalis biofilm. J Endod, 2007, 33:852-855.

[25] Gomes BP, Souza SF, Ferraz CC, et al. Effectiveness of 2% chlorhexidine gel and calcium hydroxide against Enterococcus faecalis in bovine root dentine in vitro. Int Endod J, 2003, 36:267-275.

[26] Grossman LI. Root canal therapy. 4ed. Philadelphia: Lea & Febiger, 1955.

[27] Gutarts R, Nusstein J, Reader A, et al. In vivo debridement efficacy of ultrasonic irrigation following hand-rotary instrumentation in human mandibular molars. J Endod, 2005, 31:166-170.

[28] Hülsmann M, Heckendorff M, Lennon Á. Chelating agents in root canal treatment: mode of action and indications for their use. Int Endod J, 2003, 36:810-830.

[29] Kanisavaran ZM. Chlorhexidine gluconate in endodontics: an update review. Int Dent J, 2008, 58:247-257.

[30] Kleier DJ, Averbach RE, Mehdipour O. The sodium hypochlorite accident: experience of diplomats of the American Board of Endodontics. J Endod, 2008, 34:1346-1350.

[31] Kratchman GM. Improving endodontic success through use of the EndoVac irrigation system. Endod Pract, 2009, 12(1):17-20.

[32] Kuah HG, Lui JN, Tseng PS, et al. The effect of EDTA with and without ultrasonics on removal of smear layer. J Endod, 2009, 35:393-396.

[33] Law A, Messer H. An evidence-based analysis of the antibacterial effectiveness of intracanal medicaments. J Endod, 2004, 30:689-694.

[34] Lee MT, Bird PS, Walsh LJ. Photo-activated disinfection of the root canal: a new role for lasers in endodontics, Aust Endod J, 2004, 30(3):93-98.

[35] Lester KS, Boyde A. Scanning electron microscopy of instrumented, irrigated and filled root canals. Br Dent J, 1977, 143:359-367.

[36] Lim Z, Cheng JL, Lim TW, et al. Light activated disinfection: an alternative endodontic disinfection strategy. Aust Dent J, 2009, 54(2): 108-114.

[37] Lin S, Kfr A, Laviv A, et al. The in vitro antibacterial effect of iodine potassium iodide and calcium hydroxide in infected dentinal tubules in different time intervals. J Contemp Dent Pract, 2009, 2(10):59-66.

[38] Loel DA. Use of acid cleanser in endodontic therapy. J Am Dent Assoc, 1975, 90:148-151.

[39] Marending M, Luder HU, Brunner TJ, et al. Effect of sodium hypochlorite on human root dentine—mechanical, chemical and structural evaluation. Int Endod J, 2007, 40:786-793.

[40] McGill S, Gulabivala K, Mordan N, et al. The efficacy of dynamic irrigation using a commercially available system (RinsEndo) determined by removal of collage "bio-molecular film" from an ex vivo model. Int Endod J, 2008, 41:602-608.

[41] Mozaveni MA, Javaheri GH, Poorroosta P, et al. Effect of 17% EDTA and MTAD on intracanal smear layer removal: a scanning electron microscope study. Aust Dent J, 2009, 35(1):13-17.

[42] Naenni N, Thoma K, Zehnder M. Soft tissue dissolution capacity of currently used and potential endodontic irrigants. J Endod, 2004, 30:758-787.

[43] Nielsen BA, Baumgartner JC. Comparison of the EndoVac system to needle irrigation of root canals. J Endod, 2007, 33:611-615.

[44] Ozok AR, Wu MK, Luppens SB, et al. Comparison of growth and susceptibility to sodium hypochlorite of mono- and dual-species biofilms of Fusobacterium nucleatum and Peptostreptococcus (micromonas) micros. J Endod, 2007, 33:819-822.

[45] Patterson SS. In vivo and in vitro studies of the effect of the disodium salt of ethylenediamine tetra-acetate on human dentine and its endodontic implications. Oral Surg Oral Med Oral Pathol, 1963, 16:83-103.

[46] Podbielski A, Spahr A, Haller B. Additive antimicrobial activity of calcium hydroxide and chlorhexidine on common endodontic bacterial pathogens. J Endod, 2003, 29:340-345.

[47] Sena NT, Gomes GP, Vianna ME, et al. In vitro antimicrobial

activity of sodium hypochlorite and chlorhexidine against selected single-species biofilms. Int Endod J, 2006, 39:878-885.

[48] Silva LA, Leonardo MR, Assed S, et al. Histological study of the effect of some irrigating solutions on bacterial endotoxin in dogs. Braz Dent J, 2004, 15:109-114.

[49] Sim TP, Knowles JC, Ng YL, et al. Effect of sodium hypochlorite on mechanical properties of dentine and tooth surface strain. Int Endod J, 2001, 34:120-132.

[50] Siqueira JF, Jr, Paiva SS, Rôcas IN. Reduction in the cultivable bacterial populations in infected root canal by chlorhexidine-based antimicrobial protocol. J Endod, 2007, 33:541-547.

[51] Sirtes G, Waltimo T, Schaetzle M, et al. The effects of temperature on sodium hypochlorite short-term stability, pulp dissolution capacity, and antimicrobial efficacy. J Endod, 2001, 31:669-671.

[52] Stewart PS, Rayner J, Roe F, et al. Biofilm penetration and disinfection efficacy of alkaline hypochlorite and chlorosulfamates. J Appl Microbiol, 2001, 91:525-532.

[53] Tanomaru JM, Leonardo MR, Tanomaru Filho M, et al. Effect of different irrigation solution and calcium hydroxide on bacterial LPS. Int Endod J, 2003, 36:733-739.

[54] Tay FR, Pashley DH, Loushine FJ, et al. Ultrastructure of smear layer-covered intraradicular dentin after irrigation with BioPure MTAD. J Endod, 2006, 32:218-221.

[55] Tay FR, Gutmann JL, Pashley DH. Microporous, demineralized collage matrices in intact radicular dentin created by commonly used calcium-depleting endodontic irrigants. J Endod, 2007, 33:1086-1090.

[56] Teixeira CS, Felippe MC, Felippe WT. The effect of application time of EDTA and NaOCl on intracanal smear layer removal: an SEM analysis. Int Endod J, 2005, 38:285-290.

[57] Townsend C, Maki J. An in vitro comparison of new irrigant and agitation techniques to ultrasonic agitation in removing bacteria from a simulated root canal. J Endod, 2009, 35:1040-1043.

[58] Tripodi D, D'Ercole S, De Fazio P, et al. Demineralizing action of EDTA in endodontics. Int J Immunopathol Pharmacol, 2007, 20 (1 Suppl 1):93-96.

[59] Vahdaty A, Pitt Ford TR, Wilson RF. Efficacy of chlorhexidine in disinfecting dentinal tubules in vitro. Endod Dent Traumatol, 1993, 9:243-248.

[60] van der Sluis LW, Gambarini G, Wu MK, et al. The influence of volume, type of irrigant and flushing method on removing artificially place dentine debris from the apical root canal during passive ultrasonic irrigation. Int Endod J, 2006, 39:472-476.

[61] van der Sluis LW, Wu MK, Wesselink PR. The efficacy of ultrasonic irrigation to remove artificially placed dentine from human root canals prepared using instruments of varying pluggers, Int Endod J, 2005, 38:764-768.

[62] van der Sluis LW, Wu MK, Wesselink PR. A comparison between a smooth wire and a K-file in removing artificially placed dentine debris from root canals in resin blocks during ultrasonic irrigation. Int Endod J, 2005, 38:593-596.

[63] van der Sluis LW, Versluis M, Wu MK, et al. Passive ultrasonic irrigation of the root canal. a review of the literature. Int Endod J, 2007, 40:415-426.

[64] Wesselink P, Bergenholtz G. Treatment of the necrotic pulp//Bergenholtz G, Hørsted-Bindslev P, Reit C. Textbook of endodontology. Oxford: Blackwell Munksgaard, 2003.

[65] Williams JA, Pearson GJ, Colles MJ. Antibacterial action of pho-toactivated disinfection {PAD} used on endodontic bacteria in planktonic suspension and in artificial and human root canals. J Dent, 2006, 34:363-371.

[66] Williamson AE, Cardon JW, Drake DR. Antimicrobial susceptibility of monoculture biofilms of a clinical isolate of Enterococcus faecalis. J Endod, 2009, 35:95-97.

[67] Zehnder M. Root canal irrigants. J Endod, 2006, 32:389-398.

[68] Zehnder M, Schmidlin P, Sener B, et al. Chelation in root canal therapy reconsidered. J Endod, 2005, 31:817-820.

[65] Zerella JA, Fouad AF, Spångberg LS. Effectiveness of a calcium hydroxide and chlorhexidine digluconate mixture as disinfectant during retreatment of failed endodontic cases. Oral Surg Oral Med Oral Pathol Oral Radiol Endod, 2005, 100:756-761.

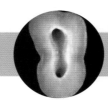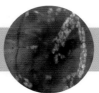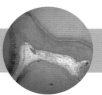

第 12 章

根管充填

> "牙胶方便，实用且无害，具有非常高的价值[19]。"
>
> A. Hill, 1848

> "在牙科或外科领域，可能没有一种技术像根管充填那样要求自觉严格遵守高标准[17]。"
>
> E.H. Hatton, 1924

　　根管充填材料和技术的演变有着悠久且具有挑战性的历史，但至今没有很大改变。1847年，Asa Hill 医生将牙胶用于根管充填，现代根管充填技术仍采用牙胶充填预备好的根管[19]。许多牙齿由于用这种材料充填了根管而能保持无症状功能，并未因材料本身造成任何失败。80年来，人们一直在努力改变根管的充填方式。根管充填材料包括糊状充填材料、银尖、合成牙胶和树脂聚合体。牙科医生都面临着一个临床问题，需要更好的产品、更易操作和更彻底的方法以实现根管封闭的目标。这个目标是：严密充填去髓后经扩大、成形、清理和消毒的根管系统。实现这一目标时，医生面临的问题是什么，挑战是什么，对今天的工作有什么影响？问题是否已解决？临床医生是否可以更好地利用当前的充填材料和技术预测结果？

　　纽约大学著名作家，媒体与传播学教授Neil Postman 博士在 PBS 的一次采访中曾提出一个非常有用的问题："当面对一项新技术时，无论是手机、高清电视、网络空间或互联网，唯一的问题应该是该技术可以解决的问题是什么？"在随后的采访中，他总结道："人们很容易被对技术的热情所淹没。当然，周围所有的技术爱好者，所有热爱技术的人，都在到处宣传技术[33]。"

　　将这些概念转变为根管封闭，糊剂的研发加快了繁琐的充填过程，并更有效地将填充材料转移到不规则的根管内[16]。同为科学家的有创新精神的临床医生们，认为他们可以创造出一种更具生物活性的充填材料，一种可以在密闭根管内消灭细菌的材料。临床医生使用银尖，以加强细菌的控制，形成更具阻射性的根管充填（可能是牙髓口腔医学的开端）。银尖也加速了充填的过程，因为很容易放置，特别是在小而弯曲的根管中——在不规则根管中可充当根管封闭剂的加压器[21]。合成牙胶有效地解决了天然牙胶来源稀少的问题，并消除了与乳胶过敏相关的杂质和过敏反应的可能性。放置热牙胶的重点在于需要更便捷且可预测地方法封闭根管[22]。 树脂粘接材料被推向市场，希望通过利用新型修复材料的粘接能力来创造更好的冠方封闭效果，同时也可能增强根管系统[42]。

然而，随着我们进入21世纪的第2个十年，牙胶仍占据主导地位。已经使用了几十年的牙胶尖和在过去20多年中得到了广泛使用的载核牙胶系统，目前仍然是全球范围内首选的充填材料——与某些类型的根管封闭剂或糊剂一起使用，加压充填到预备好的根管内。

当考虑到根管充填材料和技术的最新发展时，似乎反复出现Postman博士提出的问题：这项技术解决的问题是什么？这些问题包括研究复杂根管系统的处理方法，确保严密充填、封闭根管系统，提供充填后的X线阻射影像以便临床医生判断结果是否符合标准（当然，要提供所需的专家签字），并加强根管以避免恢复功能期间潜在的牙牙齿折断的风险（详见第20章）。这些问题中缺少的一个环节在20世纪90年代中后期才进入临床医生的手中：预备根管系统以便充填所需的新工具（镍钛器械；详见第10章）。

根管封闭剂：作用和用途

任何牙胶充填技术都需要根管封闭剂或糊剂，就像使用树脂充填技术时需要酸蚀剂和粘接剂一样[15,60]。这些产品具有许多功能，例如作为润滑剂促进充填和具有黏附性以增强根管充填的密封性和稳定性。适当调制的封闭剂可以从调和板上拉起大约1英寸（2.54 cm），并持续5~10s不断（图12-1）。玷污层去除后封闭剂会流入到牙本质小管内[6,13,15,23]，具体取决于所应用的封闭技术[6]（图12-2；详见第11章），并且可以将封闭剂压入侧支根管和副根管（图12-3）。

理想情况下，所有封闭剂都应具有抑菌性

和生物相容性。当暴露于组织和液体中时，某些封闭剂或其中的部分物质可被吸收[5,29,37]。在封闭剂中用于阻射性的物质通常是不溶的，可能残留在组织中，要么被巨噬细胞吞噬，要么被纤维囊包裹（图12-4）。如果大量的封闭剂超出根尖孔，患者可能会感到不适，特别是如果封闭剂硬固缓慢，或者有慢性炎症存在，充填后可能会产生新的问题[5,25,37]。在愈合过程中，封闭剂固化后，被包裹的组织可能被挤压到根面上（图12-5），这样永远不会真正地让组织完全愈合，尽管临床医生试图确定只要患者没有症状，就是愈合。

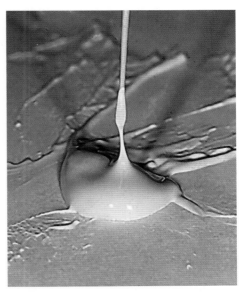

图12-1　适当调拌的封闭剂可用调拌刀拉起至少1英寸。

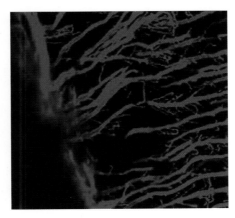

图12-2　封闭剂充入牙本质小管内（罗丹明B染料）（感谢Ronald Ordinola-Zapata, São Paulo, Brazil.）

封闭剂一般根据它们的主要组分或化学组成分类，如氧化锌丁香油、聚酮、环氧树脂、氢氧化钙、硅树脂、玻璃离子或树脂基。理想情况下，这些封闭剂都不应挤出根尖孔，防止可能产生持续的慢性炎症（详见第9章）。然而，许多临床医生试图用他们的充填技术来挤压封闭剂，并根据经验认为，当看到封闭剂被挤压到根尖孔外时，根管才是"完全封闭了"。这种观点的谬误在于：① X线片上观察不到密封性，② X线照片仅呈现的是高度可变的三维物体的二维影像，③没有证据支持这种经验观点[10]。如前所述，反而有证据表明长期存在慢性炎症[34]。

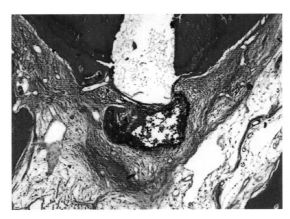

图 12-4　显微镜下显示根管封闭剂挤出根尖孔，周围包绕组织成慢性炎症（H&E 10 倍）

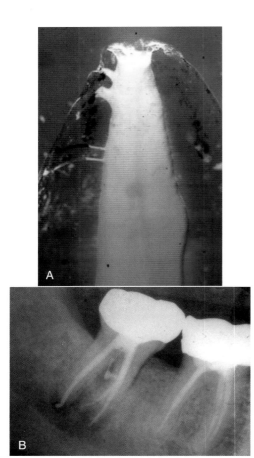

图 12-3　A. 封闭剂充入牙齿的牙本质小管和侧支根管内，该牙齿已经过脱钙和清理以可视化。B. 下颌磨牙显示根管封闭剂进入根分叉部的副根管

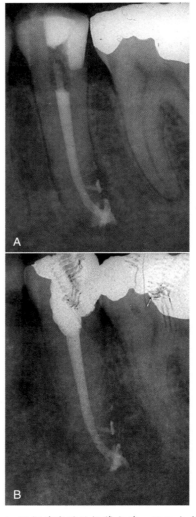

图 12-5　A. 下颌前磨牙的根管充填，显示出多个根管侧支以及封闭剂超出根尖孔。B. 6 个月后复查，大多数临床医生都会认为已治愈；但是，在封闭剂刺激下导致长期的慢性炎症，不会发生愈合

牙胶充填技术

常用的根管充填方法有侧方加压技术、垂直加压技术、注射式热牙胶充填技术和载核热牙胶充填技术[15,46]。虽然还有一些其他替代的充填方法，例如热侧方加压和热机械加压，但是这些技术仍存在一些问题，目前尚难以在临床普遍的接受和运用。同时，对标准技术中问题的解决将有助于这些变异技术中牙胶的充填。下文简要介绍各种技术。但是，建议读者在引用的参考文献和其他牙髓病学教科书中查找各种技术的完整描述。所有技术都假定在根管充填之前进行了适当的根管预备。对于前两种技术以及需要使用主牙胶尖的任何技术，可借助牙胶尖直径尺以选择直径和长度与根管预备尺寸和形状相匹配的主牙胶尖（图 12-6）。

侧方加压技术

选择能到达工作长度或离根尖孔 0.5mm 的侧方加压器并将其插入根管中（图 12-7A）[15,31,46]。选择标准或非标准的牙胶（主牙胶尖锥度为 .02，.04，.06，.08），以对应于根管预备时所使用的最后一个 K 锉的型号（主尖锉；图 12-7B）。主牙胶尖插入至工作长度后，根尖部 1~3mm 应该紧密贴合根管壁（合适或者有回抽阻力）。拍摄 X 线片确定主牙胶尖的位置。随后，用主尖的上半部分涂上根管封闭剂，插入根管到达工作长度（图 12-7B）。主牙胶尖的

一侧插入侧方加压器，在根尖部和侧面压实主尖，同时形成一个间隙（图 12-7C）。将小一号的非标准辅牙胶尖插入侧方加压器形成的间隙中（图 12-7D）。重新插入侧方加压器并压实第二个牙胶尖（图 12-7E）。继续填入辅牙胶尖，直到侧方加压器只能进入根管的 1/3（图 12-7F）。在根管口切断多余的牙胶尖，并用垂直加压器将根管冠方软化的牙胶向根方压实，与根管壁贴合。当侧方加压器插入到工作长度时，应注意主牙胶尖的尖端是否合适。这种方法可以将较长、狭窄或弯曲的根管和侧副根管充分的充填（图 12-7I，图 12-8，图 12-9）。这种方法的改良包括用氯仿等溶剂软化主牙胶尖，以更好地适应根尖部分的复杂性。

使用手用器械预备的根管，则锥度通常与 .02 的牙胶尖一致或稍大。通常采用逐步后退技术或其改良技术清理和成形根管。选择 .02 的主牙胶尖充填根管，这样可以为根管封闭剂和侧方加压器在短于工作长度 1mm 或更小的范围内提供足够的锥度或空间。

如果形状是用较大锥度（.04，.06）的旋转器械预备而成的，所选的主牙胶尖锥度应与到达工作长度的最后一个器械相一致。牙胶尖的尺寸可以具有特定的锥度，也可以将非标准的牙胶尖（如中小号，中号）通过修整以适合所预备根管的锥度和长度。可以使用金属测量尺（图 12-6）更准确地修剪牙胶尖，使其更适合根尖部的形态。

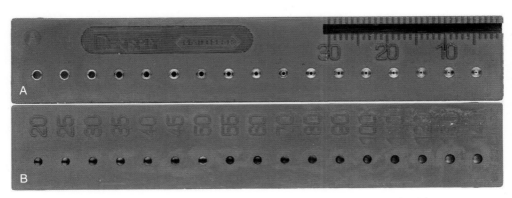

图 12-6　根尖尺用来测量长度和根尖直径（由 Dentsply Maillefer，www.maillefer.com. 提供）

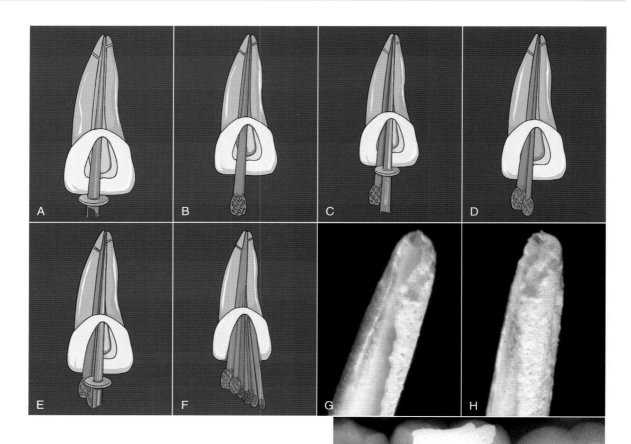

图12-7　A.侧方加压器插入预备根管到达工作长度。B，试尖：插入主牙胶尖到工作长度。C.侧方加压器沿着主牙胶尖到达工作长度，加压主牙胶尖的尖部，封闭根管。D、E.在根尖和侧方加压后加入辅尖。F.完成侧方加压。G、H.当采用侧方加压充填时，侧方加压器到达工作长度，主牙胶尖与根管壁以及预备后根尖相适应。单根未加压的主牙胶尖伴随大量根管封闭剂会导致失败。I.下颌磨牙侧方加压充填良好

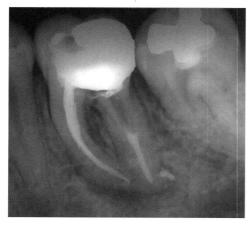

图12-8　充填下颌磨牙长而弯曲的根管（由David P. Rossiter Ⅲ医生提供）

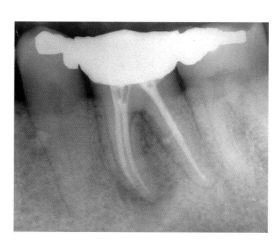

图12-9　使用侧方加压技术充填下颌磨牙，注意远中牙根侧支根管（由David Stamos医生提供）

根管预备技术和侧方加压器的选择要点：

· 牙胶尖必须与预备好的长度相匹配，并紧密贴合或有卡抱感。

· 牙胶尖侧面存在间隙以便加压过程中侧方加压器的插入。

· 辅牙胶尖与侧方加压器匹配或者略小（图 12-10A）。

· 侧方加压器应可较宽松地达到工作长度的 0.5~1mm 以内[1]（图 12-10B~D）。如果与根管壁接触过紧，压力过大可能会导致牙齿折裂[32]（图 12-11）。

· 糊剂、主牙胶尖（以及加压器）匹配预备后的根管根尖 1/3 区域。

典型问题

问题：在选择主牙胶尖时，侧方加压器似乎没有足够的空间插入到上一节所述的适当深度。

解决方案：必须强调根管形状与充填技术之间的相互关系。此外，对预备与充填之间平衡的理解因人而异。它涉及一些主观方面，例如经验、根管形状的"感觉"、牙胶适合的"感觉"和侧方加压器的"合适"。如果主牙胶尖或侧方加压器的放置出现问题，可以有许多客观的补救措施。对于大多数临床医生而言，大多数问题似乎都发生在根中区。通常是由于根管没有进行足够的扩大成形或其他因素。

为了解决这个问题，有许多有效的补救措施：

· 可使用 G 钻或者 P 钻进一步扩大根管口。

· 可以使用更大直径的手用器械以逐步后退技术重新预备根管，主要是根管上 1/3 部分。

· 如果使用旋转器械，可以使用相同的旋转器械侧方加压平整根管壁而对根管进行重塑。

· 可以使用更大锥度的旋转器械来重塑根管。

· 如果可以使用 .06 锥度的牙胶尖，那么相同根尖型号的 .04 或 .02 锥度的牙胶尖也可使用。通常不选择较小根尖型号的牙胶尖，

因为它不能充分填充根管的根尖部分。

· 尝试使用不同品牌的牙胶产品，因为产品的型号会有所不同。

· 选择更小直径和锥度的侧方加压器。侧方加压器有多种型号可选。

这其中的一些概念将在本章后面的充填问题讨论中更详细地阐述。

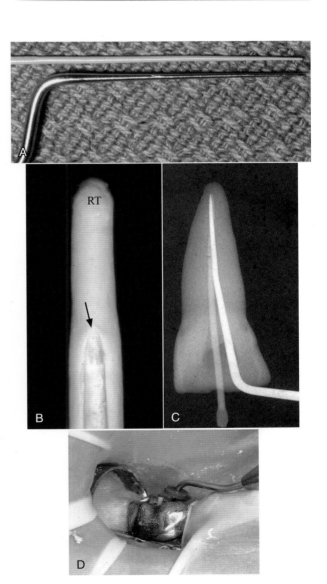

图 12-10 A. 根据加压器械的大小来选择副牙胶尖和树脂粘接型的辅尖。辅尖应当略小于加压器。B. 侧方加压器插入根管仅达到箭头指示位置，远未达到理想长度（RT）。请注意，没有对箭头所指处牙胶尖端加压。C. 在主牙胶尖范围内，侧方加压器到达预设的长度。D. 磨牙主牙胶尖旁边到达工作长度参考点的侧方加压器

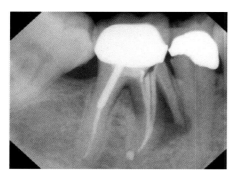

图12-11 使用较大型号的侧方加压器过度加压根尖导致牙根折断

垂直加压技术

非标准主牙胶尖锥度分别为.02、.04、.06、.08，选择时应确保其锥度比预备根管的略小（图12-12A）[15,46]。所选主牙胶尖长度比所预备的根尖短1~2mm。预先试好垂直加压器，以确保其可到达根尖的深度，而又不会被根管壁卡紧。主牙胶尖的尖1/2涂布薄层根管封闭剂后插入根管，在根尖1/3与根管壁紧密贴合。用携热器将主牙胶尖齐根管口切断，并将热量传递到主牙胶尖的剩余部分（图12-12B）。使用垂直加压器压紧根尖及侧面已加热变软的牙胶（图12-12C）。反复进行加热、去除和压紧过程（图12-12D和E）直到软化的牙胶到达预备根管尖部1~2mm（图12-12F）。随后，回填软化牙胶并压紧直至填满根尖到根管口的根管（图12-12G）。图12-13阐述该技术的临床应用。

根管预备技术和垂直加压技术充填的选择要点：

· 根管锥度应为.04或更大。在这些情况下，通常选择相同锥度和根尖型号所对应的主牙胶尖。

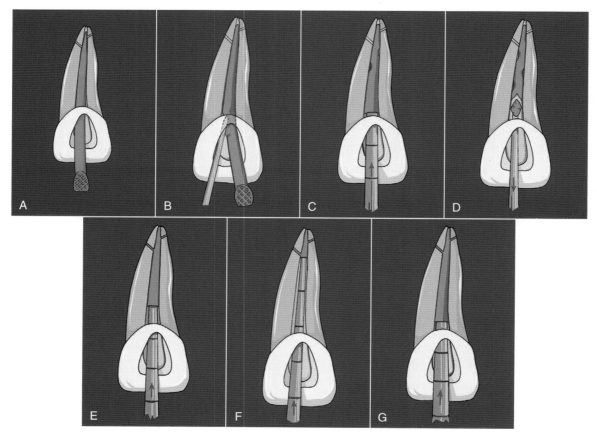

图12-12 A.选择合适的主牙胶尖进行垂直加压。B.携热器切除根管口牙胶并对下方牙胶进行加热。C.初次加压。D.使用携热器移去部分牙胶，然后压紧。E.当垂直加压达根尖区（F），加热的牙胶被充填于根管内（G）

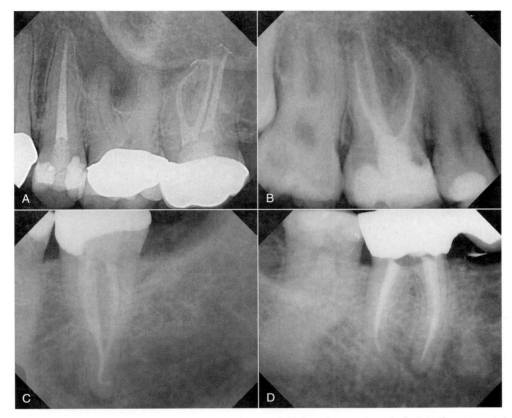

图 12-13　A-D，使用镍钛旋转器械确保适当扩大和成形而获得良好成形和良好充填的根管示例。注意根管的锥度和形状。不必为了达到此目的而过度切削根部牙本质。

· 如果选择了非标准尖（如中小号、中号），则必须将其修整至适合的根尖直径，具有一定的锥度，使其能够插入到所预备根管长度的 0.5~1mm 范围内（图 12-6）。垂直加压过程会将牙胶尖的尖端移到预备根管内。

· 使用镍钛旋转器械进行根管预备时，牙胶锥度也是可变的，甚至可能比器械锥度要大。在这些情况下，可选择非标准牙胶。使用金属测量尺修整尖端直径，使其更准确地匹配预备根管的尖端（图 12-6）。

· 牙胶尖必须到达工作长度并紧密贴合或有回抽阻力。

· 垂直加压器必须预先试好，可到达工作长度 3~5mm 又不被卡紧。

· 在垂直加压过程中，必须有足够的空间使加压器尖端可插入到所需的深度，而与牙本质壁之间不发生卡紧。

注射式热牙胶充填技术

牙胶可以软化，而且能用各种可注射、可加压的器械输送至预备的根管内 [Calamus Flow, Calamus Dual 3D obturation system（Dentsply Tulsa Dental Specialties, Tulsa, OK, USA）; BeeFill 2in1（VDW, Munich, Germany）; Elements Obturation Unit（SybronEndo, Orange, CA, USA）; E&Q Master（Meta Dental Co., Elmhurst, NY, USA）][15,46]。将用于注射软化牙胶的针头或充填器的尖端插入根管中下 1/3 的交界处，并注意确保针头不会被卡在根管壁上（图 12-14A）。牙胶被注入根管系统，注意避免针尖施压（图 12-14B）。软化的牙胶在 5~10s 将充满根尖部分，然后推动针头向外退出。在提起过程中，软化的流动牙胶将充满根管的中部和冠部，直到针头到达根管口。随后将牙胶压紧，使牙胶适应预备的根管（图 12-14C）。对于某些技术以及牙胶类型，加压并非必需的，因为软化的材料会流入根管中。如有必要，可以轻松地将额外的牙胶注入根管中实现充填完全。另一种选择是先注入少量的牙胶，然后压紧以确保根尖部密封（图12-14D）。然后继续注入材料将根管充满（图12-15）。根管预备技术和注射加压充填技术的选择要点：

· 推荐使用.04锥度以上的镍钛旋转器械，因为这些预备方法形成的根管锥度有利于软化牙胶的流动和加压。

· 注射针头或尖端进入根管的深度受根管形状和大小的影响，一般应该到达距预备根管尖端3~5mm范围内。根据所选择的仪器，针头规格有20、23和25号。

· 注射的针头或尖端应不被根管壁卡紧。插入针头到限制点时回退1mm可以使牙胶向根尖方向流动并让空气向冠方排出。注射牙胶时，不应对针头或连接针头的设备施加压力。当针头内牙胶被推出时，软化牙胶会将针头被动地向冠方顶起。另一种方法是，可以在任何位置停止注射，再进行加压，随后继续注入填充材料。许多使用该技术的临床医生被称为"喷射手（squirters）"，通常选择渐进增加的方法以确保根管的每个位置都充满压紧的充填材料。

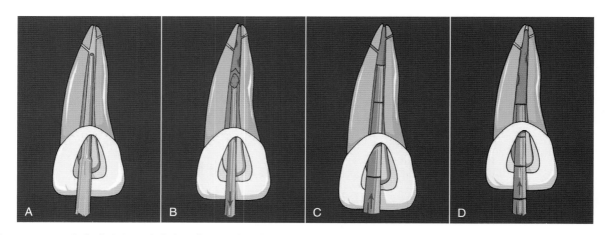

图12-14　A.热塑牙胶加压前检查注射针头是否合适。B.注射牙胶到根充部位，然后垂直加压（C），或者当整个根管被充填后再垂直加压（D）

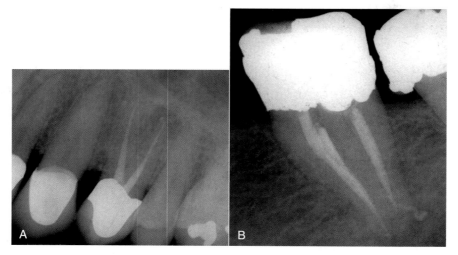

图12-15　A.仅用注射方法充填上颌前磨牙，根管预备非常重要。B.使用注射方法充填下颌磨牙

载核热牙胶充填技术

预先包被在金属或塑料载体表面的牙胶，对应标准化的器械型号，在预设的系统或烤箱中进行加热[15,46][注意：目前绝大多数的核载体是塑料：ThermaFil, GT, and ProTaper & Vortex gutta-percha carriers（Dentsply Tulsa Dental Specialties, Tulsa, OK, USA）；Soft Core（CMS Dental ApS, Copenhagen, Denmark）]。在标准的加热烘箱中适当软化后，将带有固核载体的牙胶插入根管至工作长度，把较硬的牙胶当作加压器，将软化的牙胶在根尖部和侧面压紧（图 12-16A~C）。在该系统中必须使用根管封闭剂，建议对固核载体周围软化牙胶进行垂直加压。充填完成后，在根管口用钻头将固核载体切断（图 12-16D）。研究表明这种技术可将复杂的根管系统严密填充（图 12-17）。

技术的改良和组合产生了许多根管充填方法。例如，最近有研究尝试增强热牙胶的适应性，以适应复杂的根管壁，当去除牙本质玷污层时，牙胶和管壁的接触更紧密并深入到牙本质小管中（图 12-18A~D）。这项技术已显示出良好的适应性，特别是在复杂的根管系统（椭圆形根管、C 形根管）。在某些情况下，额外的加压可能是充填技术的必要部分（图 12-18E~F）[30]。

许多临床医生担心的一个问题是，如果治疗失败，有可能需要去除这种核材料（见第 5 章和第 14 章）。幸运的是，许多技术提供了简单、有效的去除方法。为解决这一问题，载核产品和技术的主要制造商 Dentsply 将推出一种新产品，该产品具有完整的牙胶核：Gutta-Core（Dentsply Tulsa Dental Specialties, Tulsa, OK, USA）。这种新型导入装置的可用性及其成就将在易操作、与预备根管匹配性方面超过以前的载核材料，这种材料很容易被去除，进而消除了根管桩预备和根管再治疗的困扰（图 12-19）。

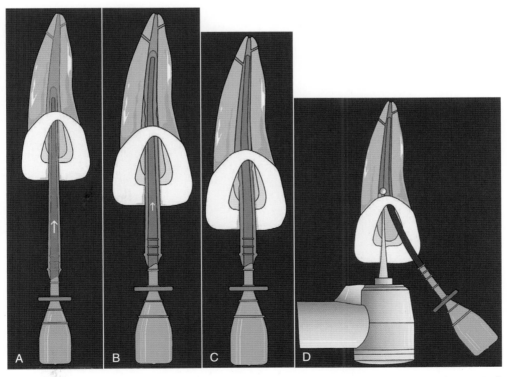

图 12-16　A. 加热的核载体缓慢地放入清理成形后的根管中（B 和 C），避免载体的任何冠部移动或者旋转。D. 固定载体，使用钻或配套器械切除载体

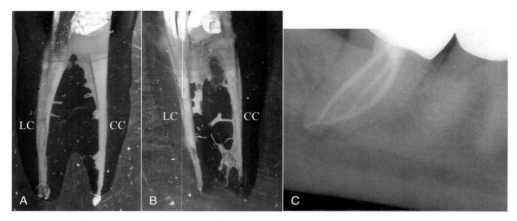

图 12-17　A、B. 这些根管采用侧方加压技术或者热塑固核载体技术充填，牙齿放入墨汁内染色，脱矿透明后观察根管的解剖形态和这两种技术下充填材料的顺应性每个样本标记侧方加压充填（LC）或固核载体充填（CC）。与侧方加压充填技术相比，固核载体充填技术能使牙胶和糊剂更好地进入根管的不规则区。A. 在保证了根管清理和成形效果的情况下，区别这两种技术很困难。C. 采用固核载体充填技术充填的临床病例

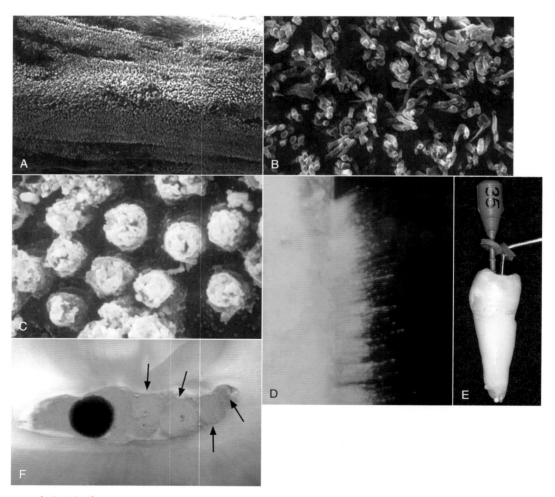

图 12-18　A. 在去除根管玷污层后，牙胶栓进入牙本质小管的面积（见第 11 章）[扫描电子显微镜（SEM）66 倍]。B. 牙胶上封闭剂进入牙本质小管，使其外观呈地毯状或磨砂状（SEM 720 倍）。C. 牙胶的尖端显示糊剂颗粒（SEM，2000 倍）。D. 透明牙显示封闭剂和牙胶都渗入了牙本质小管。E. 核载体就位后，插入侧方和垂直加压器械加压，并补充牙胶尖、小的牙胶段或注射热牙胶。F. 核载体就位后，再插入 4 个辅牙胶尖（箭头所示）并加压充填。这种技术适合不规则的根管（颊舌径大的根管和 C 形根管），特别是根管内不能插入多个固核载体时

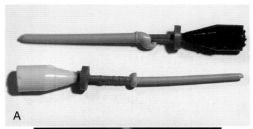

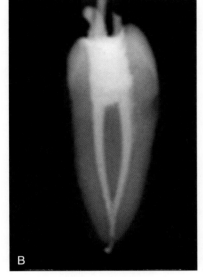

图 12-19　A. 不含塑料或金属的新型载核牙胶。B. 使用此技术充填的牙齿样本的外观和质量

树脂粘接充填技术

树脂粘接型根管充填材料的发展演变是源于对根管尖端和冠部进行有效封闭的需求。树脂粘接材料在牙冠部分的成功应用启发了这项充填技术的创新[42,44]。在这方面重要的是对材料的要求：①有良好的生物相容性；②不会随着时间的推移而退化；③具有对根管和口腔内常见微生物的抑制作用；④可以很容易地放入根管内，并与牙本质的有机和无机成分相结合。

采用这种方法的多个系统已经出现：Epiphany Soft Resin and Epiphany SE Self-Etching，有牙胶尖和炮弹两种剂型用于充填 [Pentron Technologies LLC, Wallingford, CT, USA；RealSeal, RealSeal 1 Bonded Obturator, and RealSeal Sealer（SybronEndo, Orange, CA, USA）；Activ GP Monobloc Obturation and Activ GP Glass Ionomer Sealer（Brasseler USA, Savannah, GA）]。

这些系统需要使用玷污层去除剂，例如 15%~17% 的乙二胺四乙酸（EDTA），以使粘接剂和封闭剂能够渗透到牙本质小管中（详见第 11 章）。此材料具有高度的阻射性，并通过冷侧压法或热垂直加压法充填预备好的根管。自酸蚀的可用性据称可增强产品和工艺，其主要化学成分是含有嵌入的生物活性玻璃和氢氧化钙的聚酯（聚己内酯）、活性因子（不含聚己内酰胺酮）实际上在成分和封闭剂中加入了玻璃离子。如果聚己内酯发生降解，制造商宣称生物活性玻璃成分可以对骨或牙骨质的形成起到诱导作用。

这项新技术的主要创新集中在其能结合成一体（从而更好地密封根管）[35,42]和增加牙根强度[43]。为了满足上述要求，需要提出一些解决意见。首先，要实现一个整体，根部牙本质必须完全没有碎屑和细菌[38]。目前，尽管技术在进步，但这种程度的清洁和消毒是无法实现的（详见第 11 章）。第二，加强根管系统面临着严峻的挑战[8,11,18,47]，因为如果不实现形成整体的前提，就无法实现根管强化。有些人认为，与牙胶和封闭剂相比，其强度更大，但这可能只是衡量与牙胶一起使用的封闭剂的粘接性的一个指标[36]。实际上，封闭剂 / 牙胶组合物似乎比 Resilon 更牢固[45]，并且在渗漏方面有长期肯定的效果[48]。其他关注点集中在根部可能发生的潜在聚合收缩[2,24]。第三，对所用材料的降解有实质性的要求[20,38-41]。第四，尽管相同的问题也适用于 Activ GP 单尖充填[9,26-27]，但无论封闭剂和制造商如何宣传，都没有基于数据的证据支持单尖充填。

即使有了这些新材料的出现，充填过程本身并没有真正改变，任何一种根管充填的技术都可以使用。当考虑到扩大和成形前后的根管解剖形态时：该技术必须使用可确保填充材料到达预备根管解剖所有地方的方法[30]，这一点尤为重要。

不管怎样，从概念上讲，树脂粘接根管充填材料将是根管治疗中理想的充填材料。目前，许多临床医生采用了这些新技术，并在全球范围内取得了成功（图12-20）[4]（www.resilonresearch.com）。然而，在广泛使用这些材料之前和期间，必须非常谨慎地试验和评估这些材料。由此看来，手术期是循证的，即需要长期、前瞻性、随机的临床试验，以确保今后几年，牙科临床医生面临的是无症状的功能牙齿保留，而不是根尖周炎的破坏和再治疗的需求。

各种充填技术的指导原则

1. 任何根管充填技术的成功在很大程度上取决于谨慎细心的根管预备。目前，使用最新的旋转镍钛根管预备扩大和成形技术，无论选择哪种，最终的形状都会增强充填效果。

2. 预备后的根管应有一个特定的尖部屏障（在坚硬的牙本质上形成的平台、止点或缩窄），可以将充填材料限制在根管内。从生物学和临床角度来看，这都是关键[14]。

3. 无论选择哪种类型的牙胶充填或哪种性质的树脂材料，都需要一定程度的加压。这使得

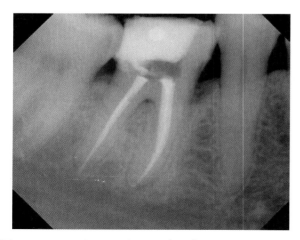

图 12-20 用树脂粘接根充材料充填的下颌磨牙

临床医生能够解决严重和广泛存在的根管变异。

4. 必须准备好全部合适的配套器械完成充填。临床医生必须学习好这些技术，并拥有必要的器械来处理每颗牙齿特定的根管解剖（如粗大根管、弯曲根管、C形根管、有吸收缺陷的根管等）。

5. 充填技术必须因地制宜以满足个别病例的需要。解剖结构的复杂性意味着在治疗阶段需要解决问题的实践能力，因此通常需要联合应用多种技术来适当地充填单个根管。最重要的是，没有一种技术可以处理所有病例。

根管充填前的问题

准备进行充填时会遇到的主要问题是根管阻塞或台阶，根尖出现碎屑或根管中的器械分离。如果正确使用镍钛器械以及冲洗技术，就不会出现这些问题。如果发生这些问题，不管采用何种技术充填主尖时，这些问题都会突显出来。当主牙胶尖被卡在根管中而不能达到整个工作长度时，必须考虑以下可能的三个问题：

· 根管的形状与所选牙胶尖不适合。

· 牙胶尖选择不正确。

· 有碎屑阻塞根管。

要解决这些问题，建议以下方法：

1. 应检查牙胶尖的型号和形状，并与主尖锉进行比较。

2. 如果是载核充填，则应使用最后一个K锉或者确定型号的锉进行重新疏通。所有锉都应根据根管形状进行预弯。

3. 应拍摄X线片，以验证工作长度是否正确，明确有无台阶、阻塞或人造根管。但是，具有解决问题能力的专业临床医生应在早期就发现这些错误。

4. 如有必要，应使用与主尖锉相同型号的H锉或最终的旋转镍钛锉，并且应以后退圆周方式修整根管壁。这一步骤可以在根管特定的

区域进行成形。目的不是扩大而是塑形。

5. 彻底冲洗根管以提高器械进入和牙本质碎屑的清理效果。

6. 用锉重建工作长度并用纸捻干燥根管后，应再次进行冲洗，以去除根尖牙本质基质中的所有碎屑（图12-21）。

7. 如果主牙胶尖不到合适长度，可以选择不同型号的牙胶尖或根据锥度和最终器械的型号切割不同尺寸的牙胶尖。例如，使用镍钛旋转器械扩大后，其根管通常会比器械更大。如果尺寸为30号，.06锥度，则主牙胶尖为与其匹配的型号。如果它到达工作长度时不紧密贴合，将其切除0.5mm（图12-22），则该牙胶尖为33号。如果33号不能完全达到工作长度，则在根尖氯仿液浸泡1~3s（图12-2A）使牙胶的尖端部分与根尖部具有良好的适应性。假如使用F3 ProTaper器械（30号，.09锥度）预备根管，但是牙胶尖并没有到达工作长度。则考虑选择一个F2牙胶尖（25号，.08锥度）并切除0.5mm，这样可以预备一个大约29号的牙胶尖。以个性化和专业的方式使用氯仿进行修整或成型，将能够对任何牙胶或树脂锥进行定制。图12-6中所示的牙胶尖端直径测量尺对该过程最有帮助。

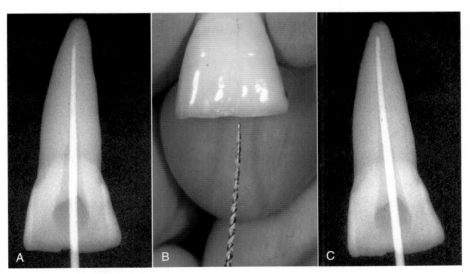

图12-21　A.由于牙本质碎屑堵塞了根管，因此主牙胶尖无法到达模型的工作长度。B和C.在重新疏通，清除碎屑并确认工作长度后，将主牙胶尖插入到正确的长度

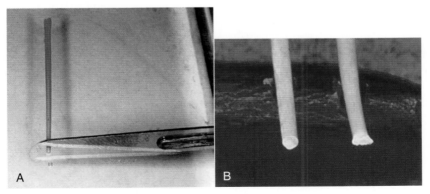

图12-22　A.用锋利的手术刀切割牙胶，以避免产生不规则现象。B.用手术刀（左）和剪刀（右）切割主牙胶尖。注意右边牙胶的边缘

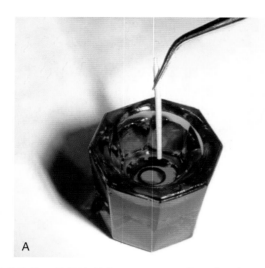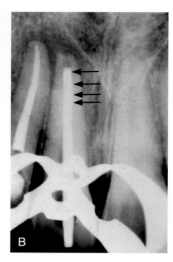

图 12-23　A.将牙胶放入牙胶溶剂中 1~3 s，可以软化牙胶表面，但不会扭曲牙胶在长轴上的强度，这对于将其牢固地放置在根管中是很重要的。B.放置后，牙胶将与根管壁相适应，以增强适合度（箭头所示）。此过程可以反复几次，直到牙胶尖达到所需的深度和出现摩擦感

根管充填时的问题

在充填过程中遇到的主要问题集中在无法将加压工具放置到所需的长度，或者无法使用加压器将材料从根管中拉出。无法放置加压器主要是因为缺少适合根管形状和锥度的型号，使用不合适的（太大）加压器，或者在弯曲的根管中使用直的、不可弯曲的加压器。

这些问题都可以通过在充填前选择合适的加压器来预防。大多数加压器可以使用止血钳预弯，必要时镍钛加压器也可用于弯曲根管[3]。

应始终使用锥度与预备根管相一致的器械。例如，因为各个制造商之间存在差异，并非所有 D-11T 侧方加压器都具有相同的厚度和锥形形状。在预备较小的根管中，例如根尖部直径为 25~35 号，宜使用 D-11TS 侧方加压器。在较大的根管中，则使用 D-11T。在长根管（即大于 23mm）中，这些侧方加压器都不合适，可使用 GP-3。目前已有指压式和手握式镍钛侧方加压器[3]。与不锈钢侧方加压器相比，这些高弹性的侧方加压器可以更容易地通过适当成形的弯曲根管；这对于根尖部的充分充填是很重要的。此外，镍钛器械不需进行任何预弯，最近

研究表明，用指压式镍钛侧压器加压能够减少对根管的压力，从而减少牙根纵裂的概率。这种加压器的缺点是充填时器械容易变形。由于不能预弯，可能无法达到根管内某些区域。目前研究结果表明，弹性镍钛指压式侧方加压器应用于充填根尖 1/3 的牙胶，再用较硬的不锈钢指压式侧方加压器充填其余冠 2/3 处牙胶。在根管较宽的部分使用不锈钢指压式侧方加压器可以弥补镍钛器械充填整个根管时由于弯曲而导致的充填不致密。

加压器随形状和锥度的不同而不同，应根据根管预备的锥度选择合适的充填器。它们可用于适应特定的锥形根管锉。当用可注射的热牙胶充填根管时，建议使用前面提到的解决方案。但是，垂直加压器并不需要插入根管距工作长度 1~2mm。加压器只需要在 3~5mm 处不卡紧牙本质壁即可。同样，根管应预备成连续的有锥度的漏斗状。使用载核热牙胶充填技术，将固核的牙胶放置在准备根管的深度很重要。如果加压器械、侧方加压器或垂直加压器会将主牙胶尖或辅牙胶尖从根管中拉出，则应考虑以下问题：

· 根管壁是否有太多的分叉，并且与主牙胶尖没有摩擦感？

· 是否导入太多的封闭剂？封闭剂混合物是否太稀？

· 加压器清理干净了吗？再次进入根管前，器械上是否粘连了封闭剂？

· 加压器的完整性是否因其尖端有弯曲、钩子或不规则而受损？

· 根管内是否有水分（血、脓或唾液）？

· 主牙胶尖是否太小了？

· 加压器在撤出根管前是否松动了？

· 预弯的加压器是否在根管中旋转？

· 加压器是否使用了分离剂，如酒精？

只有当临床医生重新评估特定病例的各个方面时，才能提供这些问题的答案。以下一般准则可能有助于解决这些问题。如前所述，如果根管壁变异过大，则可能需要通过溶剂或加热的方式定制牙胶尖使其适应根尖 1~3mm。这样具有更好的贴合性，从而在加压过程中防止移位。适量使用封闭剂来封闭牙胶与牙本质间的空隙。在理想形状的根管内正确完成所有加压技术，将使封闭剂沿牙本质横向和顶部形成一薄层，并在去除玷污层后进入牙本质小管。为了使侧方加压器达到良好的加压效果，每次必须清理干净后再插入根管。通常，临床医生会让助手擦拭侧方加压器，但如果以直线运动擦拭，则会残留封闭剂；以圆周运动擦拭可彻底清除封闭剂。此外，侧方加压器的形状不能有任何不规则之处，即器械中没有凸缘、钩或严重弯曲（图 12-24）。这些器械经常另作他用（如探寻根管，试图清除旧的填充材料），则会出现这些不规则现象。

根管在加压之前必须保持干燥。可能需要在充填之前对根管进行脱水。无菌纸尖是吸除水分的最佳方式。如有必要，可以用 2~3mL 的 70% 或 95% 异丙基酒精冲洗根管。酒精在根管中停留 3~4min 后用无菌纸尖吸干。这种技术很少使用。

在一些情况下，充填前选择大号的或更合适锥度的主牙胶尖。合适的主牙胶尖可到达工

作长度 0.5mm 范围内，从根尖 1/3 和中 1/3 的交界处到根管口的两边都有空隙。加压器在根管内旋转 180°，直到器械松动（图 12-25）。在这个过程中施以逐步后退的力量使侧方加压器能够被动地退出根管而不带出压紧的牙胶。但是，如果根管和侧方加压器都是弯曲的，临床医生在退出根管时必须施加连续的冠方牵引力，旋转应小于 90°。

如果使用载核热牙胶充填技术并且出现问题，则可能需要解决的问题是：

· 在切割固核载体（带钻的金属载体或带钻的塑料载体或可控热源）的过程中，固核载体的手柄是否稳定以防止载体移动（图 12-16D）？即使没有移动，如果无法稳定载体顶部，

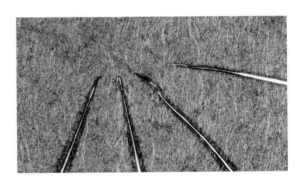

图 12-24　很多侧方加压针都没有理想的尖部。把这些侧方加压针放入根管也是导致问题的原因

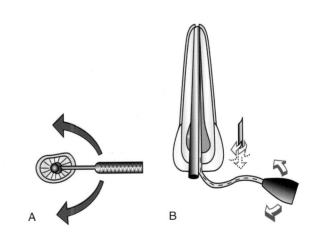

图 12-25　A. 将加压器旋转 180°，使器械松动而不带出充填材料。B. 在旋转的过程中逐渐施加冠向压力，使加压器被动移出根管

也可能明显破坏先前放置的牙胶。

在充填过程中遇到的所有问题都可以通过注意根管预备和充填过程中的细节来预防。充填时最重要的是预防。

根管充填后的问题

充填后发现的主要问题包括超填、过度扩大、欠填或缺乏根尖密度，以及充填中的空隙[12]。超填是指根管系统三维充填后多余的充填材料被挤出了根管（图12-26）。然而，超充仅仅指垂直方向上的充填材料与根尖孔的关系。超充并不意味着根管三维充填。相反，这意味着根充材料超出根尖孔但是没有封闭根尖孔（图12-27）。此外，如果超出在重要结构所在的区域，如下牙槽管或颏孔，则更可能出现严重的并发症[12]。

载核热牙胶充填可能引起的另一个问题是牙胶从固核载体中剥脱。如图12-28所示，这可在治疗后的X线片上看到，通常是由于不合适的根管成形引起。注意，由于根管的形状变窄过快，根管没有逐渐和连续的漏斗形状，核载体暴露在根管中部到尖端的1/3处（箭头）。

当使用侧方或垂直加压技术时，将根管充填材料超出根尖狭窄，不论是过度填充或过度预备，其主要原因如下：

· 器械预备超出根尖狭窄部，导致根尖止点破坏。

· 根管系统中任何地方的非预期交通吸收缺陷。

· 在清理和成形过程中导致根管系统的缺陷，如根尖拉开、穿孔和带状穿孔（详见第10章）。

· 加压力度过大或封闭剂过多；通常发生在载核热牙胶充填技术时，核载体放置得太快且压力过大。

· 使用太小的主牙胶尖导致加压器过度插入。

· 以上多个原因的共同作用。

长期前瞻性或回顾性研究表明将牙胶超出

根尖狭窄区并不合理。多数根管充填技术都有超充倾向，所以应改良技术以便减少超充。实际上，除了建立根尖引流之外[10]，其他操作无

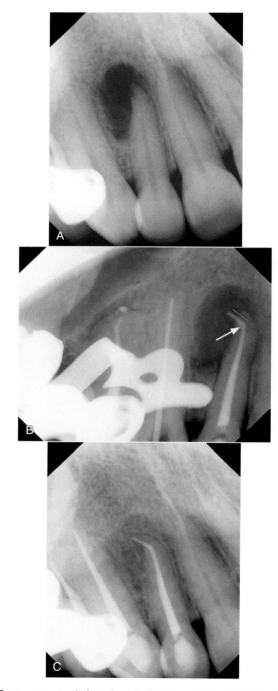

图12-26 A.许多临床医生将上颌切牙的病变诊断为囊肿。病变的牙齿始终具有一定程度的根尖吸收。B.根管超充。牙胶延伸超出根尖孔2~3mm，而不在根的末端（箭头表示可能的根尖孔，红线表示可能超充的程度）。C.12个月后复查显示良好的愈合效果（由Paul Buxt医生提供）

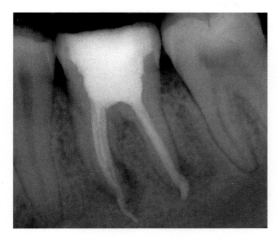

图 12-27　大量的填充材料被推出根部的末端。在许多此类病例中，会发生长期的慢性炎症问题，因此必须定期重新评估病例

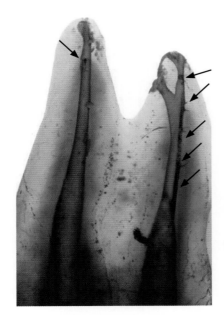

图 12-28　使用固核载体热牙胶技术充填根管。尽管充填效果看似良好，但由于根管成形不佳导致牙胶与核剥离（箭头所示）

须超出根尖孔；将材料推出去可能只会阻碍根尖愈合 [5,25,37]，并给患者带来无法立即发现的问题。

即使运用了适当的技术，牙胶、树脂粘接充填材料或根管封闭剂也有可能会无意中被推出根尖孔。但是，根尖周组织通常可以耐受这些物质。封闭剂可能在短时间内或多或少地引起初期炎症反应，巨噬细胞清除系统会在根尖周组织中清除过量的物质。任何情况下，如果

根管系统进行了三维充填，仅将填充材料推出根管系统外并不是引起炎症的主要原因。一旦超出材料过多，则应告知患者，并定期进行复查。侧方加压技术过度充填，只要封闭剂没有固化，通常可以通过根尖孔将填充材料取出。如果封闭剂已经固化，只要牙胶尖是完整的，同样可以将其取出。根尖部 1/3 处的牙胶可利用前文提到的溶剂进行软化。牙胶变软后，用 H 锉插入软化的部分以去除牙胶，并冲洗掉根管中多余的溶剂。几分钟后，H 锉周围的牙胶硬化。尽可能与根管的长轴平行小心地退出 H 锉。在垂直加压或可注射热牙胶技术超充的情况下，将填充材料从根尖孔拔出是不可能的。尽管有些医生可能将这种情况列为根尖手术适应证，但常规即刻手术介入疗法是不必要也不合理的（图 12-26）。在大多数情况下，根尖周组织可以愈合，患者症状也会消失。但是，一旦患者出现根尖周炎的体征或症状，必须选择手术。如果载核热牙胶充填超充时，则须将核从超出部位拔出。同时，如果少量的牙胶仍然附着在核上，也可以将其从根尖孔界限外拔出。

根尖充填不致密是根管充填术中的常见问题，却常常被临床医生所忽视（图 12-29）。本质上，根尖 1/3 由大量根管封闭剂和单根未加压主牙胶尖或者大量软化却未严密加压的牙胶充填。X 线片显示根尖 1/3 呈现密度减低影像（图 12-30）。根管壁轮廓不清晰，充填材料内或者与根管壁结合部位存在明显的气泡或空腔。当使用低阻射密度的封闭剂时，这个问题更加明显。一些临床医生为避免这一情况而使用高阻射密度的根管封闭剂。同样地，树脂粘接型充填材料中的核以及根管封闭剂都具有高阻射性。使用它们时，这个问题可能很明显。

导致此问题的因素包括：

· 根管未敞开或锥度不足，导致侧方加压技术中所使用的侧方加压器、垂直加压技术中的垂直加压器以及热塑牙胶注射和固核载体充

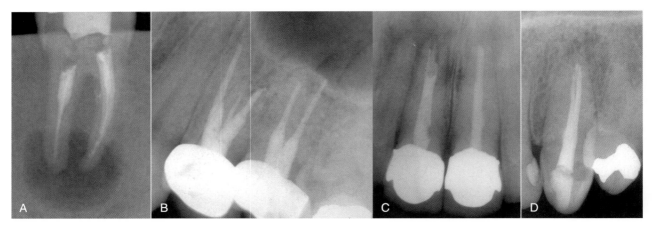

图12-29　A.这些根管根尖部预备不足，无法充分填充填料。根管冠部过度使用G钻。B.这些根管根尖部1/2仅用单根牙胶尖充填，而根管冠部1/2则因使用G钻过度切削牙本质而削弱。C和D.两例因明显低于理想加压导致根尖部充填密度不足。这些情况都是可以避免的。以上4个病例，都存在根尖病变，若要保留患牙，就需要对牙齿进行再治疗

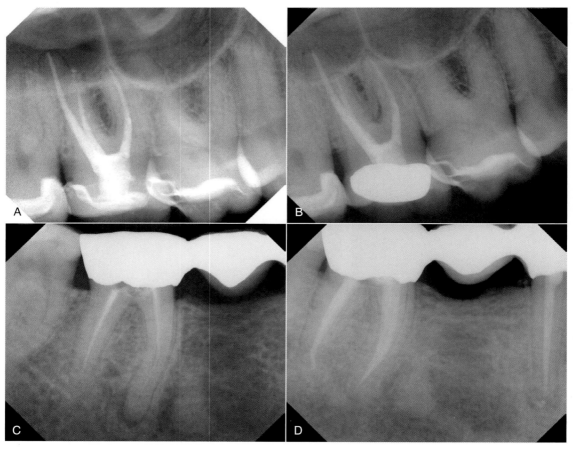

图12-30　A.根管治疗尚可，但要注意的是，根管的根尖1/3填充不良，可能是由于根管扩大、成形和清理不良，因为患者有症状。B.通过加强根管成形、清理和充填进行再治疗；症状已经减轻。C.与之前的病例相同的情况。请注意，临床医生认为充填不良是护理标准，但是在进行适当的扩大、成形、清理和充填之前，患者都是有症状的。D.12个月后复查，显示根尖病变已完全愈合。该患者已无症状

填技术中的流动牙胶均无法进入根尖区，尤其是在使用热塑固核载体技术时，外形和锥度不佳将会导致牙胶和载体更易分离（图 12-28）。

· 辅尖上未包裹薄层根管封闭剂(侧方加压)。

· 辅尖未到达指示长度（侧方加压）。

· 侧压充填时辅尖尖端卷曲或扭结。

· 使用过大的侧方加压器(侧方加压充填)或垂直充填器（垂直加压充填、可注射热牙胶充填技术）。

· 过多的根管封闭剂（所有技术）。

· 使用快速凝固的根管封闭剂或因混合失当致使封闭剂凝固过快（所有技术）。

· 无法达到加压深度或者软化牙胶的流动性不佳（垂直加压，所有热牙胶技术）。

· 加压前未软化根尖段牙胶（垂直加压）。

· 根尖 1~3mm 有过多牙本质碎屑。当使用镍钛旋转器械和良好的冲洗时，不应出现这种情况，因为这些器械的设计目的是将碎屑带出根管。

· 固核载体充填材料未进入根尖部位或者材料在根尖段剥离。

· 固核载体充填材料受热不均匀、过少或过多。这种不均匀性可以通过使用制造商的加热系统来避免。固核载体充填材料明火加热缺点较多，应该避免。

当使用公认的解决问题的方法（或者更好的是预防问题的方法）进行根管充填时，可以避免上述所有潜在问题。为了使预备后的整个根管尽可能地充填致密，必须重视根管预备的过程，选择合适的主牙胶尖或注射针以及加压器械。另外，还应正确使用根管封闭剂、辅牙胶尖或牙胶条、牙胶或树脂粘接型材料。

引起根管充填后出现空腔的原因很多：

"那又怎样，我为什么要担心呢？他们从不失败。"

"看起来不好，但是可以用。"

"那是我的签名，我不能让患者或任何其他临床医生看到这张 X 线片！"

"这是一种用来治疗骨头的抗菌填充物。"

"我认为我必须改进我的技术来消除这些错误。"

充填中出现的不规则腔隙与治疗失败并没有直接联系（除了先前讨论过的根尖密度差或根管壁和根管充填物之间的间隙[28]；详见第 5 章和第 21 章）。事实上，我们很少能看到在根管充填术中留下的所有空隙（图 12-31）。

尽管经典的研究已证实充填质量不佳是导致根管治疗失败的主要原因，但这些结论是基于既

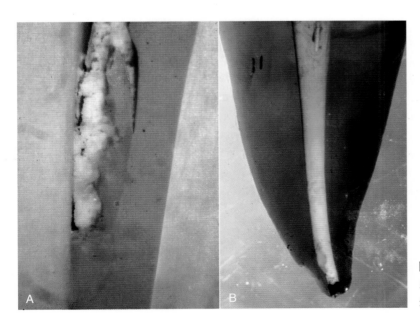

图 12-31　A.两个已充填的牙齿模型，已切开（A）或清理（B）；很明显的空隙

往的根管清理和成形，不像现在一样完善。另外，充填时加压少，使用单根牙胶尖或银尖也是相关因素。冠方渗漏也是导致大量失败的原因，尤其是在单根牙胶或银尖充填时，腐蚀产物易引起根

尖周组织的不良反应。现代的根管清理、成形和充填技术已能最大限度地减少空腔对治疗成功的影响。如果实施了正确的根尖加压，空腔被限制在根管中上端，对预后几乎没有影响。

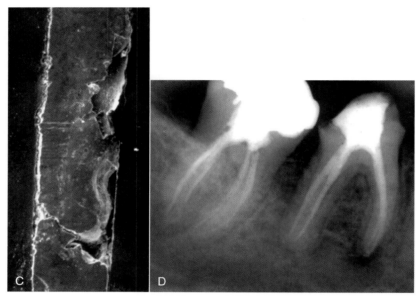

图12-31（续） C.扫描电镜照片显示未充分加热和未充分压紧牙胶的空隙或间隙。D.比较第一磨牙和第二磨牙的充填情况。第二磨牙的空隙和密度不能与第一磨牙根管形态和充填物的光滑轮廓和密度相比较

参考文献

[1] Allison DA, Weber CR, Walton RE. The influence of the method of canal preparation on the quality of apical and coronal obturation. J Endod, 1979, 5:298-304.

[2] Bergmans L, Moisiadis P, DeMunck J, et al. Effect of polymerization shrinkage on the sealing capacity of resins fillers for endodontic use. J Adhes Dent, 2005, 7:321-329.

[3] Berry KA, Loushine RJ, Primack PD, et al. Nickel-titanium versus stainless steel finger spreaders in curved canals. J Endod, 1998, 24:752-754.

[4] Connor DA, Caplan DJ, Teixeira FB, et al. Clinical outcome of teeth treated endodontically with a nonstandardized protocol and root filled with Resilon. J Endod, 2007, 33:1290-1292.

[5] Dahl JE. Toxicity of endodontic filling materials. Endod Topics, 2005, 12:39-43.

[6] De Deus GR, Gurgel-Filho ED, Maniglia-Ferreira C, et al. The influence of filling technique on depth of tubule penetration by root canal sealer: a study using light microscopy and digital image processing. Aust Endod J, 2004, 30:23-28.

[7] Dow PR, Ingle JI. Isotope determination of root canal failure. Oral Surg Oral Med Oral Pathol, 1955, 8:1100-1104.

[8] Fisher MA, Berzins DW, Bahcall JK. An in vitro comparison of bond strength of various obturation materials to root canal dentin using push-out test design. J Endod, 2007, 33:856-858.

[9] Franzen JN, He J, Glickman GN, et al. Comparative assessment of Activ GP/glass ionomer sealer, Resilon/Epiphany, and gutta-percha/AH plus obturation: a bacterial leakage study. J Endod, 2008, 34:725-727.

[10] Gesi A, Bergenholtz G. Pulpectomy—studies on outcome. Endod Topics, 2003, 5:57-70.

[11] Gesi A, Raffaelli O, Goracci C, et al. Interfacial strength of Resilon and gutta-percha to intraradicular dentin. J Endod, 2005, 31:809-813.

[12] Gluskin AH. Mishaps and serious complications in endodontic obturation. Endod Topics, 2005, 12:52-70.

[13] Gutmann JL. Adaptation of thermoplasticized gutta-percha in the absence of the dentinal smear layer. Int Endod J, 1993, 26:87-92.

[14] Gutmann JL. Biologic perspective to support clinical choices in root canal treatment. Australian Endod J, 1993, 31:9-13.

[15] Gutmann JL, Witherspoon DE. Obturation of the cleaned and shaped root canal system//Cohen S, Burns RE Pathways of the pulp. 7 ed. St Louis: Mosby, 2002.

[16] Grossman LI. Root canal therapy. 2 ed. Philadelphia: Lea & Febiger, 1946.

[17] Hatton EH. Changes produced by disease in the pulp and periapical regions and their relationship to pulp-canal treatment and systemic disease. Dent Cosmos, 1924, 66:1183-1189.

[18] Hemalatha H, Sandeep M, Kulkarni S, et al. Evaluation of fracture resistance in simulated immature teeth using Resilon and Ribbond as root reinforcements—an in vitro study. Dent Traumatol, 2009, 25:433-438.

[19] Hill A. Hill's stopping. Am J Dent Sci, 1848, 9(1st Series): 82-85.

[20] Hiraishi N, Yau JY, Loushine RJ, et al. Susceptibility of a polycap-rolactone-based root canal filling material to degradation Ⅲ. Turbidimetric evaluation of enzymatic hydrolysis. J Endod, 2007, 33:952-956.

[21] Jasper EA. Root-canal therapy in modern dentistry. Dent Cosmos, 1933, 75:823-829.

[22] Johnson WB. A new gutta-percha technique. J Endod, 1978, 4:184-188.

[23] Kokkas AB, Boutsioukis ACh, Vassiliadis LP, et al. The influence of the smear layer on dentinal tubule penetration depth by three different root canal sealers: an in vitro study. J Endod, 2004, 30:100-102.

[24] Lawson MS, Loushine B, Mai S, et al. Resistance of a 4-meta-containing, methacrylate-based sealer to dislocation in root canals. J Endod, 2008, 34:833-877.

[25] Love RM, Firth N. Histopathological profile of surgically removed persistent periapical radiolucent lesions of endodontic origin. Int Endod J, 2009, 42:198-202.

[26] Monticelli F, Sadek FT, Schuster GS, et al. Efficacy of two contemporary single-cone filling techniques in preventing bacterial leakage. J Endod, 2007, 33:310-313.

[27] Monticelli F, Sword J, Martin RL, et al. Sealing properties of two contemporary single-cone obturation systems. Int Endod J, 2007, 40:374-385.

[28] Moshonov J, Slutzky-Goldberg I, Gottlieb A, et al. The effect of the distance between post and residual gutta-percha on the clinical outcome of endodontic treatment. J Endod, 2005, 31:177-179.

[29] Ørstavik D. Materials used for root canal obturation: technical, biological and clinical testing. Endod Topics, 2005, 12:25-38.

[30] Ozawa T, Taha N, Messer HH.A comparison of techniques for obturating oval-shaped root canals. Dent Mater J, 2009, 28:290-294.

[31] Patterson SS, Newton CW. Preparation of root canals and filling by lateral condensation techniques//Gerstein H Techniques in clinical endodontics. Philadelphia: Saunders, 1983.

[32] Pitts DL, Matheny HE, Nicholls JI. An in vitro study of spreader loads required to cause vertical root fracture during lateral condensation. J Endod, 1983, 9:544-550.

[33] Postman N. Technopoly. the surrender of culture to technology. New York: Vintage Books, 1993.

[34] Rucucci D, Siqueira JF Jr. Anatomic and microbiologic challenges to achieving success with endodontic treatment: a case report. J Endod, 2008, 34:1249-1254.

[35] Shipper G, Ørstavik D, Texeira FB, et al. An evaluation of microbial leakage in roots filled with a thermoplastic synthetic polymer-based root canal filling material (Resilon) . J Endod, 2004, 30: 342-347.

[36] Skidmore LJ, Berzins DW, Bachall JK. An in vitro comparison of the intraradicular dentin bond strength of Resilon and guttapercha. J Endod, 2006, 32:963-966.

[37] Spångberg LSW, Haapasalo M. Rationale and efficacy of root canal medicaments and root filling materials with emphasis on treatment outcomes. Endod Topics, 2002, 2:35-58.

[38] Tay FR, Pashley DH. Monoblocks in root canals—a hypothetical or a tangible goal. J Endod, 2007, 33:391-398.

[39] Tay FR, Pashley DH, Loushine RJ, et al. Susceptibility of a poly-caprolactone-based root canal filling material to degradation. Evidence of biodegradation from a simulated field test. Am J Dent, 2007, 20:365-369.

[40] Tay FR, Pashley DH, Williams MC, et al. Susceptibility of a polycaprolactone-based root canal filling material to degradation. I. Alkaline hydrolysis. J Endod, 2005, 31:593-598.

[41] Tay FR, Pashley DH, Yiu CK, et al. Susceptibility of a polycap-rolactone-based root canal filling material to degradation Ⅱ. Gravimetric evaluation of enzymatic hydrolysis. J Endod, 2005, 31:737-741.

[42] Teixeira FB, Teixeira EC, Thompson JY, et al. Dentinal bonding reaches the root canal system. J Esthet Restor Dent, 2004, 16:348-354.

[43] Teixeira FB, Teixeira EC, Thompson JY, et al. Fracture resistance of roots endodontically treated with a new resin filling material. J Am Dent Assoc, 2004, 135:646-652. Erratum in J Am Dent Assoc, 2004, 135:868.

[44] Teixeira FB, Trope M. Gutta-percha-the end of an era? Alpha Omegan, 2004, 97(4):16-22.

[45] Ungor M, Onay EO, Orucoglu H. Push-out bond strengths: the Epiphany-Resilon endodontic obturation system compared with different pairings of Epiphany, Resilon, AH Plus and gutta-percha. Int Endod J, 2006, 39:643-647.

[46] Whitworth J. Methods of filling root canals: principles and practice. Endod Topics, 2005, 12:2-24.

[47] Wilkinson KL, Beeson TJ, Kirkpatrick TC. Fracture resistance of simulated immature teeth filled with Resilon, gutta-percha, or composite. J Endod, 2007, 33:480-483.

[48] Wu MK, van der Sluis LW, Wesselink PR. A 1-year follow-up study on leakage of single-cone filling with RoekoRSA sealer. Oral Surg Oral Med Oral Pathol Oral Radiol Endod, 2006, 101:662-667.

拓展阅读

Benenati F. Obturation of the radicular space//Ingle JI, Bakland LK, Baumgartner JC. Ingle's endodontics 6. Hamilton Ontario: BC Decker, 2008.

Johnson JD. Root canal filling materials//Ingle JI, Bakland LK, Baumgartner JC. Ingle's endodontics 6. Hamilton Ontario: BC Decker, 2008.

Kim YK, Gandini S, Ames JM, et al. Critical review on methylacrylate resin-based root canal sealers. J Endod , 2010, 36:383-399.

Wesselink PR. Root filling techniques//Bergenholtz G, Hørsted-Bindslev P, Reit C. Textbook of endodontology. Oxford: Blackwell Munksgaard, 2003.

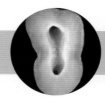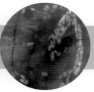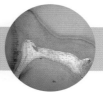

第 13 章

复杂、特殊解剖形态根管相关病例的处理

导 读

本章解决复杂根管系统及特殊解剖形态根管问题的要点和难点是：

坏死牙髓和根尖未发育完成的牙齿：根尖成形术

细小钙化根管

牙根吸收

　　内吸收

　　外吸收

　　牙颈部吸收

C 形根管

中、重度弯曲根管

S 形根管

牙齿解剖学差异

　　"我们在治疗上颌磨牙颊根或下颌磨牙根管时很少使用扩孔钻……这些根管局限在髓室中以至于有时很难被找到……有些弯曲根管和钙化根管，如果疏通不畅，很可能会出问题。现在我就想解决这些根管治疗的难题[9]。"

J.R. CALLAHAN, 1894

　　"我曾经遇到根尖区牙骨质在特定条件下发生进行性吸收，但是在同一个根的另一面牙骨质却明显增生。事实上，吸收和增生同时出现是非常常见的[8]。"

J.R. BLAYNEY, 1927

　　本章将主要解决由于根管解剖因素所引起的根管治疗中的要点和难点，如：未发育完全的牙根和牙髓坏死，龋坏导致的牙齿问题（修复性牙本质的形成和根管钙化）或牙根的内外吸收，牙根重度弯曲的牙齿，C 形根管中发育异

常的牙根和髓腔。读者可以在本书的其他章节去寻找其他信息。然而，本章中提到的难点值得每个人以解决问题的方式进行关注。

坏死牙髓和根尖未发育完成的牙齿：根尖成形术

　　在过去，如果牙髓在牙根完全发育完成之前坏死，通常用根尖诱导成形术来诱导牙根继续发育。现在，根尖诱导成形术仍是一种可选择的治疗方法[29,55]。然而，与传统的氢氧化钙根尖诱导成形术不同的是，临床上在处理这一难点时出现了多种不同的方法[23]。由于传统技术已经经受住了时间的考验，本文将只简要讨论技术细节，随后将提出目前正在提倡的替代办法[78-79]，包括 MTA[ProRoot MTA（Dentsply Tulsa Dental specialties, Tulsa, OK, USA）][62] 的使用和血运重建（牙髓再生）[10]。

　　传统的根尖诱导成形术是在放置氢氧化钙 $[Ca(OH)_2]$ 促使骨样牙骨质或者根尖桥的形成之前需要彻底地清理根管、去除根管玷污层并对根管进行灭菌处理（见第 10 章和 11 章）。这种方法通常被称为 Frank 技术[23]。氢氧化钙能灭菌、溶解组织并创造一个有利于硬组织形成的环境[69,75,80]。氢氧化钙被放置在根管内或每三个月换一次，最后间隔可长达 12 个月，以增强组织反应[29]。研究表明，切牙形成根尖屏障平均需要 34.2 周（从 13~67 周）[22]，但是后牙的形成时间难以获得。近期有研究发现，这种更换 $Ca(OH)_2$ 的技术会对硬组织的形成起反作用，尽管它似乎确实能减轻炎症反应[20]。最终形成的硬组织却不是牙本质，因为如果牙髓坏死的话，根尖区几乎没有存活的成牙本质细胞（图 13-1）。这个重要的概念虽然在传统的根尖诱导成形术的背景

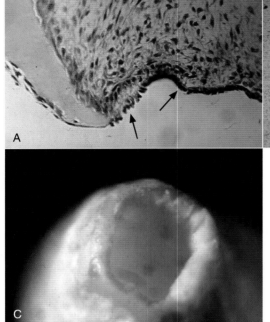
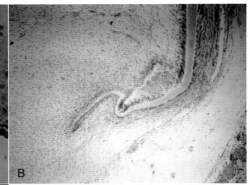

图 13-1　A.发育中的根尖显示有赫特维希上皮根鞘（如箭头所示）。B.注意上皮根鞘是如何在根的发育过程中进入到间充质组织（牙囊）的。一旦上皮根鞘死亡，正常的牙根发育过程就停止了。C.未闭合的根尖视图，根尖开口的周长代表的是上皮根鞘的面积

下被理解，但在所谓的血运重建术或再生技术中并不一定被阐明或提出。这些内容将随后讨论。在传统技术中，这种组织反应被证明是一种多节的骨样牙骨质样物质（图 13-2）[30]，它通常是多孔的，其形成、厚度和位置通常是不规则的，前牙和后牙同样适用。图 13-3 和图 13-4 对用传统的 $Ca(OH)_2$ 根尖诱导成形术的前牙和后牙进行了详细的描述。

从当代的观点来看，$Ca(OH)_2$ 仍然被用在对细菌的控制上[69,76]，但是使用时间过长可能会降低牙本质的硬度[2-3,15,48,58]。对于牙根未发育成熟的牙齿来说，根管壁本来就比较薄（根管壁的厚度）（图 13-5）[1,12,68]，如果加上 $Ca(OH)_2$ 的影响，这些牙齿长期保留的可能性不大。随着时间的推移，即使这些牙齿根尖闭合了，它们既不能承受咬合力和功能性压力，还会影响支持牙齿组织的牙齿宽度的愈合。此外，没有说明预成桩和根管金属桩能不能用，即使用了它们也不能增强牙齿的抗力性（见第 20 章）。冠根的连接可以考虑使用玻璃纤维桩，但对其增

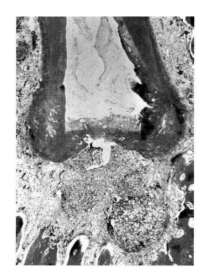

图 13-2　用氢氧化钙进行根尖诱导成形术使灵长类动物的牙齿根尖闭合，显示出一种多节的硬组织已经在根管上形成。没有牙根长度的增加和根管壁厚度的加强

强治疗效果的能力知之甚少[1]。因此，现在不选 $Ca(OH)_2$ 而选择 MTA[62,78-79] 作为根尖诱导成形术的材料，这种方法甚至被认为是最接近自然的"再生"[10]。这种材料已被证明可诱导形成硬组织[26,57]，尤其是被用在根尖诱导成形术

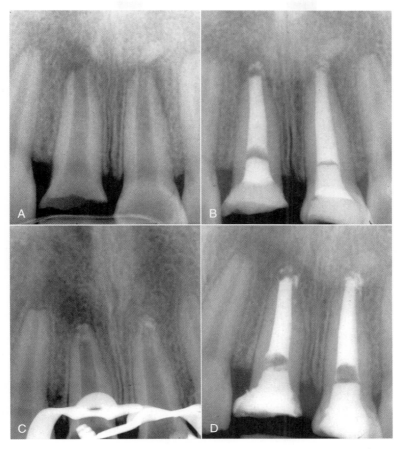

图13-3 A. 11、21外伤,牙根没有发育完成并且牙髓已经坏死。B.放置氢氧化钙。患者没有临床症状且牙齿功能正常。C. 一年后去除氢氧化钙,根尖区形成了钙化桥。D.两颗牙都用牙胶尖进行充填封闭。注意根尖区钙化桥的孔隙

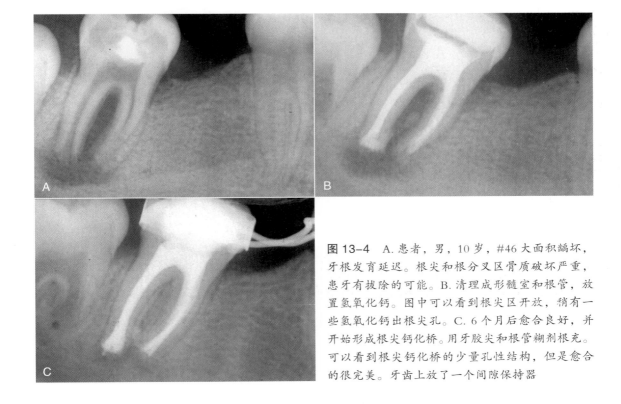

图13-4 A.患者,男,10岁,#46大面积龋坏,牙根发育延迟。根尖和根分叉区骨质破坏严重,患牙有拔除的可能。B.清理成形髓室和根管,放置氢氧化钙。图中可以看到根尖区开放,稍有一些氢氧化钙出根尖孔。C. 6个月后愈合良好,并开始形成根尖钙化桥。用牙胶尖和根管糊剂根充。可以看到根尖钙化桥的少量孔性结构,但是愈合的很完美。牙齿上放了一个间隙保持器

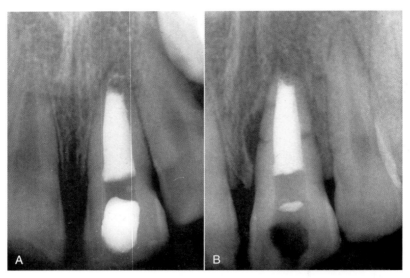

图 13-5　A. 已行根尖诱导成形术和根充的 #21。B. 4 个月后，患牙未修复，患牙区牙龈组织疼痛。X 线片显示 #21 牙根横折

的时候 *。而且，它在牙根里的封闭性能已经被证明是可接受的，用或者不用催化剂都可以增强它所在位置的物理性能 [37]。

尽管 MTA 在大多数病例中是有效的，能引发组织的积极反应促进组织愈合 [47,57]，但是以目前的形态它比较难操作。为了解决这个问题，出现了很多 MTA 输送技术。例如，把 MTA 混合到一个可行的浓度，做成胶囊状，然后测量工作长度以确定放入根管的量。MTA 可以以这种形式被放置，并用可测量长度的垂直加压器或者用一个合适的牙胶尖压实 [67]。这种方法看起来很管用（图 13-6）。另一种可选择的方法是用一个大小合适的银汞充填器或者其他任何一种可以达到此目的的器械（见第 16 章）。目前，许多研究试图改变 MTA 的物理性质以加强其临床可操作性 [6,44]。

MTA 在单次根尖诱导成形术中的应用受到了广泛关注 [42,65,79]，很多结果都支持这种方法，而不是先用 Ca（OH）₂ 诱导，再使用 MTA（图 13-7, A-E）★。然而，单次治疗的概念比较模糊，因为很多临床医师需要开髓疏通根管、扩大成形并清理根管，然后再放置 Ca（OH）₂ 7~14d。

单次治疗不用等待那么长时间，而是直接在根管内放置 MTA 两周或者更短的时间（图 13-8）。如果所有的工作都可以一次完成，它还将抵消在使用 Ca（OH）₂ 后放置 MTA 的潜在的渗漏 [66]。在有些病例中，考虑到其他并发症的存在，单次手术下放置 MTA 来修复开放的根尖可能是更明智的选择（图 13-9）[47]。

在根管内放置 MTA 之后，根据 MTA 只封闭根尖还是填满整个根管，医生可以选择一些方法来修复牙齿 [50]。第一，玻璃离子可以放在 MTA 的上面，玻璃离子上面再充填复合树脂或者桩 [16]。第二，在放置 MTA 至少 2~4h 后才能直接放置复合修复材料。很多医生让患者第二天来复诊进行此操作。在这种情况下，粘接修复是防止根折的明智选择 [36,43]。如前所述，禁止使用金属桩，但较新的树脂粘接封闭材料可能是一个选择，因为它可能会增强牙根的强度 [68]。这种作用尚无临床证据，但已知的是，MTA 本身可能通过一种特殊的机制来增强牙根结构的强度。在这种机制中，MTA 通过诱导金属蛋白酶组织抑制剂（TIMPs）的表达而防止胶原基质的破坏 [34]。在粘接修复中，一个主要的问题是

---

* 参考文献：18, 21, 30-31, 53, 60, 62, 78-79;　★ 参考文献：18, 21, 28, 33, 53, 60

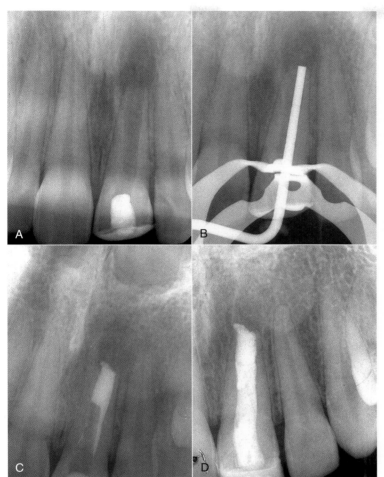

图 13-6　A. 根尖开放的 #21，根管壁薄，根尖周有大面积的破坏。 患牙在综合牙科医生开髓两个月后冠折露髓。B. 清理根管，插牙胶尖测量根管长度和根尖宽度。C. MTA 封闭根尖。D. 严密充填根管，6 个月后回访显示根尖周炎症范围缩小。至此，愈合还在进行中

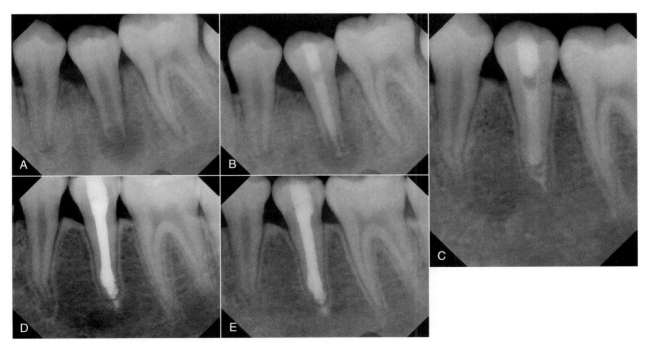

图 13-7　A. 患者，男，13 岁，#35 根尖周有大面积破坏。B. 根管内放置氢氧化钙。C. 3 个月后复诊，根尖好像在闭合。D. 用 MTA 充填整个根管。注意有小部分材料超出了根尖孔，可能是氢氧化钙。E. 又过了 3 个月后复诊，牙齿和根尖周组织情况良好

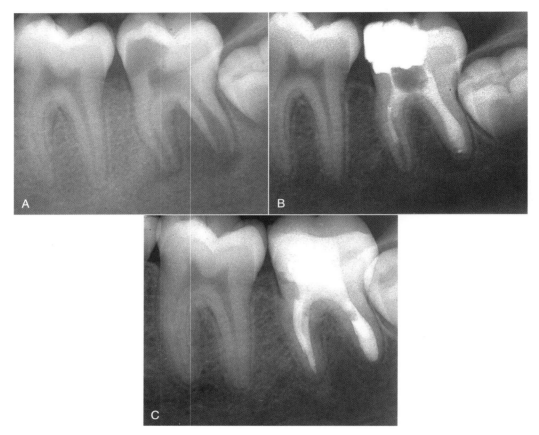

图 13-8 A. 37龋坏严重、根尖周有破坏、根尖孔开放。B.去龋，放置氢氧化钙。四个月后复诊，根尖好像在闭合。C.根管内放置MTA，修复患牙

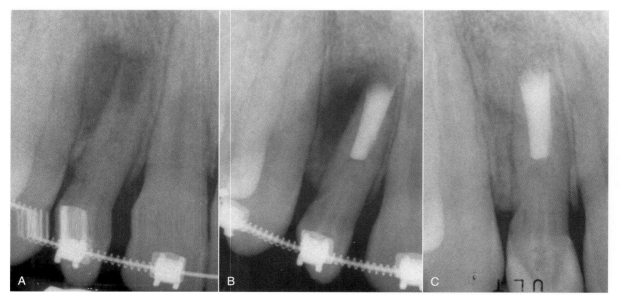

图 13-9 A. 12牙中牙，根尖孔开放、根尖未发育完成伴根尖周组织破坏，牙髓敏感测试阴性。牙中牙完好无损，所以选择了根尖手术。B.用MTA根尖倒充填。C. 19个月后复诊，患牙愈合情况良好

混合层的降解。目前，由于粘接系统的酸性特性，牙本质内源性基质金属蛋白酶（MMPs）被激活而出现这种问题。即使是温和的自酸蚀粘接系统也能激活潜在的 MMPs，还不会使这些酶变性，这可能对根管充填和桩修复的使用寿命产生不利影响[70]。就这一点而言，有人主张使用氯己定（CHX）来防止 MMPs 的释放[35]，也有人主张使用 CHX 来代替 Ca（OH）$_2$ 来控制未发育成熟牙根和坏死牙髓的细菌感染。诱导 TIMPs 的表达和阻止 MMPs 的释放的概念对于根管系统的粘接至关重要，例如 Epiphany/Resilon（Pentron Technologies Inc, Wallingford, CT, USA）。

对于牙根未发育成熟的患牙（包括已发生不可逆的牙髓炎和根尖周炎[5,10-11,39,40]或者坏死感染的牙髓组织[41,71]）而言，最新公认的处理方法是血运重建[56]或者组织再生[10,32,73]。在初期，这些技术声称是利用了牙乳头和（或）牙周韧带的多潜能细胞，诱导它们形成硬组织进入根管或以某种方式继续促使赫特维希上皮根鞘（HERS）（图 13-1）（第 7 章）的发育[40]。

基本技术（Preliminary technique）：达成这一目标的技术包括进入根管系统，必要时引流，用次氯酸钠（NaClO）和洗必泰（CHX）进行根管冲洗；干燥根管后，用糊剂输送器放置环丙沙星、甲硝唑和米诺环素的混合物[5,38,41,59]。是否放置到工作长度或延伸到根尖都不重要，这种抗生素糊剂不用压实。如果成功了，就会伴随有软组织的生长（血运重建）和不同厚度的硬组织沿着根管内壁生长。在某些情况下，这种厚度是均匀的，但是在其他情况下，它可能只发生在根管的尖端部分。从本质上讲，目前所取得的成就在某种程度上可能是一种新生，刺激了牙根的继续发育，如第 7 章所述。

这一倡议甚至衍生出了一些自己的术语，如生物牙根工程、牙髓血运重建、再生牙髓学治疗或者再生疗法、根尖乳头干细胞（SCAP）[39-40]。虽然目前只得到了各种案例报告的支持，但有一项重要的研究倡议致力于这种模式，称之为"隐藏在根尖乳头的宝藏"[40]。这个宝藏指的是 SCAP 相对细胞类型的独特性以及它们可以分化和遗传表达的潜能——也就是说，具有成为新的成牙本质细胞表型能力的细胞和牙周膜细胞[牙周膜干细胞（PDLSCs）]的遗传能力相结合，它们给真正缺失或者受损的组织带来了希望。

本文的目的不是支持这些理论或临床创新，而是提出一些具有挑战性的问题以及解决问题的思路和方向。干细胞鉴定的概念及其潜在的应用是值得称赞的，应该被继续讨论。然而在这些概念和潜在的技术变得有意义和被临床医生使用之前，还有一些问题需要被提炼和阐明：

·如果牙髓已经坏死，怎样才能以可预见的方式实现真正意义上的"再生"呢？在这种坏死的环境下，尤其是有长期的根尖周病变的情况下，分化成"成牙骨质细胞"的干细胞从哪儿来？

·被称为长入牙根的"血运重建"的软硬组织到底是什么？是牙髓、牙本质、牙骨质、骨样牙骨质，还是骨组织？

·对于龋坏严重或外伤的牙齿，让这些组织生长到牙髓腔的目的什么？

·当牙髓坏死或者只是不可逆性牙髓炎时，组织的反应有何不同？

·如何在临床上确定组织损伤的程度？

·如何知道炎症的发展程度、何时结束治疗？

·随着时间的推移，在根管中使用的抗生素会不会对患者产生全身性影响？

·随着时间的推移，细菌会不会不断适应并变异使其产生抵抗这种抗生素混合物的能力？

·如何确定这种治疗方法将为患者提供可预测的结果？

·如果治疗失败，医生如何知道是否可以转用传统的治疗方法或者 MTA 根尖诱导成形术？

细小钙化根管

在第 8 章已经讲过钙化根管如何预备直线通路和确定根管口的位置。根管系统的钙化也是根管治疗过程中经常遇到的问题[14,63]。通过影像学检查经常可以看到明显的甚至完全的髓腔和根管钙化（图 13-10）。在大多数病例中，钙化是一个从冠部到根尖发展的线性过程。因此，在非手术治疗过程中如果已经延伸的很深还是没找到根管口，也不能排除根管系统存在的可能性。

临床案例

病例：患者，女，71 岁，因 21（左侧上颌侧切牙）金属烤瓷冠从龈缘处折断前来就诊。患牙没有任何临床症状，影像学检查也没有异常表现。初诊 X 线片观察根管影像（图 13-11A）。根管治疗术是基础，可以为桩提供空间。用 2 号长柄球钻开髓，开到很深的位置也没有找到根管。插针拍片以确定根管的走向（图 13-11B）。X 线片显示开髓的近远中方向是正确的，临床上根管口在颊舌向的中间。由于患牙无法评估颊舌方向，所以不再进一步疏通根管。目前为止，最好的治疗方案是什么呢？

解决方案：在没有临床症状和影像学病损的情况下，不再继续疏通根管而是为根管桩做准备。笔者为患牙植入了纤维桩，重新做了全冠修复。两年后，患牙出现了根尖周炎的症状。影像学检查显示根尖周有破坏（图 13-11C）。根尖手术是治疗患牙的最佳方案。在术中用超声根管锉预备根尖（见第 16 章）。超声根管锉倒预备到钙化位置，然后用 MTA 倒充填（图 13-11D）。

笔者观察发现这些病例一般不会发展成根尖周病变。幸运地是，影像学上显示根管很细或无法识别的病例中只有小部分被证明无法用非手术的根管治疗术处理（图 13-12）。然而，当根管真的存在时，成功地疏通并达到根尖是极其困难的[64]。在众多可以用来定位并疏通这些细小钙化根管的技术中，下文将讨论那些已经被用于临床实践且最有效的方法。如第 8 章所述，开髓、建立直线通路和定位根管口是成功疏通细小钙化根管的基础。通常情况下，当根管探针被用力的插入根管并牢牢卡住时，医生已经开始准备用根管锉进行根管预备了。如果可以的话，用带有探针类型的超声仪器（图 14-4）对于扩大根管口和去除一些钙化物质都是很有帮助的。

以下的讨论都是在假设已经找到根管口的条件下进行的。每一组的牙齿都会有所不同，

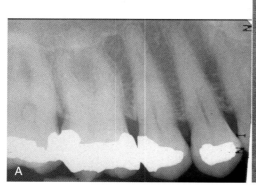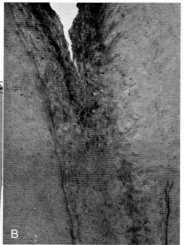

图 13-10 A. 存在明显钙化的上颌磨牙。B. 这些钙化根管可能的组织学变异（H&E 染色 40 倍）

但是疏通根管的概念和技术是相同的。

可以用 21mm 的 #8 K 锉作为疏通钙化根管的初尖锉（图 13-13），它足够柔韧可以被用来疏通弯曲和钙化根管。如果需要柔韧性更好的，

可以用 C+ 或 ProFinder 锉（Dentsply Maillefer, Ballaiagues, Switzerland）。C+ 锉对有些根管来说比较好用，在疏通过程中遇到阻力时它的尖端硬度会增加三倍。与 #8 C+ 锉相比，21mm 的

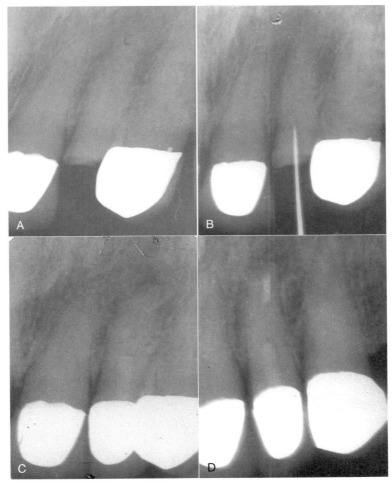

图 13-11　A. 21 完全冠折，根管完全钙化。B. 疏通根管失败。C. 纤维桩桩核冠修复两年后复查。可见明显的根尖病变。注：不考虑根管再治疗术。D. 术后 X 线片。用根尖手术的方法清理并封闭根尖

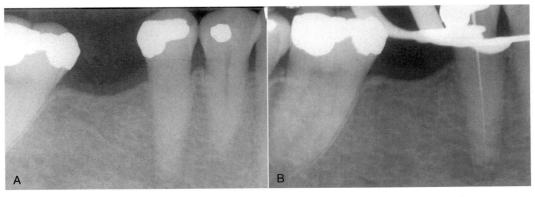

图 13-12　A. 45 看似根管系统完全钙化。B. 用 8# 根管锉和含有 EDTA 的冲洗液成功疏通根管

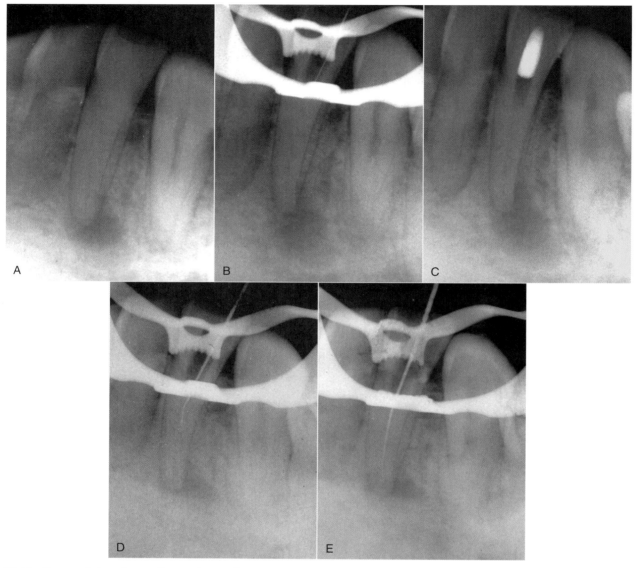

图 13-13　A.患者，男，38 岁。32 陈旧性外伤。主诉 32 阵发性压痛。牙髓活力测试无反应，扣诊和叩诊有轻微不适。X 线片显示髓腔和根管明显钙化。B.开始疏通根管时插针片显示锉不在根的中间，而且橡皮障夹挡住了锉的影像。C.疏通根管失败，暂封根管，去除橡皮障后拍摄 X 线片来确定根管的走向。D.用小号尖端预弯的锉再次定位并疏通根管。E.定位根管并疏通到根尖

#6 C+ 锉是更好的选择，它可以更好地疏通根管，虽然它比 #8 C+ 锉细小，但是它更坚硬。在比 21mm 长的根管中，如果 21mm 长的器械可以很容易地疏通根管，那就换成 25mm 长的器械。通常情况下，#10 K 锉太大而 #6 K 锉太韧而不能对根尖产生合适的压力，特别是在预弯的情况下。镍钛（NiTi）锉由于其尖端硬度不足，不能用来疏通细窄弯曲根管。

在锉进入根管之前，尖端 1mm 处需要预弯。

C+ 锉也需要进行预弯。预弯的器械能更好地顺着根管的走向扩大根管（图 13-13D）。因此，了解器械弯曲的指向是至关重要的。观察器械上橡胶止点的方向可以协助判断根管的走向。慢慢深入根管，可以 90° 来回轻轻地旋转器械疏通根管。如果根管是通畅的，那么就一直往根尖方向深入直到遇到阻力再停止，不要把锉直接往根尖方向推，这种方法叫做捻，捻动根管锉可以使其在有玷污层和钙化的环境中找到根管的走向。

在疏通根管过程中髓腔内要注满 NaClO。也可以使用螯合剂，但是螯合剂不能溶解松散的碎屑，同时还会减弱 NaClO 的作用。疏通钙化根管必须结合根管冲洗，疏通过程中如果不进行根管冲洗，碎屑或钙化物质就可能会完全堵塞根管。在捻动根管锉时，试着感觉"夹针感"，这种感觉为后续器械的使用提供指导。拍摄 X 线片特别重要，它可以很好的判断根管锉的位置[64]（图 13-14）。一旦疏通了几毫米，就可以 360° 旋转根管锉来扩大根管口。接着拿出根管锉，进行根管冲洗，再放入根管锉继续疏通根管。根管锉放入根管后应该感觉很宽松，如果不是这样，那么第一步应该用 #10 或 #15 K 锉或 C+ 锉反复扩大根管。随着冲洗液进入到根管，器械就会松解碎屑，并开始创建一个从冠部到根管中部的通路。

一旦根管锉从冠部深入到根管中部，就可以用 #10 或 #8 K 锉继续疏通根中 1/3。如果成功疏通，就用冲洗液从根管口进行冲洗，并用

根管锉松解碎屑。在整个的疏通过程中应避免对根尖产生过大的压力，但是使用 C+ 锉可能会产生很大的压力。可能需要多次重复疏通冲洗才能完全疏通根管。

到达根管中端后，需要的话可以用机用 NiTi 器械来扩大根管的上段部分。这将建立一个更便捷的通路，并且可以增强继续疏通和扩大根管过程中手感。小号的 H 锉也可以用来替代机用 NiTi 器械。整个过程中要持续大量的冲洗根管。

当根管中段已经打开，根尖部分可以用前面描述过的方法进行疏通。这种方法的原理基于两个概念：①用的是冠向下技术；②逐步疏通根管，而不是一下子全部疏通。在确定工作长度之前，可以用这个技术扩大根管口并疏通根管（见第 7 章）。

在疏通根尖区时，可以用一个尖端轻度预弯的不锈钢锉（#10 或 #15）来疏通根管的中下 1/3。手用器械探查并轻柔的转动可以继续疏通

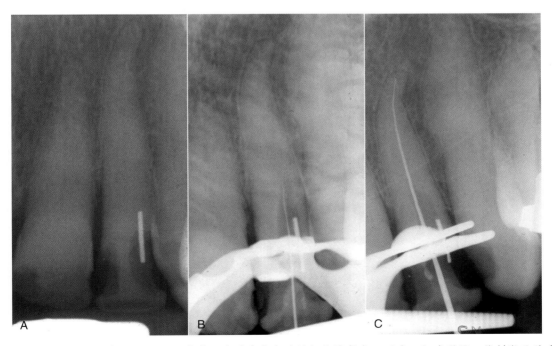

图 13-14 A.患者，男，66 岁。12 阵发性疼痛。患牙有长期的龋坏和修复史。叩痛、扪痛明显。热刺激无反应。根管完全钙化，根尖 1/3 弯曲。B.在没有确定根管方向的情况下开髓并打的较深，注意在远中颊侧出现了严重的偏移。C.重新定位车针开髓，用先锋锉找到根管。根管冲洗液和液态 EDTA 的使用对于缓慢并小心地完全疏通部分钙化根管是必不可少的

根管 1~2 mm。根中和中下 1/3 交接处有很大的解剖学差异，像突然变窄、根管偏移和根管融合。

新疏通的根管需要预备到器械可以自由地在根管内滑动直到大一号器械可以进入为止。记住整个根管不可能一下子被疏通。每疏通 1~2 mm 就交替冲洗根管。在特别细小的根管中，#8K 锉要换成 #6 K 锉或 C+ 锉。然而，用力过猛可能会形成台阶或者造成根管堵塞。

不断的检查锉尖以确定锉的完整性。任何疲劳或解螺旋的器械都不能再次使用（图 13-15，图 14-39，图 14-40）。

如果估计已经达到工作长度，用 #8 K 锉提拉扩锉直到 #10 K 锉可以无阻力到达距离工作长度 1mm 的位置。插针拍片确认工作长度。

在尝试疏通钙化根管的过程中，在任何位置发生根管的完全阻塞都是很常见的。组织学研究表明，钙化很少会完整的持续到根尖（图 13-16A）。因此，根管治疗术的预后取决于被堵塞的牙髓和根尖周组织是否持续健康。在没有症状或根尖周病变的情况下，在临床上充填根管到已疏通的位置是合理的、也是可以接受

的，这些患牙需要定期复查（图 13-16C）。

之前的方法是针对钙化的但是最终可以疏通的根管。对于完全钙化的根管，可以考虑以下的方法：

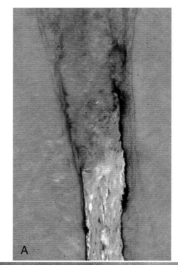
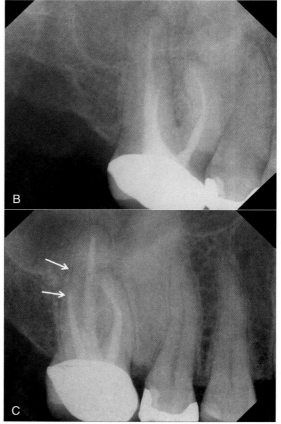

图 13-16　A. 牙髓钙化可能出现在冠部到根尖区的任何位置。B. 16 疼痛肿胀严重，需要行根管再治疗术。C. 再治已完成，但是远颊根的根尖区钙化，没有达到根管长度（如箭头所示）。定期复查，观察患者的体征或症状。如果发生根尖周病变则行根尖手术

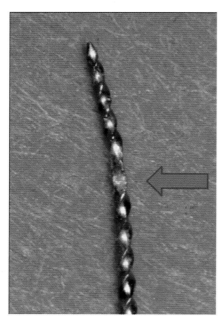

图 13-15　经常检查器械，防止使用任何薄弱或者有折断可能等不规则破坏的器械

·疏通全程要大量冲洗根管；3%~6% NaClO可以增强有机质的溶解能力、润滑根管并使牙本质碎屑和钙化物质溶解在冲洗液中。

·慢慢地推进器械。

·器械从根管中取出后要清理并检查，如果器械的完整性有问题就不要再使用了。

·当细小器械到达工作长度时，不要取出器械，而要拍摄X线片或者用根尖定位仪确定长度，但是细小器械拍摄X线片可能会看不清楚。在确定好工作长度后轻轻旋转慢慢撬出器械，不要直接拉出，防止器械分离。

·在疏通根管过程中不能用酸（盐酸）或者碱（氢氧化钠）。螯合糊剂或溶液可用于协助根管的疏通（见第11章）。

·髓腔内使用超声仪器松解堵塞根管口的钙化物质和碎屑 [ProUltra tips or Start X instruments（Dentsply Maillefer, Ballaigues, Switzerland）]。

·扩大已疏通的根管以增强继续疏通根管的手感，并建立根管的顺滑通道。

·在遇到阻力之前，轻压镍钛旋转开口锉有助于根管的扩大和成形。

牙根吸收

任何牙齿都有牙根吸收的可能，牙根吸收病因复杂，如细菌感染、炎症破坏、咬合压力以及外伤是最常见的病因，化学和机械刺激也是关键因素 [25]。通常治疗或者控制吸收的方法是去除刺激因素。例如，根髓的细菌感染是牙根内外吸收的刺激因素，这就需要根管治疗来去除根管感染。同样的，龈沟的感染刺激因素以及牙齿内漂白时化学物质的使用都是牙颈部吸收的原因 [46,54,77]。这些病例的序列治疗方法包括：牙周治疗、根管治疗术、修复治疗以及外科手术治疗。正畸治疗的牙齿在移动过程中所受的力，会导致牙根的纵向吸收和根尖吸收，纵向吸收一般是某些特定的修复方式，根尖的

吸收不能修复，同时还会导致牙根变短、牙髓坏死。影响牙根吸收的另外两种刺激因素是阻生齿和颞下颌关节强直。对于阻生齿引起的吸收的治疗方法就是拔除阻生齿，然后尽可能地对已经有吸收的患牙进行后续治疗。关节强直的病因不明，因此也没有较好的治疗方法 [25]。

很多临床医生把吸收分为两大类：内吸收（internal resorption，IR）（图 13-17A）和外吸收（external resorption，ER）（图 13-21）。然而，从诊断的角度来看，临床医生也应该了解可能发生广泛的潜在吸收类型。如果需要，对于特殊吸收类型的牙齿，牙科专家可以提供专业的治疗。在某些情况下不需要治疗；而在其他情况下（特别是出现症状时），则需要快速、彻底和有效的治疗。从牙髓病学的角度来看，是牙根的吸收限制了牙齿治疗后的远期效果并导致牙齿的功能障碍和过早缺失，而不是牙髓的炎症反应和需要进行的根管治疗。如图 13-18所示的上颌侧切牙似乎存在牙根的内吸收。然而，仔细检查根中段的放射性透射影显示根管是完整的，放射透影很可能是由于外部或根管外的细菌侵入而引发的吸收 [24]。这种吸收缺陷的预后比内吸收的预后差得多。其他关于吸收的病例见第3章。

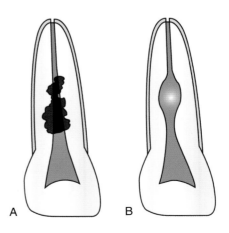

图 13-17　外吸收（A）和内吸收（B）的影像学特征。注意：外吸收是不规则的，而内吸收是光滑的、左右对称的

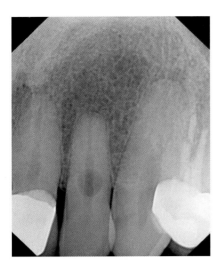

图 13-18　A. 22 疑似根中段存在内吸收。仔细观察发现细小的根管影像贯穿整个牙根。这是一例由于外部或者根管外部感染引起的吸收缺陷

内吸收

内吸收被定义为牙髓细胞分化成一种可分解细胞的过程（图 13-19A），这种可分解细胞可以吸收髓室和根管内的牙本质（图 13-19B）。这个过程可以发生在根管壁的任何位置（图 13-20）。牙髓组织的细菌感染和慢性炎症也可以引起内吸收[25]。然而没有合适的动物模型让研究者来充分地研究这一现象。内吸收没有自限性，如果没有恰当地治疗，吸收会从根管系统发展到牙周组织，到那时牙齿的预后就会很差。

把阻射的 Ca(OH)₂ 放到根管内拍摄 X 线片，可以协助诊断是否存在根管侧穿[17]。此外，内吸收可以开始于髓室并快速发展，因此整个牙齿就变成了一个牙釉质壳，使它不能承受正常的咬合压力，从而严重地降低了牙冠的抗折能力（图 13-21）。幸运地，一般外伤后如牙齿脱位或撕脱不会引起内吸收，因为它们会造成牙髓坏死。脱位的牙齿要么很快愈合要么快速发生牙髓坏死，愈合过程中不会发生慢性炎症。撕脱牙齿的牙髓通常都会坏死，从而阻止了牙髓慢性炎症的发生，因此不会发生内吸收。

如果临床医生已经确诊患牙有内吸收，那

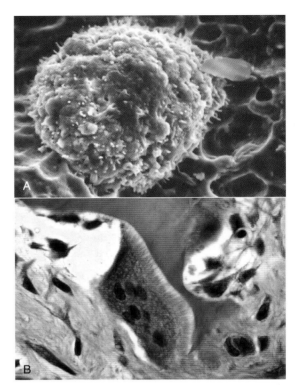

图 13-19　A. 扫描电镜图（×2000）：牙根表面可见一个孤立的多核破牙本质细胞。注意牙根表面上大量的裂隙。B. 可分解细胞吸收硬组织

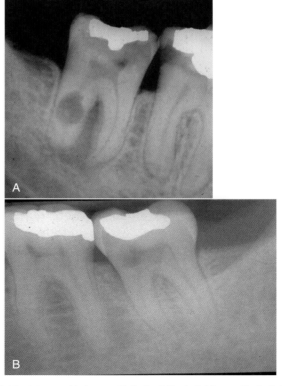

图 13-20　A. 根中 1/3 严重内吸收的病例。可能是由龋损的慢性炎症刺激引起的。B. 始于远中根根管口的内吸收

么根管治疗术将成为主要的治疗方式。如果已经确诊内吸收，而且牙髓有活力，最好的治疗方法是尽快去除活髓。活髓会使内吸收继续进行直到牙髓坏死（内吸收一般不会引起牙髓坏死），或者直到根管治疗去除牙髓。如果有证据证明牙髓已经坏死或者根尖有病理性变化，吸收过程将停止。从许多方面来说，预防是最有效的：预防症状的发生，预防包括根管壁变薄和吸收性穿孔出现的牙齿结构的进一步破坏。牙齿结构因内吸收而变得不规则，清理并封闭这类牙齿是一项特殊的挑战。如图13-22A所示

的小面积吸收患牙的治疗与常规的根管治疗几乎没有区别。大面积的吸收需要把冠部扩大的更大，虽然开髓孔本不该开那么大。可以用大号的GG钻（5号或6号）来扩大根管的舌侧部分，从根管口一直扩大到缺损部位。内吸收的牙齿由于缺损太大而不能用标准的根管锉来有效清理，可以用一些其他的方法来清理。根据内吸收引起的缺损位置可选择长柄根管锉、牙周刮治器或者超声器械来有效的清理。NaClO大量的冲洗和浸泡是有效的。还可以把NaClO溶液放到缺损的位置并浸泡几分钟。

通常来说，对于根尖区的破坏可以用标准的治疗方法。可以用冷侧压或者垂直加压技术进行充填。如果用的是热熔垂直加压技术，缺损部位也可以被充填。冷测压很难严密充填。此外，对于内吸收患牙，冷测压时的压力可能会导致牙根的纵折或者横折。最好是在用牙胶尖和根管糊剂或者树脂类材料封闭根尖区后，再用MTA充填缺损部位（图13-22B、C）。

外吸收

外吸收在有长期的根尖周病变、异常咬合力（肿瘤或者嵌入性压力）、撕脱伤以及正畸

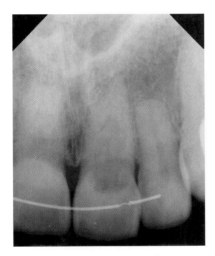

图13-21 大面积的内吸收影响到正畸治疗后牙齿的强度

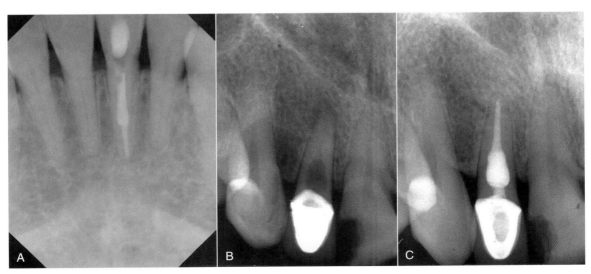

图13-22 A. 31小面积内吸收，根管治疗术后。B. 11大面积内吸收。C. 12个月后复诊。患牙没有症状。注意用根充材料对吸收部位的严密充填

牙齿移动的病例中特别常见。在嵌入性脱位病例中，外吸收也很常见（图 13-23）。外吸收不是大多数牙震荡、不完全脱位、侧方脱位以及脱出性脱位牙齿的典型并发症，但是在这些形式的创伤中可能会出现外吸收（见第 19 章）。必须交代患者外吸收的两种破坏形式，炎性吸收（图 13-24A、B）和炎性替代性吸收（IRR，图 13-24 C）。偶尔会发生根管外侵入性吸收，但通常不涉及牙髓[24]（图 13-25A）。如果外吸收影响到牙髓，并出现了牙髓炎的症状或体征，可能需要拔牙或者做根管治疗（图 13-25A~C）。

炎性吸收发展迅速且破坏性大，但是大多数情况下可以通过适当的根管清理和成形来预防或者把破坏降低到最小。这种外吸收在影像学上表现为受损牙根部中等至大面积的"挖除"透射影（图 13-26）。这些区域无法治疗，但是去除根管系统的坏死或细菌感染的牙髓组织可以阻止其继续破坏。研究表明，根管内长时间封 $Ca(OH)_2$（6 到 12 个月）可以阻止外吸收[13]；

但是最新研究发现这种治疗会降低牙本质的抗折能力[2-3,12,15]以及牙周韧带细胞的增殖能力[49]，从而导致替代性吸收的增加。

嵌入性脱位的牙齿也可能会出现炎性吸收，甚至会最终导致牙齿缺失。在变得严重之前，这一过程可能会持续几个月到几年的时间，最终导致牙齿脱落。应该告知患者可能会出现这

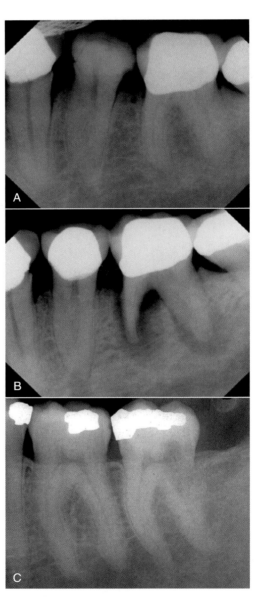

图 13-24　A. 36 牙髓活力测试正常（测试了下颌所有牙齿），但是患者隐隐感到不适。B. 四周后患者因肿胀和剧痛再次就诊，注意四周时间就出现了大面积的炎性吸收。C. 37 远中炎症替代性吸收

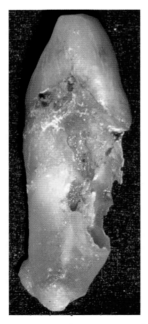

图 13-23　广泛的破坏性外吸收的临床表现。图 3-22B 是这个病变的影像学照片

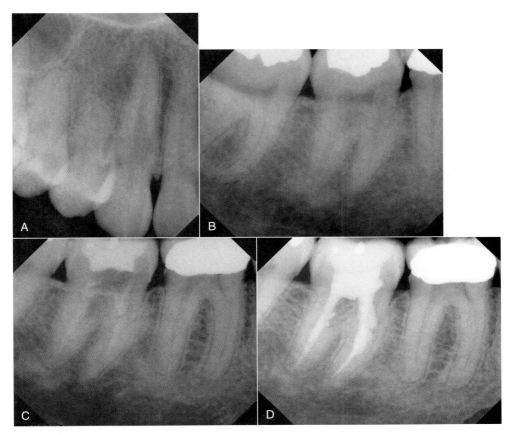

图 13-25　A. 牙髓活力测试正常的外吸收患牙。B. 有临床症状的外吸收患牙。C. 拔髓，根管内放置 Ca(OH)$_2$。D. MTA 充填根管。6 个月后复诊，患牙无临床症状（病例来源：Dr. Paul Buxt.）

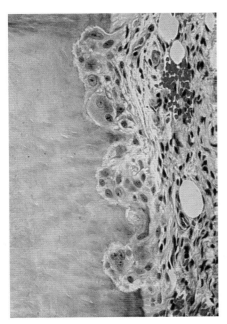

图 13-26　炎症性牙根吸收的组织学表现。吸收缺陷的牙本质深处有多核巨细胞。没有组织代偿性增生（H&E 染色 10 倍）

种情况，并制定远期的治疗计划。牙齿的撕脱伤也表现为替代性吸收，但是这种吸收需要经过几个月甚至几年之后才可能被发现。这个过程没有自限性，现有的治疗方法都不能阻止它的发生或者扩散。

当炎性吸收发生在根尖时，对根管系统的清洁、成形、消毒和封闭都比较困难。正常的根尖孔和根尖狭窄都破坏了，形成了大而不规则的根尖开口，因此根充材料很容易移位（图 13-27）。

在根管预备成形过程中，最好把根管长度控制到比常规病例短 1~2mm，以创造根尖止点。一般用的是 MTA、常规根充牙胶尖（图 13-28）或者根尖屏障来封闭根尖。炎性吸收也会影响牙根的工作长度（见第 9 章）。

牙颈部吸收

当炎性吸收发生在釉质－牙骨质界时，就会涉及颈部吸收（CR）或有时候是特发性吸收；这种吸收的病因和过程尚不清楚。破坏牙根外表面的牙科手术或者不恰当的技术会引起颈部吸收。颈部吸收一般始于釉－牙骨质界（但不是所有病例都是这样）。这种吸收可以有自限性，但是常常没有自限性，如果不治疗，它会严重破坏牙齿的结构。图13-29是特发性吸收的例子，吸收始于21和22的釉质－牙骨质界。从外科角度来看，这个病例中的吸收缺陷并没有被充分地发现，这个患者和医生观察这个吸收过程超过了十年。

尽管身体情况可能在吸收的形式方面起一定的作用，但是很多关于身体用药情况与牙根吸收相关关系的研究都以失败告终。然而，最近一项研究发现钙尿症和肾结石可能会引起特发性外吸收。

另有学者研究表明，外吸收可能与牙周韧带的外伤和刺激有关。可能的病因包括：牙齿萌出时所受到的巨大压力，正畸矫正时受到的正常或异常的外力，不必要的漂白治疗，细菌感染以及牙周治疗。无论特发性吸收是否已经造成根管侧壁穿孔，对它的治疗都只是对其严重程度、位置的功能性治疗，并恢复牙齿的完整性。如果这种缺损需要手术治疗，那么就要去除肉芽组织，并且用生物相容性好的修复性材料进行修复。较小的病损常与牙颈部龋难以区分，那么就可以尝试先把缺损修复了。这种

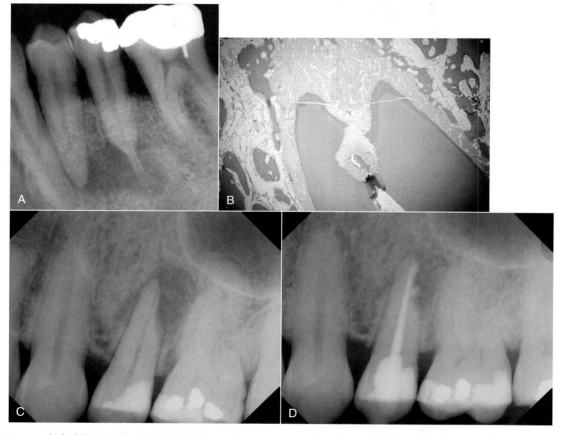

图13-27　A.伴随牙根侧向腐蚀的根尖区牙根吸收。注意根管清晰可见，这个吸收过程只涉及到高度矿化的管周和管间牙本质，不涉及矿化不全的前期牙本质。B.根尖区牙根吸收的组织学照片（HE染色4倍）。C.25根尖吸收。D.用牙胶尖和根管封闭剂充填根管。半年后复诊有愈合迹象。注意：该病例很好地控制了根尖吸收处远中壁上多孔性结构处的根充材料，只有少量根管封闭剂被挤出了根尖孔

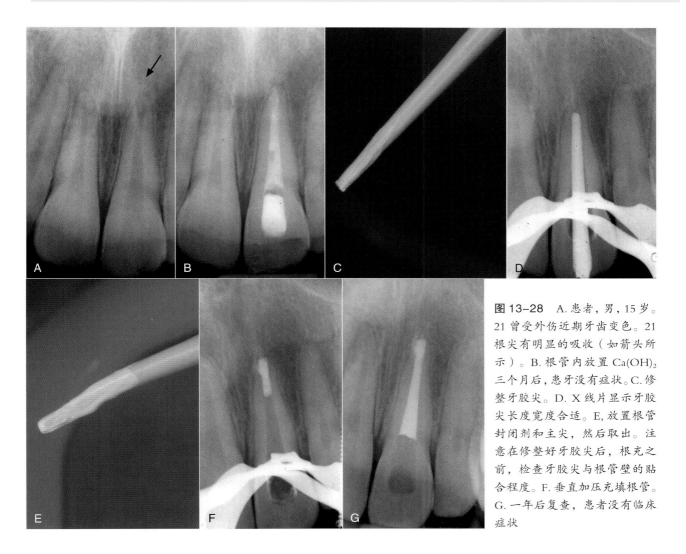

图 13-28 A. 患者，男，15 岁。21 曾受外伤近期牙齿变色。21 根尖有明显的吸收（如箭头所示）。B. 根管内放置 Ca(OH)$_2$ 三个月后，患牙没有症状。C. 修整牙胶尖。D. X 线片显示牙胶尖长度宽度合适。E, 放置根管封闭剂和主尖，然后取出。注意在修整好牙胶尖后，根充之前，检查牙胶尖与根管壁的贴合程度。F. 垂直加压充填根管。G. 一年后复查，患者没有临床症状

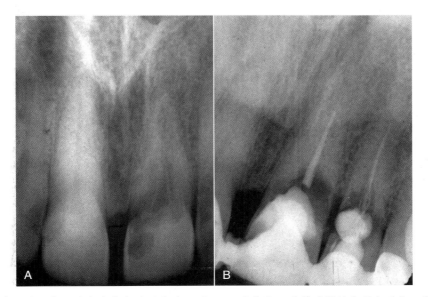

图 13-29　A. 最先表现为颈部吸收或者特发性吸收的 21 和 22。注意釉-牙骨质界的大面积吸收。没有发现患者有全身性用药情况或其他健康相关的牙科疾病。B. 10 年后影像学检查照片。患牙做了根管治疗并手术清理了病变区的肉芽组织，但是并没有改善患牙的预后情况

缺损一般不会引起牙髓的症状。牙颈部吸收一般通过常规的 X 线片检查就能发现，或者在附着龈发展成慢性牙周炎牙龈退缩之后被发现。尽管还不了解较小病损的特殊病因或者说是发病机制，但它的治疗效果很好，且有很好的远期疗效（图 13-30）。对于牙颈部吸收治疗的其他信息见第 17 章。

对于所有的病例，临床医生必须最先考虑的是患牙后期是否能修复。因为很多病例都需要做牙周手术，所以手术探查牙槽骨下方的缺损程度和深度都很重要。在吸收缺损的边缘下方放置

2mm 或更多骨粉时，要考虑其对相邻牙齿骨再生的影响。最后，特发性颈部吸收的复发率很高，因此必须告知患者特发性吸收的愈后情况。

只有当缺损累及根管系统或因为修复需要时才需要做根管治疗。根管治疗本身不能缩小或阻止由吸收引起的缺损处肉芽组织的持续性破坏的能力。明显地，这种类型的牙根吸收需要多学科的联合治疗，包括对口腔系统进行从简单的修复材料充填治疗到复杂的外科手术干预治疗的序列治疗。一般都先对缺损处进行修复，从而错过了根管治疗的最佳时期。当牙髓

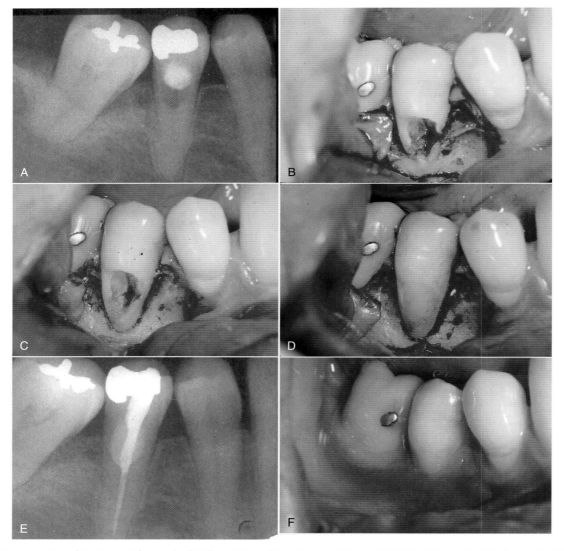

图 13-30　A. 45 颈部吸收被误诊为龋齿并用复合树脂修复治疗。最终缺损处的牙龈开始出现慢性炎症。B. 手术暴露缺损部位，并去除原来充填的复合树脂，注意缺损延伸到牙槽脊顶的下方。C. 骨重建和牙龈边缘的缺损暴露之后。D. 复合树脂重新修复，随后完成根管治疗。E、F. 治疗后 1 年，患者无临床症状，患牙能完好地行使功能，无复发迹象

组织与因吸收引起的出血性肉芽组织相连时就很难高质量地完成根管治疗。治疗的难点在于根充时还能保持根管的原有形态。拔髓后根管内封 Ca（OH）₂ 是很好的选择。第 17 章有更多的信息。因为这种吸收一般累及的都是前牙，临床医生制定治疗计划时还需考虑美观问题。

C 形根管

尽管在世界上的很多地方，C 形根管并不常见，但在其他国家的发生率却很高并给诊断和治疗带来了挑战（图 13-31A）。一些 C 形根管很难通过 X 线片发现，直到开髓后才能确定。这些解剖变异主要发生在下颌第二磨牙和上颌第一磨牙[81]。当这些牙齿的牙根离得很近或融合在一起时，就有可能是 C 形根管（图 13-31B）。

清理成形 C 形根管时的主要问题包括很难彻底清理根管内的牙髓组织和坏死的组织碎屑，预备过程中出血量多，以及机械预备时患者有持续的不适感。由于 C 形根管的体积较大且管间交通吻合不规则，在机械预备的过程中要沿着根管壁连续扩锉并用 3%~6% NaClO 大量冲洗，最大程度的去除根管内的感染组织并达到止血的目的。H 锉对活组织的去除效果特别好。如果持续出血，那就用超声去除感染的组织，或诊间根管内封 Ca（OH）₂ 以增强组织的溶解和清除能力并控制出血[82]。在器械无法到达的区域，需要进一步用超声器械来去除感染的组织和玷污层。

因为 C 形根管牙根的外表面和根管系统之间只有很薄的一层牙本质，所以特别要避免根管的过度预备。有时即使已经进行了合适的局

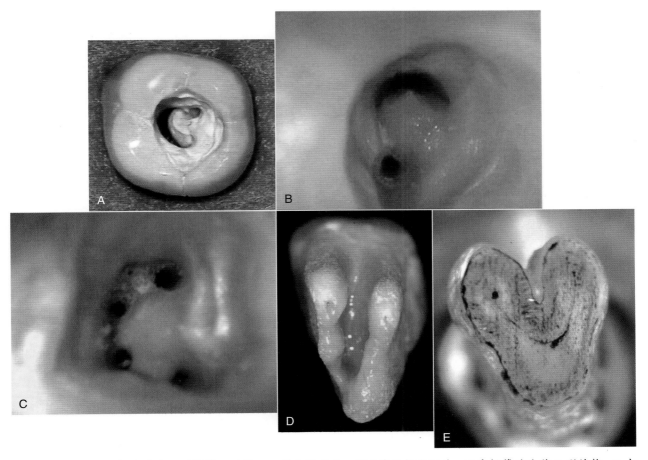

图 13-31　A-C. 下颌磨牙的 C 形根管口照片。D. 这些磨牙中一颗牙齿的根尖照片，证实根管的这种 C 形结构。E. 切除根尖证实 C 形结构

部麻醉，但是在根管扩大和成形的过程中患者还会感觉到疼痛。常需要髓腔内麻醉才能使患者在舒适的情况下清理残髓。诊间封 Ca（OH）₂ 可以杀菌并溶解残髓。

在治疗 C 形根管之前，临床医生脑海中对即将遇到的挑战必须有一个大概的认识。

C 形根管的三维结构必须清晰可见（图 13-32）。近中颊根和远中根常是带状结构，有时近中舌根也是带状结构。根管口可能就是按 C 形结构排列的，或整个根管全长都是 C 形结构（图 13-31E、图 13-35）。在上颌磨牙中，C 形根

管可能涉及近颊根与腭根或者远颊根与腭根。

应该提前考虑到牙根外表面复杂的凹陷形态，以防止发生带状侧穿。

对于这些复杂的根管系统治疗时要建立直线通路，并在一开始就用 NaClO 溶液浸泡冲洗。

一旦根管已经合适地清理、成形，就可以用冷牙胶、热牙胶或者热塑牙胶充填技术对 C 形根管复杂的三维结构进行充填（图 13-33、图 13-34）。像 ThermaFil, ProTaper 和 GT X 系列或 Vortext™（Dentsply Tulsa Dental Specialties, Tulsa, OK, USA）这些固核载体充填系统在封闭 C 形根管系统时效果特别好（图 13-35）。

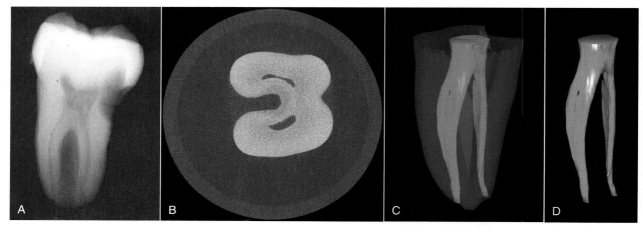

图 13-32　A. 下颌磨牙 C 形根管的 X 线片。B. A 图牙齿 Micro-CT 扫描的横断面。C. A 图牙齿 Micro-CT 的纵切面显示牙本质内部的牙髓结构。D. 只显示牙髓的形态（由 Dr. Fan Bing 提供）

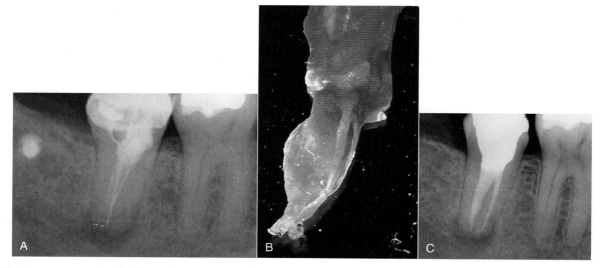

图 13-33　A. 47 需要根管再治疗。B. C 形根管系统的树脂模型，与将要治疗的牙齿形态相近。注意根管结构的边缘形态与宽度。C. 完善的根管再治疗及充填修复半年后复查。患者没有症状（由 Dr. Faisal Amir 提供）

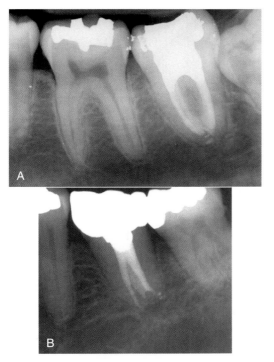

图 13-34 A 和 B，经过根管治疗的下颌磨牙形态多变的 C 形根管的 X 线片（由 Dr. Faisal Amir 提供）

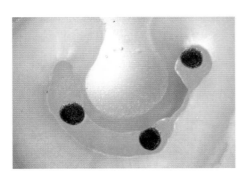

图 13-35 用热熔牙胶充填系统充填的 C 形根管。注意，虽然这类根管系统的解剖结构复杂多变，但是根充材料严密地充填了整个根管系统（由 Dr. Mary Soo 提供）

中、重度弯曲根管

临床医生在根管治疗过程中经常会遇到弯曲根管。随着根管弯曲程度的增加，根管治疗的难度也在增大。根管预备的基本原则已在第 8、9 和 10 章叙述，包括根管的最后成形、根管口的扩大、根管长度的确定以及根管预备技术。本章将描述弯曲根管预备扩大的方法。基本上，这个问题没有简单的解决方法，弯曲根管的预备也会随着经验地积累而改进。即使是经验丰富的牙髓病学专家，严重弯曲根管也是一个巨大的挑战（图 13-36）。幸运的是，严重弯曲根管牙齿需要进行根管治疗的概率很低。

这里将重点讨论如图 13-37A 所示的中度弯曲根管。最难治疗的是近中颊根。根管治疗始于去龋、开髓。没必要把开髓孔开很大，因为开太大也没用，但是把开髓孔的近中壁往近中边缘嵴方向扩大 1~2mm 是非常有用的（图 13-37B）。先用手用锉扩大根管口并大量冲洗。一旦建立通路，手用锉需要向近中或者近中颊向用力地锉。目的是扩大弯曲根管冠 1/3 的弯曲部分。接着用 GG 钻或 NiTi 开口锉。旋转器械应该主要向近中或者近中颊方向用力。刚开始用 GG 钻预备到根管口下方 2~4mm，或用锥形开口锉再往下预备一点。如果预备得太深，可能会造成台阶或者发生器械分离。反复使用手用器械以保证根管弯曲部分的通畅。

一旦根管口被充分地扩大且根管冠 1/3 已经疏通，那么就可以预备根管的根尖部分了。对于大多数根管来说，消除根管冠方的弯曲之后，就基本可以顺利地完成治疗了。这种方法对下颌磨牙是有效的（图 13-37C）。下文有很多此类根管清理、成形的有效方法。

S 形根管

S 形或刺刀状根管在治疗时比较麻烦也很有挑战性，因为它们至少有两个弯曲，且在根尖区预备时容易发生偏移、不能达到工作长度并有器械分离的可能（图 13-38）。这些双曲根管（二维）常常还有一个额外的弯曲（三维），如果是近远中向弯曲的话，通过 X 线片就可以确定。如果还伴有颊舌向的弯曲，可以通过多角度投照来确定，或者通过初尖锉复杂的弯曲来确定。在这些情况下，CBCT 可以辅助判断（见第 2 章）。S 形根管一般发生在上颌侧切牙、上颌尖牙、上颌前磨牙（上颌第二前磨牙）和下颌磨牙（尤其是第二磨牙）（图13-39）。

在治疗这些根管时，临床医生必须有相关的知识，知道自己即将遇到的解剖学挑战，可以结合使用当代的和传统的器械，对治疗的患牙有个全面的评估。下面列出了一些使用传统手用不锈钢器械疏通根管的指导方针。第一，通过观察X线片，脑海中想象S形根管的三维结构（图13-39A）。第二，预测牙根外表面复杂的凹型结构和弯曲的大概位置以防发生侧穿。第三，如果有必要的话，临床医生必须创建一个可以预备第一个弯曲的直线通路。第四，按照根管的走向预备冠方的弯曲，因为冠方弯曲预备是清理成形根尖部弯曲的基础。反复冲洗，必要的话用小号的器械反复扩锉预备。第五，预弯不锈钢器械的根尖3mm以保持根管根尖区

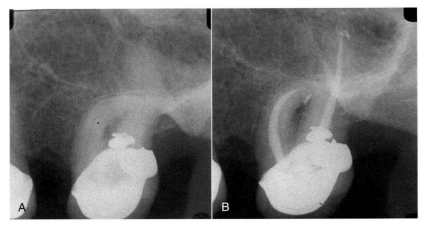

图13-36 A.26近颊根严重弯曲。B.X线片显示根充后根尖区欠填2mm。根管治疗由一位经验丰富的牙髓病学医生完成

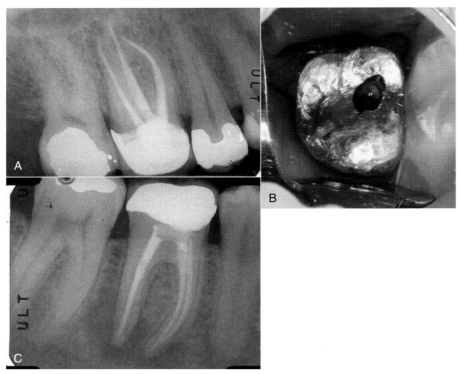

图13-37 A.16近颊根中度弯曲根管治疗术后。B.为了暴露严重弯曲的近颊根，开髓孔偏近中。C.46的治疗方法与上颌磨牙相同

的曲度（或用手用的镍钛器械或机用器械）。在这个过程中，主尖锉应该小一些（#20~#25），并用小号锉来预备根中到根尖部分，以尽量维持根管的原有解剖结构，并防止在根尖弯曲部被拉直并形成台阶。用抗弯曲锉法预备冠方的弯曲，轻压预备消除冠部的弯曲预防弯曲部分被拉直。每个病例依据根管的自然弯曲、患牙的位置以及临床医生自己的技术和经验而使用相应的方法。

如果根管成形和预备过程中没有达到工作长度或者解剖结构发生了偏移，直根管操作过程中的错误处理原则也适用于弯曲根管（见第10章）。然而，把注意力集中在预备根尖部弯曲可能出现的问题上很可能会对冠方弯曲造成其他问题。聪明的临床医生在处理根尖部弯曲问题时必须做出仔细的临床判断。一旦完成根管的扩大、成形和清理，就用冷测压或热熔牙胶严密地充填封闭根管。或者固核载体充填系统也是很好的选择。

手用或机用 NiTi 器械都可以预备 S 形根管（图 13-40）。这些类型的 NiTi 器械使临床医生能够在保持根管解剖形态的同时，以最小的误差清理、成形根管。第一，通过观察 X 线片，脑海中想象 S 形根管的三维结构。第二，预测牙根外表面复杂的凹型结构防止发生侧穿。第

三，如果有必要的话，临床医生通过偏移开髓孔创建一个可以预备第一个弯曲的直线通路。用 NaClO 大量的冲洗根管溶解组织碎屑。第四，用小号的 K 锉（#8、#10 和 #15）松解玷污层创建通路，疏通这种多个弯曲的根管。PathFiles（Dentsply Maillefer, Ballaigues, Switzerland）特别有效。经常冲洗，并用手用器械旋转预备，但是在最开始清理成形根管的过程中不要疏通根尖区。以最小的压力使用所有的机用 NiTi 器械，使器械按照冠方预备好的锥形结构继续预备根管。第五，根管的冠方敞开、成形后进一步预备根尖部分。必要时，反复冲洗预备。在扩大成形过程中，根尖不要预备的太大（#20~#25），用变锥或者连续锥度的器械进行预备。根尖部的锥度从 4% 预备到 8%，从而创建干净且锥度合适的根管，并用任何能用的技术严密地充填封闭（图 13-41）。

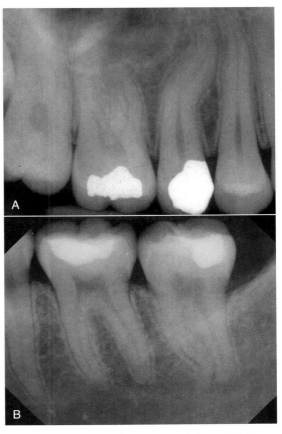

图 13-39　A. 15S 形根管。B. 37 近中根 S 形根管

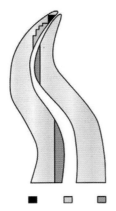

图 13-38　S 形根管的主要问题区域示意图。注意，根管外部存在弯曲的区域可能会被拉直

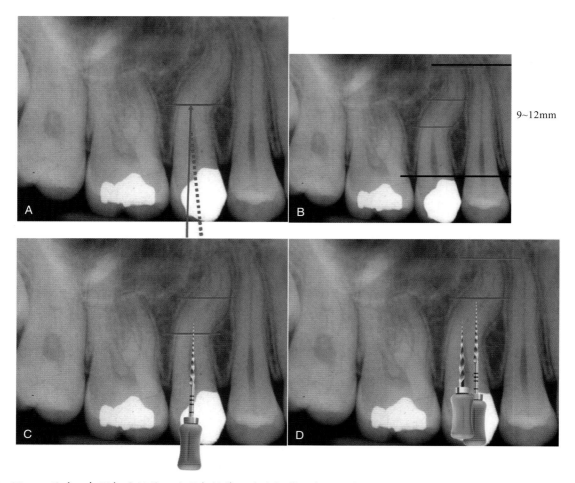

图 13-40 A.注意,在预备时倾斜入路预备根管以减少根管预备时的弯曲程度。B.确定弯曲的位置并估计从根管口到根尖的长度。C.先预备到第一个弯曲,打开通路,为进一步疏通根管做准备。D.不同的器械预备不同的深度,保证根管的弯曲部分能平滑过渡

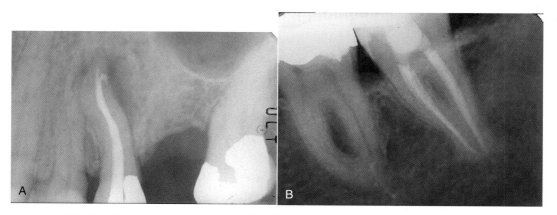

图 13-41 A.25S 形根管根管治疗术后。B.37S 形根管根管治疗术后。注意根管根尖弯曲相对于牙根形状的变化

牙齿解剖学差异

大多数解剖学变异是牙齿发育过程中基因改变的结果，在牙根发育过程中赫特维希上皮根鞘穿透松质骨，或者牙齿在发育过程中受外伤。这些变异包括额外根管、额外牙根（如远舌根）、弯曲牙、融合牙、双生牙、结合牙、牙内陷、牙外突、畸形舌侧尖以及上述任何一种的组合（图13-42）[4,7,19,27,45,72,74]。牙齿这些发育畸形或者变异大多数是很罕见的,除了下颌切牙、前磨牙和磨牙有多个根管或多个根[74]。对于这些变异最重要的是普通临床医生对它们的识别，然后转诊给专家制定治疗计划并进行治疗。

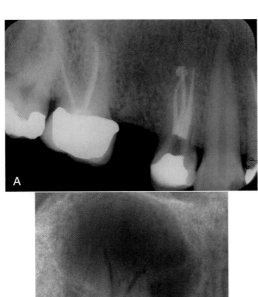
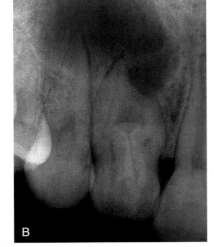

图13-42 需要专家关注的牙根的各种解剖挑战。三根的前磨牙（A）和根尖部开放的牙中牙（B）

参考文献

[1] Al Ansary MAD, Day PF, Duggal MS, et al. Interventions for treating traumatized necrotic immature permanent anterior teeth: inducing a calcific barrier and root strengthening. Dent Traumatol, 2009, 25:367-379.

[2] Andreasen JO, Farik B, Munksgaard EC. Long-term calcium hydroxide as a root canal dressing may increase the risk of root fracture. Dent Traumatol, 2002, 18:134-137.

[3] Andreasen JO, Munksgaard EC, Bakland LK. Comparison of fracture resistance in root canals of immature shape after filling with calcium hydroxide or MTA. Dent Traumatol, 2006, 22:154-156.

[4] Arslan A, Ozel E, Altuyndal H. Various root abnormalities. Report of three cases. N Y State Dent J, 2008, 74(3):41-43.

[5] Banchs F, Trope M. Revascularization of immature permanent teeth with apical periodontitis: new treatment protocol? J Endod, 2004, 30:196-200.

[6] Ber BS, Hatton JF, Stewart GP. Chemical modification of ProRoot MTA to improve handling characteristics and decrease setting time. J Endod, 2007, 33:1231-1234.

[7] Biggs JT, Sabala C. Endodontic implications of anatomical variations and developmental anomalies in maxillary and mandibular anterior teeth. J Okla Dent Assoc, 1994, 85(2):24-28.

[8] Blayney JR. The biological aspects of root canal therapy. Dent Item Int, 1927, 49:681-708.

[9] Callahan JR. Sulfuric acid for opening root-canals. Dent Cosmos, 1894, 36:329-331.

[10] Chueh LH, Ho YC, Kuo TC, et al. Regenerative endodontic treatment for necrotic immature permanent teeth. J Endod, 2009, 35:160-164.

[11] Shueh L-H, Huang GTJ. Immature teeth with periradicular periodontitis or abscess undergoing apexogenesis: a paradigm shift. J Endod, 2006, 32:1205-1213.

[12] Cvek M. Prognosis of luxated non-vital maxillary incisors treated with calcium hydroxide and filled with gutta-percha: a retrospective clinical study. Endod Dent Traumatol, 1992, 8:45-55.

[13] de Souza RS, de Souza V, Holland R, et al. Effect of calcium hydroxide-based material on periapical tissue healing and orthodontic root resorption of endodontically treated teeth in dogs. Dent Traumatol, 2009, 25:213-218.

[14] Dodds RN, Holcomb JB, McVicker DW. Endodontic management of teeth with calcific metamorphosis. Compend Cont Educ Dent, 1985, 6:515-520.

[15] Doyon GE, Dumsha T, von Fraunhofer JA. Fracture resistance of human root dentin exposed to intracanal calcium hydroxide. J Endod, 2005, 31:895-897.

[16] Duprez JP, Bouvier D, Bittar E. Infected immature teeth treated with surgical endodontic treatment and root-reinforcing technique with glass ionomer cement. Dent Traumatol, 2004, 20:233-240.

[17] England MC. Diagnostic procedure for confrmation of a suspected resorptive defect of the root. J Endod, 1977, 3:157-159.

[18] Erdem AP, Sepet E. Mineral trioxide aggregate for obturation of maxillary central incisors with necrotic pulp and open apices. Dent Traumatol, 2008, 24:e38-e41.

[19] Ezoddini AF, Sheikhha MH, Ahmadi H. Prevalence of dental developmental anomalies: a radiographic study. Community Dent Health, 2007, 24:140-144.

[20] Felippe WT, Felippe MC, Marques MM, et al. The effect of renewal of mineral trioxide aggregate on the apexification and periapical healing of teeth with incomplete root formation. Int Endod J, 2005, 38:436-442.

[21] Felippe WT, Felippe MC, Rocha MJ. The effect of mineral trioxide aggregate on the apexification and periapical healing of teeth with incomplete root formation. Int Endod J, 2006, 39:2-9.

[22] Finucane D, Kinirons MJ. Non-vital immature permanent incisors: factors that may influence treatment outcome. Endod Dent Traumatol, 1999, 15:273-277.

[23] Frank AL. Therapy for the divergent pulpless tooth by continued apical formation. J Am Dent Assoc, 1966, 72:87-93.

[24] Frank AL. Extracanal invasive resorption: an update. Compend Contin Educ Dent, 1995, 16:250, 252, 254, 256, 259, 260, 262.

[25] Fuss Z, Tsesis I, Lin S. Root resorption—diagnosis, classification and treatment choices based on stimulation factors. Dent Traumatol, 2003, 19:175-182.

[26] Gaitonde P, Bishop K. Apexification with mineral trioxide aggregate: an overview of the material and technique. Eur J Prosthodont Restor Dent, 2007, 15:41-45.

[27] Grover PS, Lorton L. Gemination and twinning in the permanent dentition, Oral Surg Oral Med Oral Pathol, 1985, 59:313-318.

[28] Guiliani V, Baccetti T, Pace R, et al. The use of MTA in teeth with necrotic pulps and open apices. Dent Traumatol, 2002, 18: 217-221.

[29] Gutmann JL, Heaton JF. Management of the open (immature) apex, 2, Non-vital teeth. Int Endod J Sep, 1981, 14(3):173-178.

[30] Ham JW, Patterson SS, Mitchell DF. Induced apical closure of immature pulpless teeth in monkeys. Oral Surg Oral Med Oral Pathol, 1972, 33:438-449.

[31] Ham KA, Witherspoon DE, Gutmann JL, et al. Preliminary evalu-ation of BMP-2 expression and histological characteristics during apexification with calcium hydroxide and mineral trioxide aggregate. J Endod, 2005, 31:275-279.

[32] Hargreaves KM, Geisler T, Henry M, et al. Regeneration potential of the young permanent tooth: what does the future hold? Pediatr Dent, 2008, 30:253-260.

[33] Hatibovic-Kofman S, Raimundo L, Chong L, et al. Mineral trioxide aggregate in endodontic treatment for immature teeth. Conf Pro IEEE Eng Med Biol Soc, 2006, 1:2094-2097.

[34] Hatibovic-Kofman S, Raimundo L, Zheng L, et al. Fracture resistance and histological findings of immature teeth treated with mineral trioxide aggregate. Dent Traumatol, 2008, 24:272-276.

[35] Hebling J, Pashley DH, Tjäderhane L, et al. Chlorhexidine arrests subclinical degradation of dentin hybrid layers in vivo. J Dent Res, 2005, 84:741-746.

[36] Hemalatha H, Sandeep M, Kulkarni S, et al. Evaluation of fracture resistance in simulated immature teeth using Resilon and Ribbond as root reinforcements—an in vitro study. Dent Traumatol, 2009, 25:433-438.

[37] Hong ST, Bae KS, Baek SH, et al. Microleakage of accelerated mineral trioxide aggregate and Portland cement in an in vitro apexification model. J Endod, 2008, 34:56-58.

[38] Hoshino E, Kurihara-Ando N, Saito I, et al. In vitro antibacterial susceptibility of bacteria taken from infected root dentine to a mixture of ciprofoxacin, metronidazole and minocycline. Int Endod J, 1996, 29:125-130.

[39] Huang GT. A paradigm shift in endodontic management of immature teeth: conservation of stem cells for regeneration. J Dent, 2008, 36:379-386.

[40] Huang GT, Sonoyama W, Liu Y, et al. The hidden treasure in apical papilla: the potential role in pulp/dentin regeneration and bioroot engineering. J Endod, 2008, 34:645-651.

[41] Iwaya S, Ikawa M, Kubota M. Revascularization of an immature permanent tooth with apical periodontitis and sinus tract. Dent Traumatol, 2001, 17:185-187.

[42] Juriga S, Marretta SM, Niederberger V. Mineral trioxide aggregate (MTA) for apexification of non-vital immature permanent teeth. J Vet Dent, 2007, 24:274-277.

[43] Katebzadeh N, Dalton BC, Trope M. Strengthening immature teeth during and after apexification. J Endod, 1998, 24:256-259.

[44] Kogan P, He J, Glickman GN, et al. The effects of various additives on setting properties of MTA. J Endod, 2006, 32:569-572.

[45] Kremeier K, Pontius O, Klaiber B, et al. Nonsurgical endodontic management of a double tooth: a case report, Int

Endod J, 2007, 40:908-915.

[46] Loulaouzidou E, Lambrianidis T, Beltes P, et al. Role of cementoenamel junction on the radicular penetration of 30% hydrogen peroxide during intracoronal bleaching in vitro. Endod Dent Traumatol, 1996, 12:146-150.

[47] Kratchman SI. Perforation repair and on-step apexification proce-dures, Dent Clin North Am, 2004, 48:291-307.

[48] Marending M, Stark WJ, Brunner TJ, et al. Comparative assessment of time-related bioactive glass and calcium hydroxide effectson mechanical properties of human root dentin. Dent Traumatol, 2009, 25:126-129.

[49] Lengheden A, Jansson L. pH effects on experimental wound healing of human fibroblasts in vitro. Eur J Oral Sci, 1995, 103:148-155.

[50] Martin RL, Monticelli F, Bracket WW, et al. Sealing properties of mineral trioxide aggregate orthograde apical plugs and root fillings in an in vitro apexification model. J Endod, 2007, 33:272-275.

[51] Mjör IA. Pulp-dentin biology in restorative dentistry. Chicago: Quintessence Publishing, 2002.

[52] Moss-Salaentijn L, Hendricks-Klyvert M. Calcifed structures in human dental pulps. J Endod, 1988, 14:184-189.

[53] Oliveira TM, Sakai VT, Silva TC, et al. Mineral trioxide aggregate as an alternative treatment for intruded permanent teeth with root resorption and incomplete apex formation. Dent Traumatol, 2008, 24:565-568.

[54] Patel S, Kanagasingam S, Pitt Ford TR. External cervical resorption: a review. J Endod, 2009, 35:616-625.

[55] Rafter M. Apexification: a review. Dent Traumatol, 2005, 21:1-8.

[56] Reynolds K, Johnson JD, Cohenca N. Pulp revascularization of necrotic bilateral bicuspids using a modifed novel technique to eliminate potential coronal discolouration: a case report. Int Endod J, 2009, 42:84-92.

[57] Roberts HW, Toth JM, Berzins DW, et al. Mineral trioxide aggre-gate material use in endodontic treatment: a review of the literature. Dent Mater, 2008, 24:149-164.

[58] Rosenberg B, Murray PE, Namerow K. The effect of calcium hydroxide root filling on dentin fracture strength. Dent Traumatol, 2007, 23:26-29.

[59] Rule DC, Winter GB. Root growth and apical repair subsequent to pulpal necrosis in children. Br Dent J, 1966, 120:586-590.

[60] Sarris S, Tahmassebi JF, Duggal MS, et al. A clinical evaluation of mineral trioxide aggregate for root-end closure of non-vital immature permanent incisors in children—a pilot study. Dent Traumatol, 2008, 24:79-85.

[61] Schindler WG, Gullickson DC. Rationale for the management of calcific metamorphosis secondary to traumatic injuries. J Endod, 1988, 14:408-412.

[62] Shabahang S, Torabinejad M. Treatment of teeth with open apices using mineral trioxide aggregate. Pract Proced Aesthet Dent, 2000, 12:315-320, 322.

[63] Selden HS. Radiographic pulpal calcifications: normal or abnormal—a paradox. J Endod, 1991, 17:34-37.

[64] Serene TP. Technique for the location and length determination of calcifed canals. J Calif Dent Assoc, 1976, 4:62-65.

[65] Simon S, Rilliard F, Berdal A, et al. The use of mineral trioxide aggregate in one-visit apexification treatment: a prospective study. Int Endod J, 2007, 40:186-197.

[66] Stefopoulos S, Tsatsas DV, Kerezoudis NP, et al. Comparative in vitro study of the sealing efficiency of white vs grey ProRoot mineral trioxide aggregate formulas as apical barriers. Dent Traumatol, 2008, 24:207-213.

[67] Steinig TH, Regan JD, Gutmann JL. The use and predictable placement of mineral trioxide aggregate in on-visit apexification cases. Aust Endod J, 2003, 29:34-42.

[68] Tait CM, Ricketts DN, Higgins AJ. Weakened anterior roots–intraradicular rehabilitation. Br Dent J, 2005, 28, 198:609-617.

[69] Tanomaru JM, Leonardo MR, Tanomaru Filho M, et al: Effect of different irrigation solution and calcium hydroxide on bacterial LPS. Int Endod J, 2003, 36:733-739.

[70] Tay FR, Pashley DH, Loushine RJ, et al. Self-etching adhesives increase collagenolytic activity in radicular dentin. J Endod, 2006, 32:862-868.

[71] Thibodeau B, Trope M. Pulp revascularization of a necrotic infected immature permanent tooth: case report and review of the literature. Pediatr Dent, 2007, 29:47-50.

[72] Tsesis I, Steinbock N, Rosenberg E, et al. Endodontic treatment of developmental anomalies in posterior teeth: treatment of gemi-nated/fused teeth—report of two cases. Int Endod J, 2003, 36:372-379.

[73] Tziafas D. The future role of a molecular approach to pulp-dentinal regeneration. Caries Res, 2004, 38:314-320.

[74] Vertucci FJ, Haddix JE, Britto LR. Tooth morphology and access cavity preparation//Cohn S, Hargreaves KM. Pathways of the pulp. 9 ed. Mosby: Elsevier, 2006.

[75] Wadachi R, Araki K, Suda H. Effect of calcium hydroxide on the dissolution of soft tissue on the root canal wall. J Endod, 1998, 24:326-330.

[76] Wesselink P, Bergenholtz G. Treatment of the necrotic pulp//

Bergenholtz G, Hørsted-Bindslev P, Reit C. Textbook of endodontology. Oxford: Blackwell Munksgaard, 2003.

[77] Weiger R, Kuhn A, Löst C. Radicular penetration of hydrogen peroxide during intra-coronal bleaching with various forms of sodium perborate. Int Endod J, 1994, 27:313-317.

[78] Witherspoon DE, Ham K. One-visit apexification: technique for inducing root-end barrier formation in apical closures. Pract Proced Aesthet Dent, 2001, 13:455-460, 462.

[79] Witherspoon DE, Small JC, Regan JD, et al. Retrospective analysis of open apex teeth obturated with mineral trioxide aggregate. J Endod, 2008, 34:1171-1176.

[80] Yang SF, Rivera EM, Baumgardner KR, et al. Anaerobic tissue-dissolving abilities of calcium hydroxide and sodium hypchlorite. J Endod, 1995, 21:613-616.

[81] Yilmaz A, Tuncel B, Serper A, et al. C-shaped root canal in a maxillary first molar: a case report. Int Endod J, 2006, 39:162-266.

[82] Zehnder M, Grawehr M, Hasselgren G, et al. Tissue-dissolution capacity and dentin-disinfecting potential of calcium hydroxide mixed with irrigating solutions. Oral Surg Oral Med Oral Pathol Oral Radiol Endod, 2003, 96:608-613.

拓展阅读

Fan B, Cheung GS, Fan M, et al. C-shaped canal system in mandibular second molars: Part I —anatomical features. J Endod, 2004, 30:899-903.

Fan B, Cheung GS, Fan M, et al. C-shaped canal system in mandibular second molars: Part II —radiographic features. J Endod, 2004, 30:904-908.

Fan B, Gao Y, Fan W, et al. Identification of C-shaped canal in mandibular second molars, Part II : the effect of bone image super-imposition and intraradicular contrast medium on radiograph inter-pretation. J Endod, 2008, 34:160-165.

Fan B, Min Y, Lu G, et al. Negotiation of C-shaped canal systems in mandibular second molars. J Endod, 2009, 35:1003-1008.

Fan B, Yang J, Gutmann JL, et al. Root canal systems in mandibular first premolars with C-shaped root confgurations, Part I: micro-computed tomography mapping of the radicular groove and associated root canal cross-sections. J Endod, 2008, 34:1337-1341.

Fan W, Fan B, Gutmann JL, et al. Identification of C-shaped canal in mandibular second molars, Part I : radiographic and anatomical features revealed by intraradicular contrast medium. J Endod, 2007, 33:806-810.

Fan W, Fan B, Gutmann JL, et al. Identification of C-shaped canal in mandibular second molars, Part III: anatomic features revealed by digital subtraction radiography. J Endod, 2008, 34:1187-1190.

Gao Y, Fan B, Cheung GS, et al. C-shaped canal system in mandibular second molars, Part IV: 3-D morphological analysis and transverse measurement. J Endod, 2006, 32:1062-1065.

Gutmann JL, Dumsha TC, Lovdahl PE. Problem solving in endodontics. 4 ed. St Louis: Mosby, 2006.

Min Y, Fan B, Cheung GS, et al. C-shaped canal system in mandibular second molars, Part III: the morphology of the pulp chamber foor. J Endod, 2006, 32:1155–1159.

Ordinola-Zapata R, Bramante CM, de Moraes IG, et al. Analysis of the gutta-percha filled area in C-shaped mandibular molars obturated with a modifed MicroSeal technique. Int Endod J, 2009, 42:186-197.

Wang X, Thibodeau B, Trope M, et al. Histologic characterization of regenerated tissues in canal space after the revitalization/ revascularization procedure of immature dog teeth with apical periodontitis. J Endod, 2010, 36:56-63.

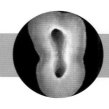

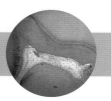

第 14 章

根管再治疗

"无论何时去除牙髓及治疗和充填根管，都应顺应机体的反应并考虑生物相容性，这样才能取得令人满意的成功率；相反，如果治疗方法违背机体生理性修复机制，失败率将会增高[4]。"

J.R.BLAYNEY.1928

"器械分离是临床中无法避免的偶然事件，根管内的分离器械一般很难去除。在很多病例中，已故的 John Harris 医生及其他学者都曾提出，可以使用小型磁力设备小心轻柔地进入根管，接触分离器械的断端从而将其取出。临床中，我也曾尝试过这种方法，却没有成功，最后不得不将分离器械留在根管内进行了根管充填。我也没有观察到这些病例有不良的预后结果[2]。"

R.ARTHUR，1852

　　在临床工作中，根管的再治疗（非手术及手术）很常见，然而，如果能按照标准的原则和技术规范进行治疗，失败病例的数量就会大幅度的减少。目前临床中大多数的失败病例是由前期治疗中医生术前诊断不准确或技术不适当等因素造成的。其他专科列举了大量失败病例来指责牙髓再治疗的效果，认为这类治疗失败的患牙应直接拔除进行种植治疗。其实有很大一部分失败的病例是医生或专科医生失误造成，但让医生主动去承认失败，并且免费进行再治疗或转诊给富有经验、有能力的专科医生接诊，还是有困难的。相比去寻找更高级别的专科医生，拔除患牙选择种植治疗更能获得经济利益，所以也更容易放弃患牙治疗。此外，某些病例虽然仍存在症状及影像异常，但是病情较前期已经出现了好转，这时应该继续观察，而不是急于采取其他治疗[11,19,26]。

　　本章节的主要目的是为非手术根管再治疗提供技术指南[12]，文中涉及的病例相对复杂，涉及的牙齿多数都经历过一系列的治疗及修复计划，现对其将采取新的治疗方法。关于诊断失误，已经在第 5 章进行了讨论，本章节主要关注去除修复体、去除根管内充填材料及后续规范的清理、再次成形、去除感染和重新充填根管几个方面。

去除修复体的适应证

　　一般情况下，不管是根管治疗或再治疗，都没有要求必须拆除原有的修复体。首先，最符合患者经济利益的方法肯定是在保留原来良好修复体的情况下进行治疗，一旦这样去做，治疗的手段可能就需要妥协。对于临床医生来说，拆除修复体更符合治疗需要。同样的，虽然开髓通路建议尽可能地保守，但不能过小以至于影响根管通路的建立及再治疗的疗效。过大开髓通路的建立会过多破坏原有的固定修复体。所以多数情况下，再治疗的开髓通路应与首次治疗基本一致。

　　对于大部分存在根管桩的病例同样可以进行根管再治疗。当医生熟悉牙齿与根管的解剖形态时，不拆除原有的根管桩就能找到正确的根管通路。比如下颌磨牙的远中根或上颌第二前磨牙的扁根，不锈钢金属桩就不能完全堵塞根管（图14-1A）。若只有一个根管，根管桩是圆形同时根管为卵圆形，可以绕过根管桩进行根管再治疗，不用除根管桩（图14-1B、C）。

　　类似的，在一些多根牙中，如果可以直接到达再次复发炎症的根管或者前期清创不佳的根管，那存在根管桩的根管也有可能不需要再治疗。图14-2显示了根管治疗术后失败的病例，患牙为下颌第一磨牙存在四个根管，可见粗大的根管桩核和符合要求的冠方修复体，幸运的是根管桩位于远颊根，影像检查也未见失败迹象，最终没有拆除根管桩，而是穿过牙冠并对其他三个根管进行了再治疗。

　　当冠边缘的龈下牙体组织发生继发龋或继发龋是造成根管失败的病因时，则必须去除冠或者其他相应的修复体。图14-3展示了一种简单的去除全冠的方法。如果全冠为金属冠，可使用裂钻或长的钨钢车针直接切割牙冠至基牙𬌗面（图14-3B）。应尽量切割至冠下方的基底材料（粘接剂）且不能接触到牙本质，应尽量保留内部基牙的结构。从颊面龈边缘开始垂直切割，穿过咬合面直达舌面。然后使用破冠器分离去除牙冠。如果为烤瓷冠，应该使用预备基牙的金刚砂车针去除饰瓷直至金属面，随后再使用钨钢车针去处理金属面。

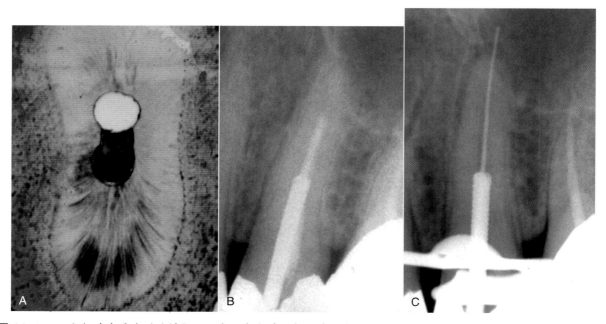

图14-1　A.上颌前磨牙典型的横断面形态，未完善预备根管形态，再治疗时可以探查到桩旁的侧方通路。B.上颌前磨牙根管治疗不良伴有临床症状。C.未去除原有修复体的情况下进行再治疗

髓腔内修复材料的去除

虽然开髓时可以使用球钻及裂钻建立治疗通路，但是存在过多破坏牙体组织或增加牙体组织脆性的风险。对于髓腔内的充填物为银汞合金及复合树脂的患牙，除了使用快速手机仔细缓慢切割外，也没有其他有效的方法。如果

髓腔内是水门汀类材料，比如 Cavit（3M ESPE Cavit tamporary filling Materail，St. Paul，MN，USA）、磷酸锌水门汀或氧化锌丁香油水门汀，使用超声工作尖既可以有效去除充填材料又基本不损伤牙体组织。常规可以使用超声洁牙工作尖或探针样工作尖，同时伴随大量冲洗，采用中等至最大的功率进行操作。另外，在

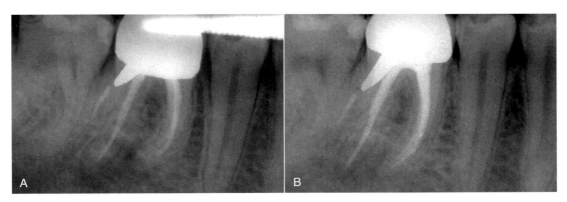

图 14-2　A. 下颌第一磨牙根管治疗不良伴根尖周炎，值得注意，根管桩存在的远颊根，根尖区无病变。B. 没有去除桩下重新完成再治疗

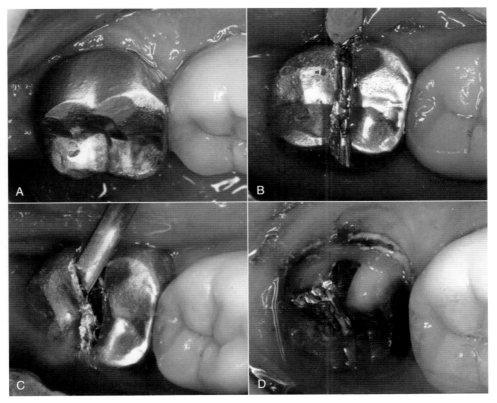

图 14-3　A. 因边缘出现继发龋需拆除牙冠。B. 自颊侧龈缘位置开始，切割自颊侧面至（牙合）面再至舌面，主要勿损伤下方牙体组织。C. 使用大号扁平器械，比如手术凿或者外科提升器械可以撬开牙冠。D. 牙冠已去除

无水时可使用 ProUltra（Dentsply Tulsa Dental Specialties Tulsa，OK）超声工作尖（图 14-4）；无水状态下均可使用的 Start-X（Dentsply Maillefer，Ballaigues，Switzerland）超声工作尖也非常有效。上述方法也容易清除牙胶。

对于去除桩核结构或者复合金属材料的髓腔充填材料时，使用超声技术会非常有用，如图 14-5，若使用车针可能会切断这类材料，并且没有办法再用夹钳去除。可以使用超声设备清除髓腔内磷酸锌水门汀，约 3min 就可以完成清理。

临床案例

病例： 患者，男，43 岁。主诉左上第二前磨牙区域不适。自述该牙已行根管治疗，且内有根管桩。患者不明白为什么还会出现此类症状。临床检查发现左上第二前磨牙牙根中段位置有轻微肿胀。影像学检查显示患牙已行根管治疗，且有根管桩，侧方有大范围透射影像（图 14-6A）。分析原因可能是因为根管桩造成旁穿（可能性不大），也可能是因为存在侧支根管，若根管存在特殊结构时，彻底的清理和充填就很困难[24]。该病例可能是由于在预备桩道过程中引起侧支根管暴露导致后续的失败。检查发现患牙全冠修复体外形良好可继续保留。而且，侧支根管位于远中根表面，外科手术治疗难以实施。

解决方案： 通过建立常规的冠方通路，去除根管桩周围的复合树脂，并使用上文提到的超声工作尖去除根管桩，完成根管再治疗。7 个月后随访复查，见牙齿功能恢复良好，影像学检查显示侧方阴影愈合良好（图 14-6B）。解决病例中问题的关键是把握每一个具体病例的特点，开始治疗前应具体问题具体分析，对治疗计划有关的所有因素进行完整的评估。

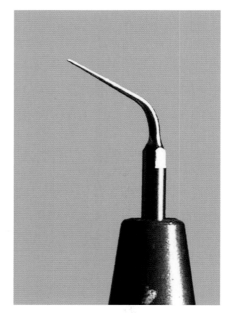

图 14-4 超声工作尖

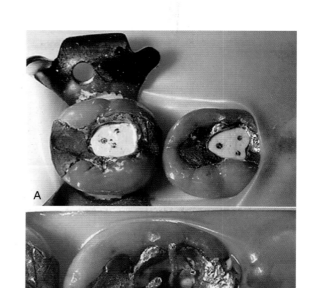

图 14-5 A. 病例：银尖周围包裹磷酸锌水门汀。B. 使用探针样超声工作尖，基本在 3min 内去除磷酸锌水门汀，而且不会损伤银尖。

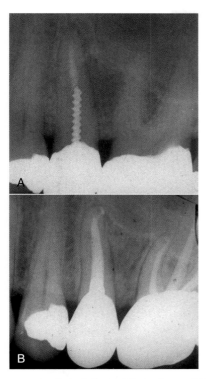

图 14-6 　 A.上颌前磨牙由于预备桩道后，侧枝根管造成暴露，引起侧方阴影。B.根管再治疗后 7 个月复诊评估，根尖区病变愈合良好

根管桩的去除

　　根管桩通常被用于缺损严重或折裂的患牙中（详见第 20 章），有根管桩的牙治疗失败的概率不大，一旦发生失败而需要非手术的再治疗时，就要去除根管桩[5]。去除根管桩对于后期的修复可能造成不利的影响，所以手术治疗方案可能更令人接受，但是实施非手术的再治疗方案在很多情况下也并非个例。

　　虽然在现有技术水平下，去除任何材质的根管桩都是可能的，但是牙齿可能会严重损坏，而且预后不佳。在图 14-7 中，去除根管桩后，短小的牙根及薄弱的牙壁决定了很难有良好的远期修复效果。新根管桩的远期保留效果会受到影响，并且也增加了牙根的根裂风险。下文的病例展示了根管桩的折裂可能伴有或不伴有根管治疗的失败，不幸的是，多数临床医生简单将这种情况归纳为牙髓治疗的失败。

　　根管桩的断裂一般位于根管桩预备洞缘面的下方，这是金属疲劳的结果，和一段铁丝反复弯曲而断裂没什么不同（像衣架）。在几乎所有的桩折裂病例中我们可以观察到：牙冠边缘与桩核边缘之间的牙体组织过少，这通常被称为牙本质肩领不足。在第 20 章中，有几个例子可以说明。最初冠修复体在使用功能中，支持力从粘接剂传导至牙体根管桩的表面。然后

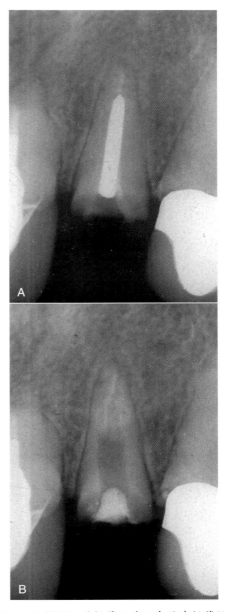

图 14-7 　 A.上颌侧切牙根管治疗不良伴有根管桩折断。B.成功拆除根管桩后，牙体组织薄弱，治疗计划可能考虑更改为种植修复

若核与牙体表面的粘接失败，根管桩就变成了唯一支撑牙冠的结构，根管桩将在无法察觉的情况下产生疲劳并发生折裂，且最终导致牙冠脱落。所以为了预防根管桩治疗的失败，保留尽量多的牙体组织很重要，如果牙体组织剩余量不够，则可以选择齿冠延长术来解决（见第17章）。

临床案例

病例：患者，男，55岁。右上颌第二前磨牙根管桩折断。影像学检查发现根管治疗欠佳，根尖周透射影（图14-8A）。患者无疼痛症状，面对两难问题，要么拔除患牙进行种植，要么拆除根管桩后完进行完善的再治疗，随后进行修复。解决问题的建议应该包括解释整个治疗的可能性、预后，种植的风险、失败等多个方面。临床医生应该引导、帮助患者做出决定，而不是直接做出选择再对患者进行治疗。

解决方案：在详细讨论了患牙的可选择方案及可能的预后情况下，患者愿保留患牙。用超声设备去除根管桩后，进行根管再治疗。采用个性化的牙胶及MTA材料进行根管充填，位置略短于开放的根尖区（图14-8B）。12个月后复查，患者没有症状，使用桩核冠修复患牙；30个月复查，基本愈合，患牙无症状（图14-8C）。这个病例表明，保守的治疗方案可能会得到理想的效果，但是每次应该具体病例具体分析并制定治疗方案。

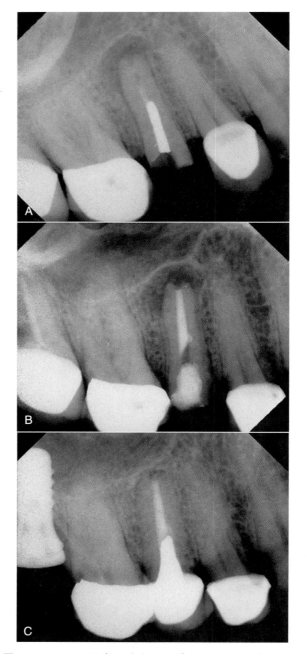

图14-8 A.上颌第二前磨牙根管桩折断，根管治疗不良伴有根尖阴影。B.成功的去除剩余根管桩并进行根管再治疗。C.随访30个月后再评估，可见根尖区愈合

随着超声设备的应用，根管桩的去除变得相对容易，因为特殊的设计可以让能量更好的传递到根管桩上，所以比起撬动或牵拉根管桩的方法，使用超声风险更小。

在图14-9中，穿过牙冠的根管桩被成功地从磨牙牙根中去去除。建立常规开髓通路后，使用长柄半球钻清除根管桩周边的材料，暴露近中、颊侧及舌侧的牙体组织非常重要，优先使用超声器械去松动延伸至髓腔内的根管桩。不过有时手用器械也有优势，当使用手用器械时，自开髓孔探入施加侧方力，可以观察到根管桩轻微的移动，这样可以破坏剩余材料间的

粘接力。就像上文所提及的，大部分情况下超声器械仅使用中等到最大功率的操作模式就可以让根管桩松动。传统的大号超声洁牙工作尖也可以满足需要，如果冠方或者根方的粘接剂已经老化，材料很快就可以松动。

如果无法单独使用超声器械去除，可以用Masserann（MicroMega SA Besancon, France）[28]配套的环钻，其直径比根管桩稍大。后文关于去除根管内分离器械的内容会详细介绍 Masserann套装。对于本部分重点来说，环钻可以用来围绕根管桩有效制备超声所需的工作间隙，以便超声器械可以振松根管桩（图 14-10）。由于环钻为不锈钢材料制作，对于复合树脂、银汞合金及玻璃离子的直接作用效果不佳，这时及时的使用超声清理环钻磨除过程中产生的碎屑是很有用的。去除髓腔内的修复材料后，尝试扳根管桩更有利及去除根管桩后方的剩余修复材料。比如，根管桩位于远中根，周围包裹了复

合树脂材料，从更容易进入的近中侧去除树脂后，向前扳根管桩，这样很有利于使用长柄球钻去除根管桩远中侧的树脂。

对于根管桩已经折断的病例，通路则不是问题，但是在使用环钻之前要使用半球钻或超声器械在根管桩断面末端周边制备间隙。伴随大量冲洗，缓慢操作及时停下清理环钻，制备出一个长度约 1/2 断裂根管桩的间隙。操作过程中检查环钻工作尖的锋利程度。如果根管桩的材质为金属，就不会有偏移的风险，一般可以一直磨钻 5~10min。

一旦建立工作空间，可使用超声工作尖以最大工作功率振动暴露的根管桩末端[8.15]。可能需要 30s 至 10min 的时间才能观察到根管桩的松动。此时才能将根管桩的剩余段取出。如果超过 10min，仍然没有松动的迹象，就需要使用Masserann 的环钻再预备几个毫米，然后继续像前面那样使用超声器械。

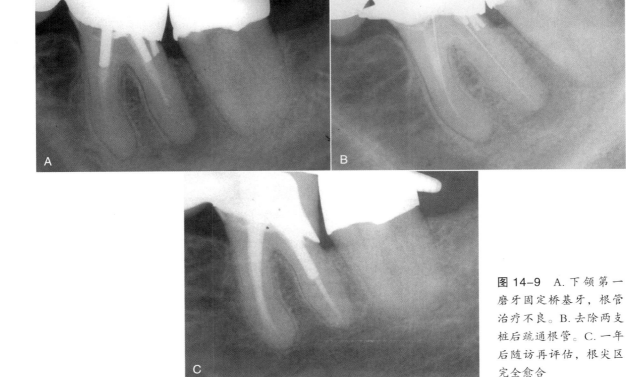

图 14-9　A. 下颌第一磨牙固定桥基牙，根管治疗不良。B. 去除两支桩后疏通根管。C. 一年后随访再评估，根尖区完全愈合

有时去除根管桩中最难的步骤是制备周边有限的工作空间，或是𬌗面可以抓取的剩余断裂根管桩过小。这时通常需要继续使用超声振动[18,29]。甚至可以从根管桩旁间隙放置根管锉，使用超声传导为其增加能量，也可以依靠摩擦力，比如选择合适的 Masserann 提取器去除。还可以尝试使用大号的不锈钢注射器针头，使用氰基丙烯酸酯将两者粘接。

还有一种联合超声去除折断根管桩的方法，准备一个小号螺丝刀，并在桩的顶端制备一个狭长凹槽，常规可以使用 1/2 或者 #1 的球钻完成，或者 33 1/2 型号倒锥钻完成。将小号的螺丝刀安置于沟槽上，随后使用超声设备。振动过程中使用螺丝刀逆时针拧动根管桩（图 14-11A、B）。这种方法适用于没有足够侧方空间或制备侧方沟槽对牙根风险过大的情况。

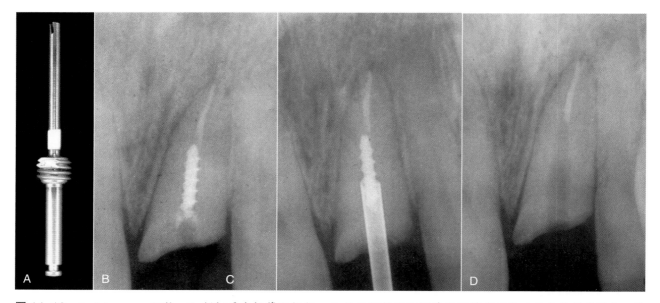

图 14-10　A. Masserann 环钻。B. 侧切牙内根管桩折断。C. 使用环钻围绕根管桩开辟空间后以便使用超声设备，需要暴露接近 1/2 根管桩长度的空间。D. 去除根管桩

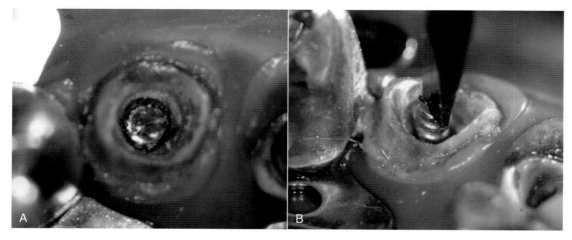

图 14-11　A. 侧切牙内根管桩折断。B. 使用螺丝刀去除根管桩

根管内软质充填材料的去除

牙胶的去除

粗大根管内牙胶的去除

H 锉技术

对根充不完善且根管粗大的病例进行再治疗时，如图 14-12 中的上颌中切牙病例，H 锉去除牙胶是快速有效的方法。

· 开髓，建立通路，去除牙本质悬突，充分暴露髓腔。

· 使用 #5 或 #6GG 钻对冠方腭侧约 5mm 进行预备，充分建立直线通路，这部分没有太多操作难度，有时还能去除部分根充材料。

· 将大号 H 锉或 K 锉（#45 或大号）旋入牙胶内后拔出（图 14-12B）。如果不能用手直接拔出，可以在切端使用持针器加持（图 14-12C）。如果拔出锉，牙胶仍留在根管内，可以换大号的锉重复上一步，一般经过 1~2 次的尝试，牙胶会被整块去除（图 14-12D）。

如果此方法失败，冠部的空间也足够再使用机用器械（图 14-12E）。这个技术同样适用

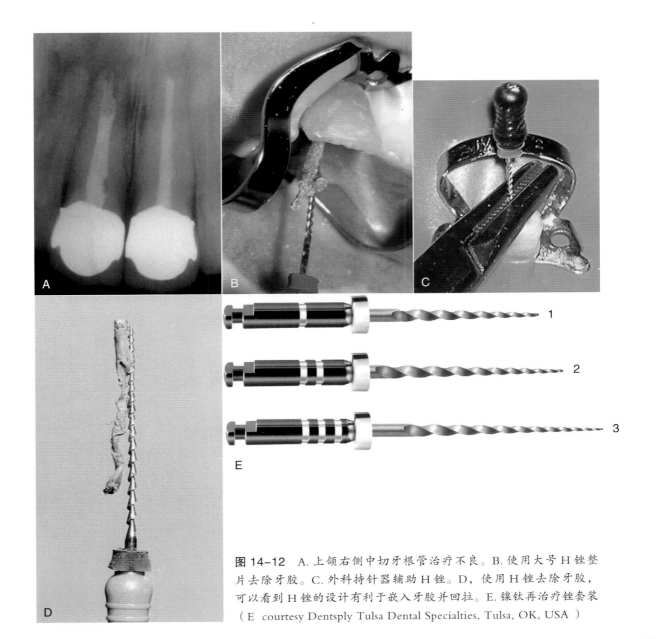

图 14-12　A. 上颌右侧中切牙根管治疗不良。B. 使用大号 H 锉整片去除牙胶。C. 外科持针器辅助 H 锉。D，使用 H 锉去除牙胶，可以看到 H 锉的设计有利于嵌入牙胶并回拉。E. 镍钛再治疗锉套装（E courtesy Dentsply Tulsa Dental Specialties, Tulsa, OK, USA）

于细小根管中。应用这个方法可能很难完全去除粗大根管内的牙胶，但是可以大大的降低根管内牙胶的量，随后联合使用手用器械将根方1/3的剩余牙胶去除即可。

细小根管内牙胶的去除

H 锉技术也能用于细小根管，但是它不可能整块去除牙胶，而且使用小号锉旋入牙胶内，更有产生器械分离的风险。对于清除细小根管内的牙胶，手用器械的效果不尽人意，并且一般都很难完全清除根管内的全部牙胶。所以，尤其是在治疗弯曲根管时，如何正确选择去除上段牙胶和下段牙胶的方法就非常重要。

细小根管冠方 1/2 牙胶的去除

机用镍钛器械法： 镍钛器械不仅可以用来预备根管也可以有效去除牙胶[23]。用其热塑效应在中低转速时（250~400 转 / 分）时就可以清除牙胶，但相对而言，高速（500~700 转 / 分）时会效果更好（图 14-13）。也有学者提出使用 ProFile 和 Protaper 套装（Dentsply Tulsa Dental Specialties，Tulsa，OK，USA；Dentsply

Maillefer，Ballaigues，Switzerland）来清除根管冠方 1/2 的牙胶。最新的较为公认的方法是使用镍钛再治疗套装。详细来说，这套再治疗的 D-series 套装使用降锥度的设计（0.09 → 0.08 → 0.07），以便去除根管冠方 1/2 的大块牙胶，为根管根方 1/2 开辟通路（D-files，Dentsply Tulsa Dental Specialties，Tulsa，OK，USA）（图 14-12E）。套装的使用速度范围为 500~700 分 / 转，除了机械的去除效果外，还可以通过在根管中摩擦产生热量软化来去除。套装被设计为冠向下模式，可以到达 22mm 的深度，并且可以在不产生偏移及破坏管壁的情况下沿根管的弯曲情况前进。第一只器械只能到达 16mm 的深度，理论上希望可以去除根管冠方 1/2~2/3 的材料。剩下的两只器械，工作尖端经过改良，不会对根管壁有破坏的作用。最终去除效果取决于根管的长度，有时可能需要再使用手用器械去清除根尖区几个毫米的牙胶[7,9,13]。

加热法： 推荐使用加热设备去除根管冠方 1/3~1/2 的牙胶（图 14-14）。

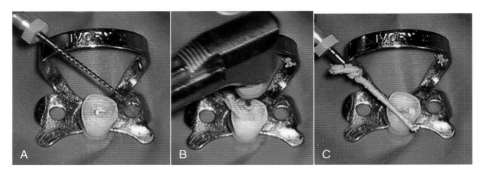

图 14-13 A. 镍钛再治疗锉去除牙胶。B. 使用 500~700 转 / 分的转速软化牙胶。C. 牙胶粘在镍钛器械上

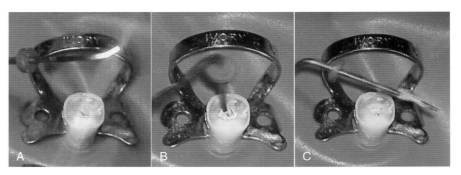

图 14-14 A. 加热充填器去除牙胶。B. 加热后插入根管内。C. 融化的牙胶粘在充填器上

· 使用的设备或工具应有一个可以用来加热的填充器（如果没有，那设备将在加热之后无法操作使用）或具有特殊的热传导功能。首先加热呈樱桃红色，随后插入牙胶内。

· 软化牙胶 1~2s 后，取出设备。理想状态下牙胶有可能被整体去除。

· 重复此过程，随着工具的深入，牙胶会被连续去除。

· 该方法的缺点是，当面对治疗时间长、已丧失弹性的牙胶，去除效果不尽人意。

超声法： 现在临床的超声设备不只可以用于牙髓治疗，当功率足够大时，还可以软化牙胶，甚至是早期的坚硬的牙胶（图 14-15）。

使用探针样工作尖，甚至可以使用超声洁牙工作尖，选择中等偏上至最大功率的即可。如果用来清除髓腔，超声的优势更明显。在相同时间内，超声设备可以更简便的探入根管口，这样更有利于定位根管及明确根管内部的解剖结构。

> 注意：
> 存在烤瓷冠或全瓷冠的病例，若使用超声设备有可能对聆面开髓孔周边的瓷性材料造成崩裂。

伴随大量液体冲洗，工作尖探入每个根管口，牙胶即会被软化而去除。

受限于工作尖的长度，根管内牙胶的清除深度也比较有限。

GG 钻及 P 钻法： 这两种器械一般用于敞开根管口，不过在再治疗的过程中也可以应用（图 14-16）。两种器械本身的材质及设计决定了在去除牙胶的同时又不影响敞开根管口的效果。不过当使用大号钻预备根管的冠方 1/3 时，可能对该位置牙本质产生额外破坏，从而造成解剖上的根管偏移，所以一定要小心使用。

· 这个方法是一种"冠向下"的技术，首先使用 4#GG 钻或者 2#P 钻打开根管口上段 2~3mm。

· 使用 3#GG 再向下预备 2mm。

· 最后，使用 2#GG 钻扩展预备 2~3mm 以完成第一阶段的去除工作。

> 注意：
> 不能在弯曲根管中使用 P 钻。

细小根管根方 1/2 牙胶的去除

机用镍钛器械法： 若开始使用镍钛器械，就要明确利用摩擦产热软化去除牙胶的目标，这也就是使用高转速的原因，目的并不是为了再预备根管。因此。医生要选择比根管锥度或直径小的器械，以防止其缠绕及分离。

以下是作者使用该方法去除牙胶时的技术要点（注意：所有的技术方法面对每个病例是因人而异的，并取决于术者的临床经验和专业知识。）。

（1）方法 A

· 根据牙根的解剖情况采用 500~700 转/分的转速，并使用 0.06 锥度 #25 的 ProFile。

· 过程轻柔以便材料软化。

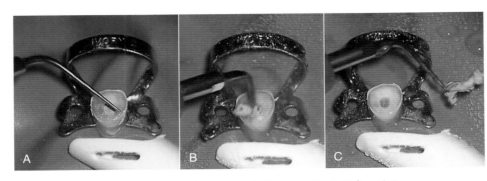

图 14-15 A.超声设备去除牙胶。B.高功率下使用超声工作尖。C.牙胶在超声工作尖

· 采用提拉方式逐渐地深入根管。

· 去除过程中应伴有大量液体冲洗根管。

· 及时使用溶剂，清理附着在器械上的牙胶，否则可能造成器械分离。

（2）方法 B

· 通过影像对照预估，选择比根充物相对较小的 ProTaper 终末成型锉（注意：ProTaper 终末成型锉的锥度和 ProTaper 再治疗锉的尺寸是一样的，D1 的锥度是 0.09 而 F3 的锥度也是 0.09）。

· 髓腔内放置少量溶剂。

· 使用 300~500 转 / 分的转速，沿牙胶使器械稳定的进入到牙根的 2/3~3/4 的位置，更深可以使用同样尺寸的手用 ProTaper。

· 反复的退出器械，擦拭切刃和凹槽。

· 过程中伴有大量液体冲洗根管。

· 使用 ProTaper 再治疗锉时，300~500 转 / 分的转速同样有效（图 14-12E）。

溶剂法： 使用三氯甲烷（氯仿）、精馏白松脂和桉油（图 14-17）[13] 来软化溶解牙胶的历史由来已久，溶剂法适用于伴有台阶或机用器械使用有局限的病例。当使用镍钛器械去除牙胶而又发生了器械分离时，也可使用该方法。

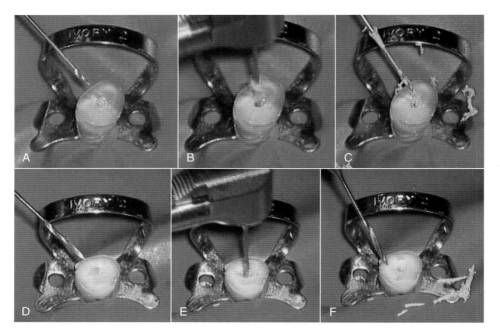

图 14-16 A. 使用 GG 钻去除牙胶。B. 沿根管走行使用高转速功率。C. 材料受热黏附于钻头。D. 使用 P 钻去除牙胶。E. 使用方法与 GG 钻相似。F. 去除牙胶

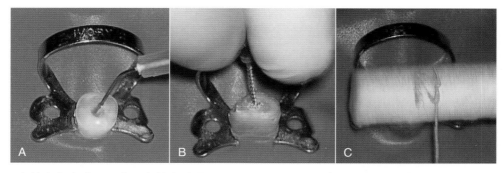

图 14-17 A. 溶剂法去除牙胶，使用溶剂充满髓腔。B. 2~3min 后，溶解的牙胶使用手用器械去除。C. 使用棉捻擦拭溶解牙胶

· 髓腔内充满溶剂而根管口还没有打开的情况下，一定要确保溶剂不能流到橡皮障的表面，因为溶剂会让天然橡胶和乙烯基材料变形，会很快溶解橡皮障。

· 放置 1~2min 后，髓腔内的牙胶将被溶解，使用 #15 或者 #20 的 K 锉可以轻松地进入根管。

· 开始重新预备成型清理根管。

· 溶剂也可能造成去除的困难：溶解的牙胶可能会流到器械难于进入的区域，所以这个方法建议在其他方法已经去除了大块的牙胶后再使用。（溶剂法也可能会造成原有根充物渗进牙本质小管而影响后期药物控制细菌感染的效能）。

· 联合使用 EDTA 及次氯酸钠对清除大部分根管内的糊剂效果更好[17]。

根管内糊剂的去除

根管内的糊剂材料一般影像上很容易鉴别。因为常规是在根充过程中使用糊剂输送器将未凝固的糊剂材料放入根管内，所以经常可以在 X 线片观察到特殊的"气泡样"或者"空腔样"的标志影像。而且从影像学上可以发现在同一个牙齿上，所展现出来的密度变化是多样的。经常影像学上看起来和牙胶是相似的，而开髓后发现是糊剂材料，一般呈现灰色、白色或者微红色。

打开糊剂材料根充的患牙后，会发现好像材料从来没有凝固过，或者被根尖孔渗入的组织液溶解掉一样。探查发现其呈柔软状或糊状。一般大多数的手用或机用旋转器械都可以将这些材料去除，然后进行常规的根管清理和成形。

图 14-18 展示了一个糊剂根充的失败病例。患者约 7 年前曾有治疗史近期出现咬合痛。口内检查确认了症状。影像学检查可见近中根根充糊剂未达影像学根尖孔，远中根未治疗。根尖区的根充情况提示可能是钙化或者无法疏通。开髓后，糊剂材料很轻松就被去除，所幸根管实际是通畅的，在第一次治疗后临床症状很快就得到解决，最终症状消除完成治疗（图 14-18B）。

使用糊剂根充的失败病例在后牙和前牙均可见到，如图 14-19，因修复体符合美学要求计划继续保留，相邻的中切牙诊断为牙髓坏死，需要进行根管治疗。开髓后，小心地使用超声振动去除根管桩及周边的树脂材料，使用手用器械在冲洗液作用下轻松的去除碎裂的糊剂充填材料（图 14-19B）。治疗左侧患牙的同时对右侧中切牙完成根管治疗（图 14-19C）。

虽然大部分的糊剂材料都含有可以溶于溶剂的氧化锌丁香油成分，但是超声仍不失为一个更加有效的选择。机用旋转镍钛器械使用效果也很好。如果某些病例中材料凝固进入根管口，可以采取超声尽可能清理，然后使用一些溶剂，一般超声清理后，剩余的材料质地足够软，医生可以使用手用或机用器械疏通。还有某些病例中，糊剂无法疏通或者发现钙化桥，这都

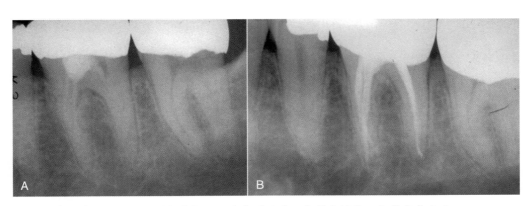

图 14-18　A. 下颌第一磨牙使用的糊剂充填物。B. 完成再治疗，糊剂充填物一般较容易去除

将堵塞根管以至于医生无法对根尖区进行清理。如果这样的病例出现根尖区的病变，只能采取根尖外科手术治疗（见第16章）。

塑料核载体的去除

因为牙胶包绕塑料核载体，并与其界限不清，所以想要从影像上去鉴别塑料核载体是很困难的。治疗前可能无法将失败的原因和充填技术本身联系起来（图14-20），想要理解拆除塑料核载体时可能遇到的一系列问题。要明确什么情况下应用该技术充填的根管需要重新治疗[10]。根管预备的锥度必须是连续的（见第10章）。经常会观察到在预备不充分的患牙中使用了核载体去充填。由于缺乏锥度，核载体虽然可以放置到根尖区，但是牙胶的活动受限。可能因摩擦力导致牙胶剥脱，使根尖区缺少牙胶封闭。相反的，若是根管过于粗大或过于开放，牙胶因要适应根管壁而出现气泡或间隙，尤其在管壁边缘位置。这种充填方法可能会带来根充质量上的错觉。

当使用核载体技术时，建立开髓通路及其重要（图14-21A）。如果开髓形态或者大小不

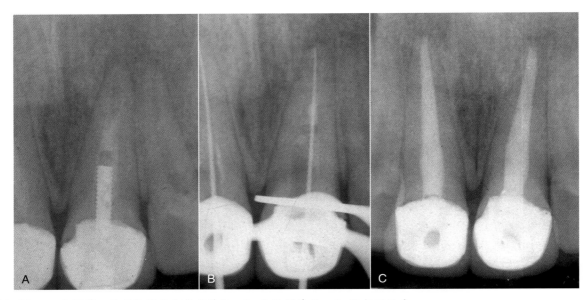

图 14-19 A.上颌第一磨牙使用的糊剂充填物。B.去除根管桩。C.完成再治疗

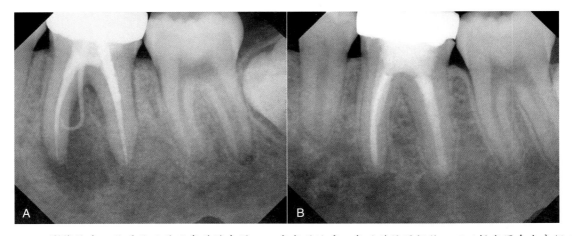

图 14-20 A.影像检查可见牙胶示踪了窦道的来源。B.完成再治疗一年后随访再评估，可以根尖区愈合良好（病例由 Dr. Erick Menegazzo 提供）

合适，放入根管时，软化的牙胶可能从核载体上产生剥脱。因为核载体富有弹性，所以会嵌到前牙髓室壁或者后牙的髓室顶或髓角中。这样如果想要在建立开髓通路的同时很好的保留延伸入髓腔的部分核载体就非常的困难。

去除塑料核载体的技术要点是，一定要先将修复材料和粘接材料清除，然后再去去除髓腔多余的牙胶（图 14-21B）。如果髓腔内充填的材料单一，比如水门汀材料、Cavit、牙胶或者根充糊剂，可以采用前面讨论的去除牙胶或者糊剂的方法，用超声探针样工作尖采取高功率模式去清理。超声工作尖短暂接触核材料时不会被损伤破坏。正如去除任何根充材料一样，如果髓腔内有任何永久充填材料，比如复合树脂、玻璃离子或者银汞合金，使用高速手机车针去除时必须非常小心，尽量减少对核载体材料的切削。一旦髓腔预备完成，塑料核载体与周边材料分离（图 14-21C），可以继续采用下面的技术要点和建议进行后续的再治疗：

·如果塑料核载体够长，可以尝试使用夹钳类工具，比如可以选择 Stieglitz 止血钳或者 Peet splinter 止血钳（图 14-22）。

·使用 H 锉，但不联合溶剂[27]，向根管内旋拧 1 根或者多根 H 锉（#25 到 #35）。进入冠方根管的间隙，将塑料核载体嵌合到 H 锉的凹槽内。锉可能很难拔出来，此时有必要把外科持针器夹持作为杠杆使用。大部分病例中不需要其他额外步骤就可以将塑料核完整取出（图 14-23）。一般仍会有一些牙胶残留在根管内，需要按照前文提及去除牙胶的方法清除。

·使用三氯甲烷（氯仿）充满髓腔内几分钟，塑料核载体周围的牙胶将软化，可能更容易将 H 锉嵌入到核的表面[14]。

·当部分塑料核已经出来时，可以再次使用溶剂，剩余部分的核材料就会慢慢暴露。其他常见溶剂包括二甲苯、桉油精和氟烷，不过其软化效果均没有三氯甲烷（氯仿）的效果好。

·高转速（1400 转/分）下使用机用镍钛器械（类似去除牙胶），核材料将会摩擦软化，然后被旋转出来，或在进一步的锉动下移除；也可以使用 ProTaper 再治疗套装（D1-D3）或终末修整锉（F1-F3）作为替代，在根向切削根管时，会软化塑料核甚至将其全部去除。

如果根管有不规则形态（峡区、网状交通

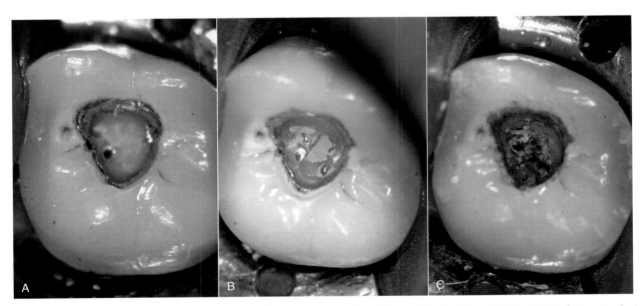

图 14-21　A. 在治疗的髓腔通路建立与常规根管治疗相似。B. 去除髓腔内充填材料的同时避免损伤核载体。C. 使用超声设备去除髓腔内牙胶

及凹陷等），软化的牙胶可能将核载体卡在这些位置。甚至有些时候已经使用了溶剂，继续尝试采用抓取方法仍比较困难。同样的，当顺

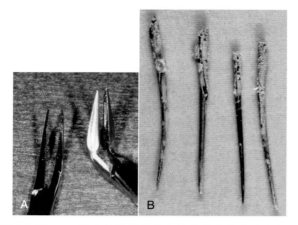

图14-22　A.用来去除塑料或金属核载体的专用夹钳。B.去除塑料核载体

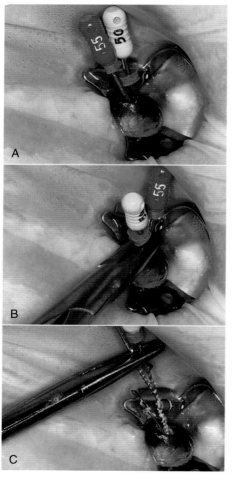

图14-23　A.编织H锉去除塑料核载体。B.利用外科持针器附加力量。C，去除塑料核载体

着核载体长轴在溶剂作用下锉除牙胶，核载体也可能断裂或被推入根管变异位置，尤其当核载体比较细小、质软时。这种情况会对术者造成错觉，让术者勿以为正在清理根管，实际上，术者只是在使用锉慢慢的切磨核材料，在操作过程中，虽然术者可能感觉根管已经光滑干净，但是实际影像的检查可以可见看到明显的核载体的残存影像。使用弯曲或者预弯的H锉去尝试嵌合剩余的塑料核以便去除。尽管大部分的塑料核载体可以被常规去除，但是仍有部分被推出根尖孔外的风险可能，不排除需要根尖外科手术的可能。

根管内金属材料的去除

随着不同理念和材料的设计发展，很多常规治疗使用的器械可以被应用到再治疗的工作中，甚至出现了有一些专门设计的再治疗器械。

超声设备

超声器械的使用在清理水门汀材料和塑料核载体的髓腔充填物中反复讨论过了。这项技术一般使用洁牙工作尖或者探查类工作尖（图14-4）。同样的方法可以用在去除根管内的金属异物，而且超声有不破坏金属核心部分的优势，所以器械可以以较大甚至于最大功率作用于目标物上而不用担心其强度降低。

·工作尖经常可以用来清理初次治疗未清理到的髓底根管口钙化物。

·工作尖可以直接作用于金属核并使其松动。如果糊剂产生腐蚀崩解，使用探查工作尖都可以松动银尖，并完全取出。一般很难将金属核载体这样取出，而且如果直接作用于分离的镍钛锉可能导致分离锉发生二次断裂。

·工作尖可以用来去除金属异物周边的牙本质结构，这和去除髓底根管口钙化物是相似的。它可以用来清除根管口的周边牙本质或者

沿分离器械长轴清理牙本质（图 14-24）。

·有些锉可以安置在超声设备上（图 14-25），用来清除根管内的水门汀或者糊剂根充材料。

·超声联合锉可以沿金属异物长轴扩大根管空间。这种应用情况下，一般建议先使用手用锉开辟旁路以便超声器械的进入，某些情况下，这种方法也可以用来松解及去除金属异物。

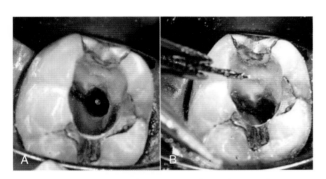

图 14-24 A. 使用超声器械切削金属异物边缘。B. 使用专用夹钳去除金属异物

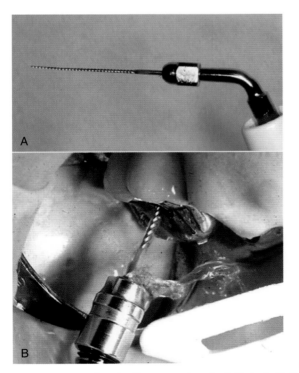

图 14-25 A. 超声用根管锉。B. 使用超声扩大金属异物周边

H 锉

·H 锉一般可以用来扩大银尖、分离器械或者塑料载体核与根管壁周边的空间。若使用机用器械，因其对抗金属材料会增加机用器械折裂的风险，从而大大增加了治疗难度。最初一般使用 #6、#8 和 #10 的 K 锉先进行初步疏通，一旦开辟了空间后，H 锉可以快速地扩大这个空间，以便从旁路穿过或使用超声设备去除。

·如果有足够的空间使得 #25 到 #35 甚至更大的 H 锉进入间隙，它可能通过旋拧进入到更深的位置，过程中注意操作，防止锉断裂。金属异物可能被移动或提拉出根管。

·如果在金属异物的周边有足够大的空间，甚至可以使用多根锉联合放置到周边，将锉和银尖的一起提拉出根管（与前期提及的方法相似）。这就是众所周知的"锉编织技术"（图 14-26）[8]。

·使用 H 锉不一定能将其他的不锈钢类锉去除，但是一旦建立了通畅的旁路，对于金属核载体、分离器械、螺旋输送器或者 GG 钻等，使用这个方法还是可行的。另外还有一类情况，如金属异物有明显的凹槽，如 P 钻或者金属核载体充填体，这种病例中花费的时间精力与最后的结果可能不成正比，不推荐使用。

专用夹钳

前文提到有些特殊设计的夹钳可以用来去除金属异物。所有狭窄的喙部都能放置到较为保守的开髓通路内（图 14-22A）。Steiglitz 止血钳（右侧）是有沟槽的尖嘴钳，通常对于开髓通路小的患牙来说尺寸过大。而 The Peet splinter 止血钳（左侧）一般更有用，因为喙的锥度更为接近，有利于在开髓通路中自由展开喙部去夹去金属异物。同样还可以选择 Perry 镊子及 Hartman 3 1/2 英寸 mosquito 弯钳（Miltex, Inc, York, PA, USA）作为替代。他们都可以用来去除髓腔内松动的银尖、分离器械、GG 钻轴（图 14-24B）。

Masserann 套装

Masserann 套装是一套多用途系统，针对去除根管内的金属异物材料非常有用（图14-27A）。这个套装包括一套环钻，其中最大号的环钻在上文介绍去除根管桩中已经讨论过。另外还包含两盒尺寸的环形提取器（1.2mm 及 1.5mm）（图14-27）。如果金属异物的大部分延伸到髓腔里，可能只需要提取器就可以去除。使用环形提取器安置在目标的上方，将工作尖一直拧到最紧。这样可以锁定目标到提取器内壁的凸出环状结构上。这一稳定的维持力可以用来去除大部分的银尖，金属核载体和分离器械。

如果金属器械断裂发生在无法直接安置提取器的位置，可以使用小号的环钻制备垂直及水平的空间以便于最终安置提取器。一旦提取装置卡抱住金属异物的末端，轻柔提拉并轻微地逆时针转动，这相较于直接牵拉有"松解"的作用。

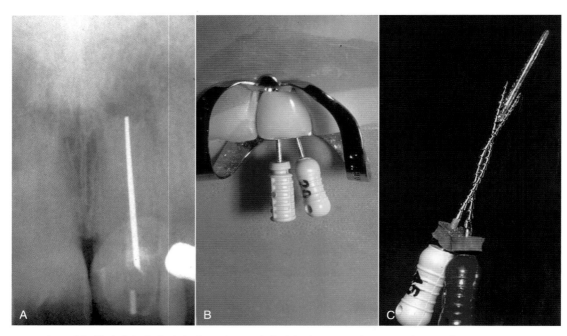

图 14-26　A. 失败的根管治疗银尖充填患牙。B. 编织法去除银尖。C. 银尖被编织在 H 锉中

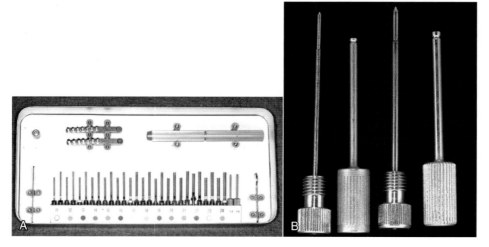

图 14-27　A. Masserann 套装。B. 大号及小号提取器

金属核载体的去除

虽然没有任何的正规机构推广过，但是仍有不少临床医生曾经使用根管锉作为根管的永久充填物（图 14-28A）。这是一个很典型的、使用了不恰当材料及方法进行根管治疗的"临床失败"病例。由于固有的封闭不足，这个病例治疗失败，并且需要再治疗。随着去除突入髓腔的锉末端周围磷酸锌水门汀，使用 Masserann 提取器去除根管内器械（图 14-28B）。常规根管治疗程序后完成再治疗（图 14-28）。

这个病例展示的方法也可以用来去除金属核载体。使用核载体牙胶充填根管的方法是从 K 锉包裹牙胶的方法演变来的，金属核载体已经越来越被塑料所替代，然而，对于该类方法治疗失败或修复需要根管内加桩的病例，还是必须进行再治疗的。

塑料核载体影像学检查很难分辨，但是金属核载体具有典型的类似于根管锉的螺旋形态（图 14-29）。不像前面病例中锉的形态那么典型（图 14-28），一般金属核载体周边有牙胶包绕，可能有轻微干扰，尤其是金属核直径较小时。常见影像能观察到根管内充填物影像密度的增加，有可能呈现出欠填的表现。如图 14-29，在近颊根管内，牙胶在根充时从载体上剥脱；而在腭根中，核载体根尖的 3mm 周边都是空虚的。

从现有的修复体直接建立在治疗的通路，如果髓腔使用 Cavit 或其他水门汀充填，可以使用超声设备清理；如果充填物为复合树脂或玻璃离子，则可能需要高速手机车针或超声进行清理。在清理髓腔的整个过程中，避免车针与金属载体接触非常重要，哪怕一个小的切割或者划痕，都会形成一个力量薄弱区，在试图松动或去除核载体的过程都可能自该区域发生断裂。超声设备对去除根管口周边充填材料及松动金属核载体都十分高效，至少在根管冠方 1/3~1/2 中都是如此。因为超声对不锈钢器械不

会造成影响，所以对于松动载体及去除周边牙胶很有帮助。不过仅仅通过超声振动，一般很难让金属核载松动直至脱出。

若开始使用超声振动，并且冠方的核载体已经松动，下面列举了后续去除金属核的多个要点。

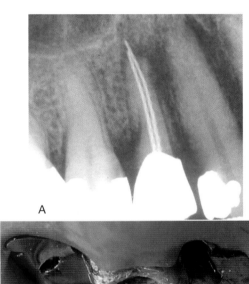
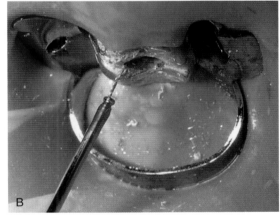

图 14-28　A.上颌前磨牙，根管内使用 K 锉充填。B.使用 Masserann 提取器去除

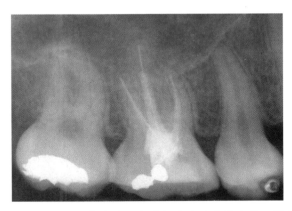

图 14-29　上颌磨牙使用金属核载体及牙胶充填，根管治疗不良。可以看到根尖区的牙胶从载体上剥离

·可以用上文提及的方法去除塑料核载体的方法，根中段的牙胶可以使用溶剂浸泡，随后使用小号器械尽可能提拉扩锉，去尝试旁路通过。

·直接对金属核加热，可以使用下列设备：Touch'N Heat 或 System B（SybronEndo, Orange, CA, USA），BeeFill 2in1（VDW, Munich, Germany）或 Calamus® Dual（Dentsply Tulsa Dental Specialties, Tulsa, OK, USA），这个方法对于软化根管深处金属核载体周边牙胶很有用。也可以采用可加热的大号器械（比如银汞充填器），每次 5~10s，使用 2~3 次（图 14-30）。

·某些颊舌径宽的根管，可以用手用或机用器械来软化及去除核周边牙胶。一般的根管直径允许我们直接清理到根中下 1/3，而这些颊舌径宽的根管可以容纳核在根管内有更大的动度，随后可以使用超声完成去除。

·一旦金属核够松或者够长足以抓取，使用专用夹钳速度很快。图 14-31 展示一个下颌磨牙的病例，使用了 Peet 钳去除了根管内的金属核载体。另外某些已经非常松动的、对于夹钳来说过于短小的核，可以使用"锉编织技术"。

·当金属核出现卡紧的情况时，使用 Masserann 套装则极其有效。同样的方法在图 14-28B 已经展示。就像锉一样，因为摩擦力及牙胶的包裹的缘故，直接牵拉难以实现，所以需要提取器紧紧固定金属核的末端，在提拉提取器的同时逆时针旋转，自根管内缓慢旋拧取出。对于 Masserann 提取器的工作端，暴露的核越长对应的卡抱力量也就越大。如果核深入髓腔，环钻能更好地顺应核的长轴工作。

·核载体周围若被银汞合金包裹，则很难分清，在根管口或根管口下方就有被切断的可能。有些再治疗病例，充填物髓底位置已经被完全切断，这种类似情况就变得非常复杂，因为这样就无法抓取根管内残存的核。甚至在溶剂作用下使用小号器械从旁路通过金属核都是困难的，这时就需要环钻技术。

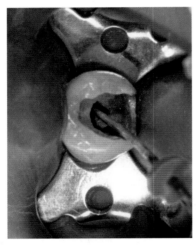

图 14-30 A.根尖区的牙胶可以使用加热的根管充填器接触核来软化

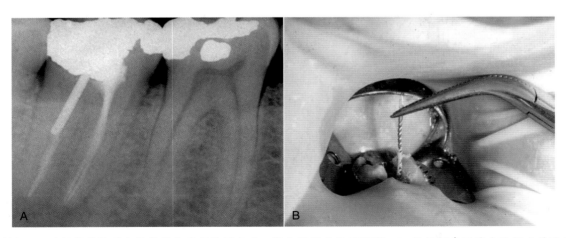

图 14-31 A.下颌磨牙使用金属核载体及牙胶根充后，根尖区再次重现阴影。B.使用超声器械去除冠方牙胶后，使用 Peet 夹钳去除金属核载体

·松解的步骤应该以超声设备开始，随后使用 Masserann 环钻扩大根管口位置的金属核周边的空间。起初，如果髓腔内缺少足够长度的金属核，那么使用环钻很难定位于它的核中心位置，超声设备不仅可以有松解的作用，还可以用来暴露目标的末端。最终的目的是便于 Masserann 提取器或者 IRS 提取器稳固抓取目标，然后像前面描述的方法那样去除。该类病例临床操作难度极大。

对于金属核载体牙胶有一个很有趣的临床发现，金属核经常延伸到冠方修复体上，接触金属修复体或者全冠（全金属或烤瓷冠），金属核载体扮演了热传导器的作用，将温度的变化传到到根尖组织。有一些病例报道，患者描述当热量接触根管治疗后的患牙时有明显的不适。当核载体超出根尖孔或者根尖 1/3 且没有牙胶包绕的情况下患者的感觉尤为明显。所以，当临床检查这类患牙的热测呈阳性表现时，将是再治疗的一个比较明显的指征。

临床案例

病例：患者，男，26 岁。主诉右侧下颌后牙区自发痛及明显的持续冷刺激敏感症状。第一磨牙咬合时没有明显疼痛感，3d 前使用金属核载体技术充填术（图 14-32）。当冷诊时，患者自觉最主要的不适感来源于第二磨牙。然而对第一磨牙的叩诊疼痛最为明显。

解决方案：第二磨牙的诊断是不可逆性牙髓炎，但是根尖组织正常，第一磨牙为急性根尖周炎。对第二磨牙进行根管治疗并调𬌗第一磨牙。调𬌗一周后，第一磨牙的叩诊疼痛仍存在，完成第二磨牙根管治疗后，使用牙胶及糊剂对第一磨牙进行再治疗（图 14-32B）。两周后第一磨牙使用牙胶及糊剂采用侧方加压的方法充填，症状消除，恢复正常（图 14-32C）。

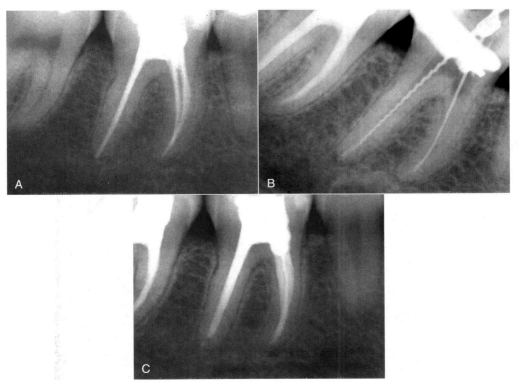

图 14-32　A. 银汞合金充填较深，达到髓腔位置至根管口，包绕金属核载体。B. 银汞合金中分离金属核很难，可以使用环钻进行暴露，随后使用 Masserann 提取器。C. 完成再治疗

根管内银尖的去除

随着牙胶的发展及临床操作技术的进步，近30年应用银尖充填已持续减少。然而，临床中仍能发现使用这种技术但治疗失败的病例。银尖的影像学表现非常典型，呈现出小锥度的、类似金属的均质影像（图14-33）。

取金属核的方法通常可以用来去除银尖，不过有些特殊的注意事项和推荐的技术要点。像前面的操作一样，仔细清理髓腔内的充填材料是重要的第一步。

·保存银尖延伸入髓腔的部分至关重要。

·使用高速手机自𬌗面打开修复体后，重复暂停、冲洗、吹干的操作，有利于在充填材料中早期探查寻找银尖（图14-34）。同样若充填材料相对较软，可以像图14-5描述的使用超声设备去除。如果材料坚硬，则需要使用高速手机。与去除金属核载体相比，避免银尖与车针的接触更加重要，因为相比之下银尖更软。如果车针碰触到银尖，在去除过程中，有可能从接触位置折断。

·一旦银尖松动，最简单的方法是使用专用夹钳（图14-35）。

·单根H锉法：如果髓腔内的充填材料已被去除。使用超声工作尖振动根管口位置，这可以起到清除根管口的糊剂和松动银尖末端的作用。如果空间足够，可使用K锉自银尖旁入路探查，可使用#25至#35或大号的H锉旋入以达到

扩大开辟空间的目的。银尖相应较软，H锉有可能嵌入银尖侧边。锉可以参照前文介绍的去除塑料核载体中介绍的方法直接牵拉。而且同样，可以使用外科持针器来发挥杠杆的作用。

·多根H锉法：如果单根法无法去除，同时仍有空间可以放入额外锉时，可以使用锉编制技术。具体在图14-26已经有过描述。略有变化的是，这里可以放入2~3根小号锉（#25至

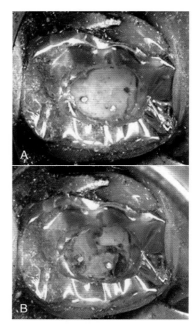

图14-34 A.治疗失败的银尖充填患牙开髓预备，注意预备足够深度，以便银尖的末端可以暴露。B.深层次清理水门汀可以使用图14-5提及的相关超声器械。注意：如果充填材料为树脂、银汞、玻璃离子，一定要使用高速手机或者Start-X超声系统（Dentsply Maillefer, Ballaigues, Switzerland）。随时避免切割刀银尖，尽可能去除，可以使用根管探针撬动银尖，使其自剩余的充填材料中松动、剥离

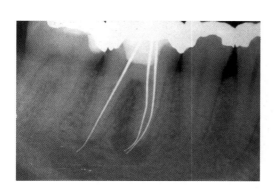

图14-33 A.下颌磨牙的银尖充填

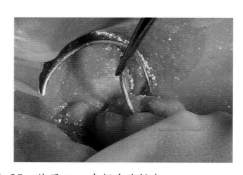

图14-35 使用Peet夹钳去除银尖

#35），尽可能旋入根尖区，直至卡紧。这些锉会扭在一起，同时手动回拉，同时也可使用持针器抵住切端或者殆面后牵拉。这个方法适合当开髓空间有限，或者银尖没有太多深入髓腔内的情况；甚至解旋或断裂的银尖都可以用这个方法去除。

·有些时候银尖过于牢靠，无法用前述方法。那么 Masserann 提取器将是一个有效的选择。就像去除金属核载体或者分离器械一样。提取器卡抱银尖后回拉（图 14-36）。注意事项：可以增大操作力量，但不应使用旋转力去除银尖。一般不推荐使用持针器夹持提取器，因为可能会损伤提取器（即使这样可以成功）。

如果没有 Masserann 器械。可以使用一段不锈钢的套管，比如大号的注射器针头，将套管放置在暴露的银尖末端。可以反复尝试将 H 锉自套管旋入银尖于管内壁的空间，并尝试锁定。通过同时回拉套管及 H 锉去除银尖（图 14-37）。和 Masserann 提取器相似，这个方法可以用来去除那些其他方法难以去除的银尖。

·直径较大的银尖很难被去除，可能主要因为侧方空间不足导致难以疏通或者髓腔内银尖的暴露不足难以使用器械（图 14-38A）。某些病例中使用银尖片段充填剩余的空间，也就是所谓的"折断技术"（twist-off technique）。这类病例只可能通过根尖手术的方案来解决（图 14-38B、C）。根尖区的金属材料使得手术复杂化，倒预备充填也将变成一个挑战。

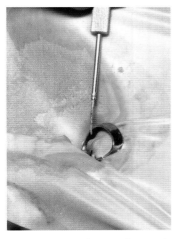

图 14-36 使用 Masserann 提取器去除银尖

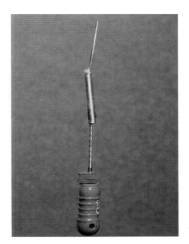

图 14-37 自制改造提取器，截取部分大号注射器针头联合 H 锉去除银尖

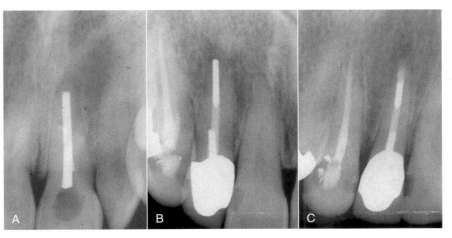

图 14-38 A. 不可去除的银尖。B. 不可去除的部分银尖。C. 根尖手术。根尖区倒预备面对金属根充物有操作难度

根管治疗中器械分离的预防

上文从再治疗的方案出发已经讨论了分离器械的去除，其实更应该关注如何去预防该问题的发生。很多病例中，当你能明白器械的原理如何，使用器械的局限有哪些，使用的要点有哪些，就有可能避免发生器械分离。所有的根管锉基本上都过度使用，也就是超过了设计本身或者经受过多的力量载荷。

为避免出现问题，具体使用和评估器械的基本指南如下：

1. 检查所有的器械是否有不规则的螺纹或者其他疲劳迹象，包括手用不锈钢器械，镍钛器械或镍钛机用器械。

2. 在明亮光线下，检查凹槽是否对称（图14-39）或标致接螺旋的亮斑。小号根管锉可以在没有很明显的迹象时就已经发生了器械疲劳，所以每根锉使用前都应该在距根尖 2~3mm 的位置预弯，并且每次使用都应该进行预弯。

3. 即使是材质很好的不锈钢器械，也可能在轻度的弯曲中发生分离，所以小号锉（#8 至 #20）应该最低限度使用，并在使用期间发生弯曲或扭结时，及时自行更换。

4. 镍钛器械不需要预弯，当临床使用后发现轻微弯曲，需要及时丢弃。

5. 检查镍钛器械的凹槽，是否对称（图14-40），只要有轻微异常表现就需要及时丢弃。

6. 现在世界上有推行单次使用器械的趋势，尤其是考虑到疾病的传播问题，在某些国家强制执行单次使用，未来牙髓病学的发展也可能将是这样的[16,18,20,22]。

镍钛器械的出现对于根管治疗的质量既有积极也有不利的影响（见第 10 章），疏通和保持根管弯曲的能力是这类器械最大的优势。不同的锉设计理念不同，工作模式也不同，这就要求医生掌握不同系统的操作"手感"。操作中诸如暴力的、急速进入根管，强迫锉达到某个长度或强迫器械产生弯曲运行的行为都会导致锉在没有预警的情况下发生分离。这在所有制造商的手用及机用锉中都会发生，这类器械大部分是非标准锥度的，也缺少专科医生期待的那种触感。处理器械分离的最佳方法应该是广泛的练习，感受锉之间的细微差别，探寻细微的触感。**预防**是成功的关键，如果不幸发生分离，可以使用本章节介绍的技术去解决。

在使用 GG 钻或者开口锉进行预备之前（称为预敞）[21,25]，应该首先使用手用器械建立通路，有些器械比如 Protaper，第一支成型锉在通路建

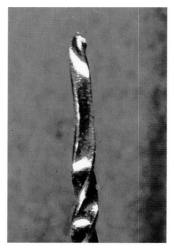

图 14-39　锉的变形表示锉的疲劳状态，提示即将发生器械分离

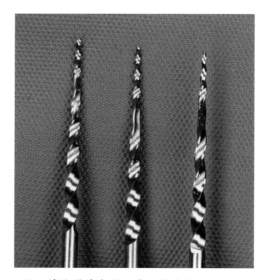

图 14-40　镍钛器械变形，应及时丢弃

立后就可以直接使用，一定程度上不依赖使用 GG 锉。事实上随着 Pathway 和 Glidepath 的发展，使得镍钛器械在根管中的应用已经变得安全高效。如果需要应用 GG 钻，则需要在短距离推进后退出，清理碎屑，防止工作尖在根管口卡抱。此时，大量的冲洗非常必要。如果强行用力，小号锉很有可能卡死或发生分离。根管预备完成后可以使用 GG 钻进行修整上段，注意提拉过程中不要对根管施加侧向压力。如果使用新的镍钛器械中的开口锉预备根管，那么就没有必要使用 GG 钻。

分离器械的去除

以下的所有方法都离不开显微镜的协助，如果没有显微镜，则推荐使用携带光源的头戴式放大镜。

GG 钻、P 钻、大号金属器械

如果器械分离的位置位于根管中段，可以使用 GG 钻、P 钻、探针和锉，最好的方法是超声设备。首先，GG 钻或者 P 钻使用逐步后退法扩大分离器械上段的空间，目的是去除分离器械松动时冠方牙本质方可能的阻挡。随后，如果可能则很有必要的一步，使用手用器械侧方旁路穿过分离器械。一定要耐心将此处扩大直至 #20 H 锉可以轻松通过，此时，可以使用新的 #15 标准超声工作尖放入根管，采用普通功率即可（一般是低功率模式）。

· 图 14-41 展示了在上颌侧切牙中，成功使用 H 锉旁路通过分离的 P 钻，并且将其成功去除。

· 图 14-42 展示了一个上颌第一磨牙的近颊根内的根管探针分离，造成根管治疗无法完成，治疗 8 年后，出现症状，使用超声技术去除分离器械，完成再治疗。

· 图 14-43 展示了一个不寻常的病例，在上颌尖牙中发现了两根缝衣针，患者在接受常规根管治疗时患牙被打开，自己尝试用两根缝衣针缓解出现的急性肿胀，随后发生分离。患者也忽略了后期的治疗。使用超声技术去除分离器械，完成再治疗。

分离器械的治疗套装

如果分离的器械较长，位置靠近根管口或者根管本身较为粗大，那么去除的难度就比较小，然而，这些情况在失败的病例中其实不多

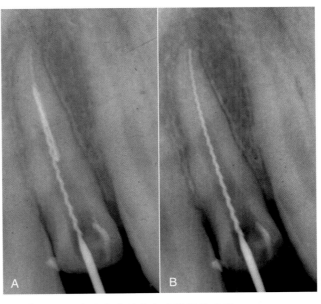

图 14-41　A. H 锉旁路通过 P 钻片段。B. 再治疗过程中分离器械被去除

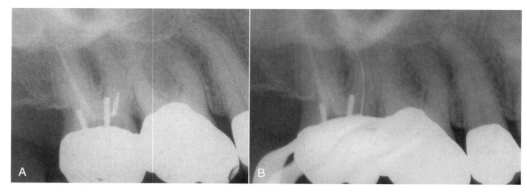

图 14-42　A.上颌第二磨牙近颊根根管口根管探针分离。B.使用超声器械去除该分离器械

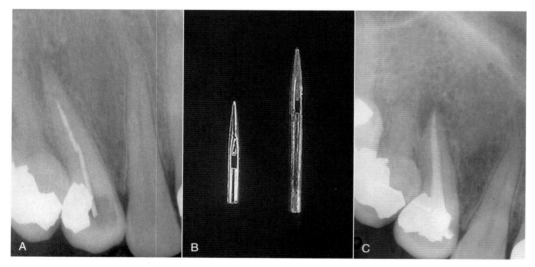

图 14-43　A.上颌尖牙根管内两根折断的缝衣针。B.使用超声器械去除的分离器械。C.完成再治疗

见。图 14-44 为一个失败病例，病例中可见分离的小号 H 锉在根管冠方 1/3 的位置，并且超出根尖孔外约 2mm，并且有牙胶充填了其他空间。这个病例先使用超声器械尽可能去除牙胶，随后使用了 IRS 的提取器去除分离器械。

对于位于根管冠方 1/3~1/2 位置的分离器械，现有的手段都是合理有效的。前文已经讲过，在根管内，现有的镍钛器械比不锈钢器械更容易分离。这主要是因为操作的不正确或者不恰当，而非器械本身的因素。去除镍钛器械的方法大多不同，主要因为超声设备对于镍钛器械效果不佳。对于不锈钢器械，超声可以用来去除分离器械周边的牙体组织，也可以直接振动不锈钢器械本身。相比而言，对于镍钛器械过

长时间的振动，通常导致镍钛器械暴露的部分二次分离。如果需要使用超声器械，一般建议围绕分离器械精确切割或者平行于分离器械使用，避免二者长时间接触。如果需要使用超声设备去松动镍钛器械，一定要尽肯能把分离器械周围的牙体组织去除，以增大分离器械被去除的概率。并且操作功率也要低，使用时间也要限制。

如果在根管冠方 1/2 位置有不锈钢分离器械，使用 Masserann 或者 IRS 提取器基本没有限制。不过与超声设备相比，其价格较为昂贵且功能更为单一。因此绝大多数临床医生会选择使用超声设备来完成。提取器有一个很大的优势就是锁扣系统，这种抓握的作用非常有效，可以锁死不锈钢的器械。但是想要锁住镍钛锉

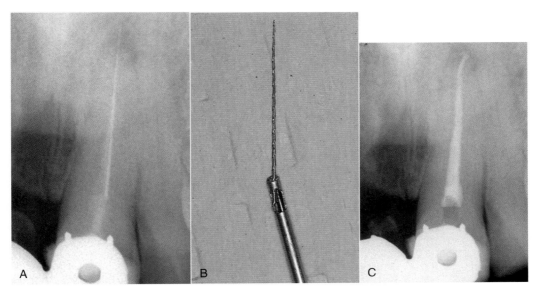

图 14-44 A.上颌尖牙根管内分离的小号 H 锉，且部分位于根尖孔外。B.使用 Masserann 提取器去除，局部锁扣细节如图，注意：镍钛器械无法使用此方法，对镍钛器械的锁扣力量非常的小。C.完成再治疗

时就要多练习，因为锁扣有可能造成镍钛暴露部分的损坏。图 14-44B 展示了锁扣系统。

从积极的角度来说，镍钛锉一般比不锈钢锉分离的更短，而且因为设计原因，也不会很紧地卡在牙齿结构中。轻微的超声振动或者 Masserann 提取器的轻微转动，经常会使得镍钛锉突然产生松动。如果分离的末端距离根管口较近，超声可以迅速地去除分离器械，或者使用小号环钻预备后应用提取器及专用夹钳。如果是不锈钢的分离器械，可以放心使用环钻，因为环钻不会对不锈钢器械造成损伤。相关步骤与去除同水平的金属核载体及银尖的操作相同。通常，无论是不锈钢器械还是镍钛器械，环钻都会顺着原有器械去工作。一旦暴露2mm，就可以去使用抓取器，1.2mm 的抓取器匹配 #40 的锉。因为根管器械都是螺纹设计，所以一般可以在回拉的过长中轻微的逆时针转动施加力量。

已经有作者用图文详细讲解了分离位置较深情况下，使用 Masserann 环钻逐步深入的方法。临床中，环钻在根方 1/3 区使用的风险非常大，甚至有些粗大或较直的根管，更建议使用 GG 钻

来扩大冠方通路。某些情况下，由于根管的锥度趋势，环钻可能造成侧穿。图 14-45 展示了一个不成功的在治疗病例，病例中的分离器械位于根方 1/3 的位置。即使在使用 Masserann 环钻之前冠方通路已经使用 GG 钻充分的敞开，环钻未能成功接近分离器械，而且最小号的环钻也几乎造成旁穿。

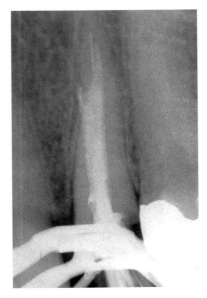

图 14-45 面对上颌前磨牙根尖 1/3 分离器械使用 Masserann 环钻的一次失败尝试。可能无法去除该分离器械

针对一些位置很深的分离器械，一旦有旁路空间就需要借助超声器械。图 14-46 展示了一个常规病例，分离器械位于上颌前磨牙的颊根，成功去除分离器械。幸运的话，病例中根管形态允许小号的锉可以旁路通过分离器械，最终可以使用超声根管锉去除，随后成功的再治疗患牙。反之，若根管极其狭小，则很难旁路通过。过度的旋转力量相比于制造工艺的缺陷更有可能会引起器械分离（见第 10 章）。

·超声器械分离就是一个很重要的问题，尤其在小号器械中明显。在根管中保持使用推荐功率非常重要。通常情况下，分离器械会在未察觉的情况下松动，伴随冲洗流出根管。使用一些特殊设计的超声工作尖也可能是这种情况。一旦可以旁路通过分离器械，那么技术上的差异就不大了。一般在超声使用后几分钟就可以建立旁路。

·当去除多根牙中的分离器械，有一个很重要的潜在问题，就是分离器械游离出根管后进入另一个根管内。为了防止发生，使用棉球覆盖其他的根管口或者先完成其他根管的根充是非常明智的，只要阻止互相交通即可。

去除根管根方 1/3 或者明显弯曲的根管内的分离器械，不仅技术操作困难而且即使不造成旁穿也有可能造成根管壁过度薄弱。如果无法旁路通过分离器械，那么去除就很困难。对于部分暴露的分离器械，可以在放大视野并无水状态下使用超声器械来操作。

在深的牙根内进行平行于分离器械的操作需要了解牙根的解剖。为了避免发生旁穿，去除牙根最厚的部分的牙体组织是最安全的。比如对于上颌磨牙的近颊根，最安全的地方就是分离器械位置的腭侧的根管壁，当然一个直径足够小的超声工作尖也是需要的（图 14-47）。

图 14-48 展示了去除分离器械的步骤，方法是平行于分离器械开辟空间。随后分离器械产生侧方松动，足够可以让小号的锉旁路探查。然后继续扩大，直至 #15 锉可以通过，随后使用超声振动分离器械至松动去除。还有一些病例中，也可以当分离器械足够暴露时，使用 Masserann 提取器或者其他小号提取器（如 IRS）也很有效。

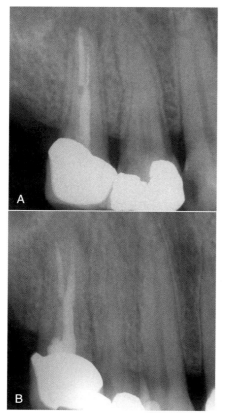

图 14-46　A.上颌前磨牙颊侧根管内分离器械。B.完成再治疗。手用锉旁路通过后使用超声器械去除

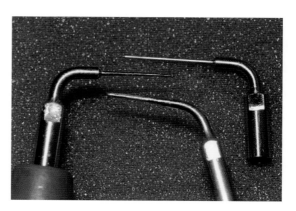

图 14-47　可控选择的小规格超声工作尖，用来切割分离器械周边牙体组织

有一些分离器械无法去除时，继续尝试会浪费精力或造成集体损伤。如果牙齿的根尖区没有阴影并且牙齿没有临床症状，分离器械冠方根管也进行了清理、成形及根充，一般有良好的预后。定期复查，进行再次评估，手术可以作为后期出现症状时的选择。

对于每个选择非手术再治疗的病例，详细评估和细致操作是成功的基石。医生应敏锐地做出每个抉择，熟练地掌握每个技能，合理地利用多种辅助技术，并且要时刻谨记再治疗本身的风险，这样才能在牙髓病预防、诊断、处理中获得巨大的成功。

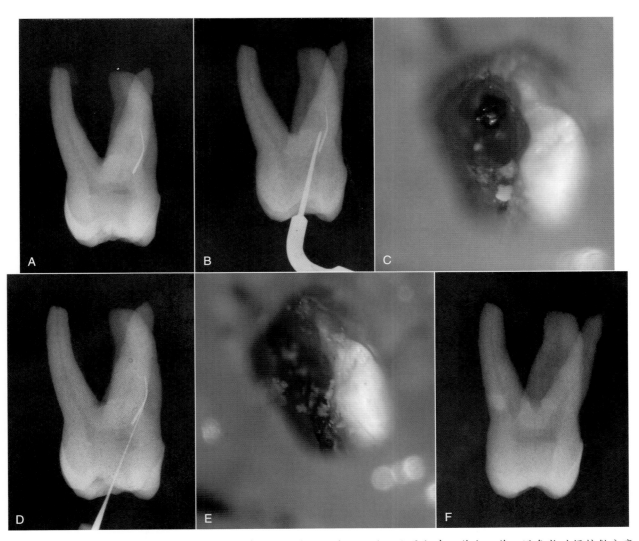

图 14-48 A. 病例显示上颌第一磨牙近颊根管内分离镍钛器械。B. 使用小号超声工作尖工作。避免长时间接触分离的镍钛器械。C. 显微镜下可以看到分离器械末端暴露情况，主要去除根管内腭侧的牙本质，也可以使用根管探针去除额外的牙本质。D. 使用 #6 锉旁路通过分离器械。E、F. 继续自旁路位置扩大空间，最终去除分离器械

参考文献

[1] Abou-Rass M. Evaluation and clinical management of previous endodontic therapy. J Prosthet Dent, 1982, 47:528-534.

[2] Arthur R. Treatment of dental caries. Complications with affections of the pulp and peridental membrane (extirpation of the pulp). Am J Dent Sci, 1852, 2(2nd series):505-531.

[3] Bergeron BE, Murchison DF, Schindler WG, et al. Effect of ultrasonic vibration and various sealer cement combinations on titanium post removal. J Endod, 2001, 27:13-17.

[4] Blayney JR: What teeth should be extracted. a report based upon further studies of root-canal therapy. J Am Dent Assoc, 1928, 15:1217-1221.

[5] Chalfn H, Weseley P, Solomon C. Removal of restorative posts for the purpose of nonsurgical endodontic retreatment: report of cases. J Am Dent Assoc, 1990, 120:169-172.

[6] Feldman G, Solomon C, Notaro P, et al. Retrieving broken endodontic instruments. J Am Dent Assoc, 1974, 88:588-591.

[7] Giuliani V, Cocchetti R, Pagavino G. Efficacy of ProTaper universal retreatment files in removing material during root canal retreatment. J Endod, 2008, 34:1381-1384.

[8] Glick DH, Frank AL. Removal of silver points and fractured posts by ultrasonics. J Prosthet Dent, 1986, 55:212-215.

[9] Gu LS, Ling JQ, Wei X, et al. Efficacy of ProTaper universal rotary retreatment system for gutta-percha removal from root canals. Int Endod J, 2008, 41:288-295.

[10] Gutmann JL, Battrum DE. Challenges in retreatment of Thermafil obturated root canals. Lebanese Dent J, 1994, 33(2):57-66.

[11] Halse A, Molven O, Fristad I. Diagnosing periapical lesions— disagreement and borderline cases, Int Endod J, 2002, 35:703-709.

[12] Helfer A. To revise or retreat—your choice. J Endod, 2002, 12:799.

[13] Hülsmann M, Bluhm V. Efficacy, cleaning ability and safety of different rotary NiTi instruments in root canal retreatment. Int Endod J, 2004, 37:468-476.

[14] Ibarrola JL, Knowles KI, Ludlow MO. Retrievability of Thermafil plastic cores using organic solvents. J Endod, 1993, 19:417-418.

[15] Johnson WT, Leary JM, Boyer DB. Effect of ultrasonic vibration on post removal in extracted human premolar teeth. J Endod, 1996, 22:487-488.

[16] Kazemi RB, Stenman E, Spångberg LS. The endodontic file is a disposable instrument. J Endod, 1995, 21:451-455.

[17] Keles A, Köseoğlu M. Dissolution of root canal sealers in EDTA and NaOCl solutions. J Am Dent Assoc, 2009, 140:74-79.

[18] Krell KV, Jordan RD, Madison S, et al. Using ultrasonic scalers to remove fractured root posts. J Prosthet Dent, 1986, 55:46-49.

[18] Messer H, Parashos P, Moule A. Australian and New Zealand Academy of Endodontists: Should endodontic files be single-use only? A position paper from the Australian and New Zealand Academy of Endodontists, Aust Endod J, 2003, 29(3):143-145.

[19] Molven O, Halse A, Fristad I, et al. Periapical changes following root-canal treatment observed 20-27 years postoperatively. Int Endod J, 2002, 35:784-790.

[20] Morrison A, Conrod S. Dental burs and endodontic files: are routine sterilization procedures effective? J Can Dent Assoc, 2009, 75:39.

[21] Pecora JD, Capelli A, Guerisoli DM, et al. Influence of cervical prefaring on apical file size determination. Int Endod J, 2005, 38:430-435.

[22] Puttaiah R, Cederberg R, Youngblood D. A pragmatic approach towards single-use-disposable devices in dentistry. Bull Group Int Rech Sci Stomatol Odontol, 2006, 47:18-26.

[23] Ring J, Murray PE, Namerow KN, et al. Removing root canal obturation materials: a comparison of rotary file systems and retreatment agents. J Am Dent Assoc, 2009, 140:680-688.

[24] Rucucci D, Siqueira JF, Jr. Anatomic and microbiologic challenges to achieving success with endodontic treatment: a case report. J Endod, 2008, 34:1249-1254.

[25] Stabholz A, Rotstein I, Torabinejad M. Effect of prefaring on tactile detection of the apical constriction. J Endod, 1995, 21:92-94.

[26] Van Nieuwenhuysen JP, Aouar M, D'Hoore W. Retreatment or radiographic monitoring in endodontics. Int Endod J, 1994, 27:75-81.

[27] Wilcox LR. Thermafil retreatment with and without chloroform solvent. J Endod, 1993, 19:563-566.

[28] Williams VD, Bjorndal AM. The Masserann technique for the removal of fractured posts in endodontically treated teeth. J Pros-thet Dent, 1983, 49:46-48.

[29] Yoshida T, Gomyo S, Itoh T, et al. An experimental study of the removal of cemented dowel-retained cast cores by ultrasonic vibration. J Endod, 1997, 23:239-241.

拓展阅读

Friedman S, Stabholz A. Endodontic retreatment—case selection and technique. Part 1: criteria for case selection. J Endod, 1986, 12:28-33.

Friedman S, Stabholz A, Tamse A. Endodontic retreatment— case selection and technique. Part 3: retreatment techniques. J Endod, 1990, 6:543-549.

Stabholz A, Friedman S. Endodontic retreatment—case selection and technique. Part 2: treatment planning for retreatment. J Endod, 1988, 14:607-614.

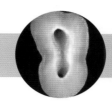

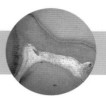

第 15 章

急性牙痛的治疗

"William Neal 爵士的儿子 William Neal 是一位非常健壮的绅士。为了治疗牙痛，他曾用一根新的钉子把自己的牙龈划出血，然后再把钉子钉进橡树内，这种方法成功地治愈了他的牙痛问题。此前，当牙痛折磨得他几近发疯的时候，他还曾萌生过自杀的想法[1]。"

J.AUBREY,1972

处理牙髓病科急症患者的关键在于能对病情做出准确的诊断，能制定恰当的应急处理方案并有解除患者疼痛的能力。必须依据患者的表现和症状进行诊断。疼痛的程度会不断变化且有时会比较主观，因此在对病情进行主观评估的过程中，医生能从患者的描述中摄取有效信息是非常重要的。主诉是非常有用的信息，它能帮助医生限定可疑诊断的大概范围，这个范围可以从单独的过敏症状到不可复性牙髓炎甚至到根尖周脓肿。常见急性牙痛患者的主诉如下：

"早晨当我喝茶时我的牙齿会有阵发性短暂的抽痛。"

"晚上当我刷牙时我的牙齿会非常的敏感（酸痛）。"

"我的这颗牙齿遇冷会非常疼，我只能用另外一边的牙齿吃冰激凌。"

"我的牙齿很疼，需要吃止疼药，但是服药后 20 min 疼痛才会消失，这个过程中仍然会非常疼。"

"我牙疼得晚上睡不着觉。"

"我不能咀嚼，感觉这颗牙变长了，当我想把上下牙咬起来的时候它是第一颗接触的牙。"

此外，如果牙髓组织或者根尖周组织出现任何损伤，主诉也能给医生提示以判断组织损伤的程度。

许多患者确信自己知道是哪颗牙齿引起的疼痛，但他们的描述有时会比较主观且笼统，比如他们有可能会说"我的这三颗牙齿都疼"，这时候医生必须要能从患者的描述中排除那些无用的信息并筛取与病情相关的有用信息。一般情况下，不可能有三颗牙同时引起患者的不适症状，但是这种情况有可能发生在因为牙龈退缩导致的牙齿敏感病例中。同样，如果临床检查及影像学检查结果均提示某颗牙齿的根管治疗很完善，那么如果患者指出这颗牙齿在喝冷饮的时候会非常痛，这时候医生就有理由怀疑他（她）的感觉是不准确的。因此，正确处理牙痛患者的关键是要学会倾听，并且要学会对患者所提供的信息进行理解、整合、分析和再整合。如果医生思路不清晰、分析不到位，那么他（她）很有可能会妄下结论并做出错误的诊断。

医生必须从患者的描述中确定可疑患牙及

其病损严重程度（参见第1章）。最后，必须综合主观资料（患者的描述）和客观资料（全面检查结果）进行确诊[10]。除非医生有九成及以上的把握确定患牙及其诊断，否则不应对任何牙齿进行根管治疗，这是医生进行临床诊断的准则。有时，依据患者的病史和症状，可以确定需要进行根管治疗，但是医生却无法定位患牙。这种情况经常发生在患牙所在象限内牙齿均有大面积冠方修复体，但是却没有有效的鉴别检查手段去定位患牙。比如，有时候获取的信息均提示不可复性牙髓炎的诊断，但还是无法定位患牙。以上情况下最好采取保守治疗方案（如建议患者回家服用止疼药），虽然不能完全去除患者疼痛，但是总比治错牙要好。对于中等至重度疼痛病例，如果不能明确诊断，那么对于医生来说，建议患者回家观察也是一种艰难的抉择[11,30]。医生会担心因为未能做出诊断而失去患者对他（她）医术的信任。

然而，如果医生进行了仔细的检查并以恰当的方式告知患者可疑诊断，那么患者就会理解并相信观察一段时间后症状就会局限在某一颗特定的牙齿。到那时就有可能做出准确的诊断并制定明确的治疗方案。对于疑难牙髓疾病的诊断从来不会靠猜测完成。那种想先试着做根管治疗看是否有效的做法是完全错误的，尤其是当医生高度怀疑是非牙源性疼痛时（见第6章）。因为第1章已经详细介绍了牙源性疼痛的诊断，所以本章将主要介绍急性牙痛的治疗。

患者因牙齿过敏就诊

患者因牙痛就诊的原因包括偶发闪痛，吃某种食物或者喝某种饮料后牙齿的刺痛或敏感，或者刷牙或使用牙线时牙齿不舒服等。如果患者一出现上述症状就去看医生，那么检查结果通常会是没有牙髓疾病且不需要特殊处理。但是，如果患者没有立即就诊且症状持续存在或

者加重，那么他们通常会被转诊至专科医生处进行进一步检查甚至根管治疗。这种情况下，必须进行鉴别诊断，尤其是要确定患者症状是因为急性牙痛所致还是牙齿敏感没有及时处理造成敏感症状加重。有关牙齿敏感症的详细介绍读者可以参阅第7章，它的诊断及处理被归类于活髓治疗范畴。当然，如果患牙敏感症状长期存在，它也会发展为可复性牙髓炎或者不可复性牙髓炎。常常会听到患者这么说："我应该几个月前就来您这儿检查，那时牙齿敏感症状刚刚出现，但是很轻微；我原想着它会很快消失，后来我又一直比较忙，没有时间看医生，但是现在敏感症状变重了。"

患者因可复性牙髓炎征兆或症状就诊

病情发展到这一阶段，患牙会有一过性轻度至中度（偶尔）疼痛（见第1章）。患者通常会有近期充填治疗史、牙周治疗史、或有可能有轻度外伤史（比如牙震荡或牙不完全脱位）（见第19章）。这种情况下，患者一般不会疼得睡不着觉，或者睡着后又被疼醒。

尽管热刺激痛的症状不妨碍患者正常进食或饮水。但在严重情况下，患者可能有避免口腔特定区域因热刺激而产生疼痛的病史。这种情况下，尤其当患者主诉症状为热刺激痛时，医生必须能够区分患者症状到底是敏感还是疼痛。患者对症状的主观感受和医生的客观诊断之间差异可能会比较大。虽然很多患牙进行了根管治疗，但是它们的真实症状仅仅是敏感而不是疼痛，事实上它们是不需要接受去髓治疗的。同样，很多患者被过度治疗了，他们患牙的炎症较轻、原本可以应用更为保守的方法进行治疗。能恰当处理上述问题的唯一办法就是尽量找出病因并去除它。如果处理恰当，患牙的一过性疼痛症状会减轻，患者不适感会减弱，同时患者也会感激医生解决了他们的痛处。

如果能找到病因（比如龋齿、牙颈部牙本质暴露、牙尖折裂或者修复体折裂），那么大多数病例可以应用充填治疗解决问题（图 15-1）。随着时间的进展，一些患者的症状也会改变。对于大多数病例，可复性牙髓炎是由于充填治疗导致牙髓组织一过性炎症造成的（图 15-2）。可复性牙髓炎的炎症不会进展到根尖周组织，因此患牙不会出现不可复性牙髓炎可能表现出的根尖周改变。

有时，患者接受较小充填术（Ⅰ类洞银汞合金充填或者Ⅲ类洞复合树脂充填）后，患牙有可能出现持续性轻度牙髓源性疼痛。但是，除非充填前患牙牙髓已经出现病变，否则简单的充填治疗一般不会致使患牙病变进展为不可复性牙髓炎。如果患牙疼痛持续 2 周（或以上）时间且没有减轻，应该去除原充填体后在近髓位置放置垫底或者盖髓材料，这有助于减轻患者的疼痛症状。但是，在进行盖髓治疗之前，医生应该清楚有时候盖髓剂在以后也需要被去除掉，而且盖髓过程中的所有操作都有可能对牙髓造成损伤。如果所有有希望保持牙髓活力的治疗方法都尝试过了，但是患牙的症状仍然持续甚至逐渐加重了，这时应该进行根管治疗。

应该让牙痛患者明白，任何形式的修复治疗操作（比如去除银汞合金充填体、去龋、全冠预备、Ⅱ类洞嵌体预备等）都有可能导致牙齿出现牙髓炎样反应并持续一段时间。上述大

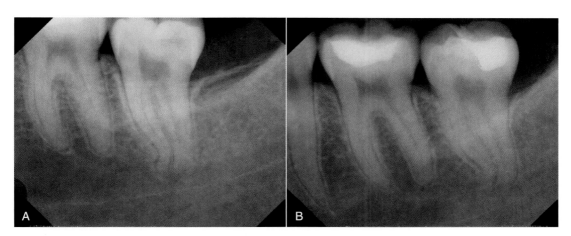

图 15-1　A. 患者，女，20 岁，因下颌第二磨牙轻度温度刺激痛转诊至我处行根管治疗。所有临床检查正常，X 线片示根尖周组织无变化。B. 去除龋坏组织后，以安抚充填材料修复。2 周后复诊，患者原有症状消失

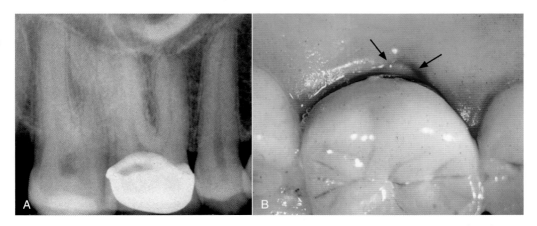

图 15-2　A. 患者，45 岁，主诉牙齿有明显冷刺激痛，主诉牙近期刚完成全冠修复，患者被转诊至我处行根管治疗。她（患者）用手指指明不适位置，位于第一磨牙腭侧。B. 临床检查示：患牙腭侧牙本质暴露，全冠边缘未完全覆盖预备后牙体组织（如箭头所示）。建议患者更换患牙全冠，不用进行根管治疗

多数情况下，牙髓炎是可以恢复的。但是，如果刺激或者损伤超过了牙髓的耐受阈值，可复性牙髓炎就会进展成不可复性牙髓炎。医生在进行大面积牙体缺损修复时有时会忽略这个问题。大面积缺损患牙通常会出现如下改变：髓室变窄、根管内有髓石或者线状钙化、旧的修复体下有隐匿龋、根周不同程度的致密性骨炎表现、牙根小范围吸收、牙冠边缘有明显裂纹等（图15-3）。如果对有上述表现的牙齿进行大面积充填治疗，那么预后可能不会太好。此外，大面积缺损患牙有可能没有任何症状、牙髓活力测试提示可能是活力正常或者轻度可复性牙髓炎。但这不代表牙髓是健康的，如果它再受损伤也可能会进展为不可复性牙髓炎。上述情况医生必须充分理解，同时在制定治疗计划时必须与患者充分沟通，这样才能避免给患者带来不必要的麻烦。

患者因不可复性牙髓炎征兆或症状就诊

如果诊断为不可复性牙髓炎，说明有足够的证据提示任何保守性治疗都不适于患牙牙髓的保留而必须被去除，或者患牙必须被拔除（见第1章）。如果患者或者医生能定位疼痛患牙，那么通常经过几分钟的病史回顾和几项必要的临床检查就能做出诊断（见第1章）。如果患者有如下症状之一，那么患牙诊断为不可复性牙髓炎的可能性就比较高。这些症状包括但不

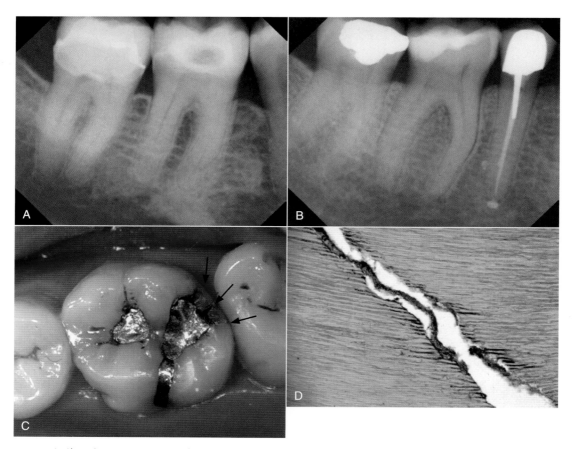

图15-3　A.下颌第一磨牙，髓室严重缩窄，可见髓石及致密性骨炎影像。以上影像学变化提示患牙出现退行性牙髓炎。患牙无临床症状。B，下颌第一磨牙，髓室及根管几乎完全钙化。这种牙齿有可能是活髓，但是它们的牙髓是不健康的，这也是患者疼痛症状来源难以诊断的原因所在。C，殆面观提示原充填体边缘有可疑病变，远中边缘嵴明显折裂（箭头所指）。患者左侧上颌区域牙齿疼痛、定位不清。D，牙本质裂隙内（甚至牙本质小管内）可见有细菌侵入。如果牙齿长期存在类似的缺损，牙髓会很容易发生退行性病变并出现临床症状

限于：疼痛持续数分钟到数小时、剧烈疼痛（晚上会疼醒）、整日或整夜的自发痛、进食热的或者冷的食物时某颗牙齿剧烈疼痛、有咬合痛、剧烈疼痛导致患者无法用患侧牙齿咀嚼。上述症状均符合不可复性牙髓炎的诊断，有时也可以提示患牙炎症已突破根尖孔并影响到根尖周组织。通常，依据患者的病程可以明确患牙需要接受根管治疗。但是，仅仅依靠症状并不能明确组织的病理状态，还需要对患牙进行临床检查以明确牙髓组织和根尖周组织的诊断。临床检查结果只能提示医生患牙处于"不可复性牙髓炎阶段"，但并不能说明牙髓是仅仅有炎症还是坏死了。热测试可以对牙髓状态作出明确（非完全准确）的诊断。

不可复性牙髓炎患牙的治疗流程

一旦诊断为不可复性牙髓炎，恰当的治疗通常会立即减轻患者的症状。然而，针对不可复性牙髓炎的治疗方法多样，应该选用一种患者术后不适感最小的方法以增加患者对其主治医师的信任。选择哪种治疗方法取决于两方面因素。第一，要看患牙是单根管牙还是多根管牙。第二，要看患牙是否有叩诊不适或者叩痛。一旦明确上述两个问题，就能给予患牙快速、准确的治疗，且治疗成功率高，患者术后不适感最小。虽然上述两个因素不能决定治疗效果，但是他们可以指导医生对牙痛症状进行应急处理。

单根、单根管患牙

如果单根或者单根管患牙被诊断为不可复性牙髓炎，那么理想的治疗方案是去除整个牙髓（牙髓摘除术；图 15-4）。牙髓摘除术指去除根管内所有牙髓。因此，为了治疗的有效性，不能在没有做精确测量的情况下简单地用根管锉或者拔髓针在根管内作用几秒钟，而应该是：麻醉起效后，开髓、测定工作长度（见第 9 章）、

充分清理、成形以去除牙髓及其残留物，上述操作仅需花费几分钟时间。虽然有时候使用一根或者两根大小合适的拔髓针就可以去除牙髓，但是使用镍钛旋转器械和 6% 次氯酸钠（NaClO）进行牙髓摘除术是最有效的（图 15-5）。如果治疗后患者症状迅速消失，这说明感染的牙髓组织已经被完全去除。手用器械（K 锉和拔髓针）经常会把牙髓捣碎，而残余的牙髓有可能仍然

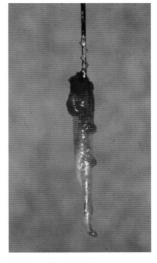

图 15-4 使用拔髓针摘除的牙髓

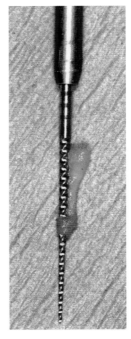

图 15-5 使用镍钛旋转器械将牙髓完整去除

与根尖部神经有连接。处理急性牙痛的关键是彻底去除感染的牙髓组织。应急处理后，可以使用诸如氢氧化钙等材料进行根管内封药（见第 11 章）。

有些医生会选择牙髓切断术，他们可能考虑实施牙髓切断术比牙髓摘除术要快，因此可能会更快地减轻或者去除患者疼痛症状。然而，选择牙髓摘除术是更合适的，因为牙髓切断术会遗留大量感染的牙髓组织在根管内，这会导致患者症状持续存在。如果患者有叩痛，那么就更应该选择牙髓摘除术。如果患者有根尖周炎的症状，也应该彻底去除根管内感染的牙髓组织。

多根管患牙

对于大多数罹患不可复性牙髓炎后牙，可以采用牙髓切断术或者牙髓摘除术快速缓解患者疼痛症状[33]（图 15-6）。如果患者无咀嚼不适，通常可以选择牙髓切断术进行应急处理。如果患牙有叩诊不适或者叩痛，那么需要对其进行调𬌗或者降𬌗以充分减轻患者症状。

后牙的治疗方法与前牙大同小异。但是后牙根管要显著小于前牙根管，所以后牙疼痛的应急处理手段较前牙应稍做调整。后牙根管中只有最大的那个才能应用拔髓针，且拔髓针取出的牙髓极少是完整的。至于较小的根管，实际上在用机用旋转或者手用器械机械扩大根管的同时就将牙髓去除了。患者前往急诊寻求应急处理，接诊医生通常都没有时间立即对其实施治疗。患者当天可能会接受治疗，但是治疗一般会安排在几小时以后或者医生有空的时候。对于前面讲到的单根管患牙，即便在极短的时间内也有可能对根管进行彻底的清创（预备）。但是对于多根管患牙，很难保证有充足的时间将根管预备至根尖位置。幸运的是，大多数情况下即便没有将牙髓完全去除，但是患者的症状也能减轻。重要的是，医生要知道患牙牙根的大概长度，并使器械工作时能到达所有根管

的根尖三分之一处。

另外，去除所有根管内牙髓组织是至关重要的。应急处理后如果某一根管内仍然残留完整的感染活髓，那么患者术前的热刺激痛有可能还会持续存在。如果没能彻底清除根管内感染组织，急性根尖周脓肿的症状和体征也会持续存在（图 15-6）。如果时间允许，后牙牙痛应急处理方法类似于上文讲到的前牙牙痛应急处理，即开髓、测定工作长度、根管清理成形至一定大小（如果有可能，应该至少预备到 #25K 锉），以便彻底清除根管内感染组织。这样处理是因为很难确定到底是哪一个牙根或者根管内的感染导致了根尖周炎症。对于大多数患牙，根管系统都很狭窄或者直径很小。但是如果能有足够的时间来处理，就应该做到以上

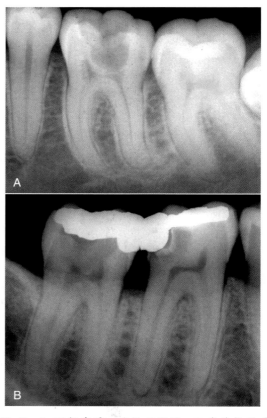

图 15-6　A. 下颌磨牙，症状不明显。X 线片提示（第一磨牙）远中根根尖周可见慢性致密性骨炎，提示该牙牙髓有慢性退行性病变。冷刺激时该牙先是无反应，随后出现跳痛并缓慢消失。B. 下颌磨牙，可疑龋坏。第一、二磨牙均有叩痛，同时有不同程度的热刺激痛

要求。然而，如果没有足够的时间，则应该选择牙髓切断术并对患牙进行降聆，或者也可以对最大的根管（下颌磨牙远中根管、上颌磨牙腭侧根管和前磨牙根管）实施牙髓摘除术。应急处理后，可以使用诸如氢氧化钙等材料进行根管内封药（见第 11 章）。

不可复性牙髓炎患者通常会有剧烈牙痛病史，可以是自发痛、也可以是冷（食物或液体）刺激痛。患者有时会觉得是某颗牙齿引起了疼痛症状，但是当医生检查（即使用强刺激）该牙时却不会出现相应的症状。同样，可疑牙的影像学表现通常是完全正常的：根尖周无异常表现、硬骨板影像正常、牙周膜间隙影像正常。此外，会有几颗牙有大面积充填物或者全冠。但是，患者觉得引起疼痛症状的那颗牙无叩痛，且对冷刺激反应正常。然而，患牙的临床症状通常与其牙髓组织病理状况是不一致的，这就是患牙诊断困难的原因（图 15-7）。

牙髓坏死患牙的治疗流程

患牙诊断为牙髓坏死时，医生应该着重考虑以下几种情形：①患牙是前牙还是后牙？②患牙是否已经形成瘘管？③患牙所在区域是否有肿胀？

首先，单根（单根管）患牙的治疗要比多根管患牙简单得多。其次，如果有瘘管形成，患者的症状通常会比较轻，因此治疗也会容易很多。第三，如果有肿胀，我们必须评估肿胀的性质，比如是局限性肿胀还是非局限性肿胀（蜂窝织炎）。每种情形都有其对应的有效的治疗方法。

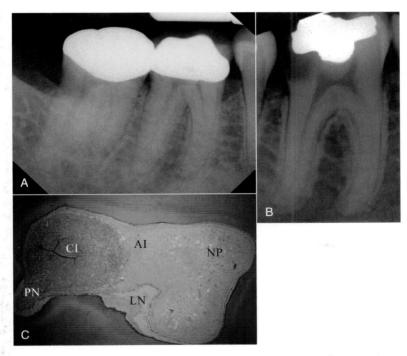

图 15-7 A. 下颌磨牙的髓室和根管变窄，根尖致密性骨炎表现，以上提示患牙牙髓有退行性病变。患者症状不明显，临床检查未见患者主诉症状。B 和 C 可以很好地解释为什么临床检查结果会与患者主诉之间出现差异以及为什么有时候会很难做出一个明确的诊断。B. 下颌磨牙无不适症状。患者日常生活中无任何疼痛或者不适。所有临床检查结果均正常。但是鉴于牙齿龋坏较深，建议患者行根管治疗＋全冠修复以维持患牙功能。由于治疗费用问题，患者选择将患牙拔除。C. 冠髓组织学切片可见：对于无症状及临床检查（冷测试、叩诊、扪诊和牙髓电活力测试）正常患牙，其牙髓的病理状态是多种多样的。NP. 正常牙髓；AI. 急性炎症；CI. 慢性炎症；PN. 部分坏死；LN. 溶解坏死（B & B 染色，4 倍；未见细菌）

通常，牙髓坏死患牙对冷刺激等温度测试和牙髓电活力测试无反应（图 15-8）。患牙可能会有咬合不适和叩诊不适，但是这并不影响患牙的诊断，而只有在考虑是否对患牙进行降𬌗时才需要关注这个问题。

如果牙髓坏死患牙是单根（单根管）且无肿胀存在，那么必须彻底去除根管系统内的坏死牙髓组织以便于减轻患者的疼痛症状（图 15-9），牙髓去除方法可参考不可复性牙髓炎前牙的治疗。使用镍钛旋转器械加冠向下预备模式能够很好地清理根管系统。由于镍钛器械的特性，利用它们进行根管预备可以从根管内带出大量预备过程中产生的碎屑，还能给根管冲洗创造理想的空

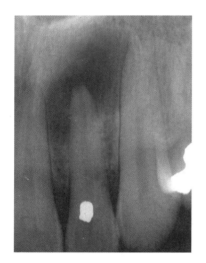

图 15-8 上颌侧切牙诊断为牙髓坏死

间。根管预备消毒过程中应该使用大量的次氯酸钠溶液（见第 11 章），尤其是治疗那些需要去除根管内坏死组织和细菌的患牙时。体积大的单根前牙和具有粗大单根管的前磨牙的治疗方法相同。如果不能获得准确的工作长度（急诊时在根管预备前尚不能应用常规测量手段），那么可以依据患牙初始的 X 线片预估一个工作长度。此外，还可以使用电子根尖定位仪测定工作长度（见第 9 章）。前面讲述的操作过程术语称为"清创术"，包括次氯酸钠溶液的有效使用。完成应急处理后，需要进行诊间根管封药（如含 2% 氯己定的氢氧化钙，见第 11 章）。

牙髓坏死多根管患牙的治疗程序与单根（单根管）患牙类似，但是具体方法有所不同。所有技术和手段应用的目的是尽可能快和尽可能多地将根管系统内坏死组织去除。磨牙治疗的难点是对特别细小、弯曲和狭窄根管内坏死组织的清除。

治疗方案一：与不可复性牙髓炎后牙的治疗相似。条件允许的话，可以使用手用或者旋转器械去除根管系统内坏死的牙髓碎屑。但是对于诸如上颌后牙的颊侧根管和下颌后牙的近中根管，需要使用比常规治疗所用更小号的初始锉以疏通根管，以便制备更大号锉使用的通道，同时还能起到清创的目的。上述情况下，应该应用

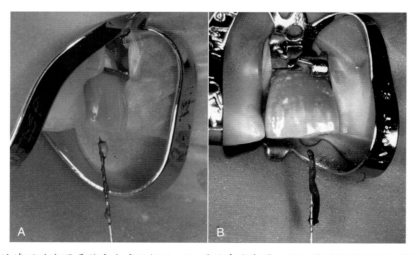

图 15-9 A. 根管系统清理时发现牙髓完全腐败坏死。B. 对于有些患牙，坏死牙髓仍然可以被完整取出

冠向下预备的模式。首先，使用小号 K 锉（比如 #8 或者 #10）建立冠方通路。然后，可以使用旋转通道锉建立根管根尖部分的通道。一旦根管冠方彻底打开，便可逐步、安全地进行根管预备，直至工作长度（#25）。根管预备过程中必须使用大量的冲洗夜（如 3%~6% 次氯酸钠溶液）。然而，治疗过程中应该注意一个问题，要防治将坏死组织碎屑推出根尖孔接触到根尖周组织，以免引发患者额外的不适症状。冠向下预备技术有助于预防上述并发症的发生[36]。

临床治疗难点

难点一： 对于常规病例，急诊接诊时医生绝不能仅仅依靠患者的主观感觉进行诊断，而应该根据客观检查进行诊断。如果临床检查结果不能明确支持一个合理的诊断，那么医生最好不要仅仅依靠现有的证据对患牙进行处理，而应该等到诊断明确以后再进行治疗。对于大多数病例来讲，患者会在短期内再次出现原有症状，届时可以进行进一步检查。对医生来讲，在没有一个合理的诊断前就开始根管治疗是非常错误的。有时候，患者为了减轻疼痛而接受了多颗牙齿的根管治疗，但是最终却发现疼痛是非牙源性的（见第 6 章）。

难点二： 全面的临床检查是非常有必要的，包括现有修复体的范围有多大？修复的时间距现在有多久？修复体边缘完整性如何，是否有微渗漏的可能？修复体是否有破损或者明显的折裂线？可疑患牙髓室和根管体积大小与其他牙齿比较有无变化？可疑患牙是否有髓石？可疑患牙根尖区是否有致密性骨炎的表现？与其他牙齿相比较，可疑患牙根尖区是否有骨质吸收的表现？考虑上述问题对诊断不一定有帮助，但是可以帮助医生对所搜集到的临床检查结果进行合理的分析、解读和判断（图 15-7）。对于全科医生来讲，最简单的操作就是将患者即刻转诊至专科医生处行进一步检查。

难点三： 为了辨别患者的主观表述，医生应该对患者进行仔细的问诊，具体参见第 1 章（倾听患者，他们能帮助你进行诊断——Sir William Osler，1867）。通常，某些患牙的热诊检查结果会在一个正常的范围内而并不支持某一明确诊断。比如，经常会有这样的现象，当急性不可复性牙髓炎发展成慢性牙髓炎时，患牙的牙髓活力反应同正常牙齿的牙髓反应（图 15-7）。影像学表现是诊断的唯一金标准。然而，牙髓坏死患牙的影像学表现通常都没有明显的异常。这种情况最常见于不可复牙髓炎的早期阶段或下颌后牙（皮质骨密度非常高，早期骨质改变不明显，不可复性牙髓炎发展后期骨质严重破坏后才可出现明显的影像学表现）。

治疗方案二： 第一步是获得所有根管的工作长度。对于通畅的根管，工作长度获取非常简单（图 15-10B）。工作长度测定后，预备根管至 #25，预备过程中要使用大量的次氯酸钠溶液进行冲洗。对于管径较大的远中根管和腭侧根管，建议常规预备至 #30-40。根管预备完成后，使用氢氧化钙进行根管封药，用棉球封闭根管口，暂封材料（3~4mm）严密封闭开髓孔以防冠方微渗漏。通常，牙髓坏死伴瘘管时患者仅有轻微不适或无任何症状。一般情况下，患者会有明确牙位的疼痛史或者口腔异味史，但是他（她）很难回想起哪颗牙曾经疼过。有时候，根尖周脓肿突破皮质骨时对牙周膜产生较大的压力在瘘管尚未形成时会造成患者的剧烈疼痛。临床上，患者一旦发生牙髓坏死，附着龈或者口腔黏膜上可能会出现小孔样或者丘疹样的损伤，可以表现为肿胀、带蒂样或者牙龈泛红。通常情况下，可以通过窦道追踪验证依据患者症状和临床检查结果做出的诊断（图 15-11）。具体办法是用 #25-40 牙胶尖插入窦道，然后慢慢深入以追踪病源。通过牙胶尖示踪，医生可以更准确地确定患牙。将牙胶尖插入窦道时，如果动作够轻、够慢，那么它的温度将与体温持平继而不会引起过度的疼痛和不适感。如果使用太细的牙胶尖，那么它在插入窦道的过程中容易弯曲从而不能到达准确的病源位置。由于窦道空间和牙胶弹性的有限性，使用太粗的牙胶尖也有可能到达不了病源位置。多数情况下，使用 #25–40 牙胶尖均可追踪至准确的病源位置。

对于牙髓坏死患牙，极少出现急性（疼痛）症状，患牙仅需要进行常规根管治疗。万一患者出现急性疼痛症状，那么最恰当的应急处理应该是完成根管系统的完全清创（预备）。

应该告知患者术后极少会有疼痛不适，即便有，服用常规非处方止疼药即可。此外，术后不需要服用抗生素类药物，但术后按时随访是非常重要的。

牙髓坏死患者通常会有阵发性的局部肿胀症状，且肿胀软组织区域会有扣诊不适或者疼痛。

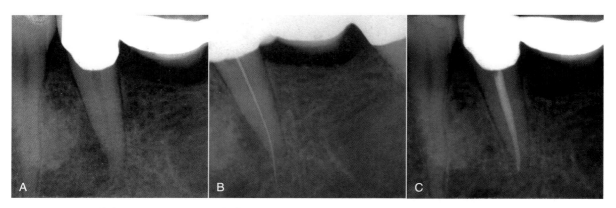

图 15–10　A. 下颌前磨牙因牙髓坏死引发患者不适症状。B. 测定工作长度并建立引流通道。C. 1 年后复查结果表明患牙愈合非常好

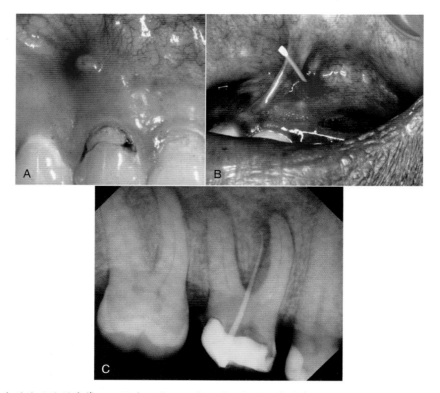

图 15–11　A. 一个典型的开放型瘘管。B. 临床口内照，应用牙胶尖追踪窦道来源。C.X 线片，应用牙胶尖示踪窦道来源

一般情况下，肿胀正处患牙的根尖部位。但医生应该清楚一点：肿胀突破牙槽骨及骨膜时通常会在阻力最小的位置。因此，对于有些病例，软组织肿胀并不正处牙根或者坏死患牙的位置，而是在邻近患牙的位置，这时看上去肿胀貌似是 1 颗或者 2 颗牙引起的（图 15-12）。

对于有局部肿胀症状坏死牙髓的治疗，不需要服用抗生素。但是，必须将髓腔（髓室和根管系统）内的坏死组织完全去除。术前应该告知患者，除去疾病本身的因素，多数情况下根管治疗会诱发额外的根尖周炎症并引发相应的临床症状。很大概率上患者会有术后额外的不适感，有时局部肿胀感还会加重。治疗过程中的多数操作（比如根管预备、糊剂充填和牙髓摘除 / 切断）都有可能激惹根尖周组织并引发炎症反应。根尖周组织的炎症反应表现为患牙根尖区域的疼痛，移动或者触诊患牙时患者会感到患牙的疼痛或者上下颌区的不适感。

不论引流通道是否已经建立好，都不应该对患牙（炎症牙髓、活髓或者坏死牙髓）进行开放引流 [36]。尽管有些临床证据并不支持，但是开放引流不可避免地会将额外的细菌和唾液污染物引入根管系统内，继而影响根管消毒的效果 [37]。有临床证据表明，患牙开放引流的时间越长，那么距离开髓孔封闭时机的时间（复诊次数增加）就越长。这是因为根管系统内定

植的细菌可以通过形成生物膜从而保护自己不被轻易地清除 [37,38,44]。

切开引流

如果某颗牙或者某几颗牙周围有肿胀，医生必须首先明确肿胀是否有波动性，这将有助于对患者制定恰当的治疗方案。如果评估不准确，就会导致治疗不恰当，继而会给患者带来额外的不适，患牙愈合也会需要更长的时间。

可以将肿胀分为四种情形，不同情形均需要恰当的处理以减轻患者的症状并提供适合患牙愈合的根尖周环境。这四种情形的患牙牙髓均处于坏死状态，且伴有轻度至重度的根尖周（疼痛）症状 [26]。

有波动感：通过牙齿引流

患牙一旦因为根管治疗进行了开髓处理，那么便建立了自根管至开髓孔的引流通道。通过这种引流通道（图 15-13A）脓肿排出可多可少，有时候可持续数分钟、呈搏动性流出。通常，开始引流出的只有脓液（图 15-13B），最后是脓液和血液的混合液体（浆液脓性，图 15-13C）。引流结束后，完成根管清理和成形、根管内封药，暂封材料封闭开髓孔。如果肿胀组织有波动感，便可以进行切开引流；如果已经建立了经牙的引流通道，通常情况下可以不用切开引流，但是如果肿胀组织持续呈现波动感（图 15-14），那就必须进行切开引流。切开时，可在肿胀周围进行麻醉，但是麻药不能注入肿胀组织内。如果有细的注射器针头，可以用针尖刺入（注意不能刺穿）打算切开位置的黏膜并吸出几滴脓液，这时候针头刺入位置的黏膜将变白。

有波动感：不能通过牙齿引流

这种情况下，虽然髓腔是开放的，但是脓肿无法通过根管引流。完成根管清理和成形，用氢氧化钙进行根管封药，暂封材料封闭开髓孔。在肿胀一侧或者两侧注射麻药，等待足够的时间以保证麻药起效。要注意千万不能将麻

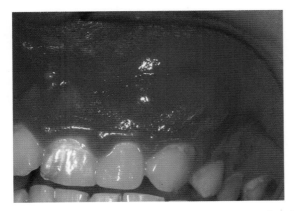

图 15-12　局部肿胀，位于上颌侧切牙根尖方，肿胀范围以侧切牙为中心，延伸至中切牙和尖牙牙根处

药直接注入肿胀组织内，否则会引发患者的剧烈疼痛，还有可能将炎症介质和细菌带入组织深层。使用 #12 或 #15 手术刀片切开脓肿直至骨面（图 15-15）。切口可以是水平的、在脓肿最低位，也可以是垂直的，但最好在患牙牙根之间的位置。在后牙，脓液可能不局限于某一位置，它可以向侧方（颊侧、舌侧/腭侧）进行扩散（图 15-16）。这种情况下，切开即刻可能没有脓液引流出，必要时可以考虑使用止血钳将切口夹住，待脓液聚集后再松开止血钳以便于脓液引流。但是不要将"脓肿袋"夹住，这样便于进一步收集和引流脓液（图 15-17）。很多情况下，切开后并无脓肿引流出，这就需要将切口开放足够长的时间以获得满意的引流效果。切开引流后 24~48h 建议使用温盐水冲洗"脓肿袋"。

无波动感：通过牙齿引流

开髓，完成根管清理和成形，这一过程中便形成了自根管至开髓孔的引流通道。因为肿胀组织并无波动性（通常比较紧致），因此不需要进行切开引流，因为即便切开也不能达到有效的引流效果。这种情况下，建议制作一个温盐水屏障（与冲洗截然相反）以将脓肿聚集起来，后期再进行切开引流。尽管从患牙根管内去除的脓液和坏死碎屑不够多，但这通常足

以缓解患者的急性（疼痛）不适症状。

无波动感：不能通过牙齿引流

如果开髓并不能建立引流通道，那么需要先完成根管清理、成形、封药和封闭（暂封）。因为肿胀组织没有波动性，所以此时不可行切开引流术。可以尝试使用温盐水热敷肿胀组织，这可以缓解肿胀程度。此外，热敷还有可能减轻患者的不适症状或者促进炎症从骨内向软组织内的扩散，待时机成熟时还可尝试行切开引流。这种病情是比较棘手的。对患者的处理应该恰当且从简，对根管系统清理成形是减轻患者症状的唯一有效手段。尽管有医生提倡应该对所有病例常规完成根管全长的预备和清理，但这是值得商榷的，因为这种处理方案尚缺乏临床和实验室证据（见第9章）。如果过于冒失，尤其是在还没有对根管进行彻底清理就预备至根尖狭窄的根尖方，就有可能将细菌带入根尖周组织，继而引发炎症反应、加重患者的临床症状[38]。同样，虽然研究证实引流有可能不能将患者的疼痛症状减轻到理想的程度[32]，一项有关文献的系统综述（目的是寻找循证医学证据）表明引流可以减轻患者的症状[26]。如果即便疏通至根尖处仍然无法有效引流，那么还可以考虑行根尖孔减压引流术。

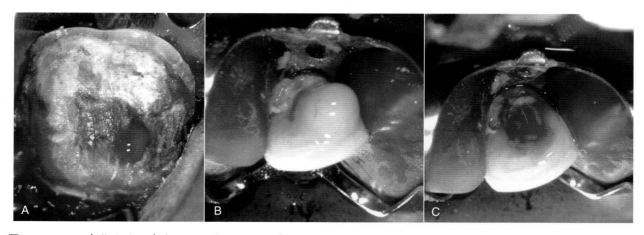

图 15-13   A.有浆液脓性渗出从下颌磨牙的小根管引流出。B.牙髓坏死伴局部肿胀上颌侧切牙引流初始阶段为单纯的脓液。C.随着渗出物的不断引流，渗出物由单纯脓液变成浆液脓性。通常，开髓即可实现上述引流效果。但是对于一些特殊病例，有时还需要行根尖孔减压引流术以达到理想的引流效果

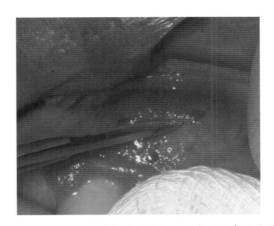

图 15-14　上颌侧切牙根方脓肿切开，实现了有效的引流

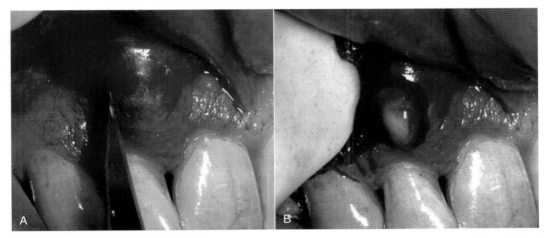

图 15-15　A. 局部脓肿切开引流，术区已行麻醉术，但是麻药并未直接注入脓肿内。使用 #11 手术刀片行脓肿切开。
B. 深部切口有助于脓肿内容物的排出

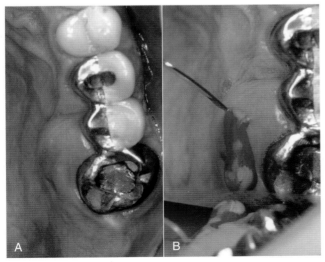

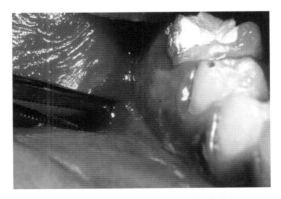

图 15-17　使用止血钳撑开切口以促进引流

图 15-16　A. 上颌磨牙无法实现经牙引流（注意脓肿位置）。B. 脓肿切开可快速实现引流的目的（图片由 Dr. Rob Roda. 惠赠）

根尖孔减压引流术和根尖周开窗引流术

如果对患牙无法进行有效引流，但患者又有极度疼痛症状，那么行根尖孔减压引流术对缓解患者症状是非常有帮助的。如果有证据支持诊断为急性颌骨脓肿（无肿胀表现），且有理由相信使用小号疏通锉疏通至根尖孔外可以实现脓肿引流，那么就可以进行根尖孔减压引流术。具体办法是用力将 #15~25K 锉插至根尖狭窄外 2~3mm。多数情况下，这种方法可以成功建立引流通道。每一个病例都应该拍摄 X 线片以确认 K 锉已到达根尖狭窄外。这种方法会引发一些问题，比如破坏根尖狭窄的原始形态。此外，如果医生用力过大，还有可能对弯曲根管造成根尖孔拉开。应该注意，对于急性疼痛和急性感染病例，通常很难获得满意的麻醉效果。但是，应用这种引流方法的利要远大于弊。

如果诊断正确并且处理得当，极少需要行根尖周开窗引流术以解决患者疼痛症状。尽管研究并未证实根尖周开窗引流术的有效性[21,28]，但如果在其他可以尝试的方法均已用尽而患者疼痛症状仍未减轻时，应用根尖周开窗引流术一般都可以减轻患者的症状。一般情况下，患者的极度疼痛症状是由于根尖区骨皮质内压力急剧增加引起的，如果患牙因前次根管治疗时根管不通畅或者根管根尖段阻塞而不能行根尖孔减压引流术，或者根尖孔减压引流术尝试失败，这时只能尝试行根尖周开窗引流术，根尖周开窗引流术包括如下几个步骤：软组织切开、以旋转器械磨穿骨皮质，建立根尖周区的引流通道[12]。具体包括以下三种方法：

方法一：

1. 麻醉。

2. 使用 #15 手术刀片在患牙根尖根方或者侧方的根尖黏膜处做一 5mm 的水平或者垂直切口。在这个位置做切口可以防止对牙齿造成损伤。

3. 使用组织牵开器、骨膜剥离器或者无菌

#7 蜡刀（图 15-18A）的宽头翻开黏膜。

4. 使用 #6 或者 #8 球钻以预设的角度磨穿骨皮质以到达根尖周区域或者损伤部位，这一过程中注意勿磨到牙根（图 15-18B）。这种方法尤其适用于根尖周损伤范围较大时。

5. 通常，骨皮质内压力会即刻被引流释放。

6. 建议患者术后使用温盐水或者热盐水冲洗术区 24h，有需要的话可以使用更长时间。

方法二：

1. 麻醉。

2. 使用 #15 手术刀片在患牙根尖侧方的根尖黏膜处做一 5mm 的垂直切口。

3. 使用组织牵开器或者无菌 #7 蜡刀（图 15-18A）的宽头翻开黏膜。

4. 使用 #6 或者 #8 球钻磨穿骨皮质即可（图 15-18B）。

5. 使用大号 K 锉（至少 #40，图 15-18C）或者刮匙钻穿松质骨直至根尖周区域或者损伤部位，这一过程中注意勿伤及牙根（图 15-19）。

6. 通常，骨皮质内压力会即刻被引流释放。

7. 建议患者术后使用温盐水或者热盐水冲洗术区 24h，需要的话可以冲洗更长时间。

通常，如果患牙牙根离术区较近或者患者前庭沟比较表浅（图 15-20），尤其是患牙邻近区域有重要的解剖结构存在，方法二是更安全的选择。如果未能遵循上述治疗原则，就有可能造成牙根和牙周膜的损伤，继而引发牙根外吸收。与前两种方法不同，方法三是使用大号侧方加压针刺穿骨皮质[6]：

方法三：

1. 麻醉拟穿刺位点，使用 #3 侧方加压针（以硅胶止片标记好穿刺深度）以平行于牙根的方向垂直刺穿骨皮质。

2. 随后，将侧方加压针旋转深入到接近垂直于根尖骨面的位置。

3. 随着侧方加压针逐步刺穿牙槽黏膜、骨膜、骨皮质直至根尖周损伤部位，根尖周压力

最终得以引流释放。

　　方法三的优点是不需要切开或者翻瓣，且造成牙根损伤的概率也是最小的。但是，如果骨皮质比较厚，侧方加压针将很难刺穿骨皮质到达损伤部位。

　　如果患者出现牙髓坏死且伴有大范围的口外肿胀或者蜂窝织炎，采取准确和彻底的清创是非常重要的。对于这些病例，根管治疗术后即刻便应该对患者进行抗生素治疗。如果不能马上对患者施行根管治疗，也应该让患者服用

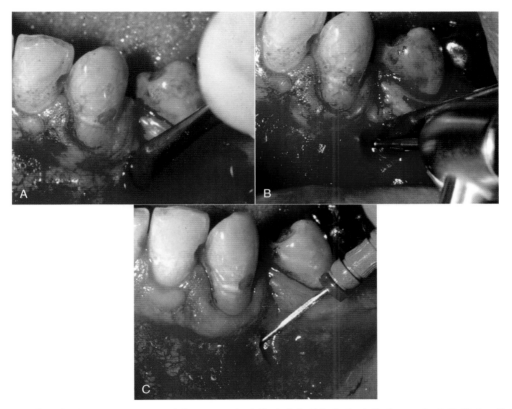

图 15-18　A.颌骨开窗引流：做一小的垂直切口，用小的骨膜剥离器轻轻翻开黏膜。B.翻开黏膜后，使用球钻磨穿骨皮质。C.一旦大部分骨皮质被磨穿，便可以用大号 K 锉对目标位点建立引流通道

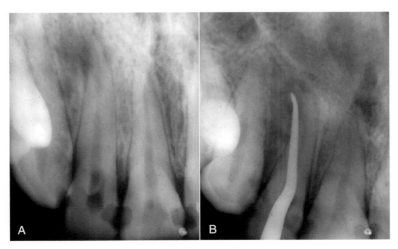

图 15-19　A.就诊患者为女性，27 岁；上颌侧切牙髓腔已打开，开髓孔开放以便引流，但未见有脓液引流出。B.切开后，使用刮匙建立引流通道，可见大量脓液引流出。然而，患者却出现浮肿症状，转诊患者至外科医生处会诊，外科医生对患处取了活检，检查结果提示患者罹患横纹肌肉瘤

抗生素（图 15-21）。抗生素可选择青霉素或者阿莫西林（500mg/6h，服用 5~7d）。克林霉素可以作为青霉素和头孢类药物的替代品，但是并没有证据支持此阶段有效果比青霉素更好的抗生素。上述情况下，病情进展快、破坏性强，且没有明显指证，因此建议将根管系统内的坏死组织彻底清除。对于上述根管感染状况，医生应该立即采取彻底的治疗方案。一旦错过治疗时机，后续治疗将非常麻烦，还会导致严重的并发症。

如果患者有发热症状、淋巴结肿大，且伴有蜂窝织炎，那么最好让患者服用负荷剂量的抗生素。通常，以青霉素为例，2g 的负荷剂量足以控制严重的感染。除非患者对青霉素过敏，那么如果没有足够的临床证据支持，就不能使用其他抗生素代替青霉素。从生理学和组织学角度讲，此种病例并非一次性根管治疗的禁忌证。但是，由于患者病情不稳定、容易迅速恶化，因此多数医生并不推荐对患牙进行一次性根管治疗。患者术后应该每隔几天就复查一次。因为根管清理、成形和充填可能对根尖周组织造成激惹，因此医生应该等患者体征和症状消退后再完成根管治疗。如果患者有淋巴结肿大症状，那么应该等患者服用抗生素且淋巴结肿大有减轻后再继续根管治疗。一旦淋巴结肿大消退，便可完成根管治疗。

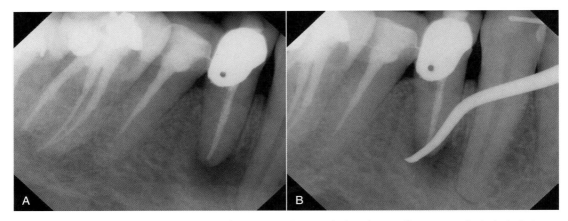

图 15-20　A.此患者有剧烈疼痛症状，但是接诊医生发现患牙根管并无愈合趋势。为了缓解患者疼痛症状，考虑对下颌第一前磨牙行根尖周开窗引流术。颏孔位置并不影响手术的开展。B.使用刮匙建立直接引流通道

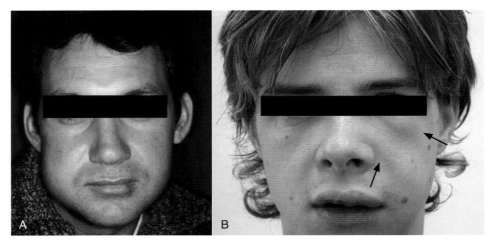

图 15-21　A.右侧下颌区颊部蜂窝织炎。嘱患者服用抗生素，待患者肿胀症状减轻（或者出现波动感）后行切开引流术。B.尖牙区面部蜂窝织炎，箭头所指范围为大面积肿胀区域

止疼药和抗生素的应用

随着非甾体消炎药（NSAIDs）的问世和普及，很多患者在就诊前就已服用了抗炎药，但是他们服用的药量可能不足以解决自身的不适症状。因为大多数牙源性疼痛属于炎症性疼痛，因此很少有比非处方非甾体消炎药效果更好的止疼药可以使用。非处方非甾体消炎药市场供给充裕，包括阿司匹林和对乙酰氨基酚替代品（兼备止疼和抗炎作用）。事实上，近年来有数据证实布洛芬（600mg）和对乙酰氨基酚（1000mg）的联合应用可以获得等同于麻醉剂的止疼效果，且无任何副作用[14,27]。尽管如此，并未见处方类止疼药销量下降的报道。

如果只是为了应对急性牙髓疼痛就让患者常规服用止疼药或者抗生素，那么很有可能影响患牙的正确诊断和处理。疼痛并不是抗生素应用的适应证[19]。

患者急诊就诊前后有疼痛症状并不意味患者有感染，因此不一定需要服用抗生素。治疗（根管治疗）过程中患者出现轻度到中度（偶尔）疼痛症状都是正常的。应急处理后，不是所有患者的疼痛症状会在术后即刻完全消退，但是大多数会在术后1~3d大幅度减轻或者完全消退。如果术后1~3d患者疼痛症状仍没有减轻，那么应该对患者病情进行重新评估并进一步明确诊断。文献报道，如果根管治疗处理得当，那么术后仍然有疼痛症状且需要应急处理的概率仅为3%~5%[42]。

20世纪末，抗生素过度使用成为一个严重的社会问题[15-16]。那个时候，虽然有时诊断尚未明确，但医生觉得应该对患者做些什么，因此便会常规给患者开抗生素，即便是一些普通的问题（包括根管预备后疼痛和预防术后感染等）。抗生素的滥用导致了耐药菌的出现，但幸运的是医生逐渐意识到了这个问题的严重性，因此抗生素的应用也越来越规范。

如果医生是因为患者有发热症状而开了抗生素，那么患者服药后的前几天药效可能不会特别明显。事实上，如果患者体温没有持续上升，那么通常表明抗生素已经起效了，因此就没有必要追加或者更换其他种类抗生素（图15-22）。如果患者期望服用抗生素后立马起效，那么就应该告知他们上述有关抗生素应用的常识。

如果患者出现蜂窝织炎，那么服用抗生素后的效果同上述情况。即服用抗生素后24~48h内，患者症状将无明显改善。同样，这个阶段如果患者炎症反应没有加重的话便足以证明医生的处置（应用抗生素）是恰当的。经常会有这种现象，患者服用抗生素24~48h后自觉症状无改善，随后便打电话给医生要求更换抗生素。此时，医生应该约诊患者并根据患者的具体情况作出客观评判以确定抗生素的进一步应用。

为了患者的利益，医生应该知晓以下几点注意事项，这是非常重要的。

即便患者还有一些肿胀，患者疼痛症状的减轻或者消退即表明治疗是有效的。

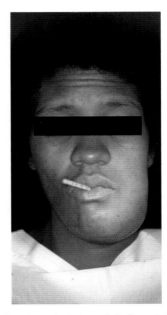

图15-22　对于出现发热症状的患者，需要对患者进行周期性的检查以监测患者的症状变化，如果需要行口外切开引流应该及时转诊至专科医生处

如果患者有需要服用抗生素的明确指证且医生给予了正确的处方，那么即便服用抗生素2~3d后患者的症状仍然没有完全消退，但这并不代表抗生素的选择或者应用有误，医生可以不用考虑追加或者更换其他抗生素。

如果患者有发热症状、淋巴结肿大或者中度蜂窝织炎，那么建议患者服用负荷剂量的抗生素。

对于大多数抗生素，服用后前24~48h患者并不会有非常大的临床症状和体征的改变。

除非患者的临床症状/体征有迅速加重，一般情况下并不建议医生在患者服用抗生素后的前24~72h内更换抗生素。如果出现上述情况（患者症状迅速加重），那么建议转诊患者至专科医生处会诊。

疼痛患牙的麻醉

对于牙源性疼痛的处理，一个棘手的问题就是不能对患者进行充分的麻醉[13]。随着新的麻醉仪器的问世，患者的不适感能很大程度上地被消除。医生想要对疼痛患牙进行有效的应急处理，就必须充分理解以下几个方面的情况：疼痛患牙的炎症进程[3]、拟麻醉区域骨质及神经的变化情况、麻药注射的方式、麻药注射的手法以及对患者心理状态的正确评估和鉴别。

正常牙髓组织内血流速度相对较快，对促进血管舒张性物质的反应极小。因此，当牙髓受到激惹和发生炎症时局部血流增速很小[20]。上述情况下（牙髓出现炎症反应时），毛细血管的通透性对牙髓组织炎症反应的影响要比血管流速更大。此外，尽管根管系统空间较小（有限），炎症牙髓也会发生充血水肿。充血水肿使得局部炎症牙髓组织压力上升，继而造成血流停止、局部缺血，最终发生组织坏死。这些坏死组织又会进一步侵害牙髓组织，如此循环，不断发生组织炎症反应和坏死，牙髓损伤程度不断加重[40]。

牙髓组织周期性、不规律性炎症和坏死以及细菌侵害是患者出现阵发性疼痛的原因之一。患者出现阵发性疼痛的深层原因可能与神经改变有关，牙髓组织神经纤维和神经肽会发生周期性地增加和降低，这可能跟周期性的牙髓脓肿扩张和组织修复有关[3]。这一点已经被证实，研究发现龋损导致的疼痛表现就与牙髓组织内神经纤维的新生和神经肽的变化有关。以此类推，患者出现持续性剧痛可能是因为牙髓组织多个区域同时出现炎症坏死。临床上医生会遇到很多这样的患者，有阵发性剧痛，剧痛过后疼痛症状又完全消失，表明患牙牙髓发生了坏死，或者炎症发展过程中获得了有效的引流通道。

从根本上讲，牙髓组织变性和坏死的炎症进程跟人体其他部位结缔组织相同。在根管治疗中，不良修复体冠方微渗透产生的细菌（及其产物）以及根管充填材料毒性成分的交叉影响，使根尖周组织将处于炎症进展和组织修复反复交替的状态，因此其表现会有所不同。从组织学角度讲，根尖周组织损伤区域主要包括肉芽组织（成血管性强）、成纤维细胞、结缔组织纤维、炎性渗出物和结缔组织包裹团块。炎性渗出物包括浆细胞、淋巴细胞、单核巨噬细胞和中性粒细胞，有时还可见胆固醇颗粒和异物巨细胞。此外，如果邻近上皮组织或者Malassez上皮剩余受到炎症刺激便有可能发展为囊肿（鳞状上皮衬里的囊腔充满液体或者半固体物质）。

只要根管系统内存在刺激物和细菌，或者机体吞噬细胞系统未能有效控制上述刺激，那么从组织学层面上讲根尖周组织损伤区域是组织损伤和修复的共存。通常，上述情况（组织损伤和修复共存）是炎症反应、感染刺激和机体免疫反应共同作用的结果，患者的体征和症状能侧面反应组织的状态，它有可能从临床轻度慢性不适症状转变为无任何不适症状、也可能转变为急性持续性疼痛症状。

牙髓组织和根尖周组织变性 / 感染诱发的炎症反应能导致不同区域组织 pH 有不同程度的降低，这取决于炎症反应的程度和进展速度。这有可能解释临床上为什么很难获得满意的麻醉效果，因为弱电解质（pKa，7.5~9）基础的麻药在酸性环境中的解离程度会被大大削弱。也有学者认为：炎症反应会改变感觉神经末梢的灵敏度，很有可能是炎症区域炎性神经元末梢发生了神经变性。研究表明，炎症组织内神经的静息电位和兴奋性阈值发生了变化，并且这些变化不仅仅发生在炎症牙髓本身、它也会影响所有受累神经纤维的整个神经元细胞膜。上述变化的本质在于局麻药物造成的离子流动和动作电位的减少不足以抑制神经元细胞膜的脉冲传输，这是因为麻醉状态下兴奋性阈值会降低，因此仍然会有脉冲传输 [3,41]。因此，有学者建议，如果想对炎症组织实现完全麻醉，可以考虑提高麻药的浓度（不一定是注射量）以降低神经动作电位 [42]。还有另外一种办法就是在远离炎症区域处进行局麻（有需要时可行局部神经阻滞麻醉术），尤其对于有大面积蜂窝组织炎的病例 [7]。

值得注意的是：牙根周围骨结构和神经结构的变异也会影响（降低）麻醉的效果 [8,42]。常见的涉及上颌骨及下颌骨的变异总结见下文，同时也提供了针对不同变异情况获取良好麻醉效果的指导建议。

通常，成年人上颌骨外侧骨皮质薄且疏松，因此容易获得有效的浸润麻醉效果。但是，颧牙槽嵴区域的唇侧（颊侧）骨皮质厚（尤其是小孩），麻药较难渗透至上牙槽中神经处。同时，有报道上牙槽中神经的先天缺如，因此在对第一磨牙和前磨牙进行麻醉时需要注射更大的范围。

在前牙区，前鼻棘和梨状孔底突出（厚），这会阻碍麻药到达切牙根尖的位置。在前磨牙和磨牙区，当腭根位置靠近颊侧骨皮质时，需要在腭侧骨板处追加浸润麻醉。

在上颌弓获得满意的麻醉效果并不难。因此，通常情况下，如果麻醉效果不理想，那么不应该是因为炎症的存在，而应该更多地考虑是不是麻醉方法的选择不恰当和麻药的注射方式不对。对于前牙疼痛，通常在上颌唇侧或者颊侧前庭沟处注射 1 卡普耳（1.8mL）的麻药便足以获得满意的麻醉效果；但是，有些上颌前牙（侧切牙、有些中切牙、尖牙）会向腭侧倾斜，或者有腭根存在，这种情况还应该追加腭侧浸润麻醉。然而，上述情况经常会被忽略而仅进行了颊侧的浸润麻醉，这种情况下患者在治疗过程中（治疗后）仍然会有不知缘由的不适感。

进行唇侧或者颊侧浸润麻醉时，与以往标准模式（针头与牙根长轴平行，便于麻药聚集在根尖附近）不同，应该使针头与牙根长轴呈一定角度，直接将麻药注射至根尖处，这样麻醉起效快、效果佳。

应该常规进行腭侧浸润麻醉，尤其是患者已经出现疼痛敏感时 [25]。鉴于腭穹隆的特殊形状，掌握腭侧根尖的位置对于准确注射麻药和去除疼痛症状是非常重要的。阻滞麻醉（比如眶下神经阻滞麻醉、上牙槽后神经阻滞麻醉 [22] 或者腭大孔注射麻醉）能实现术区最大限度的麻醉，尤其是针对那些已接受浸润麻醉但仍然有轻度疼痛症状的病例。

麻醉下颌牙齿时，下颌孔是获得有效麻醉的主要位点。虽然下颌孔的位置多变，但如果将内斜嵴定义为下颌骨的前缘（图 15-23），那么下颌孔通常可见于下颌升支中线的前方 [17,31]。研究证实，下颌孔位于磨牙咬合面的稍上方 [18]。临床医生必须重视下颌孔的变异性，因为有很多病例已经表明应用传统的注射方式并不能获得有效的麻醉效果，这时候针头进入的位置和角度都应该根据具体病例进行相应的调整。尽管非常罕见，研究发现下颌神经管走行过程中有可能会出现一些极端变异情况（比如出现分叉）。对于下颌孔位置有变异的病例，下牙槽神经的常规麻醉方式将不能取得满意的麻醉效果。拍摄下颌全景片（二维片）对预判下颌孔的位置和可能变异是非常有帮助的。

影响下颌区麻醉效果的众多因素中，副神经受到最多的关注[5]，磨牙后窝小孔的存在（图15-24）[17]、下颌舌骨肌神经在前牙和后牙的分支[9,23]，以及切牙神经分支在正中联合处存在交叉等也是相关因素。此外，颈横皮神经有可能与颏神经纤维混合在一起，进入颏孔后向后走行，负责支配前磨牙和磨牙[35-36]。

下颌后牙应该是最难获得满意麻醉效果的牙齿。影响下颌后牙麻醉效果的因素很多，包括副神经的存在、下颌神经阻滞麻醉不充分以及炎症患牙疼痛阈值降低等[29,41-43]。然而，下述一些基本操作原则可以帮助获得满意的麻醉效果：

行下颌神经阻滞麻醉且下唇麻木（提示下颌神经阻滞麻醉成功）后再行局部浸润麻醉以麻醉术区副神经。

在患牙周围注射0.6mL麻药。

行下颌磨牙麻醉时，可同时行颊神经阻滞麻醉和（或）舌神经浸润麻醉。

待患牙无叩诊不适（麻醉前有叩诊不适）或者无冷热等刺激性痛时再开始根管治疗。

患者麻醉后医生经常未能等待足够长的时间便开始治疗，这时三用气枪出来的冷水或者冷空气可引发患者剧烈疼痛，这会降低患者对医生的信任感，也会降低患者的疼痛阈值。如果麻醉过程完全遵循上述原则，但依然没有获得充分的麻醉效果，那么可以考虑进一步行牙周膜注射麻醉（图15-25）或者牙槽骨内注射麻醉[Stabident（Fairfax Dental Inc., Miami, FL, USA）；X-tip（Dentsply Tulsa Dental Specialties, Tulsa, OK, USA）][24]。对于多根牙的麻醉，牙周膜和牙槽骨内注射麻醉应该紧贴或

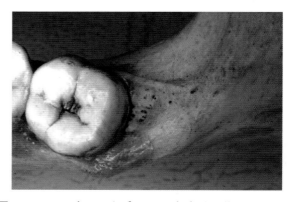

图15-24 注意此下颌骨尸体标本磨牙后垫处大量小孔的存在

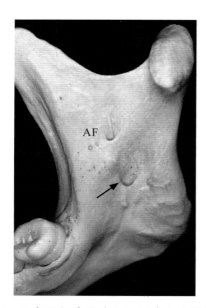

图15-23 注意下颌神经进入下颌升支舌侧面的位置（箭头所指）。同时注意上颌升支内侧面上的其他小孔的位置。多数下颌孔位于下颌𬌗平面之上，下颌孔的位置会影响下颌神经阻滞麻醉术进针的位置。AF：下颌副孔

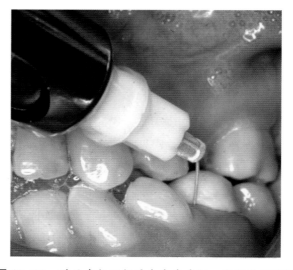

图15-25 对于多数下颌牙齿疼痛病例，应用牙周膜注射麻醉是非常有帮助的

者靠近每一个牙根以取得充分的麻醉效果。尤其是对磨牙的麻醉，有些磨牙的远中根与近中根间隔相当远。

如果所有麻醉方式都未能取得充足的麻醉效果，或者由于肿胀或者创伤的存在可能减弱麻药的麻醉效力，这时还可以考虑行牙髓内（髓腔内）麻醉（图 15-26）[8]。应用髓腔内麻醉时，刚开始可能会引发患者疼痛，但当麻药渗入牙髓组织后疼痛便可消失[2]。因此，医生必须依据患者的具体病情选择恰当的麻醉方式。为了将患者的不适感最小化，应该选用小号（#1 或者 #2）球钻、应用短距离点击式方式开髓。球钻可以从𬌗面中央窝处（开髓孔的常规位置）进入髓腔，或者从髓角最高处进入髓腔。开髓

过程中如果球钻每次只深入很小的距离（零点几个毫米），那么患者的疼痛症状便会减轻，也能很快进入髓腔（图 15-27）。使用 30G 针头穿过髓室顶小的开髓孔进行髓腔麻醉，麻醉过程中边注射麻药边移动针头。通常，仅需要几滴麻药便足以麻醉牙髓组织。通常，牙髓内注射麻醉只能麻醉冠部牙髓组织，而根管内牙髓组织未能被充分麻醉，这种情况下应该慎行牙髓摘除术。对于有些病例，整个牙髓组织都能被有效麻醉，这时便可以去除整个牙髓组织。如果患牙出现复杂冠折（见第 19 章），尤其是同时伴有软组织肿胀时，可以直接在牙髓暴露的位置注射麻药，这种方法麻醉起效快且患者不适感小。

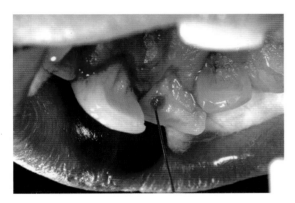

图 15-26 使用 30G 针头对患者行牙髓内注射麻醉，患者面部外伤、肿胀明显

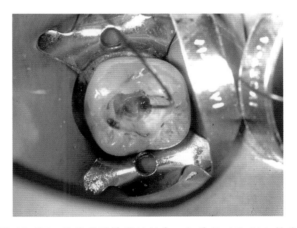

图 15-27 虽然牙髓暴露的极少，但是足以让 30G 针头穿过以便行牙髓内麻醉注射。针头一旦插入髓腔，应该立即推动注射器行牙髓内麻醉

参考文献

[1] Aubrey J, Foley GH. Foley's footnotes. Wallingford PA: Washington Square East, 1972.

[2] Birchfield J, Rosenberg PA. Role of anesthetic solution in intrapulpal anesthesia. J Endod, 1975, 1:26-27.

[3] Byers MR, Taylor PE, Khayat BG, et al. Effects of injury and inflammation on pulpal and periapical nerves. J Endod, 1990, 16:85-91.

[4] Carter RB, Keen EN. The intramandibular course of the inferior alveolar nerve. J Anat, 1971, 108:433-440.

[5] Chapnick L. Nerve supply to the mandibular dentition: a review. J Can Dent Assoc, 1980, 46:446-448.

[6] Elliott JA, Holcomb JB. Evaluation of a minimally traumatic alveolar trephination procedure to avoid pain. J Endod, 1988, 14:405-407.

[7] Evers H, Haegerstam G. Introduction to dental local anesthesia. Fribourg: Mediglobe SA, 1990: 91.

[8] Fragouli E. Anaesthesia in endodontics. ENDO (Lond Engl), 2008, 2:171-184.

[9] Frommer J, Mele FA, Monroe CW. The possible role of the

mylo-hyoid nerve in mandibular posterior tooth sensation. J Am Dent Assoc, 1972, 85:113-117.

[10] Gutmann JL. A clinical repair—predictive/treatment approach to pulpal diagnosis. BCDS Forum, 1982, 2(2):9-10.

[11] Gutmann JL. Endodontic emergency treatment. J Calif Dent Inst Contin Educ, 1992, 42:3-48.

[12] Gutmann JL, Harrison JW. Surgical endodontics. St Louis: IEA [Ishiyaku EuroAmerica] Publishers Inc, 1991.

[13] Gutmann JL. Problems attaining local anesthesia with endodontic emergencies. Anesth Pain Control Dent, 1993, 2:133-139.

[14] Hargreaves KM, Keiser K. New advances in the management of endodontic pain emergencies. J Calif Dent Assoc, 2004, 32:469-473.

[15] Harrison JW, Svec TA. The beginning of the end of the antibiotic era? Part I. The problem: abuse of the "miracle drugs". Quintessence Int, 1998, 29:151-162.

[16] Harrison JW, Svec TA. The beginning of the end of the antibiotic era? Part II. Proposed solutions to antibiotic abuse. Quintessence Int, 1998, 29:223-229.

[17] Haveman CW, Tebo HG. Posterior accessory foramina of the human mandible. J Prosthet Dent, 1976, 35:462-468.

[18] Heaseman PA. Variation in the position of the inferior dental canal and its significance to restorative dentistry. J Dent, 1988, 16:36-39.

[19] Henry M, Reader A, Beck M. Effect of penicillin on postoperative endodontic pain and swelling in symptomatic necrotic teeth. J Endod, 2001, 27:117-123.

[20] Heyeraas KJT. Vascular reactions in the dental pulp during inflammation. Acta Odontol Scand, 1983, 4:247-256.

[21] Houck V, Reader A, Beck M, et al. Effect of trephination on postoperative pain and swelling in symptomatic necrotic teeth. Oral Surg Oral Med Oral Pathol Oral Radiol Endod, 2000, 90: 507-513.

[22] Loetscher CA, Melton DC, Walton RE. Injection regimen for anesthesia of the maxillary first molar. J Am Dent Assoc, 1988, 117:337-340.

[23] Madeira MC, Percinoto C, Silva MGM. Clinical significance of supplementary innervation of the lower incisor teeth: a dissection study of the mylohyoid nerve. Oral Surg Oral Med Oral Pathol, 1978, 46:608-614.

[24] Malamed SF. The periodontal ligament (PDL) injection: an alternative to the inferior alveolar block, Oral Surg Oral Med Oral Pathol, 1982, 53:117-121.

[25] Malamed SF. The management of pain and anxiety//Cohen S, Burns R: of the pulp. 6 ed. St Louis: Mosby, 1994.

[26] Matthews DC, Sutherland S, Basrani B. Emergency management of acute apical abscesses in the permanent dentition: a systematic review of the literature. J Can Dent Assoc, 2003, 69:660, 660a-660i.

[27] Menhinick KA, Gutmann JL, Regan JD, et al. The efficacy of pain control following nonsurgical root canal treatment using ibuprofen or a combination of ibuprofen and acetaminophen in a randomized, double-blind, placebo-controlled study. Int Endod J, 2004, 37:531-541.

[28] Moos HL, Bramwell JD, Roahen JO. A comparison of pulpectomy alone versus pulpectomy with trephination for the relief of pain. J Endod, 1996, 22:422-425.

[29] Najjar TA. Why can't you achieve adequate regional anesthesia in the presence of infection? Oral Surg Oral Med Oral Pathol, 1977, 44:7-13.

[30] Natkin E. Treatment of endodontic emergencies. Dent Clin North Am, 1974, 18:243-255.

[31] Nicholson ML. A study of the position of the mandibular foramen in the adult human mandible. Anat Rec, 1985, 212:110-112.

[32] Nusstein JM, Reader A, Beck M. Effect of drainage upon access on postoperative endodontic pain and swelling in symptomatic necrotic teeth. J Endod, 2002, 28:584-588.

[33] Oguntebi BR, DeSchepper EJ, Taylor TS, et al. Postoperative pain incidence related to the type of emergency treatment of symptomatic pulpitis. Oral Surg Oral Med Oral Pathol, 1992, 73:479-483.

[34] Roda RS, Blanton PL. The anatomy of local anesthesia, Quintes-sence Int, 1994, 25:27-38.

[35] Rood JP. The analgesia and innervations of mandibular teeth, Br Dent J, 1976, 140:237-239.

[36] Rood JP. Some anatomical and physiological causes of failure to achieve mandibular analgesia. Br J Oral Surg, 1977-1978, 15:75-82.

[37] Siqueira JF, Jr. Aetiology of root canal treatment failure: why well-treated teeth can fail. Int Endod J, 2001, 34:1-10.

[38] Siqueira JF, Jr. Microbial causes of endodontic fare-ups. Int Endod J, 2003, 36:453-463.

[39] Tjäderhane LS, Pajari UH, Ahola RH, et al. Leaving the pulp chamber open for drainage has no effect on the complications of root canal therapy. Int Endod J, 1995, 28:82-85.

[40] Van Hassel HJ. Physiology of the human dental pulp. Oral Surg Oral Med Oral Pathol, 1971, 32:126-134.

[41] Wallace JA, Michanowicz AE, Mundell RD, et al. A pilot study of the clinical problem of regionally anesthetizing the pulp of an acutely inflamed mandibular molar. Oral Surg Oral Med Oral Pathol, 1985, 59:517-521.

[42] Walton RE, Torabinejad M. Managing local anesthesia

problems in the endodontic patient. J Am Dent Assoc, 1992, 123:97-102.

[43] Wong MKS, Jacobsen PL. Reasons for local anesthesia failures. J Am Dent Assoc, 1992, 123:69-73.

[44] Wu MK, Dummer PM, Wesselink PR. Consequences of and strategies to deal with residual post-treatment root canal infection. Int Endod, 2006, 39:343-356.

拓展阅读

Cohen LA, Bonito AJ, Akin DR, et al. Toothache pain: a comparison of visits to physicians, emergency departments and dentists. J Am Dent Assoc, 2008, 139:1205-1217.

Colleagues for Excellence. Taking the pain out of restorative dentistry and endodontics: current thoughts and treatment options to help patients achieve profound anesthesia. Chicago: Am Assoc Endodontists, Winter, 2009.

Happonen R-P, Bergenholtz G. Apical periodontitis// Bergenholtz G, Hørsted-Bindslev P, Reit C. Textbook of endodontology. Oxford: Blackwell Munksgaard, 2003.

Little JW, Falace DA, Miller CS, et al. Antibiotic prophylaxis in dentistry: an update. Gen Dent, 2008, 56:20-28.

Skaug N. Systemic complications of endodontic infections// Bergenholtz G, Hørsted-Bindslev P, Reit C. Textbook of endodontology. Oxford: Blackwell Munksgaard, 2003.

第 3 篇

手术治疗操作要点

PART 3

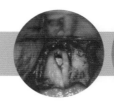

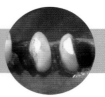

第 16 章

根尖周手术中问题的解决方法

> "很大程度上,手术成功的首要条件是术者对术区解剖结构的完全熟悉[2]。"
>
> J.R. Blayney, 1932

> "无髓牙,无论充填质量如何,只要有轻微

---

* 参考文献 10, 11, 32, 43, 56, 60

324

的功能或牙周干扰病史,其显示有任何根尖侵蚀的迹象(如与相邻的正常牙齿相比较硬骨板、骨小梁和牙周宽度变化),都应予以牙根切除[12]。"

> C.F. Fawn, 1927

牙髓外科治疗的基本原理

对于已行完善的根管治疗后出现复发性根尖周病变或根尖周损伤未愈合的患牙,有多种治疗方案可供选择。虽然此类病例在临床中通常选择非手术再治疗[3],但由于牙齿的不可逆变化或根尖周病变的性质,许多牙齿不适合行再治疗[5]。此外,很少有研究能对非手术再治疗的成功或失败提供相关的高水平证据[44]。根尖周手术不仅适用于这些病例[10],而且也适用于可以行非手术再治疗,但非手术再治疗可能过度破坏牙齿或修复体的病例。事实上,数据显示,手术治疗的成功率可能比非手术再治疗的成功率更高*。当牙齿因先前的根管治疗失败而受损时,应在制定治疗计划过程中加以考虑此种方案[1]。根尖周手术是替代拔牙的一种有效选择[17],应始终予以考虑。与此同时,存在一些特殊情况时,拔牙是首选治疗方案。即使在这种特殊情况下,也有可能适用于意向再植的治疗方法[73],一个有经验的临床医生通常在决定拔除一颗牙齿前会考虑所有的治疗方案。

不治疗和观察一段时间似乎也是另一种选择,但实际上,这种方法只会拖延选择其他可行治疗方案的决定。此外,拖延时间过长可能导致不可逆的骨丢失,并限制最终的治疗选择,

只能考虑拔牙。

选择根尖周手术的理论和治疗计划与牙髓学文献中最早的引文并无太大差异[24]。手术目的是清除出现在根尖周围的反应性组织，并通过根尖手术的方法清除和封闭所有根管间交通。然而，以往认为患者的问题在于根周发炎 / 组织感染，常行手术刮除治疗[24]。通常情况下，问题的根源是根管的清理不彻底，消毒不完善，根管系统充填或根管冠方封闭失败，导致微渗漏进入处理不完善的根管系统。具有讽刺意味的是，由于术后病变复发，这些问题最终都将导致拔牙。在大量优秀研究的支持下[21]，医生对病程起因的认识、手术技术的发展和根管逆行充填材料的选择等方面都发生了巨大的变化，使牙髓外科手术成为保存患牙的一种合理和预后可期的治疗[13,38,58,77]。

根尖手术的适应证

非手术根管治疗失败或持续存在根尖周透射影

非手术根管治疗后存在的顽固性根尖周病变的几种病因已被确定*。在所有已知的因素中，唯一一个非手术再治疗可以取得较高成功率的是首次根管治疗不完善且根管形态无医源性改变[8,19]（图 16-1）。如果在先前的治疗中，根尖 2~3mm 的根管清理只进行了最低限度的预备成形，或者完全未被清理，那么再治疗过程与任何常规根管治疗没有显著差异[3]，预后良好（图 16-2）。

对于复发性或持续性根尖病变，非手术治疗不完善导致患牙根管形态发生重大改变的病例并不少见（图 16-3）。由于根尖区根管解剖形态的改变，增加了清理、消毒和封闭的难度或不可能性，因此非手术再治疗的预后较差。虽然非手术再治疗的成功率低于初次治疗[32,74-75]，但仍有治愈可能，所以非手术再治疗仍是大多数病例的首选治疗方法（图 16-4）。经过一段时间的愈合，通常是 6~12 个月，根尖手术将成为再治疗愈合失败病例的选择。在所有非手术再治疗的病例中，应告知患者愈后可能不佳，必要时仍需手术治疗。

感染在根管系统内难以预备的部位*，见图 16-5 和图 16-6；感染位于根尖区根管外[47-49]，

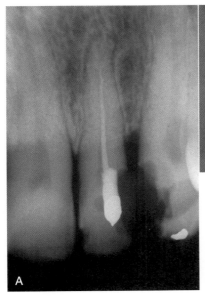

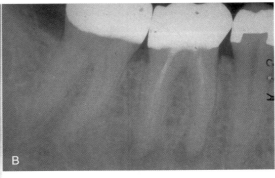

图 16-1　A. 上颌侧切牙根管治疗不完善。注意根尖区根管的解剖结构在根管内没有改变。B. 下颌磨牙根管治疗不完善，根尖病变持续存在。由于完全缺乏根尖预备，未见根管形态改变

---

* 参考文献 4, 41-42, 47-49, 74-75；★ 16, 30, 47-49, 71

见图16-7；存在真性囊肿或肿瘤（图16-8），出现牙根纵裂（图4-12B），上述四种引起持续性根尖周病变的病因很难通过临床或影像学的方法来鉴别[41-42,74-75]。主要的临床症状表现为患牙已行根管治疗，治疗质量尚可，但根尖周病损仍不愈合。特殊病因通常在术前不能被鉴别，通过术中直接观察或术后的组织学检查得以确定[41-42]。

根管系统中难以预备的区域残留的细菌已经成为众多研究的课题。根尖切除后的组织学研究和根管取样细菌的微生物学研究表明，大多数根管治疗后无症状根尖周炎的患牙根尖部分存在顽固细菌[42,48-49,71,74]。从临床角度来看，目前尚无探查这些根管系统的有效方法，但是对可能存在这些结构的认知有助于在常规治疗期间提高根管预备的彻底性（图16-9）。

经完善的根管治疗后，由细菌引起的持续性根尖周感染并不常见。在某些情况下，致病菌会导致顽固的根管外感染，需要手术治疗[61-63]。术后

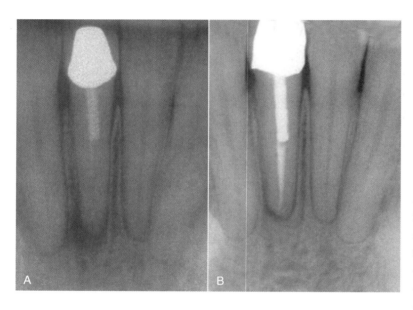

图16-2　A.根管治疗不充分的患牙存在持续性根尖周炎。B.拆除牙冠和根管桩后，采用常规的根管治疗方法进行再治疗。8个月后复查，显示正常愈合

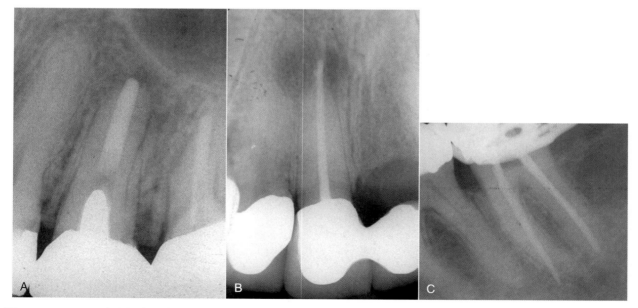

图16-3　A.不规范的根管治疗会严重改变根管形态。根尖孔明显增大。B.根管治疗不完善，导致根尖孔破坏。C.根管治疗不完善，改变根管形态。需要根尖手术来治疗这三个病例

对切除的组织行组织学检查,鉴别致病菌[15,61-62]。例如真性囊肿或根尖周囊肿[41-42,53],临床诊断通常为病因不明的不能愈合的根尖周病损[61-62]。

第 4 章讨论了牙根纵裂的诊断。大部分的损伤会延伸至龈沟,表现出一种独特的可探及的牙周缺损。在持续性根尖周病变的病因学中,一些纵裂可能无法通过探诊或影像学手段观测到,如第 18 章中的病例,见图 18-17。在根尖周手术中,偶尔可观察到裂纹线起源于根尖并向冠方延伸。如果裂纹线没有延伸至上皮附着处,裂纹线可以作为逆行充填的一部分进行修复(图 16-10)。

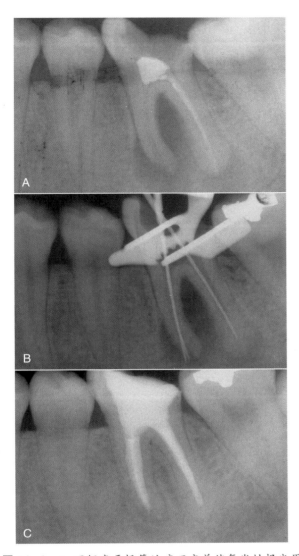

图 16-4　A.下颌磨牙根管治疗不完善伴复发性根尖周炎。B.测量工作长度的 X 线片显示,首次根管治疗使得根尖区根管形态发生显著改变。8 个月后复查,提示根尖周和根分叉愈合良好

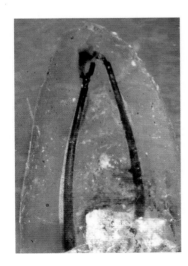

图 16-5　脱矿牙显示根尖处有难以预备的管腔,同时伴有银尖腐蚀产物,导致根尖周病变持续存在

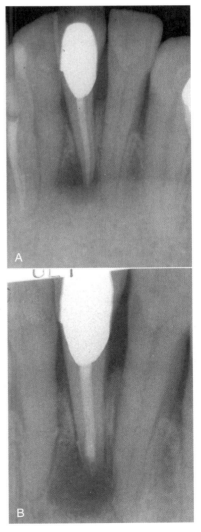

图 16-6　A.左下中切牙根管治疗 6 个月后重新评估显示病变未愈合。B.术后 X 线片。术中制备根尖斜面时,观察到多个副根管。根管得以良好充填

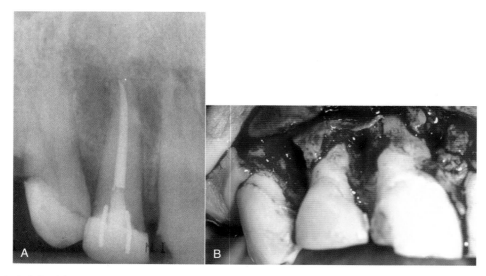

图16-7 A.右上中切牙根周大面积透射影。根管治疗对急性感染无效。感染逐渐累及邻牙。B.根管治疗1周后，手术翻瓣暴露术区，并搔刮肉芽。感染仍然持续存在。拔除中切牙和侧切牙后最终愈合

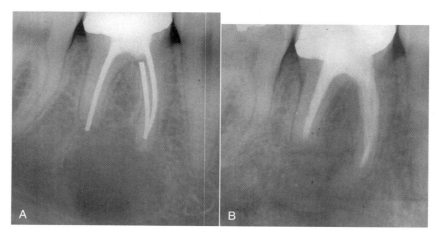

图16-8 A.银尖根管治疗失败后，根尖周大面积透射影。B.6个月后复查影像学表现。组织学检查证实此为真性囊肿

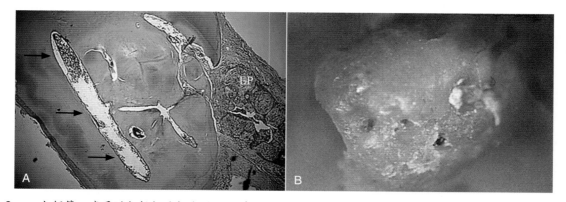

图16-9 A.上颌第一磨牙近颊根切除根尖的组织学切片。注意到，箭头所示的根管已被清理、成形和封闭，但在根管治疗过程中仍有未触及的根管区域。组织碎屑仍然存在，根尖区有囊肿形成（EP，上皮）。B.上颌侧切牙根尖切除，可见多个根管开口及不规则区。彻底清理和消毒这些特殊区域几乎是不可能的，这些区域还可能含有导致持续性根尖周病变的刺激物

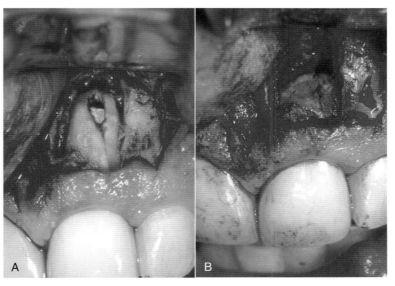

图 16-10　A.根裂从根方延伸至冠方。它没有延伸到上皮附着处。B.用 MTA 作为充填材料修复裂纹

根尖周组织的异物反应

有时，在充填过程中，牙胶可能会从根尖孔或侧副孔中挤出[37,54,76]。在根尖或根管侧支部位出现少量的片状物质并不罕见，甚至被一些医生认为是可取的或"美学的"。这些材料很少对预后有影响（图 16-11）。

偶尔可能出现过多充填材料被超填的情况，这在术后 X 线片上看起来并不美观。但如果根尖孔清理干净且密封良好，超填材料周围的病变会愈合。如果患者感觉良好，最好在术后6~12 个月复查进行重新评估（图 16-12）。如果病变的症状或体征持续存在或复发，可能需要在 6 个月的重新评估之前进行手术。如果在重新评估时病变没有表现出明确的 X 线愈合迹象，即使患者感觉良好，也需要进行根尖手术。

使用螺旋输送器输送糊剂型根充材料时很难控制。如果根尖孔天然发育的较大，或在根管清理和成形过程中被扩大，则糊剂可通过根尖强行进入根尖骨质、上颌窦或下颌管中。过多的超填材料可导致持续性根尖周病变。手术的目的是去除多余材料，并确保根尖末端得到良好封闭（图 16-15）。

病例： 右上第一磨牙 1 个月前完成根管治疗。术后 X 线片显示疗效可接受但不显著。患者自述，从治疗开始那天起，在前庭沟内的根尖区持续存在一个质软的小肿块。临床检查发现小结节局部红肿，触诊疼痛。

解决方案： 许多上颌前磨牙和磨牙颊根的根尖表面骨质较薄（开窗）（图 16-13）[24]。如果这种牙根中牙胶或糊剂超填，有时超填材料会向侧面延伸进入骨膜。由于超填材料通常朝向 X 线，所以 X 线片上可能看起来并无异常。根尖手术治疗可以去除超填材料，并切除根尖使其位于骨腔内。手术可以解决此类问题（图 16-14）。术中很少需要骨粉骨膜修复[68]。

非手术治疗不能处理的根管解剖形态

有些牙齿的牙根形态不能通过非手术治疗来解决。重度弯曲伴钙化使得根管根尖段无法预备（图 16-16）。

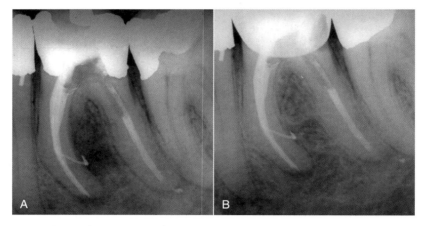

图 16-11　A.已根充的下颌磨牙近中根粗大，根管侧支和远中根的根尖孔有超填材料。注意根分叉处的骨质破坏程度。B.6 个月后根尖周愈合中

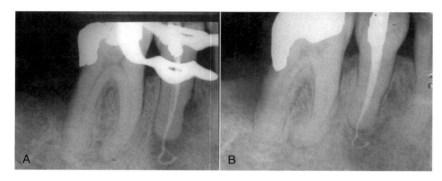

图 16-12　A.在常规根管充填时发生牙胶超出根尖孔。B.6 个月后复查再评估表明，尽管超填材料存在，但愈合正常

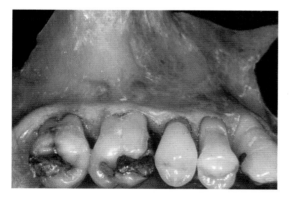

图 16-13　右侧上颌骨的尸体标本，说明颊根表面骨质较薄

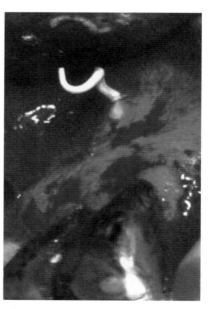

图 16-14　超填到黏膜下组织中的牙胶尖的临床照片。必须行根尖周手术去除牙胶

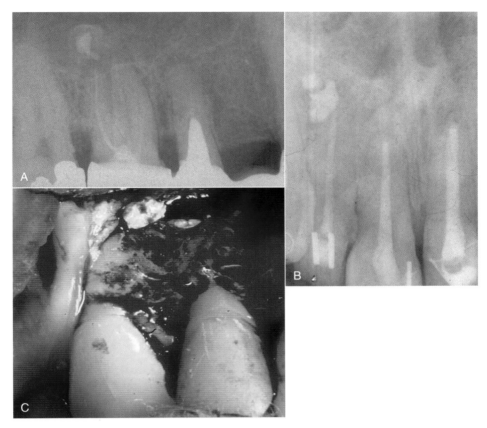

图 16-15　A.图片显示超填糊剂进入上颌窦。B.X 线片显示，右上侧切牙糊剂进入根尖周骨质，导致急性根尖周炎。C.临床照片显示根尖手术中去除超填材料

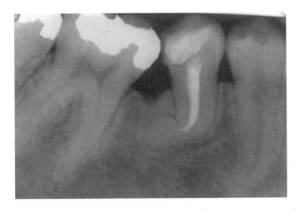

图 16-16　X 线片示下颌前磨牙存在严重的根尖段弯曲，不能疏通至根尖。持续性的根尖周炎需要手术治疗

解剖学障碍

根尖孔敞开的患牙的治疗重点是以形成钙化根尖屏障的技术和材料为中心。根尖手术适用于那些不能形成屏障的病例，或者是由于根管的解剖学原因而不能使用该技术的病例。图 16-17 显示了一个病例，早期 X 线片显示上颌侧切牙牙中牙的形成。

5 年后，患者出现急性根尖周脓肿，急诊治疗时发现根尖片未见根尖继续发育。经分析，非手术方式处理此牙中牙将破坏较大，会削弱牙齿的长期预后。在此病例中，根尖手术是最有效和损伤最小的选择。

常规根管治疗中最常见的并发症之一是管腔内存在钙化物质。第 8 章和第 13 章讨论了各种方法来成功地定位和疏通影像学上部分或完全钙化的根管。然而，一些牙齿的实际钙化的程度，想要疏通到根尖是不可能的（图 16-18）。根尖手术适用于由于根管治疗远未到达根尖孔，疗效差，而存在根尖病变或病变持续不愈合症状的病例。钙化根管难以疏通，治疗中可能导致根

管预备异常，这在持续性根尖周病变的病例中经常见到。这些病例再次成功地疏通和预备根管通常是不可能的（图16-19）。

使用常规的方法定位和疏通根管一直是首选的治疗方案。如果不能通过常规的方法处理，应在牙齿冠部结构过度破坏或穿孔发生之前终止尝试。随后应进行牙齿修复及根尖周手术治疗（图16-20）。

医源性障碍

医源性是指以前治疗引起的不良并发症。在医源性障碍存在的情况下，由于根管内存在无法去除的牙科材料或器械，阻碍了非手术再治疗的进行（见第14章）。这些材料的存在可能是有意的，如根管桩；也可能是意外导致的，如分离器械。第14章描述了去除这些材料或障碍物的常用方法，但在有些情况下并不可行，特别是当阻塞位于根尖三分之一或弯曲根管时。此时，根尖周手术是去除根尖周病变和保留患牙的唯一有效方法。

非手术再治疗去除根尖部充填有银尖且根管上端放置有桩的病例特别困难。幸运的是，银尖已经淘汰了，但遗留下来的病例仍然存在。

如果非手术治疗不能去除银尖部分，就需要进行根尖手术治疗。在许多病例中，可以从根尖方向切除整个银尖，切除后会发现许多银尖是松动的。只要银尖可以去除，根尖逆行预备就可以照常进行，且没有并发症。

如果不能去除银尖，根尖的预备工作（本章后面将会描述）就会变得更加复杂。金属必须用一个非常小的钻或金刚砂涂层的超声工作尖进行切削，以便为根管逆行充填材料预备出一个窝洞（图16-21）。一些固化后形成坚硬均质的糊剂材料也可能存在同样的问题。

当分离器械不能从冠向取出时，建议手术清理并充填根管的根尖部分。如果折断器械没有延伸到根尖，就没有必要将其去除。事实上，此时试图去除它可能会造成牙根结构的过度破坏。根尖处的分离器械或从根尖处超出的分离器械可以在手术过程中切除，这大大方便了后续的逆行预备和逆行充填（图16-22）。

根尖周手术中，根管内桩有三方面的问题。首先，与其他医源性障碍物一样，它们妨碍非手术再治疗的进行。幸运的是，现代技术使去除大多数根管桩成为可能，但这样做并不总是有利的。有时，剩余的牙齿结构可能会严重受损，即使修

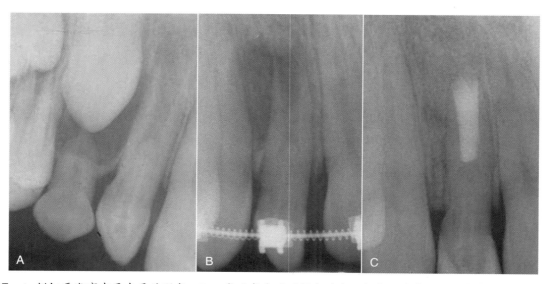

图16-17　A.侧切牙发育中牙中牙的形成。B.5年后复查显示根尖病变，根尖孔发育不全。患者急诊表现为急性根尖脓肿。C.术后19个月复查显示根尖周完全愈合

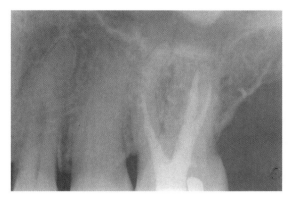

图 16-18　钙化使上颌第一磨牙的所有根管都无法疏通到根尖。若症状持续存在或未来出现根尖周病变，需要手术治疗

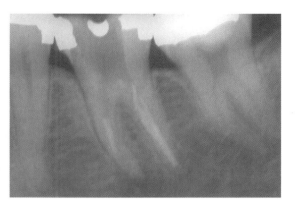

图 16-19　下颌磨牙存在持续性根尖周病变。尝试疏通近中根管未成功。提示根尖手术治疗

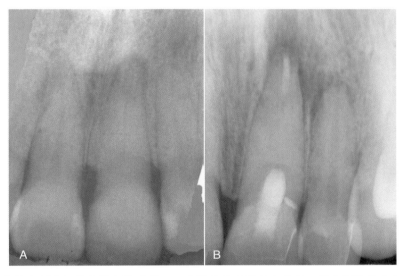

图 16-20　A.严重钙化的上颌中切牙伴根尖周病变。B.尝试非手术治疗失败后，冠方通路被永久充填，完成手术治疗

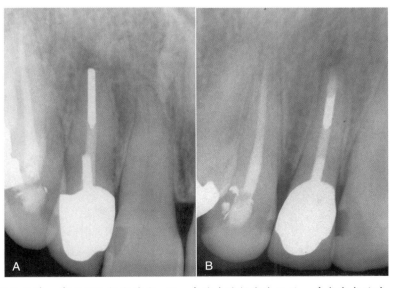

图 16-21　A.根管内银尖充填。有症状和根尖病变。B.尝试去除银尖失败后，手术完成治疗

复成功，也会影响牙齿的预后（图 16-23）。根尖周手术通常是更为保守的治疗方法。

其次，虽然拆除根管桩是常选的治疗办法，但很难确定桩对保留修复体的必要性。即使是

在根管桩可以拆除的情况下，选择根尖周手术的治疗计划，有时是基于保留修复体的功能或美学（图 16-24）。

另外还应考虑桩在根管中的位置。如果桩

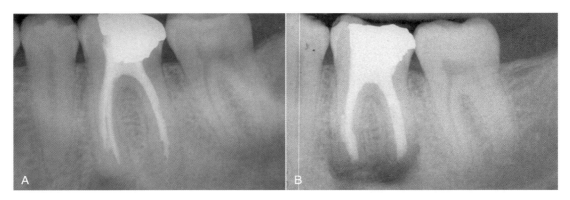

图 16-22 A. 下颌第一磨牙根管治疗后仍有根尖周病变。可见分离器械超出远中根尖。B. 术后即刻 X 线片显示在根管逆行充填之前，分离器械已被取出（由 Ryan Wynne 博士提供）

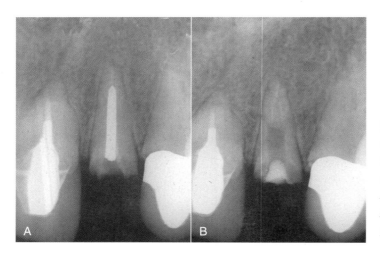

图 16-23 A. 较短的牙根内根管桩折断：治疗进退两难。B. 取出根管桩。尽管必须要进行修复，但去除根管桩导致根管预备过度，牙本质壁很薄

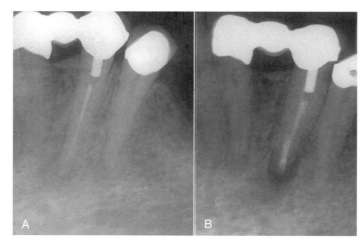

图 16-24 A. 下颌尖牙根管治疗不完善，根尖病变复发。这颗牙齿是具有功能和美观作用的固定义齿的基牙。B. 虽然桩看起来很容易拆除，但是根尖手术可以避免可能的冠松动

预备过度，或桩位于较短的牙根中，牙根充填的根尖部分可能受损，会导致根尖周病变。在手术过程中，根管空间不足可能无法对根尖部分进行理想的手术充填（图 16-25）。有时，根管的根尖部分可以通过切削桩来预备。这个过程比去除银尖更为困难。现在的金属桩材料，如不锈钢和钛材质，极难用小牙钻切割，而且用小牙钻切削时往往难以控制。

树脂和陶瓷桩材料不能用钻切割，必须用金刚砂涂层的超声工作尖来预备，这种技术虽然有效，但效率很慢。此种预备的后果可能导致切削过度但深度太浅，影响预后。这些手术治疗成功的病例要求预备进根管桩的材料中，需要较高水平的临床技能和临床经验，才能取得令人满意的结果（图 16-26）。

对于有根管桩的病例，预防潜在的手术并发症，需要良好的根管治疗和修复治疗。第 21 章将进一步讨论根管治疗及根管桩修复后患牙的修复治疗问题。

先前根尖周手术失败

前期根尖周手术治疗失败的原因已被许多学者证实[51-52]。经常被提及的失败原因包括不完善的根管系统清理和成形，这意味着要么是根管的根尖部分在手术中没有被充填，要么是充填不当，抑或充填材料不当。其次，手术失败的一个主要因素是未控制的慢性牙周炎。有三种可能支持这种说法：①牙周病在根尖周手术时就已存在，但被临床医生忽视了；②牙周病起始于手术后；③手术时瓣膜没有复位和固定好，导致上皮向下生长，与根尖周手术区相通。其他失败的原因还包括术后修复失败导致的冠方渗漏、手术过程中未处理的解剖异常、牙齿的医源性损伤和牙周支持组织的医源性损伤[52]。

在 20 世纪的前 90 年里，银汞合金被广泛用作根管逆行充填材料[24]。尽管银汞合金不具有生物相容性[52]且存在治疗失败的案例，但当时没有其他可行的替代材料。虽然观察到许多银汞逆行充填的病例患牙维持了数十年的功能[24]，但最终的研究证实，银汞合金逆行充填材料的长期预后较差[14]。银汞合金在根尖手术中的应用已被淘汰，但以这种方式完成的病例的遗留问题仍然存在，而且可能是最常见的手术失败类型。不幸的是，时至今日世界仍有许多地方使用银汞合金作为逆行充填材料[39]。

在手术失败的情况下，首先，单纯的非手术再治疗并不可选，除非之前的手术完全遗漏了根尖，这种情况十分罕见（图 16-27）。几乎

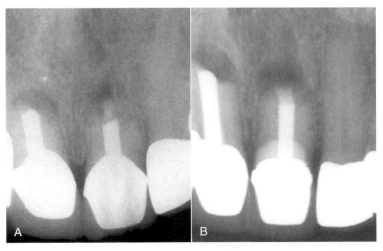

图 16-25　A. 牙根极短的上颌中切牙，根管桩过长；两颗牙均存在根尖周病变。B. 术后 X 线片。由于缺少逆行充填的可用空间，右上中切牙不能进行逆行充填

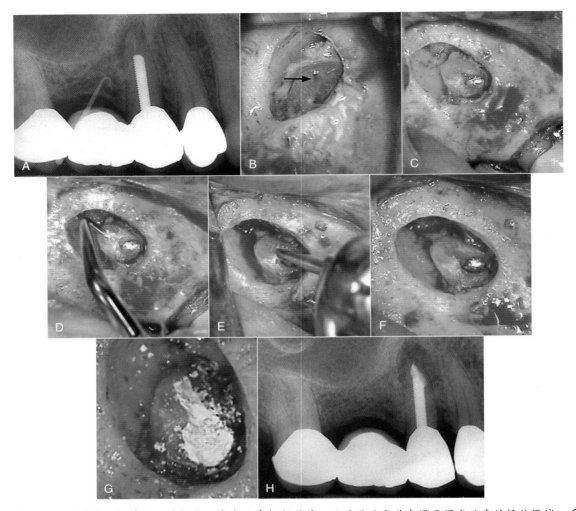

图 16-26　A.上颌前磨牙根管桩，伴根尖几毫米处有折断器械。示踪显示窦道来源于固定义齿的桥体区域。手术是必要的。B.已行骨开窗，仅能看到分离器械的尖端（箭头处）。C.初步截根预备，可见折断器械和根管桩。D.使用超声仪器去除分离器械。E.使用球钻截根并磨除根管桩末端。F.根尖根管腔预备。G.充填中间修复材料(IRM)。H. X线片显示最终的根管充填（病例由 Dr. Fasial Amir 提供）

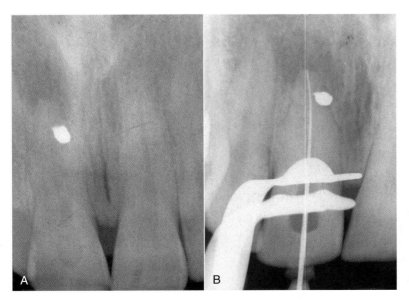

图 16-27　A.上颌中切牙手术失败的病例。B.根管清理。值得注意的是，银汞逆行充填材料并未与根管或根尖区的透射影相通

所有病例都需要去除原有的逆行充填材料。其次，以前的根尖手术已经不可逆地改变了根尖段根管形态，不能通过非手术再治疗来解决。第三，存在于逆行充填材料周围的细菌，在预备时不可能被去除。第四，当银汞合金作为逆行充填材料存在时，其根尖预备区通常会受到腐蚀产物的污染。值得庆幸的是，如果能够消除病因，对既往根尖手术进行再次手术是一种合理有效的治疗方法（图 16-28）[52]。

与未做过手术的病例相比，再次手术使用的手术方法有一些不同。首先是必须去除之前的逆行充填材料。在超声仪器出现之前，用于根尖预备的技术并不能进入根管深部。在外科手术中，如果先前逆行预备很浅，预备一个新的根尖斜面有时就会截去大部分或所有的旧充填材料。

如果逆行充填延伸到根管深部，材料又较硬，比如银汞，去除可能是一个挑战。银汞合金只能用高速钻去除。与前面所描述的银尖的问题类似，入路和角度限制了钻的深度。通常情况下，唯一的解决方案是制备比常规手术要求更大的斜面。另一种解决方案是使用超声金刚砂工作尖，但它们可能长度不足无法去除所有的充填材料，而且相对于银汞合金，其对牙本质的切割能力可能会造成牙根的过度损伤。特别是在狭窄、脆弱的根尖区，因其可能会导致根部出现裂纹[46,55]，术者必须避免使用高功率的超声工作尖。

手术入路和操作方法：体外指征

从上述病例可以看出，根管外科几乎适用于所有牙齿的所有牙根。同样，对于所有这些应用，根尖周手术的目的总是相同的：在根尖截面水平上，清理并严密充填根尖区。然而，从实用的角度来看，由于牙齿解剖结构和牙槽弓解剖结构的复杂性，牙齿越往后，实际操作就越困难。对于展示后牙各种手术解剖的根尖变化、各种组织入路、完成根管逆行充填的方法的内容超出了本文的讨论范畴。接下来的讨论将集中在解决问题的技巧上，这些技巧旨在防止在对前牙进行根尖周手术时出现问题，对于新手来说，这是提高技能和经验的最佳方法。

在考虑临床应用之前，前牙根尖逆行预备和充填技术将在体外进行演示。根尖的预备包括两步，第一步是根尖切除与根切斜角，主要是为了直视根切截面。过去，截面通常与根管长轴成 45°~60°[24]（图 16-29）。在顽固性根尖周炎的病例中，这个角度可能会暴露许多充满细菌的牙本质小管[34]。不管切面在任何角度，根管应靠近斜面的中心。在现代超声预备技术和放大功能的影响下，如果视野和入路允许，应尽量使斜面与根管成直角[55]。

第二步是扩大和清理根管的根尖部分，以允许放置充填材料[55]。研究的重点是牙本质小

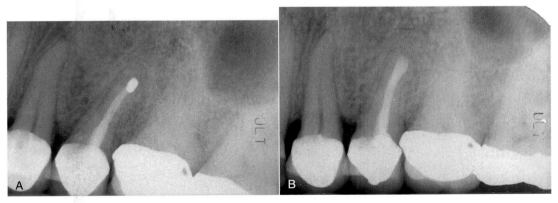

图 16-28　A.上颌第二前磨牙存在轻微叩痛和触痛。大约 10 年前用银汞合金材料完成的手术治疗。B.6 个月复查 X 线片示术后愈合良好。患者无任何症状，牙齿功能正常。根尖段充填物是 MTA

管的方向和渗透率[59,67]。牙本质小管的直径足以允许液体渗透，并允许细菌进入根管。在根中部，牙本质小管大致垂直于牙根表面和髓腔。而在根尖区，牙本质小管从根表面冠状的斜向髓腔。当根尖区的牙本质小管为0º（垂直于牙齿长轴），需要将牙本质小管预备至1mm深度，以严密封闭牙本质小管[18]。如果根切角度成45º，预备深度需要增加到2.5 mm。因此，许多甚至是大部分，用于根尖手术的超声工作尖设计的有效切削长度为3mm（图16-30）。

根尖区根管的预备有两个目的：①清除坏死的碎片、细菌和所有先前治疗的充填物；②充分扩大空间，使得充填材料在预备的根管中得以充分压实。目前，根尖的预备通常使用超声

仪器进行。工作尖无论是光滑或金刚砂涂层，均适用于不同角度。它们可用于为大多数前牙的充填预备出充分的空间（图16-31）。人造金刚砂涂层的工作尖一个特殊的优点是它们能够切割金属，如银尖、根管桩和先前的银汞合金充填材料。在实践中，这可能是一个费时费力的方法，但结合高速钻，金刚砂超声工作尖是一个去除金属材料的宝贵的手术辅助器械。

在某些情况下，成品的超声工作尖也有一些明显的缺点。由于其相对较大的直径和刚性结构，预备时它们并不一定遵循根管路径（图16-32）。而此时，需要使用更小更细的金刚砂工作尖（图16-33）。这个问题还涉及术野、手术入路和临床医生应用这些技巧的经验。金刚

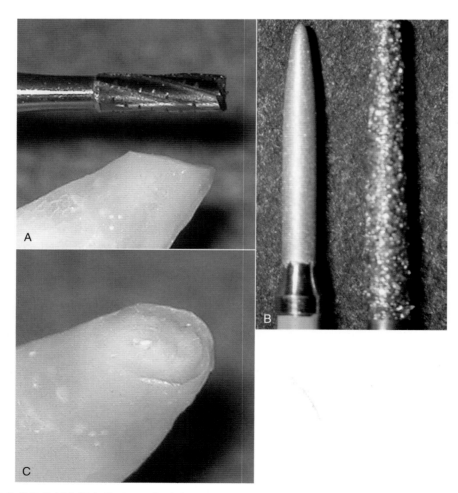

图16-29 A.用手术裂钻制备根尖斜面。B.金刚砂钻（右）用于制造根尖斜面，超细金刚砂钻（左）用于重新修整斜角。C.完成斜面制备。注意根管位于斜面的中心

砂超声工作尖在较高能量水平下具有很强的切削力，可向任何方向进行切割（图 16-34），缺点是可能在切割的根面造成根裂[7,57]。在根管的长轴方向上，谨慎操作金刚砂工作尖；建议工作尖运用短脉冲激活模式。

另一个潜在的缺点是限制 3mm 的预备深度（图 16-35）。通常情况下，根管更深的地方最好

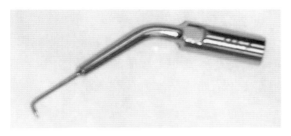

图 16-30　制作的手术超声工作尖，有效切割深度 3mm

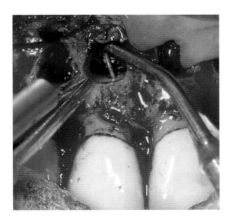

图 16-31　超声工作尖预备根尖区根管

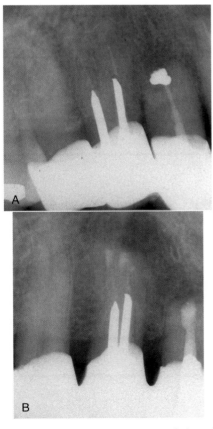

图 16-32　A. 手术病例术前根尖段根管未预备。B. 术后 X 线片示超声金刚砂工作尖制备根尖孔异常

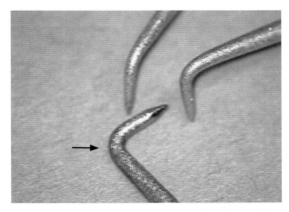

图 16-33　三种不同角度和大小的超声工作尖。箭头所示为最大的工作尖，不能用于根尖狭窄根管的预备

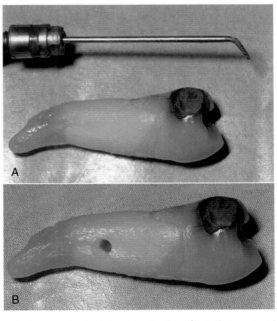

图 16-34　A. 显示了金刚砂涂层超声工作尖的切割效率。离体牙侧表面无缺损或管腔。B. 牙根表面 1min 内预备出小孔。在根尖处使用，有过度预备和根管偏移的危险

也要清理，特别是存在污染区时（图 16-36）。这种情况很可能发生在上颌第一磨牙的近中颊根[9]。幸运的是，对于根尖段根管的预备，可用超声 K 锉替代。此锉可以沿着根管的方向，清理细小的、未经清理的根管（图 16-37）。它可以轻易地去除牙胶尖 / 糊剂和粘接充填材料（图 16-38），但预备深度可能大于 3mm，因此超声 K 锉的使用仅局限于根管内病变可允许放置该工作尖的区域（图 16-39）。

超声锉技术的主要缺点是需要手工对锉进行预弯，在使用过程中有可能造成仪器的折断。可以用外科持针器或止血钳来预弯（图 16-40）。为了尽量减少器械的折断，应注意避免弯成锐角，超声设备应保持在一个较低的功率，功率大小的设置取决于不同的设备（图 16-41）。

充分的逆行预备应使得逆行充填材料可以压实（图 16-42）。现在，最常用的根管逆行充填材料可能是三氧化矿物凝聚体（MTA），但中间修复材料（IRM）也受到许多临床医生的青睐。在随机的前瞻性临床研究中，这两种材料都提示：随着时间的推移，影像学评估有着相同的愈合效果[6,35]。

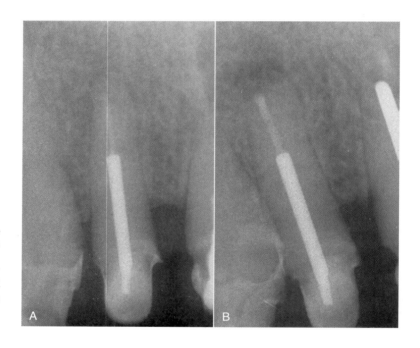

图 16-35 A.侧切牙先前治疗情况的 X 线片。患牙存在位置很深的根管桩，患者有症状。B.使用超声工作尖完成根尖手术的术后图像。预备深度限制在 3mm 以内。可以把桩以下的牙胶全部去除

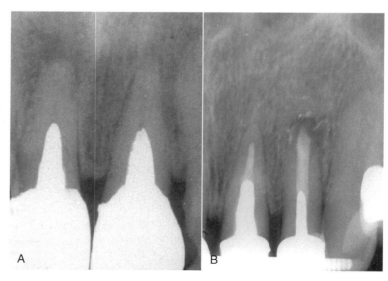

图 16-36 A.两颗上颌中切牙根管内粗大桩核修复，根尖段无根充。手术治疗。理想情况下，根尖段根管预备至根管桩水平。B.侧切牙根尖孔敞开的术后图像。注意充填材料充填到桩的位置

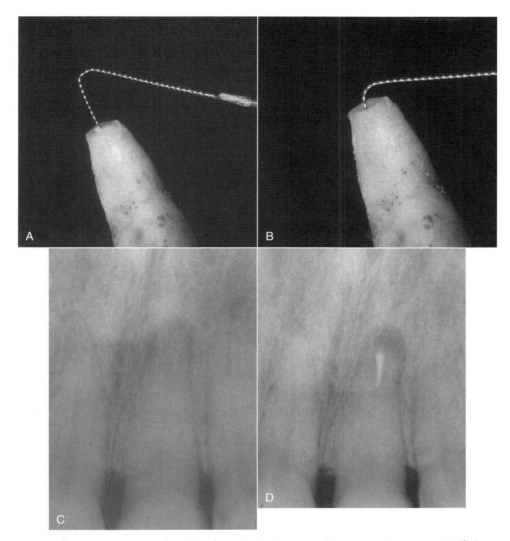

图 16-37　A.使用超声锉对术前未行根管治疗的患牙进行根尖逆行预备。B. 15 号 K 锉深入根管内。C.图示上颌中切牙术前存在根尖周病变。根管几乎完全钙化。D.术后片显示根尖逆行充填完成。使用超声锉完成的此预备

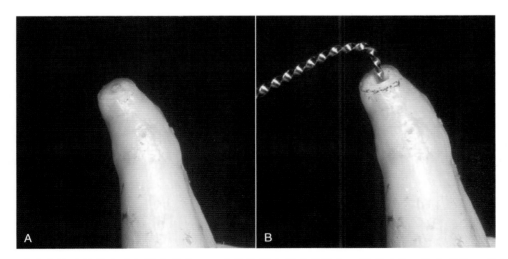

图 16-38　A.牙胶充填的根管内进行根尖预备。B.大号锉装在超声装置上，调高功率，取出牙胶。减小功率，完成预备

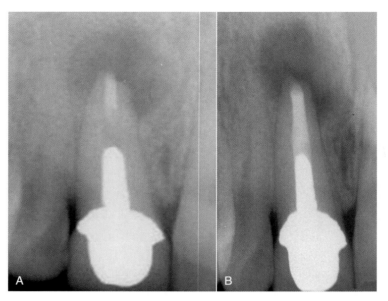

图 16-39　A. 适合行根尖手术的上颌中切牙。B. 术后 X 线片显示取出牙胶并充填到根管桩的位置

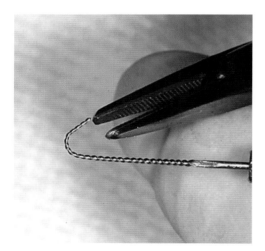

图 16-40　使用外科持针器对锉进行预弯；避免弯曲角度过大，以防连接超声上使用时发生急性折断

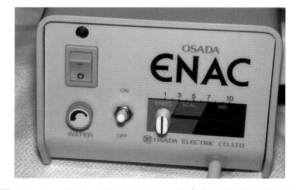

图 16-41　连接工作尖使用时，超声装置设置为低功率

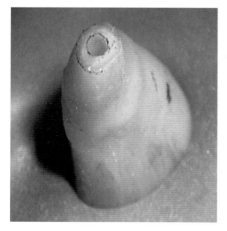

图 16-42　完成根尖预备

这两种材料都可以通过多种方式充填根尖预备区。市面上有各种设计的小型输送器，这些器械最初是为银汞输送 [银汞逆行充填输送器（Miltex，York，PA，USA）] 或新开发的系统 [MAP 系统（Roydent Dental Products，Johnson City，TN，USA）] 设计的；另有 Dovgan MTA 输送器（Quality Aspirators，Duncanville，TX，USA）（图 16-43）。最近的一种方法是在一个模块中制备 MTA 的柱状成形条，这些柱状由半块 Hollenbeck 成型器

制备 [Lee MTA 成形模块（G.Hartzell & Son，Concord，CA，USA）][33]（图 16-44）。然后，这些材料被商业上可以买到的小型充填器压实，或者可以用牙髓或牙科手术探针等手工改制的器械压实（图 16-45）。压实后，用微湿润的棉球除去多余材料（图 16-46）。

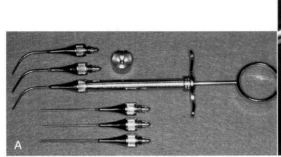
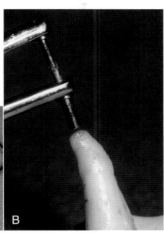

图 16-43　A. 用于根尖（MAP 系统）的 MTA 输送器。B. 用于充填 MTA 的银汞合金微型输送器

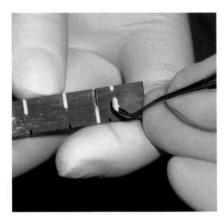

图 16-44　Lee MTA 模块制作条状 MTA。使用 Hollenbeck 充填器将材料输送到根尖预备区

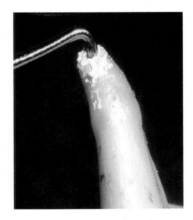

图 16-45　用微型充填器压实充填材料。可从成品或定制的牙髓探针、牙周探针或其他手用器械制备成此充填器

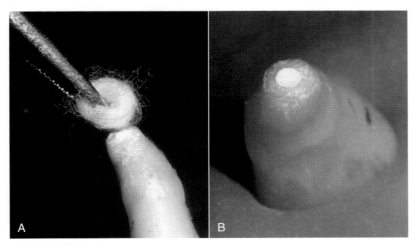

图 16-46　A. 用棉球去除多余的充填材料。B. 完成根管逆行充填

手术入路和操作方法：体内指征

外科解剖学

在上颌和下颌的牙弓上，6个前牙的常规手术没有解剖并发症。除鼻前棘外，无大血管、神经管、窦腔或过厚的骨结构。在某些情况下，根尖手术入路可能受到前庭极浅或根长异常的限制，特别是下颌和上颌尖牙。牙齿过度前突会使根尖向牙槽骨内侧倾斜，使手术入路困难。

麻醉和止血

常规的牙科局部麻醉技术和麻醉剂均适用于根尖周手术[26]。麻醉一旦建立，软组织中的止血可通过含有浓度为1:50 000血管收缩剂的麻药的渗透作用来增强[23]。一些地区，只有1:80 000浓度的麻药。这些麻醉剂不推荐用于下颌区域。

阿替卡因[Septocaine（septodon USA,New Castle DE,USA）]增加了骨渗透能力，有利于麻醉效果。

在下颌前区，往往可以通过局部浸润麻醉来完成根尖手术。由于丁哌卡因[Marcaine（Hospira Inc. Lake Forest,IL,USA）]的作用时间长，不仅对手术本身麻醉效果好，对术后疼痛的控制也很有效。

对于上颌骨内较大的病变，应该进行腭侧麻醉。有时也有必要对根尖病变组织直接注射来增强局部麻醉效果。

软组织注意事项：瓣膜设计

有四种组织瓣设计方式适合于前牙根尖手术。三角皮瓣是翻开和复位最方便的方法，它由一个垂直切口和一个沟内切口组成[24,65]（图16-47）。垂直切口通常设计在患牙近中至少一个牙位，包括龈乳头。沟内切口或水平切口通常延伸至患牙远中至少一个牙位。这种设计将为绝大多数病例提供足够的根尖区术野。如果一个垂直切口暴露不足，可以在皮瓣远端再做一个垂直切口，形成矩形瓣[24,65]（图16-48）。龈乳头应该包括在内，切口应该是有角度的，

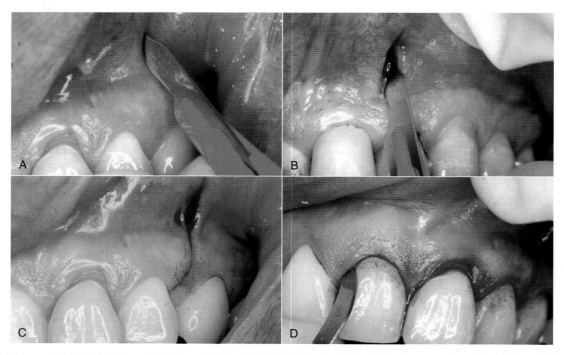

图16-47 A.三角皮瓣垂直切口的位置。垂直切口放置在患牙远中至少一个牙位处。B.切口紧贴骨壁，减少软组织撕裂的可能性。C.切口终止位置如图所示，远离龈乳头。同样的切口终止位置也可以包括龈乳头，因为包括龈乳头更易缝合。D.完成沟内切口皮瓣，再次到牙槽嵴顶

皮瓣的基底部比边缘更宽。这是为了确保皮瓣有充足的血供。

组织瓣设计的第三种类型是龈缘下切口瓣[24,65]。这种设计适合保留美学修复体周围的龈缘,当有足够宽度的附着龈覆盖整个设计的手术位点时,皮瓣由两个垂直切口组成,切口不延伸至龈沟,而是由一个水平切口连接,切口距龈缘约2mm(图16-49)。其结果是缝合时,角化组织的水平皮瓣边缘比黏膜组织更坚韧。

最后一种是龈乳头基底瓣[64]。这种组织瓣可以防止龈乳头的萎缩。它包括两个垂直切口,由龈乳头基底部切口和牙颈部的沟内切口连接。显微手术刀片的宽度不应超过2.5mm,因为刀片在邻间隙的微小移动影响都很大。

龈乳头基底部有两种不同的切口。第一种的浅切口首先垂直牙龈切开上皮和结缔组织,深约1.5mm,呈曲线连接龈乳头两侧。切口的起点和终点均垂直于龈缘;第二步,手术刀沿着第一切口,朝向根尖,止于牙槽嵴顶。第二种切口在龈乳头基底部的根向三分之一处形成了一个刃厚瓣。从这一点开始,向根尖方向移动,翻开全厚黏骨膜瓣。虽然龈乳头基底瓣可以导致预后可期的治疗结果,但这项技术具有挑战性,不推荐给新手使用。然而,了解这种方法有助于前牙区软组织或美学问题的手术设计。考虑到这些问题时,病例可以转给更有经验的人使用这种手术方法来治疗。

龈乳头基底瓣对软组织的非创伤性处理是至关重要的,可达到快速愈合的目的。部分全厚皮瓣的上皮必须由下层结缔组织支撑,否则会结痂,形成瘢痕结构。另一方面,翻瓣部分的结缔组织层过厚可能会危及颊侧龈乳头的愈合。

切口要紧贴着骨面,这样骨膜就可以随着瓣膜翻起,防止组织撕裂。锋利的骨膜翻瓣器可使牙槽骨均匀暴露(图16-50)。如果组织不能翻开或不能松弛到预期的手术位点,可以扩大垂直和水平切口。

当软组织病损突破骨质时,将病变软组织进行刮治和摘除

根尖病变通常会穿透唇侧骨板[28]。翻瓣后,病变清晰可见。如果有引流窦道,病变的一部分会附着在组织瓣的下表面,翻瓣和复位时需要格外小心。这些病例中,在尝试分离病灶与皮瓣之间的所有黏连之前,最好先确定病灶的

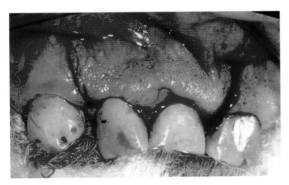

图 16-48 矩形皮瓣。第二个垂直切口有助于扩大翻瓣范围和暴露根尖。设计皮瓣的基底部宽度大于游离部

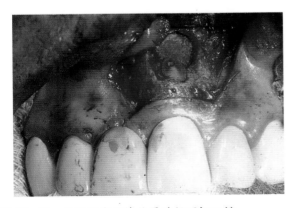

图 16-49 保留游离龈缘位置的龈下切口瓣

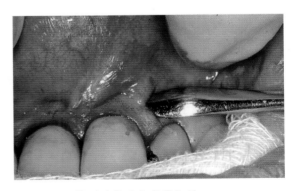

图 16-50 用锋利的骨膜分离器翻瓣

边缘。一旦找到边缘，就可以用手术刀小心地分离软组织。这种方法可避免切割组织时，形成穿孔或组织过薄。根尖病变内的组织刮除后，即可暴露根尖。

无明显根尖周损伤时，如何暴露根尖

当根尖病变较小时，如果翻瓣后未见软组织病变，须穿透颊侧骨板才能进入病变区域。首先，应该对牙槽骨进行探查，寻找可能的骨质缺损或根尖骨质变薄的区域。随后，在充分的冲洗下，用手术专用长柄球钻去骨[28]（图16-51）。间歇用牙周刮治器或探针探查骨板开窗情况。触及病变区和牙齿本身时，可以调整开窗的方向，使其以根尖为中心。理想情况下，为了达到愈合的目的，建议将骨窗保持在近远中向的最小范围[69]。如果在探查时患者感到疼痛，此时应将麻醉剂注射到病变组织内。根尖病变组织可以从骨腔内刮除，暴露根尖（图16-52）。

临床案例

病例：一位49岁患者主诉右上中切牙根尖急性疼痛。根尖片显示，先前的根管治疗根管桩过长，仅留下1mm的充填牙胶（图16-53A）。X线片上仅显示较小的透射影，但根尖区触诊有明显的局部肿胀。急性病变是如何在极小的病理影像证据下发展的呢？

解决方案：根尖周手术。翻瓣后，可见根尖区唇侧骨板很薄。在这种情况下，感染和肿胀很容易扩展至覆盖的软组织内，但并不会导致急性骨缺失，及进一步的影像学损伤（图16-53B）。

根尖切除和根管腔鉴别

根尖暴露后，预备牙根斜面，使其可以清楚地看到根管，就像前面描述的那样，它位于斜面的中心（图16-54A）。由于98%的根尖异常解

剖结构和93%的根管侧支存在于根尖3mm范围内，因此根尖至少切除3mm是很重要的[24,28,55]。理想的角度应该垂直于牙根长轴，但通常在不牺牲牙齿结构的情况下，为了保证视野和手术入路，需要做不同角度的切除。如果斜角太大，会产生难以克服的空间定位障碍，根尖预备和充填可能达不到理想的效果。在考虑截根角度时，情况各不相同。对于前牙，应考虑尽可能小的斜角。由于后牙牙根的解剖结构特点，考虑因素发生了很大的变化。根尖切除后，应仔细检查是否存在裂纹或折裂，是否有延伸和不规则结构，如峡部、管间吻合等[25,29,55]。这些解剖学上的变异将决定

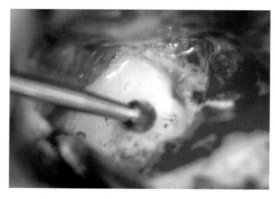

图16-51　唇侧骨板无穿孔。使用4号(1.4 mm)或6号(1.8 mm)手术球钻进行骨开窗。大量生理盐水冲洗下刨削去骨

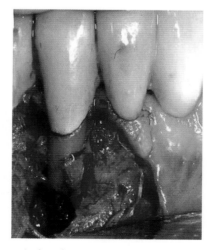

图16-52　去骨开窗，刮除病变组织后，暴露根尖。注意龈沟引流通道伴随的骨嵴缺损。重点检查该区域是否存在牙根纵裂。本病例中无明显折裂。为确保术后重新附着，应避免搔刮术区根面

接下来的治疗步骤，如进一步扩大截根或延长根管逆行预备。

根管逆行预备

　　根管的根尖部分是用超声仪器预备的（图16-54B）。显微口镜可增强根管预备的可视性，确保预备根管的每个壁都被清理干净[55]（图16-54C）。在准备根尖逆行充填时，可将干棉球放置于围绕根尖的骨腔内，以防多余的充填材料散落其中（图16-54D、E）。如果刮除术后骨壁内有出血，可用浸透消旋肾上腺素的棉球置于骨腔内 [Racellet（Pascal Co.,Bellevue,WA）]；或用含有 Vicostat 的棉球（Ultradent Inc.,South Jordan,Utah,USA）[26]（图16-54F）。其他以胶原蛋白为主的止血产品也被推荐使用 [72][如 Colla-Cote（Integra LifeSciences Corp.,Plainsboro,NJ,USA）]。这些药甚至含有 2.25% 的外消旋肾上腺素来增加止血效果（Nephron）[70]。

　　极少数情况下，牙根纵裂可能在根尖部分被发现，并向冠方延伸。如果折裂线尚未延伸至上皮附着区，可以准备一个 0.5mm 的半圆形钻来预备折裂线，将其作为逆行充填的一部分行 MTA 充填（图16-55）。

　　病例：男，37 岁，主诉左上中切牙根尖部有中度局部肿胀。软组织触诊很敏感，牙齿叩诊也很敏感。这颗牙齿有一个桩核和冠，根充质量差，看起来像糊剂充填。根尖有大的透射影（图16-56A）。根据现有资料和临床情况，计划实施根尖手术治疗。

　　解决方案：一旦行组织翻瓣，软组织刮除后，一小部分牙根就会与牙根长轴成约 90° 角被切除。然后用一个 K 锉连接到超声手柄上预备根管到桩的位置（图16-56B）。用 MTA 充填根管（图16-56C）。

根管逆行充填：材料和位置

　　尽管 IRM 也显示出良好的治疗效果，但目前 MTA 是根尖充填的首选材料。在目前的配方中，MTA 是一种难以操作的材料，但其应用于根尖时，将材料混合后，通常在湿润的根管环境下也能形成有效封闭。当材料在压实过程中水化时，多余的水分可以用额外的干棉球吸干。材料完全充填管腔后，用干燥或微湿的棉球擦拭根尖斜面，去除多余部分（图16-57）。使用 IRM 的话，这个操作过程就非常简单了。

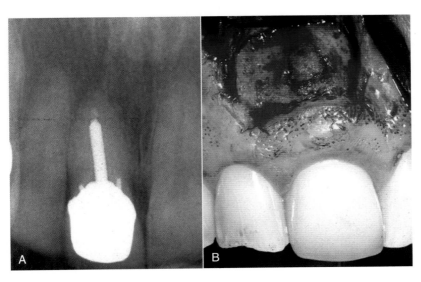

图16-53　A.右上中切牙 X 线片示根尖周病变极小。临床表现为急性局部肿胀。B.翻瓣后见根尖位于正常唇侧骨板外。感染部位为根尖上覆的骨膜和黏膜组织

在平板上调拌 MTA 至湿润，切勿压实，将材料轻柔的输送到预备后的根管内。接下来，将加压器与根管中的 MTA 相接触，并用激活的超声工作尖轻触加压器的非工作端。当滞留的空气被释放时，这些材料就会流入预备的管腔内。这被称为超声辅助致密化[31,55]。

然后，将根尖周围的棉球和多余的材料清理干净。仔细清点棉球数量。病灶内残留棉球会引起急性异物反应。

组织复位和固定

在缝合伤口之前，手术位点应该用生理盐水冲洗以清除碎片，组织边缘要正确复位，以促进愈合[45]。用盐水浸湿的纱布轻压重新定位的组织，使复位后的组织和皮质骨之间的血凝块减少到薄薄一层（图 16-58）[22,24]，可以增加组织的稳定性。用单丝缝合线来固定组织是消除细菌及副产物进入伤口部位的最好方法。由于缝合线是组织刺激

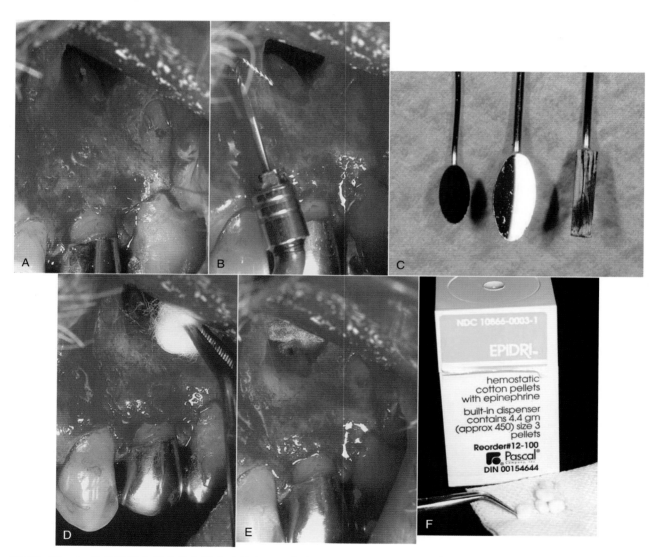

图 16-54 A. 在常规根尖周手术中暴露的根尖。注意牙胶周围的黑色斑点，表明有微渗漏。B. 超声预备。C. 手术用的显微口镜。D. 小棉球放置在预备的根尖周围。E. 根尖充填材料恰填。F. 如果根周的骨隐窝持续出血，可以放置肾上腺素浸渍 (1:1000) 的棉球

物，在足以支持组织的基础上首选 4-0 和 5-0 的尽可能细的缝线[66]。在龈乳头基底切口处，缝线可小至 6-0 和 7-0。同样，推荐使用不可吸收的缝合线，因为拆线后组织刺激就会终止。拆线可以在 48h 内，不能晚于 4~5d[27]。对于三角

瓣的设计，用悬吊缝合固定龈乳头，垂直切口采用简单间断缝合。对于龈下切口瓣，可采用连续褥式缝合，也可采用简单的间断缝合。如果缝线材料是可吸收的，则无须拆线。

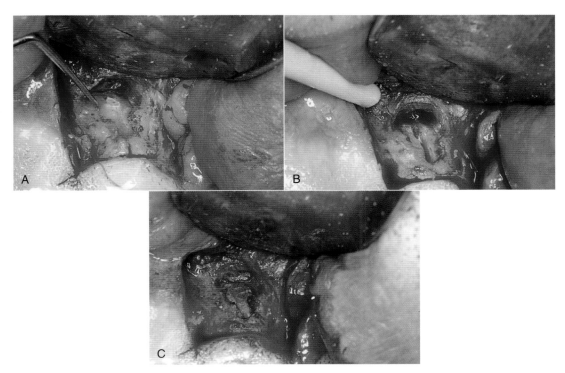

图 16-55　A.暴露的根尖显示在牙根唇侧面上有一条细小的垂直裂纹线向冠方延伸。B.预备根管和折裂线。根尖区根管按常规方法预备。裂纹线用直径 0.5mm 半钻扩大。MTA 充填根管和折裂线

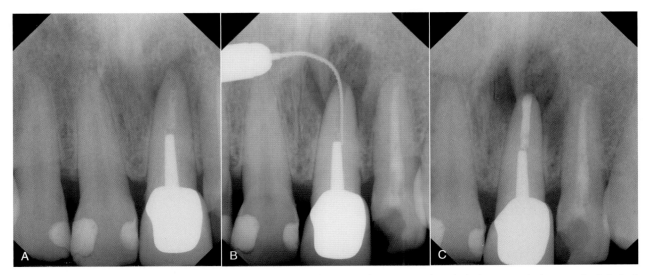

图 16-56　A.上颌中切牙根尖周围有透射影。根管内存在桩，根管治疗不完善，患者有症状。患者于 20 年前在柬埔寨接受的治疗。B.组织翻瓣、根尖刮治、根尖切除后，清理预备根管至桩末端位置。当软组织去除后，可见肉芽肿组织中混杂有黄色物质团块。C.MTA 充填根管。病变活检显示为肉芽肿伴放线菌感染

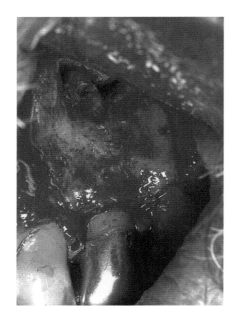

图 16-57 一个常规手术病例，使用灰色 MTA 充填

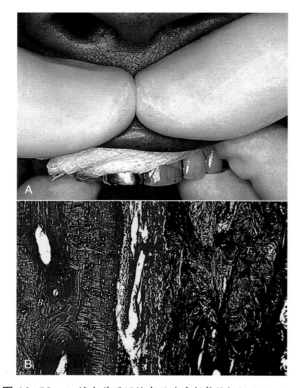

图 16-58 A. 缝合前用湿纱布压迫重新复位组织 3~5min。B. 注意在良好的组织压迫下，骨（B）附近有最小的血凝块（C）；重新复位的组织（T）。这在促进早期组织愈合的同时最小化术后肿胀

术后护理和潜在并发症

术后即刻及当天使用冰袋冰敷可以减轻肿胀。冰敷的方式是冰敷 20min 休息 20min。手术后的第二天使用热敷[22]。

明智的做法是让患者在术前或至少在麻醉区域仍处于麻醉状态时服用止痛药。600mg 布洛芬加 1000mg 对乙酰氨基酚是一种没有麻醉作用的高效镇痛药[40]。这些非处方药不仅很容易买到，而且患者通常已自备。如果术前没有服用，推荐使用布洛芬 - 对乙酰氨基酚联合作为术后第一个镇痛药，效果明显。这种组合可以根据需要，每 4~5 小时服用一次。对于潜在的更剧烈的疼痛，可以使用传统的麻醉性镇痛药（例如，5~10mg 氢可酮与 500mg 对乙酰氨基酚联用）。如果患者开始使用非处方镇痛药，氢可酮处方也可以使用。麻醉失效后，如果布洛芬 / 对乙酰氨基酚效果不佳，麻醉处方药还可以进一步减轻疼痛。通常情况下，如果患者需要麻醉药品，一剂就足够了。

术后使用洗必泰（0.12%）含漱 1~2d，可控制菌落，抑制菌斑形成[20,50]。许多临床医生也会建议至少术前 1 天进行洗必泰漱口。术前是否使用抗生素存在争议[78]。相较于全身症状，由于术前使用抗生素对减少术后感染的局部症状无明显价值，因此极少使用[36]。

并发症

幸运的是根尖手术很少有并发症。最常见的是术后皮瓣组织下感染。感染的特点是局部肿胀和剧烈疼痛，通常在手术后 2~3d 出现。每天服用 4 次 500mg 的阿莫西林，一般可以解决感染。这种方法对预后无影响。

有时皮瓣边缘会发生坏死和脱落。此时不需要治疗。虽然最终愈合的结果可能存在牙根或冠边缘暴露，但对此几乎没有简单的补救方法。最有效的方法是正畸牵引和替换牙冠。

参考文献

[1] Abramovitz I, Better H, Shacham A, et al. Case selection for apical surgery: a retrospective evaluation of associated factors and rational. J Endod, 2002, 28:527-530.

[2] Blayney JR. Fundamentals governing pulp-canal therapy, Dent Cosmos, 1932, 74:635-653.

[3] Caliskan MK. Nonsurgical retreatment of teeth with periapical lesions previously managed by either endodontic or surgical intervention. Oral Surg Oral Med Oral Pathol Oral Radiol Endod, 2005, 100:242-248.

[4] Chavez de Paz LE. Redefining the persistent infection in root canals: possible role of biofilm communities. J Endod, 2007, 33:652-662.

[5] Cheung GS. Endodontic failure—changing the approach.Int Dent J, 1996, 46(3):131-148.

[6] Chong BS, Pitt Ford TR, Hudson MB. A prospective clinical study of mineral trioxide aggregate and IRM when used as root-end filling materials in endodontic surgery. Int Endod J, 2003, 36:520-526.

[7] De Bruyne MA, De Moor RJ. SEM analysis of the integrity of resected root apices of cadaver and extracted teeth after ultrasonic root-end preparation at different intensities. Int Endod J, 2005, 38:310-319.

[8] de Chevigny C, Dao TT, Basrani BR, et al. Treatment outcome in endodontics: the Toronto study—phases 3 and 4: orthograde retreatment. J Endod, 2008, 34:131-137.

[9] Degerness R, Bowles W. Anatomic determination of the mesiobuccal root resection level in maxillary molars. J Endod, 2008, 34:1182-1186.

[10] Del Fabbro M, Taschieri S. A systematic review on the outcomes of surgical vs non-surgical procedures for the retreatment of periapical lesions. Minerva Stomatol, 2007, 56:621-632.

[11] Del Fabbro M, Taschieri S, Testori Tm, et al. Surgical versus nonsurgical endodontic retreatment for periradicular lesions. Cochrane Database Syst Rev, 2007, 18(3):CD005511.

[12] Fawn CF. Root amputation. Br Dent J 48:1029-1032, 1927.

[13] Forbes G: Apical microsurgery for failed endodontics. Atlas Oral Maxillofac Surg Clin North Am, 2000, 8:1-25.

[14] Frank AL, Glick DH, Patterson SS, et al. Long-term evaluation of surgically placed amalgam fillings. J Endod, 1992, 18:391-398.

[15] Fukushima H, Yaamamoto K, Kirohata K, et al. Localization and identification of root canal bacteria in clinically asymptomatic periapical pathosis. J Endod, 1990, 16:534-538.

[16] Furusawa M, Asai Y. SEM observations of resected root canal end following apicoectomy, Bull Tokyo Dent Coll, 2002, 43:7-12.

[17] Gagliani MM, Gorni FG, Strohmenger L. Periapical resurgery versus periapical surgery: a 5-year longitudinal comparison. Int Endod J, 2005, 38:320-327.

[18] Gilheany PA, Figdor D, Tyas MJ. Apical dentin permeability and microleakage associated with root end resection and retrograde filling. J Endod, 1994, 20:22–26.

[19] Gorni FG, Gagliani MM. The outcome of endodontic retreatment: a 2-yr follow-up. J Endod, 2004, 30:1-4.

[20] Greenstein G, Berman C, Jaffn R. Chlorhexidine: an adjunct to periodontal therapy. J Periodontol, 1986, 57:370-376.

[21] Gutmann JL (ed). Endodontic apical surgery: a delineation of contemporary concepts. Endod Topics, 2005, 11:1-262.

[22] Gutmann JL. Surgical endodontics: post-surgical care. Endod Topics, 2005, 11:196-205.

[23] Gutmann JL. Parameters of achieving quality anesthesia and hemostasis in surgical endodontics. Anesth Pain Control Dent, 1993, 2:223-226.

[24] Gutmann JL, Harrison JW. Surgical endodontics. Boston: Blackwell Publishing Co, 1991.

[25] Gutmann JL, Pitt Ford TR. Management of the resected root end: a clinical review. Int Endod J, 1993, 26:273-283.

[26] Hargreaves KM, Kahn A. Surgical preparation: anesthesia & hemostasis. Endod Topics, 2005, 11:32-55.

[27] Harrison JW, Jurosky KA. Wound healing in the tissues of the periodontium following periradicular surgery. J Endod, 1991, 17:425-435.

[28] Hoskinson AE. Hard tissue management: osseous access, curettage, biopsy and root isolation. Endod Topics, 2005, 11:98-113.

[29] Hsu YY, Kim S. The resected root surface. The issue of canal isthmuses. Dent Clin North Am, 1997, 41:529-540.

[30] Ida RD, Gutmann JL. Importance of anatomic variables in end-odontic treatment outcomes: case report. Endod Dent Traumatol, 1995, 11(4):199-203.

[31] Jou Y, Pertl C. Is there a best retrograde filling material? Dent Clin North Am, 1997, 41:555-561.

[32] Kvist T. Endodontic retreatment. Aspects of decision making and clinical outcome. Swed Dent J Suppl, 2001, 144:1-57.

[33] Lee ES. A new mineral trioxide aggregate root-end filling technique. J Endod, 2000, 26:764-765.

[34] Lin S, Platner O, Metzger Z, et al. Residual bacteria in root apices removed by a diagonal root-end resection: a histopathological evaluation. Int Endod J, 2008, 41:469-475.

[35] Lindeboom JA, Frenken JW, Kroon FH, et al. A comparative prospective randomized clinical study of MTA and IRM as root-end filling materials in single-rooted teeth in

endodontic surgery. Oral Surg Oral Med Oral Pathol Oral Radiol Endod, 2005, 100:495-500.

[36] Lindeboom JA, Frenken JW, Valkenburg P, et al. The role of preoperative prophylactic antibiotic administration in periapical endodontic surgery: a randomized, prospective double-blind placebo-controlled study. Int Endod J, 2005, 38:877-881.

[37] Love RM, Firth N. Histopathological profile of surgically removed persistent periapical radiolucent lesions of endodontic origin. Int Endod J, 2009, 42:198-202.

[38] Maddalone M, Gagliani M. Periapical endodontic surgery: a 3-year follow-up study. Int Endod J, 2003, 36:193-198.

[39] Martí Bowen E, Peñarrocha Diago M, García Mira B. Periapical surgery using the ultrasound technique and silver amalgam retrograde fillings. A study of 71 teeth in 100 canals, Med Oral Patol Oral Cir Bucal, 2005, 10:67-73.

[40] Menhinick KA, Gutmann JL, Regan JD, et al. The efficacy of pain control following nonsurgical root canal treatment using ibuprofen or a combination of ibuprofen and acetaminophen in a randomized, double-blind, placebo-controlled study. Int Endod J, 2004, 37:531-541.

[41] Nair PN. On the causes of persistent apical periodontitis. Int Endod J, 2006, 39:249-281.

[42] Nair PNR. Pathobiology of primary apical periodontitis// Cohen S, Hargreaves KM. Pathways of the pulp. 9 ed. St. Louis: Mosby Elsevier, 2006.

[43] Ng YL, Mann V, Gulabivala K. Outcome of secondary root canal treatment: a systematic review of the literature. Int Endod J, 2008, 41: 1026-1046.

[44] Paik S, Sechrist C, Torabinejad M. Levels of evidence for the outcome of endodontic treatment. J Endod, 2004, 30:745-750.

[45] Peters LB, Wesselink PR. Soft tissue management in endodontic surgery. Dent Clin North Am, 1997, 41:513-528.

[46] Rainwater A, Jeansonne BG, Sarkar N. Effects of ultrasonic root-end preparation on microcrack formation and leakage. J Endod, 2000, 26:72-75.

[47] Ricucci D, Martorano M, Bate AL, et al. Calculus-like deposit on the apical external root surface of teeth with post-treatment apical periodontitis: report of two cases. Int Endod J, 2005, 38:262-271.

[48] Ricucci D, Siqueira JF, Jr. Anatomic and microbiologic challenges to achieving success with endodontic treatment: a case report. J Endod, 2008, 34:1249-1254.

[49] Ricucci D, Siqueira JF, Jr, Bate AL, et al. Histologic investigation of root canal-treated teeth with apical periodontitis: a retrospective study from twenty-four patients.

J Endod, 2009, 35:493-502.

[50] Rölla G, Melsen B. On the mechanism of plaque inhibition by chlorhexidine. J Dent Res, 1975, 54:57-62.

[51] Rud J, Andreasen JO, Möller Jensen JE. A multivariate analysis of the influence of various factors upon healing after endodontic surgery. Int J Oral Surg, 1972, 1:258-271.

[52] Saunders WP. Considerations in the revision of previous surgical procedures. Endod Topics, 2005, 11:206-218.

[53] Simon JHS. Incidence of periapical cysts in relation to the root canal. J Endod, 1980, 6:845-848.

[54] Spångberg LSW, Haapasalo M: Rational and efficacy of root canal medicaments and root filling materials with emphasis on treatment outcomes. Endod Topics, 2002, 2:35-58.

[55] Stropko JJ, Doyon GE, Gutmann JL. Root-end management: resection, cavity preparation, and material placement. Endod Topics, 2005, 11:131-151.

[56] Taschieri S, Del Fabbro M, Testori T, et al. Endodontic surgery using two different magnification devices: preliminary results of a randomized controlled study. J Oral Maxillofac Surg, 2006, 64:235-242.

[57] Taschieri S, Testori T, Francetti L, et al. Effects of ultrasonic root end preparation on resected root surfaces: SEM evaluation. Oral Surg Oral Med Oral Pathol Oral Radiol Endod, 2004, 98:611-618.

[58] Tesis I, Rosen E, Schwartz-Arad D, et al. Retrospective evaluation of surgical endodontic treatment: traditional versus modern technique. J Endod, 2006, 32:412-416.

[59] Tidmarsh BG, Arrowsmith MG. Dentinal tubules at the root ends of apisected teeth: a scanning electron microscopic study. Int Endod J, 1989, 22:184-189.

[60] Torabinejad M, Corr R, Handysides R, et al. Outcomes of non-surgical retreatment and endodontic surgery: a systematic review. J Endod, 2009, 35:930-937.

[61] Tronstad L, Barnett F, Cervone F. Periapical bacterial plaque in teeth refractory to endodontic treatment. Endod Dent Traumatol, 1990, 6:73-77.

[62] Tronstad L, Barnett F, Riso K, et al. Extraradicular endodontic infections. Endod Dent Traumatol, 1987, 3:86-90.

[63] Tronstad L, Kreshtool D, B Arnett F. Microbiological monitoring and results of treatment of extraradicular endodontic infections. Endod Dent Traumatol, 1990, 6:129-136.

[64] Velvart P, Ebner-Zimmermann U, Ebner JP. Comparison of long-term papilla healing following sulcular full thickness fap and papilla base fap in endodontic surgery. Int Endod, 2004, 37:687-893.

[65] Velvart P, Peters CI, Peters OA. Soft tissue management:

fap design, incision tissue elevation and tissue retraction. Endod Topics, 2005, 11:78-97.

[66] Velvart P, Peters CI, Peters OA. Soft tissue management: suturing and wound closure. Endod Topics, 2005, 11:179-195.

[67] Vertucci FJ, Beatty RG. Apical leakage associated with retrofilling techniques: a dye study. J Endod, 1986, 12:331-336.

[68] von Arx T, Cochran DL. Rationale for the application of the GTR principle using a barrier membrane in endodontic surgery: a proposal of classification and literature review. Int J Periodontics Restorative Dent, 2001, 21:127-139.

[69] von Arx T, Hänni S, Jensen SS. Correlation of bone defect dimensions with healing outcome one year after apical surgery. J Endod, 2007, 33:1044-1048.

[70] Vy CH, Baumgartner JC, Marshall JG. Cardiovascular effects and efficacy of a hemostatic agent in periradicular surgery. J Endod, 2004, 30:379-383.

[71] Wada M, Takase T, Nakanuma K, et al. Clinical study of refractory apical periodontitis treated by apicectomy. Part 1. Root canal morphology of resected apex. Int Endod J, 1998, 31:53-56.

[72] Witherspoon DE, Gutmann JL. Haemostasis in periradicular surgery. Int Endo J, 1996, 29:135-149.

[73] Wolcott J, Rossman LE. Intentional replantation of endodontically treated teeth: an update. Compend Contin Educ Dent, 2003, 24:68-72, 74.

[74] Wu MK, Dummer PM, Wesselink PR. Consequences of and strategies to deal with residual post-treatment root canal infection. Int Endod J, 2006, 39:343-356.

[75] Wu K, Wesselink P. Timeliness and effectiveness in the surgical management of persistent post-treatment periapical pathosis. Endod Topics, 2005, 11:25-31.

[76] Yusuf H. The significance of the presence of foreign material periapically as a cause of failure of root treatment. Oral Surg, 1982, 54:566-574.

[77] Zesis A, Lin S, Fuss Z. Endodontic surgery (apicoectomy)—success rate of more than 90% using dental operating microscope and ultrasonic tips (In Hebrew). Refuat Hapeh Vehashinayim, 2005, 22:33-41, 86.

[78] Zuolo ML, Ferreira MO, Gutmann JL. Prognosis in periradicular surgery: a clinical prospective study. Int Endod J, 2000, 33:91-98.

拓展阅读

Kim S, Pecora G, Rubinstein RA, et al. Color atlas of microsurgery in endodontics. Philadelphia: W.B. Saunders Co, 2000.

Merino EM. Endodontic microsurgery. London: Quintessence Publishing Co Ltd, 2009.

von Arx T, Salvi GE, Janner S, et al. Gingival recession following apical surgery in the aesthetic zone: a clinical study with 70 cases. ENDO (Lond Engl), 2009, 4:255-268.

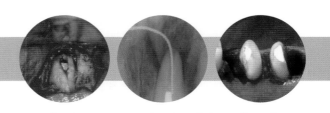

第 17 章

龈下龋坏和缺损（含根面缺损）牙齿的治疗

"一旦牙周支持组织的生物学宽度被严重侵犯，通常需要采取措施来处理受损的牙根和牙槽骨[20]。"

J.L. Gutmann, 1991

  牙科及其专科的主要目标是维持天然牙列无症状地行使功能。口腔修复学专科利用固定和活动义齿来修复缺失牙，口腔种植学专科的出现带来了新的理念，即替换天然牙列。虽然口腔种植学的发展对牙科实践是一个了不起的补充，它提高了患者的健康指数[9,35,42]。但在某些情况下，人们对这一治疗方式的追捧会影响合理治疗方案的制定[8,43]。比如，对于许多患牙来说，本可以通过合理的治疗（包括非手术根管再治疗术、手术根管再治疗术、齿冠延长术、牙根正畸牵出术和根切术等）以保留并行使正常功能，但它们却被拔除以推崇种植修复。事实证明，如果治疗方案制定正确并合理实施，非种植修复治疗的效果并不比种植修复差[24-25]。在许多情况下，对多数患者来讲，种植修复并不是合适的选择。因为还有符合患者最大利益的最佳治疗方案，这些方案还可以保留患牙。

  本章将介绍可以用来有效保留罹患包括牙髓病在内的各种复杂病症患牙的外科手术方法。其中，最常见的问题包括龈下龋齿、龈缘牙体组织折裂和牙体组织过少不利于修复体固位等。对于上述问题，多数情况下可以通过齿冠延长术来解决。通过齿冠延长术可以显露出充足的牙体组织，继而使患牙条件满足常规修复的要求。这不仅可以提高患牙的可修复性，同时还能维系牙周支持组织正常的生物学宽度。这种外科手术方法的基本技术还可以用于除去上述问题以外的牙体牙髓疾病的治疗，比如牙根吸收和穿孔。

正常牙周组织与制定手术方案的关系

在考虑牙周手术之前，先回顾一下牙周支持组织的正常解剖结构。在本书第 4 章已经讨论过龈沟深度的平均范围。图 17-1 所示为一般健康状态下龈沟周围牙齿、牙槽骨和软组织间的基本解剖关系。龈沟底（结合上皮顶端）距结缔组织附着处（牙槽嵴顶）间的距离被定义为生物学宽度[10,16,27-28,32-33,36-37]。

附着龈的宽度为 1~9 mm[6]，其平均宽度在前牙区为 3.7 mm、前磨牙区为 3.8 mm，磨牙区为 4.2 mm[37]（图 17-2）。然而，对于牙齿修复治疗来说，要求至少有 5 mm 的附着龈存在[32]。理想状况下，如果计划将修复体边缘置于龈沟内，那么对于附着龈宽度小于 5mm 的病例应当考虑手术以增宽附着龈[4]。健康状况下，龈沟的平均深度为 0.69 mm[33]。

正常牙槽骨的轮廓也具有重要意义。通常

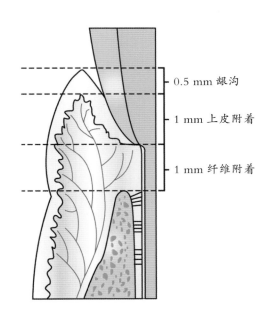

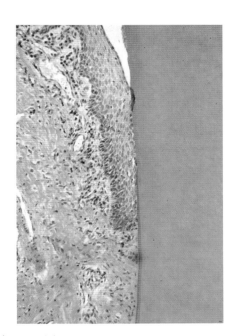

图 17-1 A.正常牙周组织。B.正常牙周组织组织切片（HE 染色，10 倍）

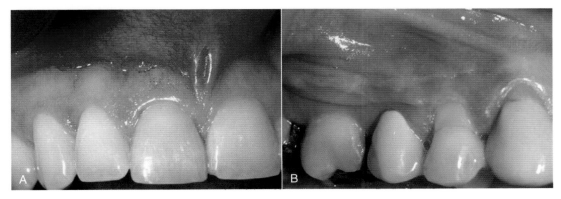

图 17-2 A.正常附着龈，宽度充裕。B.本例右上颌前磨牙区附着龈宽度不超过 1 mm

情况下，齿冠延长术均需要去除一些牙槽嵴。齿冠延长术成功的标准除了临床牙冠增加以外，还包括恢复了正常的牙周组织关系。在牙槽骨修整过程中，医生应当恢复或者再造正常牙周组织的轮廓。除了下颌第二和第三磨牙区以外，整个牙列的颊舌侧骨板都非常薄（图17-3）。如果颊侧骨板过厚且外形轮廓不平整，则可以通过手术对其进行修整（图17-4）。有时候，牙周翻瓣后会发现牙槽骨骨裂或者骨开窗的存在（图17-5）。这种情况下，手术时一定不能触碰暴露的牙根。只要保证暴露牙根的表面不被搔刮，牙周组织就一定会在牙根表面形成再附着。

临床问题

问题：是否可以对全口牙齿邻间隙牙槽骨进行"无差别"重塑？

解决方案：不可以，因为后牙区和前牙区邻间隙牙槽骨外形轮廓间存在显著差异。正常情况下，后牙区邻间隙牙槽骨外形轮廓颊舌向是平的（图17-6）。齿冠延长术要求对牙槽骨向根方进行磨除修整，同时还要求维系其原有的外形轮廓。慢性牙周炎常常会导致邻间隙牙槽骨的缺损，留下完整的颊、舌侧骨脊或腭侧骨板。一般情况下，需要将这些

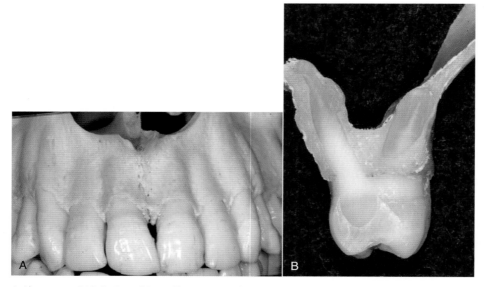

图 17-3　A. 一般情况下，牙槽骨唇侧骨板较薄。B. 上颌第一磨牙区纵切图，显示牙槽骨唇、腭侧骨板

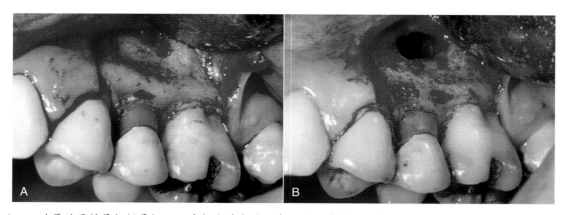

图 17-4　A. 过厚的牙槽骨颊侧骨板。B. 在根尖手术过程中重塑牙槽骨颊侧骨板

骨脊去除以尽量恢复邻间隙牙槽骨颊舌向平坦的外形轮廓（图17-7）。与之相反，在前牙区，邻间隙牙槽骨是凸起的（图17-8）。齿冠延长术需要恢复其外形轮廓以利于牙周组织的最佳愈合并满足美观要求（图17-9）。牙龈乳头是靠其下方的牙槽骨支持和塑形的。一旦其下方牙槽骨因牙周病而丧失或者齿冠延长术后未能再建其适当的轮廓，那么牙龈乳头将会塌陷（图17-10）。

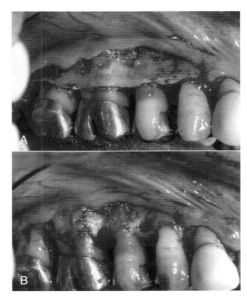

图 17-7　A. 重度慢性牙周炎牙周手术。B. 重塑牙槽骨和去除牙周袋以后，自颊侧骨板至邻间隙为一斜坡状（图片由 Curtis Wade 博士提供）

齿冠延长术的适应证

　　为了最大限度地增加剩余牙体组织的固位力，在制定齿冠延长术手术方案前需要对患牙的具体情况进行详细的考量和评估。

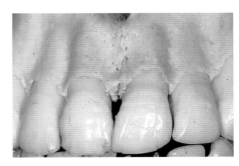

图 17-8　一般情况下，前牙区邻间隙牙槽骨是凸起状

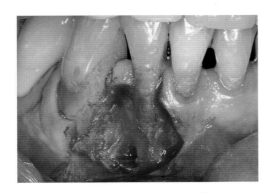

图 17-5　牙周翻瓣后可见牙根表面开裂，术中一定不能搔刮暴露的牙根

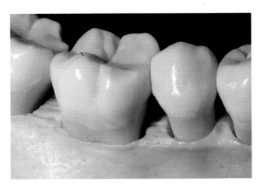

图 17-6　一般情况下，后牙区邻间隙牙槽骨颊舌向外形平坦

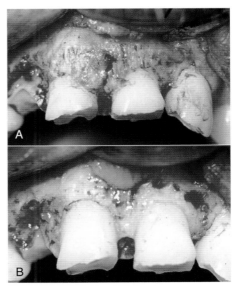

图 17-9　A. 上颌中切牙折断后接受齿冠延长术。B. 恢复邻间隙牙槽骨骨脊可以支撑牙龈乳头

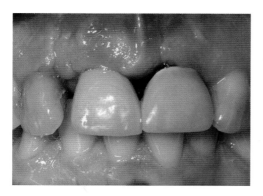

图 17-10　邻间隙牙槽骨骨脊丧失会导致牙龈乳头塌陷进而形成难看的"黑三角"

便于患牙的隔离

在决定实施齿冠延长术之前，应该对所有常规可选治疗方案进行论证和筛选。对于大多数患牙而言，虽然有严重龋坏，但是患牙的隔离并不受影响，这种情况下不需要通过齿冠延长术以实现患牙隔离。第一种简单的方法是将橡皮障夹直接夹持在牙龈上，继而完成根管治疗（图 17-11）。然而，这种方法并未解决患牙最终冠方修复的难点问题。第二种隔离方法是用暂时充填材料或专用塞治剂封闭橡皮障与患牙之间的间隙（图 17-12）。同方法一，这种隔离方法可以防止微渗漏的发生，从而保证根管治疗顺利完成，但它仍然没有解决患牙最终冠方修复的难点问题。暂时充填材料也可以用来填充患牙大的缺损（图 17-13）。以上两种隔离方法要求彻底去除龋坏组织并进行严密的临时充填，否则有可能出现微渗漏的问题，尤其在患牙需要进行多次根管治疗时。诊间微渗漏的出现常常会导致根管再感染。

在进行根管治疗时，许多医生喜欢将患牙冠方完全充填。复诊时可以在充填体上重新开髓治疗（图 17-14），这样有助于防止微渗漏的发生。然而，由于充填体结构完整性被破坏，因此根管治疗完成后剩余充填体的强度不足以支持全冠修复[30,31]。齿冠延长术可以同时满足患牙根管治疗和最终冠方修复的要求。它可以

保证患牙良好的隔离，也可以使术野清楚、入路通畅。术前应该对患牙的可修复性进行评估，术后视情况还可以利用治疗后根管增强最终冠方修复体的固位（图 17-15）。

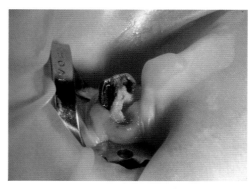

图 17-11　将橡皮障夹直接夹持在龈缘，这并不能解决根管治疗术后处理龈下龋坏和完成最终冠方修复的难点问题

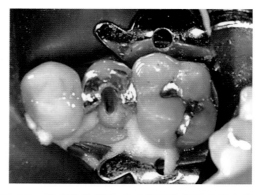

图 17-12　橡皮障封闭剂可以有效封闭橡皮障与患牙之间的空隙，但本病例龈下牙折的最终冠方修复仍然是一个难点问题

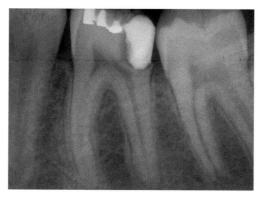

图 17-13　临时冠方修复常常会出现微渗漏

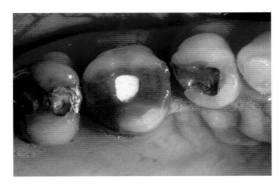

图 17-14　完全永久修复体可以有效隔离患牙以防止再感染的发生。然而，如果修复体用于全冠修复的基牙，那么开髓洞形将降低其支持强度

增长临床牙冠以便于形成"肩领效应"

这一关键修复目标将在第 20 章详细介绍。全冠修复要求基牙剩余牙体组织和充填体结构完整，这样有利于修复体的固位 [2,33]。此外，它还有利于防止边缘微渗漏的发生，继而避免微渗漏对根管治疗愈后的不利影响（图 17-15C）。

防止冠方修复失败

如果未能形成"肩领效应"，桩核将承担过多的咬合力，这最终会导致根管桩的松动或者折断 [17]（图 17-16）。

避免冠方修复体边缘出现问题

如果患牙游离龈下有龋坏或者折裂，那么最终冠方修复体的边缘应该置于龈缘下，否则制取的印模和修复体将会有缺陷（图 17-17）。暴露基牙所有边缘将提高实现良好冠方修复效果的可能性。

便于处理龈下深部缺损

很多龈下深部缺损不能很好地修补，那么随着时间的推移患牙有可能会出现牙周并发症。应用齿冠延长术可以在最终冠方修复之前处理好龈下缺损以避免上述牙周并发症的发生。此外，术后患牙便可以进行常规冠方修复，预后良好、并发症少（图 17-18）。

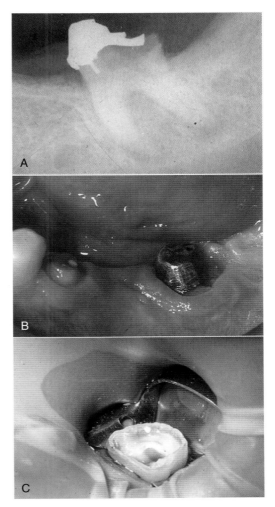

图 17-15　A. 下颌磨牙远中龈下深龋。B. 该牙口内照片，提示冠方修复难度较大。C. 齿冠延长术后，提示冠方修复可行性较好，同时患牙可以被很好地隔离以进行根管治疗

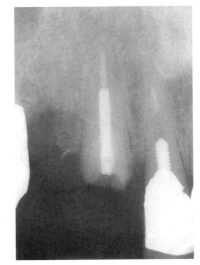

图 17-16　患牙前次全冠预备后未能形成"肩领效应"从而导致根管桩折断

便于定位隐蔽根管口

如果冠折导致龈缘增生并且影响根管口的定位，那么这种病例属于齿冠延长术的适应证。通常情况下，冠折如果仅仅是一个折裂线，那么细菌会从这些折裂线侵入髓腔，牙髓组织也会被激惹。长此以往，相邻根管口会发生狭窄甚至钙化。齿冠延长术可以使术野变清楚，这有助于髓腔入路的预备和根管口的定位（图17-19）。

用于牙齿／牙根正畸牵出术后

正畸牵出术的具体技术步骤可参见本书前几版和正畸相关书籍内容。正畸牵出术的后果是牙周附着发生冠方移位[5]。为了美观和冠方修复的需求，通常需要应用齿冠延长术将龈缘位置向根方进行修整（图17-20）。

齿冠延长术的相对禁忌证

综合全身因素和局部因素，对于一些患牙的治疗，不宜采用齿冠延长术。

患者身体状况不允许

一般情况下，术前需要对患者系统病史和近期服药史进行评估，如果患者不宜接受任何外科

手术治疗则不能进行齿冠延长术。具体要求读者可以参阅其他有关口腔外科手术的相关书籍。

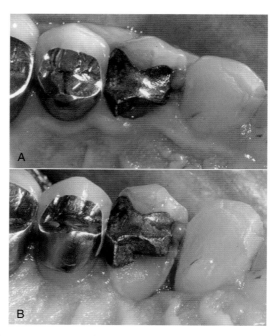

图17-18　A.上颌第一前磨牙腭尖折断。这种情况患牙后期冠方修复难度较大且无法保证牙周组织长期良好愈合。B.齿冠延长术后，牙周组织恢复正常关系，患牙可以接受常规冠方修复

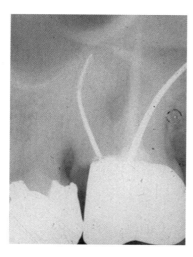

图17-17　患牙近中术野差导致全冠预备边缘未能包含整个牙颈部，进而导致边缘微渗漏出现。齿冠延长术可以避免以上并发症的发生

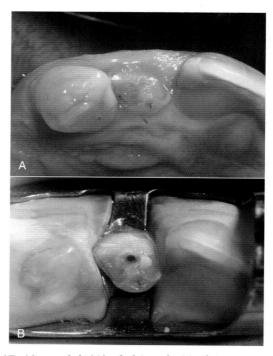

图17-19　A.上颌侧切牙牙折，患牙根管钙化、牙龈增生并覆盖部分牙冠折断面。B.齿冠延长术后可以很容易地定位根管口

美学区要求不允许

　　冠折导致患牙临床牙冠高度不足是齿冠延长术的常见适应证。然而，在美学区（尤其是患者有严重"龈笑"时），通过齿冠延长术将龈缘位置向根方进行修整并不能达到理想的美学效果[33]。这种情况下，即便可以完成最终的冠方修复，但修复体的临床牙冠会过长，影响美观、让人难以接受（图 17-21）。

根柱不符合最小垂直距离的要求

　　根柱是指磨牙根分叉处到牙槽嵴顶之间的距离。如果根柱高度小于 4mm，通过齿冠延长术暴露 4mm 高度的牙根将暴露根分叉的位置 11（图 17-22）。

齿冠延长术的手术流程和技术要点

　　完成齿冠延长术不需要太多的器械或物品。手术一般操作流程类似标准口腔外科手术，包括切开、翻瓣、显露、复位和组织缝合。此外，再加上一套牙周刮治器、一把小骨凿和一系列手术用长度的球钻就足以完成大多数手术内容。如果医生已经配备了进行根尖外科手术的器械，那么几乎不需要再增添其他器械了。表 17-1 所示为适用于齿冠延长术的推荐器械清单，所有器械均可使用功能相近的器械替代。

手术流程

　　齿冠延长术的最终目的是在游离龈缘上预留出至少 2mm 高的完整牙本质边缘。因为正常牙周组织的平均龈沟深度大于 2mm，所以术后牙本质边缘必须位于牙槽嵴顶冠方至少 4mm。在附着龈宽度最小的区域，应该使手术水平切口位于龈沟内以保存全部可用的牙龈组织。另外，在附着龈宽度（包括整个上腭黏膜区）超过 5mm 的区域，手术设计可以采取通过切除一定的游离龈以达到延长临床牙冠的目的。齿冠

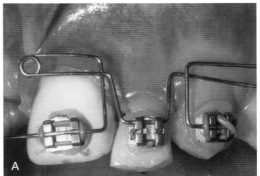
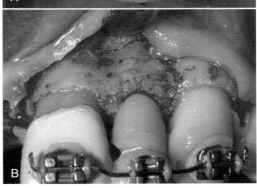

图 17-20　A. 牙周附着物会随牙齿的正畸牵出而向冠方移位。B. 齿冠延长术可以将龈缘位置向根方进行修整以满足美观和冠方修复的要求

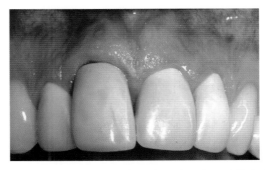

图 17-21　对于牙折的牙齿，单独进行齿冠延长术会导致临床牙冠过长而不美观。这种情况应该首先考虑利用正畸手段将患牙牵出

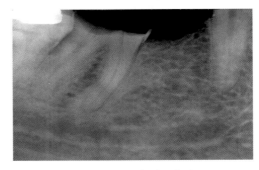

图 17-22　一例严重龋坏的磨牙，根柱不足 4 mm。如果进行齿冠延长术，术后根分叉必然会暴露

表 17-1　适用于齿冠延长术的推荐器械

所需器械	推荐器械
手术刀片	#15，Bard-Parker
骨膜剥离器	#7，Spatula 或者 #1，Woodson★
骨膜牵开器	#23，Seldin 或者 Minnesota★
牙周刮治器	1-2,11-12,13-15 和 15-16（Gracey）★
手术用长车针	#2,4,6,8 球钻（USA）；ISO 1.0, 1.4, 1.8 和 2.3 mm（图 17-23）
尖端切割车针（End-cutting bur）	958C，WDEPTH†，Brasseler，USA（图 17-24）
骨凿	#1-2，Wedelstadt‡
持针器	Mayo-Hegar，140 mm（首选钨钢类）†
缝合线	4-0 可吸收缝合线

★ Hu-Friedy Co., Chicago, Illinois, USA

† Brassler USA, Savannah, GA, USA

‡ CK Dental Industries, Orange, CA, USA

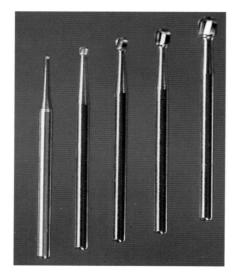

图 17-23　手术用长球钻

延长术后 6 个月（自手术日起），生物学宽度可恢复到生理状态并趋于稳定[28]。术后 1 年，由于牙龈组织的再附着，暴露的牙体组织将有所减少[38]。为了便于讲解，下文将通过一例简单病例一步一步演示唇侧或颊侧入路的手术过程，所选择的病例术前拥有健康和正常的牙周组织结构。

"信封样"组织瓣设计

由于角化的牙龈组织很容易被翻开、牵拉和缝合，因此齿冠延长术采用"信封样"组织翻瓣术式[20]。与垂直切开至黏膜翻瓣术式相比较，上述翻瓣术式术后愈合速度更快，患者舒适度更高。

局麻下，做一个深达牙槽嵴顶、反斜面的内斜切口（图 17-25）。切口自患牙近中邻牙的近中唇侧面开始，跨越患牙及其近、远中牙龈乳头，止于患牙远中邻牙的远中唇侧面。切口应该呈扇形以重建牙龈乳头原有形态（图 17~26A-C）。如果附着龈宽度大于 5mm，可将切口置于龈缘下以保留 5mm 的牙龈。去除切下的牙龈组织可以达到有效延长术区患牙临床牙冠的目的。如果术区组织松弛不充分，则需要追加一垂直切口。垂直切口应该位于目标牙邻牙的颊面轴角处，将龈乳头包括在龈瓣内（图 17-26）。这种情况经常发生在尖牙区，因为该区域组织瓣下的牙槽骨是凸起的。

如果患牙一周均需做齿冠延长，那么除了唇（颊）侧切口，同时需要在腭（舌）侧做一相同

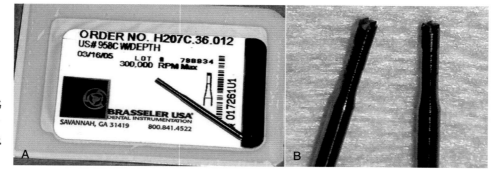

图 17-24　A. Brasseler 尖端切割车针。B. 放大后照片可见车针侧身光滑无切割能力，仅尖端可见切割刃

切口并翻瓣。下颌牙舌侧齿冠延长术设计通常采用"信封样"组织瓣。因为舌侧瓣很难具备垂直向的动度，因此通常做龈下切口，这样舌侧瓣的冠方边缘会更靠近根尖位置。对于腭侧软组织，它是完全角化的，因此切口可以放在任何手术需要的位置（图 17-27）。从组织瓣边缘切下来的所有组织均使用牙周刮治器去除。

半厚瓣减薄技术

使用手术刀做第二切口（即沟底切口），该切

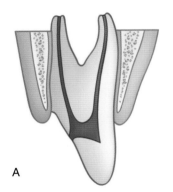
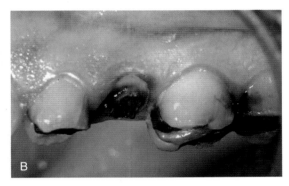

图 17-25　A.颌前磨牙颊尖折断至龈下的示意图。B.上颌第一前磨牙牙折口内照片

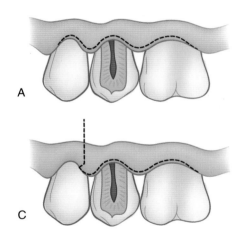
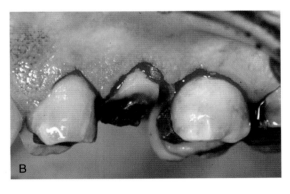

图 17-26　A.上颌第二前磨牙牙折，术前"信封样"全厚黏骨膜瓣手术切口设计示意图（虚线）。B.去除龈缘组织后手术切口口内照片。C.追加了垂直减张切口的手术切口设计示意图（虚线）

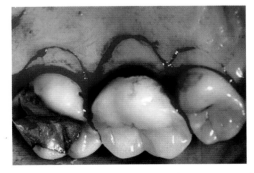

图 17-27　A.腭侧手术切口可以置于任何位置。B.切口应该注意保持牙龈乳头原有形态

口应该平行于牙龈表面、跨越牙龈乳头并深达牙槽骨，该切口的目的是获取均一厚度（约2mm）的组织瓣（图17-28）。此时，从牙龈乳头切下来的结缔组织仍然跟牙间隙软组织连在一起（图17-29）。用牙周刮治器将上述结缔组织全部刮除。如果仅需对患牙单侧（颊侧或者舌侧）进行冠延长，那么在使用刮匙之前应该先将牙间隙软组织与对侧牙龈乳头分离开。手术如果涉及腭侧，为了增加组织瓣边缘的可移动性，常常需要对整个组织瓣进行"薄化"处理，随后使用牙周刮治器刮除分离的结缔组织。缝合时可以利用组织瓣的可移动性将其牵拉至紧贴牙面。通常情况下，单独腭侧冠延长可以仅通过实施软组织减量来实现（图17-30）。

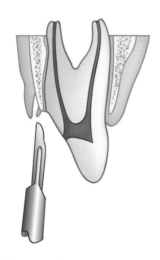

图17-28　沟内切口示意图

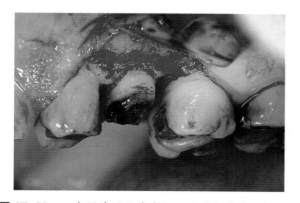

图17-29　口内照片显示沟内切口从牙龈乳头处组织瓣切下来的结缔组织。使用牙周刮治器将上述结缔组织连同牙间隙软组织一同刮除

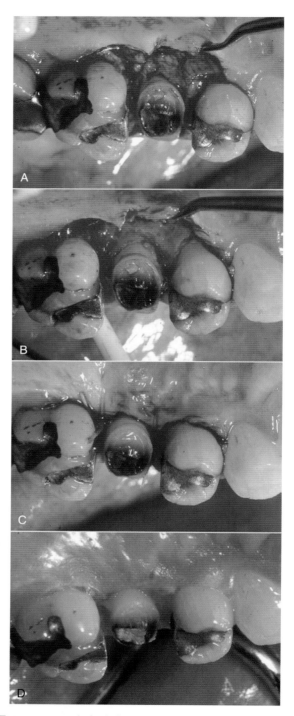

图17-30　A.完成沟内切口后翻起腭侧组织瓣。B.随后使用牙周刮治器将结缔组织刮除。C.使用缝线牵拉组织瓣游离缘至紧贴牙面。D.术后3周随访口内照片显示组织愈合正常。注意针对该病例的齿冠延长术仅进行了软组织减量

牙槽骨修整重塑

将组织瓣牵开后，测量牙槽嵴顶距牙齿冠方边缘的距离。理想状况下，齿冠延长术后要求暴露至少 4mm 高度牙体组织[2,10]。如果患者由于慢性牙周炎导致牙槽骨吸收而无法支撑软组织瓣，那么这种情况下的齿冠延长术仅需要将软组织复位即可。然而，对于大多数病例而言，牙槽嵴顶距牙齿冠方边缘的距离小于 4 mm，这种情况下就需要对牙槽骨进行修整重塑。

一般情况下，使用 #6（直径 1.8 mm）或 #8（直径 2.3 mm）球钻将患牙周围牙槽嵴磨薄。牙槽骨的修整重塑应该建立从唇（颊）侧和（或）腭（舌）侧向邻间隙的平缓过渡，同时去除所有尖锐骨脊或者沟槽（图 17–31）。根据前牙邻间隙牙槽嵴的正常解剖形态，应该保留或重建其原有凸起形态。然而，对于后牙邻间隙牙槽嵴，应该恢复其原有颊舌向平坦形态。如果邻间隙存在过多过窄的牙槽嵴，需要使用小号球钻

（#2，直径 1 mm 和 #4，直径 1.4 mm）将其磨除。磨除过程中，随着球钻越来越接近牙齿表面，每次应该磨除尽可能薄的牙槽骨以免伤及牙齿。随后，使用骨凿（Wedelstadt，CK Dental Industries，Orange，CA，USA）和牙周刮治器以适当的角度修整剩余牙槽骨直至牙根表面（图 17–32）。

在这一手术阶段，如果患牙冠方与邻牙没有接触且间距充足，那么可以使用尖端切割车针（Brasseler USA，Savannah，GA，USA）直接从邻间隙垂直进入以对牙槽骨进行修整。使用尖端切割车针的优势是可以将邻间隙牙槽嵴修整成一平坦形态，这就减少了骨凿的使用。此外，尖端切割车针侧身无切割能力，这就能够避免误伤牙根邻面。

为了检查牙槽骨修整是否合适，可以将组织瓣松开并让其自然贴紧牙面。如果需要加压才能使组织瓣到达预定位置，说明还需要再磨除一些牙槽骨。牙槽骨修整的最终目的是当组

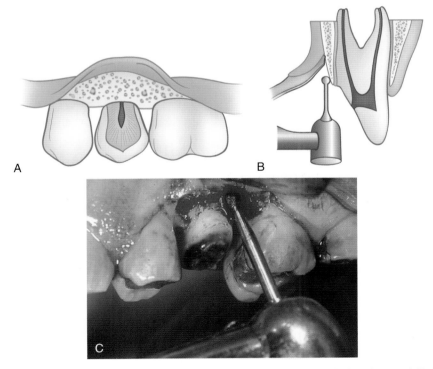

图 17–31　A. 使用球钻进行牙槽骨修整示意图。B. 修整后使患牙周围一圈牙槽骨外形连续，修整牙间隙牙槽骨时使用小号球钻。C. 使用手术用长球钻进行牙槽骨修整口内照片。注意修整后形成自唇侧牙槽骨至牙间隙牙槽骨的小斜坡状平缓过渡

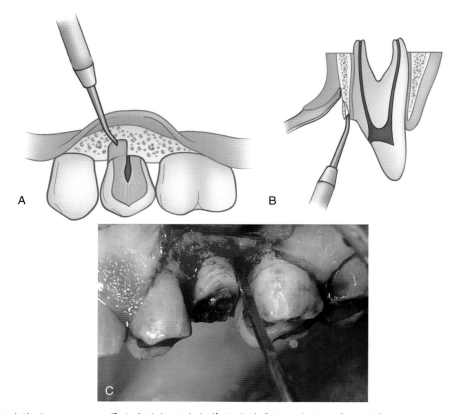

图 17-32 A. 正确使用 Wedelstadt 骨凿去除根面残留薄层牙槽骨的示意图。骨凿保持水平位置（工作刃垂直于牙槽骨表面）"揭除"根面残留薄层牙槽骨并最终暴露 3~4 mm 高度牙根。B. 使用骨凿顺着牙体长轴方向（垂直方向）去除牙槽骨。C. 口内照片，将骨凿保持与根面适当的角度对牙槽嵴（至牙间隙处）进行精修，必要时也可用同样的方式对腭（舌）侧牙槽嵴进行精修

织瓣自然贴紧牙面时，软组织冠方边缘以上应该暴露至少 2 mm 高度的牙体组织。

组织缝合

牙槽骨修整重塑后，使用缝合线将组织瓣从根尖位置向冠方牵拉复位并固定其位置（图 17-33A~C）。通常情况下，两针简单缝合（患牙近、远中牙龈乳头处各一针）或者一针悬吊缝合（自患牙近中牙龈乳头处进针，绕过患牙腭侧牙面至患牙远中牙龈乳头处出针）足以将组织瓣固定。理论上讲，所有型号的缝合线都可以用来缝合组织瓣，但通常使用 4-0 的缝合线配合小弯针的操作最简单。如果使用可吸收缝合线，则不需要预约复诊拆线。使用普通及含铬肠溶性可吸收缝合线之前需要用水将其湿润，这样做的目的是防止手术操作过程中缝线发生打结断裂。最简单的方法是在缝合之前打开缝线无菌外包装后将缝线连同其内包装一起倒入一杯水中，但这种方法并不能使缝线完全变直，而且无法将缝线中的酒精（作为缝线的防腐剂）完全去除。理想情况下，应该将缝线从线板上完全拆下来并放入 100 mL 无菌水中，在水中缝线会从一开始的干燥、波浪状变湿润、变直[39]。浸泡 3~4 min 后，缝线会吸收足够多的水分至饱和状态。这时候，从水中取出湿润了的肠溶性可吸收缝线会变得如同丝线一般光滑、柔韧、直顺不易打结[39]。

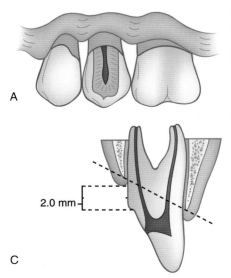

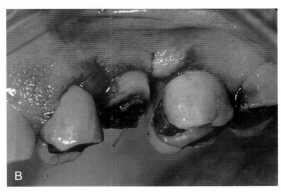

图 17-33　A. 术后结果示意图。B. 齿冠延长术后口内照片。C. 术后结果纵剖面示意图显示患牙术后恢复理想的生物学宽度并成功暴露出 2 mm 高度牙根

应用牙周塞治剂

对于大多数病例来说，齿冠延长术后软组织瓣可以自然贴合于牙槽骨并保持其应有位置，这种情况下不需要应用牙周塞治剂。然而，如果缝线有可能将软组织瓣牵离牙面，这种情况下就需要应用牙周塞治剂以维持组织瓣应有的位置。有时，使用大一号的临时冠有助于牙周塞治剂的固位（图 17-34）。如果手术涉及多颗牙齿或术后存在未被组织瓣覆盖的骨面，应用牙周塞治剂可以提高患者术后舒适度。尽管有医生建议牙周塞治剂的放置时间应该至少为 1 周[27]，但最好不要超过 2~3d，因为术区邻近组织表面很容易形成细菌生物膜，它会延缓术后愈合的进程。通常，患者可以遵照医生指导自行去除牙周塞治剂，这就减少了术后复诊的不便性。

术后愈合

通常，齿冠延长术后愈合周期为 3~4 周（图 17-35）。术后愈合周期的长短因人而异，且与术后愈合期间患者口腔卫生状况有关。口内菌斑聚集会引发炎症的出现继而延缓术后愈合进程。术后愈合期间使用常规刷牙力度会引发术区疼痛和出血，这会导致患者不愿刷牙进而促使口内菌斑聚集。这种情况下，建议患者在术区使用轻柔刷牙力度，刷牙之前可以将刷毛在热水中泡软，这样可以减少对术区新生组织的损伤。此外，还可选用棉签蘸取 3% 过氧化氢或者 0.12% 氯己定溶液对术区进行清理（2~3 次 / 天）。通常情况下，术后 7d 内术区便可恢复正常刷牙[19]。

临床案例

病例：患者，男，36 岁。转诊要求拔除下颌第二前磨牙。制定初步治疗计划为拔除患牙后行第一前磨牙至第一磨牙局部固定义齿修复（固定桥修复）。患牙（第二前磨牙）罹患龋齿，龋坏位于游离龈缘下（图 17-36A）。患者想尝试保留并修复患牙。

解决方案：可以尝试齿冠延长术以解决患牙后期冠方修复问题。由于术前难以测定龋坏深度，所以患者同意尝试齿冠延长术。术后如果发现龋坏过深无法治疗则考虑拔除患牙。对于这一类病例，去除过多牙槽骨会导致邻牙牙周支持骨量不足。

自尖牙远中唇面至第一磨牙远中颊侧翻开一

反斜面、全厚黏骨膜瓣，同时在组织瓣的近中侧作了垂直松弛切口。此外，在患牙舌侧做"信封样"组织瓣。使用快速球钻（#6，直径 1.8 mm）小心修整患牙颊侧及舌侧牙槽骨以暴露充足的牙根。在邻间隙，使用 #2（直径 1.0 mm）球钻将牙槽嵴向根尖方向修整。随后使用 Wedelstadt 骨凿去除邻间隙牙根表面残留的牙槽骨。修整后牙槽骨的外形轮廓应该与患牙邻牙周围牙槽骨外形轮廓连续一致。根管治疗的时机可以选择在齿冠延长术后任何时间（包括术后即刻，这个时候麻醉尚未失效）。术后 4 周，术区愈合良好，龈上可见 2 mm 高度完整牙体组织（图 17-36B 和 C）。此时，患牙可以继续完成桩核冠修复。

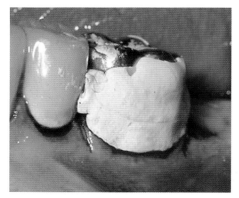

图 17-34　利用大一号的临时冠帮助牙周塞治剂固位

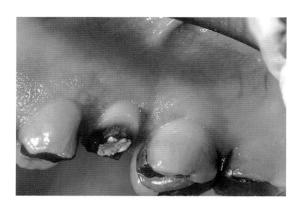

图 17-35　术后 3 周随访口内照片

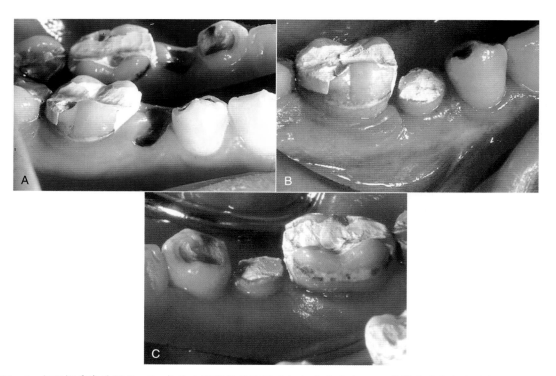

图 17-36　A. 右下颌前磨牙深龋。B. 术后 4 周随访结果显示组织完全愈合。C. 被暴露牙体组织舌侧观

与角化组织内切口相比较，黏膜内附加垂直切口的愈合速度会慢一些。此外，术后黏膜区通常会出现疼痛的症状，但一般不需任何特殊处理，一定时间后伤口会正常愈合。鉴于此，齿冠延长术应该首选"信封样"组织瓣设计。

齿冠延长术术后并发症

齿冠延长术的难点一般在于治疗计划的制定，它几乎无任何术后并发症。相关注意事项应该在手术之前就告知患者。比如，有时候由于相邻第三磨牙的阻挡会造成术后患牙暴露不充分。这种情况下应该考虑行齿冠延长术的同时将第三磨牙拔除（图 17-37）。同样，术前很难评估某些牙的术后可修复性。如果术后发现患牙无法修复，则应该将患牙拔除（图 17-38）。

通常，如果不需做太多牙槽骨修整，患者手术过程中不会感觉到明显的不适。下颌后牙区的术中不适感要强于其他区域。最常见的术后并发症是术后愈合初期术区形成肉芽组织。形成的肉芽组织质软、易出血，这种情况下患者不愿刷牙，这会促进肉芽组织的进一步形成。肉芽组织的形成有时是因为术后术区应用了临时修复体，它影响了术后口腔卫生的保持（图 17-39）。局麻下使用牙周刮治器可以很容易将肉芽组织刮除。如果是临时修复体的问题，可以对其进行调改或者直接将其去除以利于术区愈合。

第二种术后并发症是组织瓣边缘坏死。一种可能原因是沟内切口导致组织瓣过薄。组织瓣的边缘厚度应该至少达到 2 mm。另一种更严重的致病因素是吸烟。重度吸烟会严重阻碍口腔组织的愈合[3,15,26,42]。这种情况下只能采取保守治疗方法。伤口会逐渐愈合，但是愈合进程缓慢、痛苦（图 17-40）。应当建议患者术后戒烟至少 1 周时间，当然，如果能永远戒烟那是最好。

齿冠延长术在其他牙髓疾病治疗中的应用

根上段医源性根管穿孔的治疗

医源性根管穿孔可以发生在牙根的任何位置。有关根管穿孔的影像学表现、临床表现和诊断已在第 3 章和第 4 章作了详细介绍。本节内容主要介绍针对靠近龈缘位置根管穿孔的治疗方法。根管穿孔可能发生在探查钙化根管入路时，也可能发生在预备钙化根管根尖段时。如第 8 章所述，大多数上述穿孔都比较小。如果是新鲜穿孔且髓腔内无坏死组织，那么穿孔处就不会被感染、愈后也会比较好[44]。上述情况下，应该立即使用 MTA（mineral trioxide aggregate; Dentsply Tulsa Dental Specialties, Tulsa, OK, USA）进行根管内穿孔修补[7]。对于极小的根管穿孔，无论其位于牙周附着以上还是以下，修补都有极大的可能会成功。

根管带状穿孔或旁穿（桩道预备方向偏离造

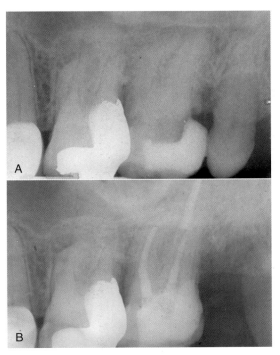

图 17-37　A.单独行齿冠延长术后难以暴露第二磨牙远中龋坏位置。B.拔除第三磨牙后极大地改善了齿冠延长术的效果

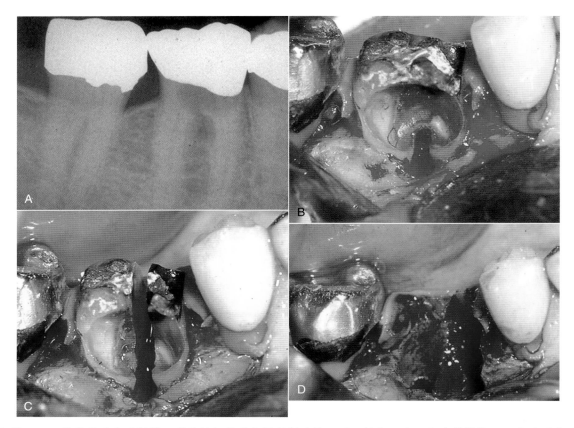

图 17-38   A.X 线片显示右下颌第一磨牙龋坏位于全冠颊侧边缘以下，根分叉处可见透射影像。B.去除原有冠方修复体、手术暴露龋坏位置、去尽龋坏后显示根分叉处病变严重，后期无法修复。C.自颊侧至舌侧在根分叉处将患牙完全切开分成近远中两部分。D.分别拔除患牙近中根和远中根，保留牙槽间隔以利于后期种植修复

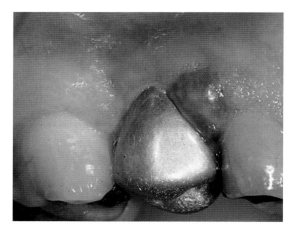

图 17-39   术后术区形成肉芽组织

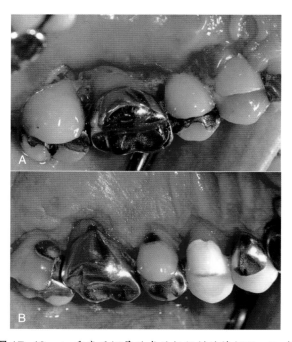

图 17-40   A.重度吸烟导致术后组织瓣边缘坏死。B.术后 8 个月，坏死组织愈合

成）位于牙周附着以下时，通常情况下会比较大、形状不规则，而且难以进行根管内修补。上述情况下患牙的愈后是不确定的[44]。但如果是新鲜穿孔，仍然可以尝试使用 MTA 进行根管内修补。在第 18 章中将介绍牙龈附着以下且已经造成牙根侧方牙周组织损伤穿孔的手术治疗方法。应该对牙龈附着以下穿孔和可以被直视穿孔（牙龈附着以上）的治疗方案进行区分。对于近龈缘位置根管穿孔，很少能通过非手术治疗方法进行处理（见第 8 章）。

对于近龈缘位置并且已经造成牙周损伤的穿孔，可以应用齿冠延长术进行治疗。通常情况下，患者的主诉症状是长期慢性牙龈疼痛。根管穿孔处及其周围组织长期炎症刺激会造成牙周组织缺损，上述缺损可以通过探诊检查到。大多数情况下，上述根管穿孔是由于开髓时高速车针方向偏离髓腔或在预备桩道时桩道钻偏离根管方向造成。

临床案例

病例：患者，39 岁，因下颌第二磨牙根管穿孔（根管治疗开髓过程中发生）就诊（图 17-41A）。X 线片显示有两段螺旋输送器的分离碎片被包埋在患牙周围牙周组织内。患者的主诉为"第一和第二磨牙间牙龈乳头长期慢性疼痛不适"（图 17-41B）。探诊提示仅穿孔部位邻近区域有牙槽骨丧失。

解决方案：仅对患牙近中牙龈乳头区域做了齿冠延长术，手术采用的是"信封样"组织瓣设计。翻开组织瓣后，取出螺旋输送器碎片，修整牙槽骨以利于牙周组织向根尖方向复位。术后愈合良好，在穿孔部位以下恢复了正常的生物学宽度（图 17-41C），随后进行了根管再治疗。

对于穿孔的术前评估，牙周探诊是非常有用的。它可以明确穿孔区牙周袋治愈的可能性。

事实上，对于穿孔造成的牙周袋，术后无法恢复正常的牙周附着。因此，齿冠延长术的根本目的是消除由穿孔导致的牙周袋。如果牙周袋过深、难以消除，那么可以考虑拔除患牙（图 17-42）。

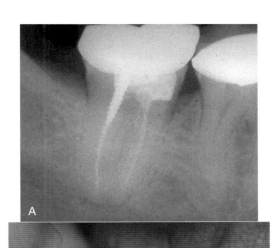
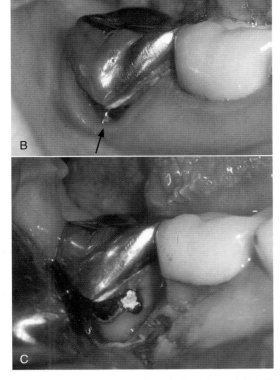

图 17-41　A. X 线片，下颌第二磨牙近中颊侧穿孔修补术后。图中可见螺旋输送器的两个碎片，他们位于根管系统外。B. 口内照片，可见螺旋输送器的一个碎片伸入牙龈内（箭头所示）。C. 翻瓣后，去除螺旋输送器碎片，以齿冠延长术方式修整牙槽嵴以恢复正常生物学宽度

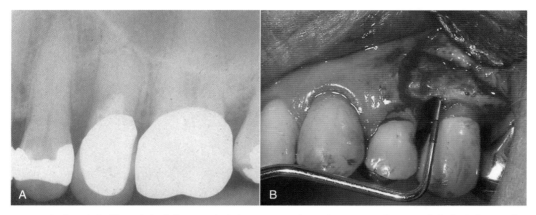

图 17-42　A. X 线片示上颌第二前磨牙穿孔位置近中可见一继发深牙周组织缺损。B.手术暴露骨缺损部位，牙槽嵴下可探及 6 mm 深牙周袋，建议拔除患牙

临床案例

病例：患者，48 岁，因患牙近龈缘位置出现穿孔就诊（图 17-43）。主诉为慢性牙龈疼痛 7 年余（图 17-43A）。探针可探及龈沟内牙齿缺损。根尖片清楚显示穿孔是由于阻塞或者钙化根管口定位方向出现偏差所致（图 17-43B）。

解决方案：采用标准"信封样"组织瓣设计暴露术区，可见患牙牙根唇面正中有一大的穿孔，同时可见有约 2mm 高度牙槽嵴丧失（图 17-43C）。使用常规复合树脂充填技术修补穿孔（图 17-43D）。随后，将软组织复位至术前位置，预期术区愈合后软组织会退缩 1~2mm（图 17-43E）。告知患者上述愈后，患者表示并不介意。没有再尝试寻找阻塞或者钙化的根管口。在初次非手术根管治疗失败时我们对患牙选择进行了根尖外科手术治疗，术后根尖周组织愈合良好。

通常情况下，前牙美学区 1~2 mm 的牙槽嵴丧失并不会影响术后美观效果。由穿孔造成的较深位置的损伤最终会导致牙周袋的形成。减少或清除牙周袋可以解决牙周病损，但是后期美观效果不佳、让人难以接受。如果将软组织瓣向根尖方向进行复位，会暴露原本位于龈缘下的牙体组织（图 17-44），同时还有可能导致术后患牙临床牙冠过长，影响美观（图 17-21）。正畸牵出术可以作为上述问题的一种有效解决方法。正畸牵出术可以保留牙周附着的原有位置，同时它还能提升穿孔部位至暴露于口腔环境，这样便于穿孔的修补，最终全冠修复的冠边缘也可以将修补部位完全遮盖（图 17-45）。然而，经过以上处理后，患牙仍然需要进行齿冠延长术治疗。

图 17-46A 所示为穿孔非手术治疗失败的第二个示例，该病例中穿孔位于根分叉处。因为根分叉处牙周附着丧失且已经出现牙槽骨缺损，此时进行任何处理仅能阻止牙周损伤的进一步发展。然而，上述情况下患牙愈后还是相当不错的，而且也是存在牙周损伤患牙最常见的远期愈合方式。局麻下，翻开"信封样"组织瓣，牙周刮治器刮除根分叉区肉芽组织（图 17-46B）。采用齿冠延长术同样的手段修整邻间隙牙槽骨至根分叉区牙槽骨水平。随后，将根分叉内牙槽骨向根尖方向进行修整（图 17-46C）。最后，将根分叉向冠方和侧方进行扩大以便于维护口腔卫生。术后 6 个月随访结果显示伤口愈合良好、牙周健康维持良好（图 17-46D）。

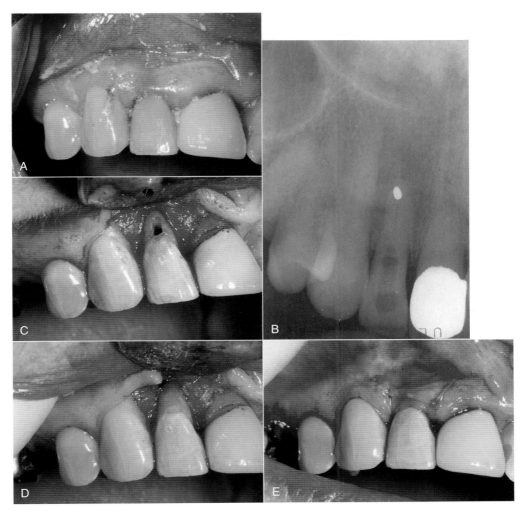

图 17-43　唇侧穿孔的修复过程

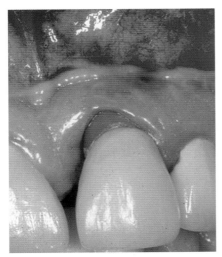

图 17-44　前牙美学区齿冠延长术后牙龈外形美学效果不佳，部分牙根暴露

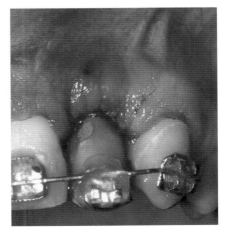

图 17-45　正畸牵出术能够消除由于龈下穿孔导致的牙周缺损（牙周袋）

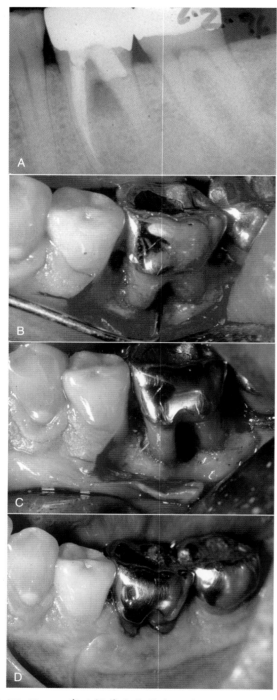

图17-46 A.穿孔根管内修补失败病例。B.翻开"信封样"组织瓣后去除根分叉处肉芽组织，探诊提示病损为近贯穿缺损。C.邻间隙牙槽骨、根分叉处牙槽骨及根分叉修整后。D.术后6个月随访结果提示牙周组织状况健康稳定

牙根上段吸收的治疗

有关牙根内吸收和外吸收的影像学表现、临床表现和诊断已在第3章和第4章详细介绍。本节内容主要介绍针对靠近龈缘位置牙根吸收的治疗方法[18]。牙根内吸收有可能穿通牙本质壁和牙骨质壁造成靠近龈缘位置的牙周损伤（图17-47）。牙根内吸收发生比较罕见，它的发生率较牙根外吸收发生率要低[34]。大多数牙根吸收起源于冠方牙周附着处的牙周组织。这种病理性过程有时也被称为"牙齿颈部吸收"或者"牙齿颈部侵袭性吸收"[21-23]。此外，还有一种情况，如果影像学或者术中发现牙根吸收没有涉及牙髓组织，这时候称之为侵袭性牙根外吸收[14]。已经确定的、有关牙根吸收的主要病因包括正畸治疗因素（最常见的独立病因）[22]、外伤[23]以及应用了加热技术的内漂白治疗史。牙根吸收容易发生在年轻女性患者中[29]。因为牙根吸收通常发生于近龈缘位置牙周组织，应用齿冠延长术可以很方便地对发生吸收的部位进行修补（见第13章）。

大多数牙根外吸收的范围要比图17-48中所示病例大。因为牙根吸收起源于冠方牙周附着处的牙周组织，因此大多数牙根吸收病例同时存在牙槽嵴的吸收。

临床案例

病例1：患者，女，28岁，疑似根管内吸收转诊我处治疗（图17-48）。多角度根尖片提示患牙存在牙根外吸收，幸运的是吸收位于牙根唇侧。

解决方案：自沟内切口翻开黏骨膜瓣。因为单独的"信封样"组织瓣设计无法很好地暴露术区，所以追加了一个垂直切口。通常，当组织瓣范围涉及牙弓弯曲区域时需要追加垂直切口（图17-48C）。使用复合树脂修补了穿孔部位（图17-48D），将软组织向

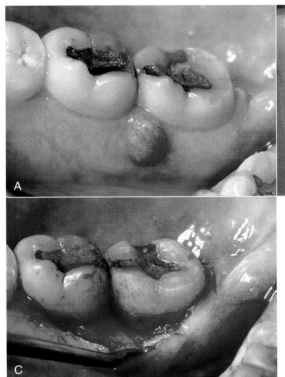

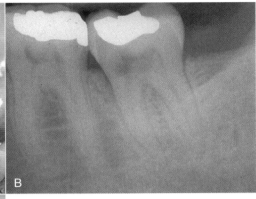

图 17-47　A. 口内照片，第二磨牙根管内吸收造成穿孔继而形成窦道，使用 #17 探诊可在龈沟内探及缺损。B. X 线片显示大范围根管内吸收。C. 翻开"信封样"组织瓣，手术暴露小的穿孔部位，修补穿孔后对患牙行根管治疗术

根尖方向复位以避免覆盖已修补区域，如果将其覆盖，后期很有可能在该部位形成牙周袋。对于此类病例可以使用一种特殊的复合树脂（Geristore; Den-Mat®, Santa Maria, CA, USA）修补穿孔，它的细胞毒性很小，而且人牙龈成纤维细胞已被证实容易在其表面黏附[1]。上述材料是一种双固化、亲水性、非流动性、多元酸改性后复合树脂。它的优点包括不溶于口腔内体液、对牙体组织的粘附性会逐渐增加、固化（聚合）收缩率低、热膨胀系数低、有阻射性、可以释放氟离子和生物相容性好等[12-13]。Geristore 已被用于修补牙根机械性穿孔[40]。此外，MTA（ProRoot MTA; Dentsply Tulsa Dental Specialties, Tulsa, OK, USA）也可用于由于牙齿颈部吸收导致的牙髓-牙周联合病变的治疗[18]。

病例 2：患者，44 岁，因下颌尖牙非手术及手术根管治疗后病变持续存在转诊我处治疗（图 17-49A）。第一前磨牙牙根舌侧冠方牙周附着处下方可见大范围牙根外吸收。因

无法修复，计划将第一前磨牙拔除。

解决方案：局麻下，依照齿冠延长术的方式翻开"信封样"黏骨膜瓣。在牙根外吸收区域，将缺损内软组织从组织瓣内侧切离，保留组织瓣足够的厚度（约 2mm）。随后，使用牙周刮治器刮除缺损内剩余软组织。一般情况下，牙根外吸收缺损的龈方及侧方边缘与周围牙槽骨难以区分（图 17-49B），但在一些病例中牙槽骨可能会增生至牙根吸收缺损内。应用齿冠延长术中同样的手段，去除缺损四周的牙槽骨以充分暴露缺损的边缘（图 17-49C）。术后邻间隙牙槽骨的外形应该为波浪状，同时软组织应该向根尖方向复位并使其冠方边缘位于缺损以下。完全愈合后，患牙四周探诊深度应该恢复正常水平。随后，对缺损边缘进行修整以进行树脂充填或者复合体充填修复，充填过程类似于 I 类洞充填（图 17-49D）。不推荐使用玻璃离子进行缺损充填修复，因为当其位于龈下时有降解的可能。此外，玻璃离子还有细胞毒性。

然而，可以考虑使用树脂加强型玻璃离子进行缺损充填修复。为了维持根管的通畅性，在放入充填材料之前应该在根管的暴露位置放置氢氧化钙并用干棉球将其压实（图17-49E）。使用常规充填技术完成树脂充填。由于在缺损处放置了压实的氢氧化钙，所以可以对缺损处进行常规酸蚀和干燥（图17-49F）。随后放入树脂充填材料（图17-49G）。完成充填修复后，应该将软组织复位并用缝线将其固定（本病例中首先拔除了第一前磨牙）（图17-49H）。常规根管治

疗可在术后即刻进行，也可预约复诊进行治疗（图17-49I）。术后5年随访结果提示愈合良好（图17-49J）。对于上述治疗方案，复发是有可能的，但是复发率较低。

齿冠延长术基本理念的应用也可以手术探查为目的。对于吸收性缺损，可以考虑应用手术探查以明确缺损是否有修复的可能性。有些缺损的范围可能会到达牙槽嵴顶以下并进入器械难以到达的邻间隙位置或者进入根分叉。即

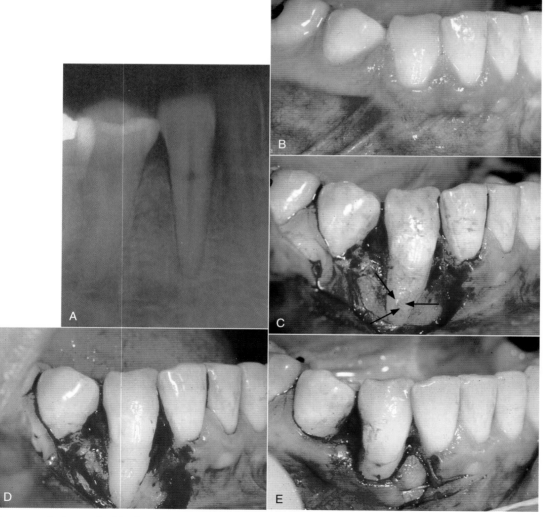

图17-48　A. X线片显示患牙根中段透射影像。B. 口内照片提示右下颌尖牙无明显异常。C. 翻开"三角瓣"（含一垂直切口），手术暴露病损位置（箭头所示）。注意缺损未到达髓腔。D. 复合树脂修补缺损。E. 将软组织向根尖方向复位，缝合固位

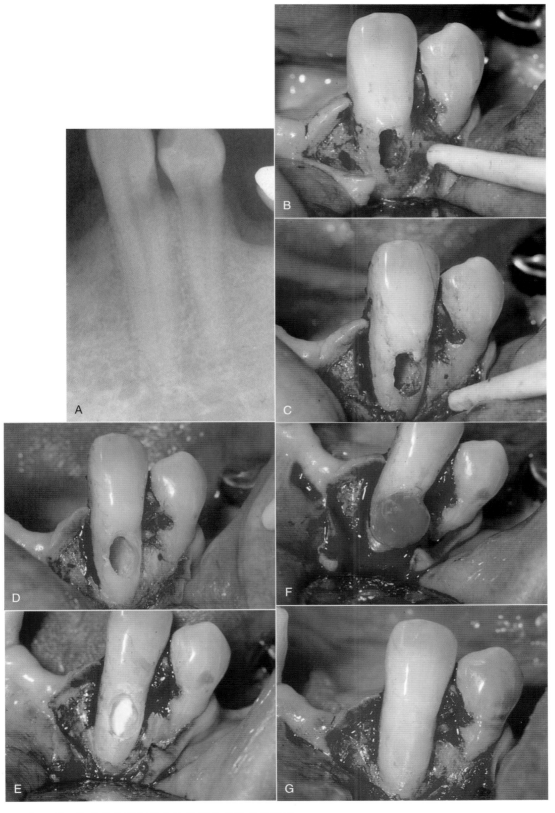

图 17-49　图 A 到 J 展示了牙颈部吸收性缺损的常规修复过程

便缺损勉强可以修复，修复后牙周组织的愈后也会比较差（图 17-50）。对于那些周围被组织完全遮挡、器械难以到达的缺损，可以考虑采用意向再植术对缺损进行修补[41]。

牙根纵折的治疗

大多数牙根纵折病例有特定的牙周探诊表现。但有些病例纵折位置特殊、可表现为牙周来源性病损，它们难以用常规牙周探诊方式探及。对于上述病例，如果不进行手术探查暴露病因的话，很难做出正确的诊断。手术探查入路的翻瓣设计同齿冠延长术。大多数情况下，如果牙根纵折延伸至根尖处，那么需要将患牙拔除或者将多根牙中纵折牙根去除（图 17-51）。有关牙根切除术和半切术的内容将在后续章节作介绍。图 17-52 所示为一例牙根纵折患牙成功治愈的罕见病例。

临床案例

病例： 患者，女，46 岁。主诉为邻近右下颌第二磨牙颊侧牙龈慢性疼痛。根尖片显示患牙已行根管治疗、充填良好，未见明显异常表现（图 17-52A）。然而，临床探诊发现患牙远中根颊侧有一狭窄缺损，符合牙根纵折的临床表现（图 17-52B）。但是，大多数牙根纵折病例缺损可探至根尖区，而本病例缺损探诊深度仅为 6.5mm。故建议对患牙进行手术探查以明确病因。

解决方案： 同齿冠延长术，在患牙颊侧翻开一"信封样"组织瓣（图 17-52C）。翻瓣后可见自牙冠位置延伸至牙槽嵴顶下约 4mm 的纵折线。告知患者患牙现有条件下长期预后会比较差，但是鉴于纵折线的位置较浅，遂决定尝试对患牙进行修补。使用 #2（直

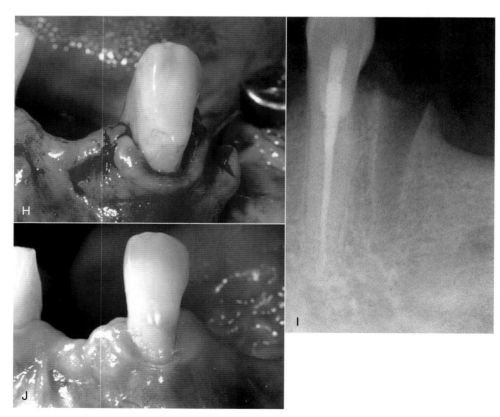

图 17-49（续） 牙颈部吸收性缺损的常规修复过程

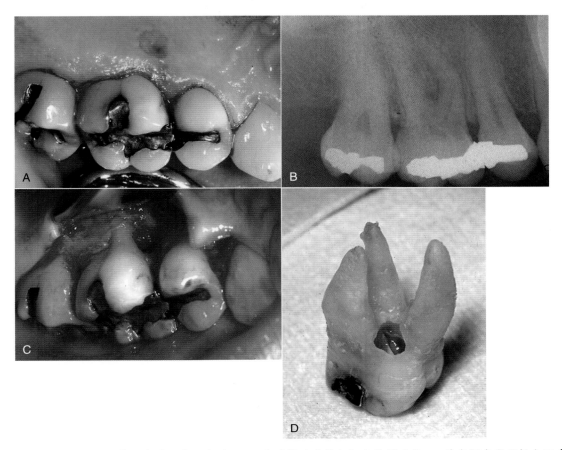

图 17-50　A.主诉为左上颌第一磨牙区有一窦道。B. X 线片提示牙体组织大范围吸收。C.手术探查发现根分叉有缺损，预后差。D.拔除患牙后发现根分叉大范围缺损

径 1mm）球钻将折裂线扩大并用白 MTA 进行修补（图 17-52D、E）。研究报道，MTA 不适用于那些能够接触到口腔内体液缺损的修补，但是适用于牙周附着下多种缺损的修补（详细内容见下一章）。患者术后 7 个月随访无任何不适症状。术区牙周探诊深度为 4.5mm（图 17-52F），术后龈缘位置与术前龈缘位置基本相同。本病例术前治疗方案并未计划对患牙行齿冠延长术。随访 X 线片提示术后即刻出现的透射区愈合良好（图 17-52G）。这个病例提示医生需要不断进行有关牙根纵折手术修补领域的研究，这样才有希望研发出适合治愈任何深度牙根纵折的材料。

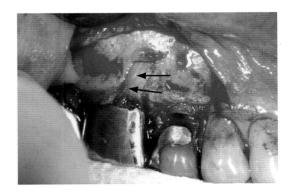

图 17-51　翻开黏骨膜瓣以诊断牙根纵折（箭头所示）。翻瓣过程同齿冠延长术

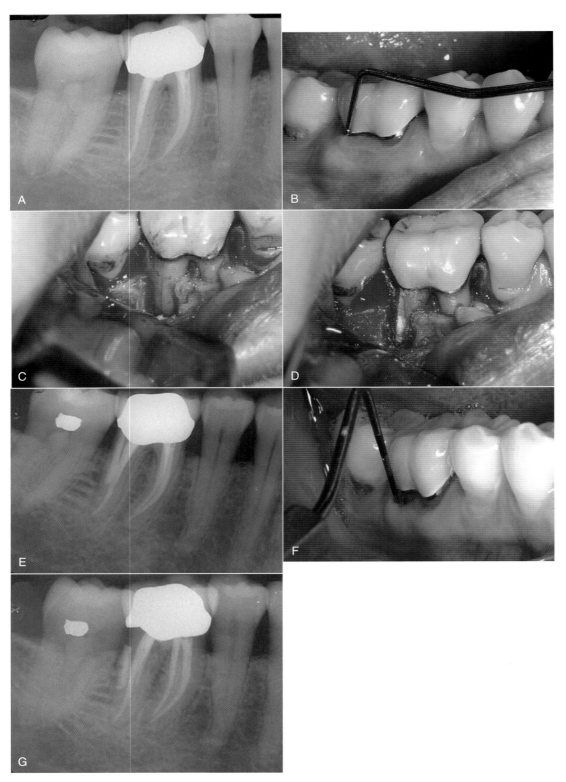

图 17-52 图 A 到 G 展示了一例使用 MTA 修复牙根纵折的成功病例。修复术完成于 2006 年 2 月，术后随访 X 线片及口内照片拍摄于 2007 年 9 月（此时术区牙周探诊深度为 4 mm）

参考文献

[1] Al-Sabek F, Shostad S, Kirkwood KL. Preferential attachment of human gingival fibroblasts to the resin ionomer Geristore. J Endod, 2005, 28:291-294.

[2] Assif D, Pilo R, Marshak B. Restoring teeth following crown lengthening procedures. J Prosthet Dent, 1991, 65:62-64.

[3] Balaji SM. Tobacco smoking and surgical healing of oral tissues: a review. Indian J Dent Res, 2008, 19:344-348.

[4] Becker W, Ochsenbein C, Becker B. Crown lengthening: the periodontal restorative connection. Compend Contin Educ Dent, 1998, 19:239-254.

[5] Biggerstaff RH, Sinks JH, Carazola JL. Orthodontic extrusion and biologic width realignment procedures: methods for reclaiming nonrestorable teeth. J Am Dent Assoc, 1986, 112:345-348.

[6] Bowers GM. A study of the width of attached gingival. J Periodontol, 1963, 34:2012-2019.

[7] Clauder T, Shin S-J. Repair of perforations with MTA: clinical applications and mechanisms of action. Endod Topics, 2009, 15:32-55.

[8] Cohn SA. Treatment choices for negative outcomes with non-surgical root canal treatment: nonsurgical retreatment vs. surgical retreatment vs. implants. Endod Topics, 2005, 11:4-24.

[9] Curtis DA, Sharma AB, Finzen FC. The use of dental implants to improve quality of life for edentulous patients. J Calif Dent Assoc, 2008, 36:275-280.

[10] Deas DE, Moritz AJ, McDonnell HT, et al. Osseous surgery for crown lengthening: a 6-month clinical study. J Periodontol, 2004, 75:1288-1294.

[11] Dibart S, Capri D, Kachouh I, et al. Crown lengthening in mandibular molars: a 5-year retrospective radiographic analysis. J Periodontol, 2003, 74: 815-821.

[12] Dragoo MR. Resin-ionomer and hybrid-ionomer cements: part I. Comparison of three materials for the treatment of subgingival root lesions. Int J Periodontics Restorative Dent, 1996, 16:594-601.

[13] Dragoo MR. Resin-ionomer and hybrid-ionomer cements. part Ⅱ. Human clinical and histologic wound healing responses in specific periodontal lesions. Int J Periodontics Restorative Dent, 1997, 17:75-87.

[14] Frank AL. Extracanal invasive resorption. an update. Compend Contin Educ Dent, 1995, 16:250-260.

[15] García B, Larrazabal C, Peñarrocha M, et al. Pain and swelling in periapical surgery. Med Oral Patol Oral Cir Bucal, 2008, 13(11):E726-E729.

[16] Gargiulo A, Krajewski J, Gargiulo M. Defining biologic width in crown lengthening. CDS Rev, 1995, 88:20-23.

[17] Gegauff AG. Effect of crown lengthening and ferrule placement on static load failure of cemented cast post-cores and crowns. J Prosthet Dent, 2000, 84:169-179.

[18] Gonzales JR, Rodekirchen H. Endodontic and periodontal treatment of an external cervical resorption. Oral Surg Oral Med Oral Pathol Oral Radio Endod, 2007, 104:e70-e77.

[19] Gutmann JL. Surgical endodontics: post-surgical care. Endod Topics, 2005, 11:196-205.

[20] Gutmann JL, Harrison JW. Surgical endodontics. Boston: Blackwell Scientific Publications, 1991.

[21] Heithersay GS. Clinical, radiologic, and histopathologic features of invasive cervical resorption. Quintessence Int, 1999, 30:27-37.

[22] Heithersay GS. Invasive cervical resorption: an analysis of potential predisposing factors. Quintessence Int, 1999, 30:83-95.

[23] Heithersay GS. Invasive cervical resorption following trauma. Aust Endod J, 1999, 25(2):79-85.

[24] Iqbal MK, Kim S. For teeth requiring endodontic treatment, what are the differences in outcomes of restored endodontically treated teeth compared to implant-supported restorations? Int J Oral Maxillofac Implants, 2007, 22(Suppl):96-116.

[25] Iqbal MK, Kim S. A review of factors influencing treatment planning decisions of single-tooth implants versus preserving natural teeth with nonsurgical endodontic therapy. J Endod, 2008, 34:519-529.

[26] Kaldahl WB, Johnson GK, Patil KD, et al. Levels of cigarette consumption and response to periodontal therapy. J Periodontol, 1996, 67:675-681.

[27] Klokkevold PR, Takei HH, Carranza A. General principles of periodontal surgery//Newman MG, Takei HH, Klokkevold PR, et al. Carranza's clinical periodontology. 10 ed. St. Louis: Saunders Elsevier, 2006.

[28] Lanning SK, Waldrop TC, Gunsolley JC, et al. Surgical crown lengthening: evaluation of the biological width. J Periodontol, 2003, 4:468-474.

[29] Liang H, Burkes EJ, Frederiksen NL. Multiple idiopathic cervical root resorption: systematic review and report of four cases. Dentomaxillofac Radiol, 2003, 32:150-155.

[30] Lovdahl PE. Periodontal management and root extrusion of traumatized teeth. Dent Clin North Am, 1995, 39:169-179.

[31] Lovdahl PE, Gutmann JL. Periodontal and restorative considerations prior to endodontic therapy. Gen Dent, 1980, 28(4):38-45.

[32] Maynard G, Wilson RD. Physiologic dimensions of the periodontium significant to the restorative dentist. J Periodontol, 1979, 50:170-174.

[33] Melnick P. Preparation of the periodontium for restorative dentistry//Newman MG, Takei HH, Klokkevold PR, et al. Carranza's clinical periodontology. 10 ed. St. Louis: Saunders Elsevier, 2006.

[34] Ne RF, Witherspoon DE, Gutmann JL. Tooth resorption. Quintessence Int, 1999, 30:9-25.

[35] Nickenig HJ, Wichmann M, Andreas SK, et al. Oral health-related quality of life in partially edentulous patients: assessments before and after implant therapy. J Craniomaxillofac Surg, 2008, 36:477-480.

[36] Novak JM, Albather HM, Close JM. Redefining the biologic width in severe, generalized, chronic periodontitis: implications for Therapy. J Periodontol, 2008, 79:1864-1869.

[37] Perez JR, Smukler H, Nunn ME. Clinical dimensions of the supraosseous gingivae in healthy periodontium. J Periodontol, 2008, 79: 2267-2272.

[38] Pontoriero R, Carnevale G. Surgical crown lengthening: a 12-month clinical wound healing study. J Periodontol, 2001, 72:841-848.

[39] Rakusin H, Harrison JW, Marker V. Alteration of the manipulative properties of plain gut suture material by hydration. J Endod, 1988, 14:121-124.

[40] Resillez-Urioste F, Sanandajt K, Davidson RM. Use of a resinionomer in the treatment of mechanical root perforation: report of a case. Quintessence Int, 1998, 29:115-118.

[41] Shuman IE. Repair of a root perforation with a resin-ionomer using an intentional replantation technique. Gen Dent, 1999, 47:392-395.

[42] Silverstein P. Smoking and wound healing. Am J Med, 1992, 93(1A):22S-24S.

[43] Torabinejad M, Goodacre CJ. Endodontic or dental implant therapy: the factors affecting treatment planning. J Am Dent Assoc, 2006, 137:973-977.

[44] Tsesis I, Fuss Z. Diagnosis and treatment of accidental root perforations. Endod Topics, 2006, 13:95-107.

拓展阅读

Dibart S. Practical advanced periodontal surgery, Oxford: Blackwell Munksgaard, 2007.

Fugazzotto P. Decision making: the furcated molar. J Implant Adv Clin Dent, 2010, 2:63-87.

Merino EM. Endodontic microsurgery. London: Quintessence Publishing Co Ltd, 2009.

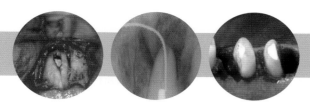

第 18 章

需要根尖周手术治疗的疑难病例

"对于穿孔性缺损的成功治疗不仅取决于造成穿孔的病因,还取决于对穿孔的早期诊断、治疗方法的选择、使用的材料、宿主反应以及医生的专业知识。"

J.L. Gutmann, 1991

根尖外科手术(见第 16 章)和龈缘缺损的手术治疗(见第 17 章)解决了牙齿保留中遇到的许多问题。然而,发生在牙周附着水平以下牙根表面的病损也给牙齿的保留造成了很多困难,并且多数情况下这些病损未累及龈缘或根尖。通常在拔牙和种植修复的治疗计划中并未考虑这些问题[14]。此外,关于许多此类问题可选择的治疗方案和预后从未向患者进行说明。

对发生在牙周附着水平以下牙根表面的病变或缺损通常有两种解决方案。第一种是修复根表面的缺损,此时缺损的特性及所处的位置至关重要。其手术方法是对第 16 章所讨论的根尖周手术流程的改良。第二种是考虑外科手术的方法完全切除牙根。这些手术概念适用于各种各样的临床问题,为患牙的保存提供了良好的预后、明确的疗效、增强患者满意度,并符合广大患者的经济能力。

根管侧支相关病损的手术治疗

虽然从解剖学角度来看根管侧支的发生率较高,但在临床中与其相关的发病率并没有那么高[15,48]。此外,据统计,牙根中部和冠 1/3 的根管侧支发生率很低。大部分由死髓牙内的坏死组织引起的骨组织病变,经常规非手术治疗后可以痊愈(图 18-1)。对于治疗过的牙齿,再治疗能够解决大多数的牙根侧方病变,如第 14 章图 14-6 所示。这是很令人惊奇的,因为尽管许多临床医生自信能够将根充糊剂、牙胶或者两者一起挤压进这些根管系统内(图 18-2),但事实上没有已证实的技术能够对这些异常根管结构进行清理和消毒。此外,认为将根充物推入这些根管系统能够清除其中刺激物的概念是错误的[39]。

存在侧方病变的患牙经根管治疗后病变未愈合的相对少见。根管治疗后出现侧方病变的病例更少[48]。根管未填充或封闭不良可能是侧方病变发生的一个诱因,尤其是牙胶与根管内固位桩之间的间隙(图 18-3;见第 20 章)。非手术再治疗是常用的治疗方案,但有时是不可行的。病变没有愈合和无法再治疗的患牙通常需要手术干预。

在术前评估时，确定根管侧支的位置是诊断的难点。根管侧支可能发生在牙根表面的任何位置，并且很少有影像学表现[48]。最容易定位的是那些存在窦道但没有影像学改变的。这些根管侧支通常位于牙根的唇侧（图18-4）。

大多数根管侧支的存在是根据牙根侧方透射影来推断的，这仅仅是动态三维过程的二维表现（图18-5）。由于病变位置往往与感染源对称，如果存在根管侧支，其在垂直方向上的大致位置可以定位于病变自冠方到根尖方向的中点处。最大的困难是确定水平方向的位置。病变通常自起始处沿圆周向扩展。影像学表现为牙根近中或远中面的病变，实际上可能来自位于牙根腭侧或唇侧的根管侧支。位于腭侧或舌侧的根管侧支通常无法进行手术修复。

另一个解剖学问题是当根管侧支位于邻间

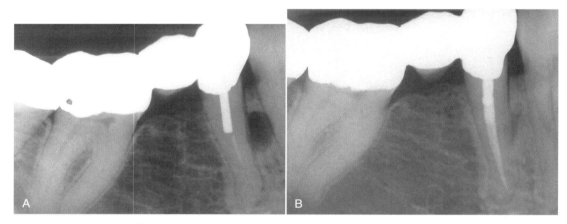

图18-1　A.术前X线片示根管治疗后的下颌前磨牙可见根管侧支病变。B.术后1年复查X线片示根管侧支病变愈合（Dr. Ryan Wynne 提供）

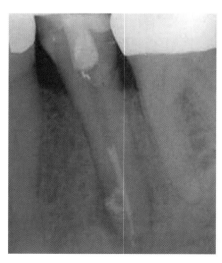

图18-2　术后影像示根充材料和（或）糊剂经根管侧支超充

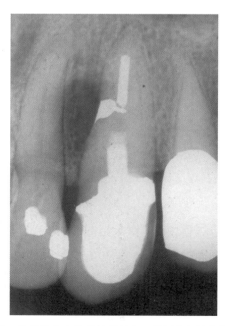

图18-3　使用汞合金修补根管侧支，该侧支与根充物和固位桩之间通过未充填的根管腔相连通。该病例治疗于1976年

隙或牙根间隙时手术的可操作性。位于磨牙根面凹陷处的根管侧支在手术中无法看见，尽管有些较大的可以用探针探查到。即使它们可以被定位，空间限制也会妨碍成功修复。可能解决这些问题的唯一途径是通过手术探查。术前，应告知患者如果根管侧支无法探及，可能需要切除整个牙根，或者拔除患牙（图 18-6）。

　　手术操作的重点与根尖周手术相同，细节见第 16 章。对根管侧支进行定位、清理、预备后，按照根尖切除后倒预备根尖孔的充填方法进行充填[44]。使用一个小的超声工作尖或 15 号或 20 号超声 K 锉沿着根管侧支方向预备扩大，直至大一号的锉或者金刚砂车针能够沿着初始路径进入。和根尖倒预备一样，预备的直径大小必须满足充填物的放置，推荐使用三氧矿物聚合物（MTA）充填。

临床案例

病例：患者，男，47 岁。右上中切牙唇侧邻近中线处黏膜见窦道。影像上难以确定病变位置（图 18-7A）。牙周探诊显示龈沟深度正常，但经窦道可探及根旁区域。

解决方案：由于牙根内存在固位桩且无根尖周病变，通过手术中暴露根中部，确认存在根管侧支并对其进行修复。9 年 3 个月的复查 X 线片显示愈合良好，术区牙周膜间隙及硬骨板已恢复（图 18-7B）。

　　正如第 16 章关于根尖手术的描述，一些金刚砂或金属超声器械可能太粗而不能用于初始预备，因此必须选择尖端较小的器械或小号根管锉。建议使用低至中等功率以防止过度切削牙根组织[44]。此外，应当使用尖端具有适当角度的器械来处理这些异常根管（图 16-33，图 16-34）。

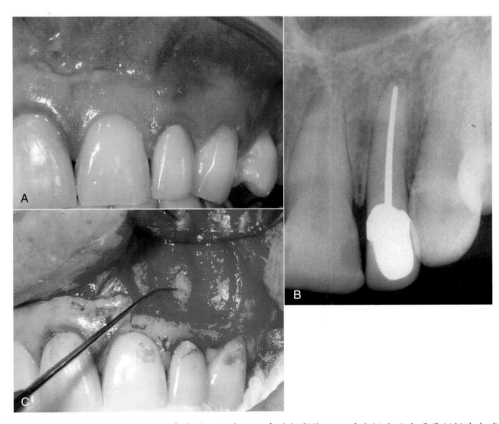

图 18-4　A. 临床检查见左上颌侧切牙唇侧存在窦道。B. 患区没有透射影像。C. 手术探查见患牙唇侧根中部存在根管侧支

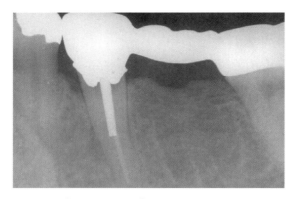

图 18-5 根管侧支相关的近中骨吸收可能来源于冠方微渗漏所致的继发龋

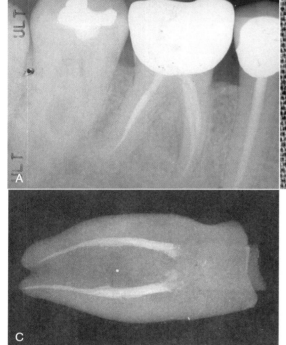

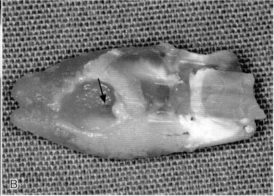

图 18-6 A.右下第一磨牙近中根远中侧见根管侧支病变。B.拔除近中根。之前尝试手术修复，但由于根表面存在深的凹槽，术中无法看到根管侧支。根管侧支（箭头）。C.牙根X线片。注意根管侧支（黄点）与治疗后根管的距离。再治疗无法解决这个问题

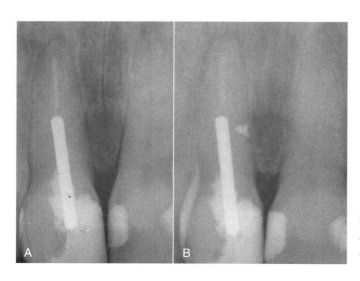

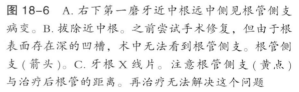

图 18-7 A.右上中切牙术前X线片。根管侧支相关的病变由根中部延伸到中线牙槽嵴顶。B.9年3个月后复查，愈合良好

附着水平以下穿孔的手术修复

在开髓过程中出现的穿孔大多位于牙周膜边缘处（见第 8 章和第 16 章）。唯一常见例外是在根分叉处出现穿孔。如果牙周附着组织没有受到损伤，对于小的根分叉穿孔使用 MTA 进行内部修复有很大可能获得长期稳定[47]（图 18-8）。

根分叉处较大的穿孔处理较为困难。如果大部分髓室底已被破坏，成功修复的机会很小（图 18-9）[47]。同样，用 MTA 以外的材料修复的病例长期预后可能较差，尤其是当材料经缺损处被压入牙周组织时[45]。通过非手术的方法去除超出的材料几乎是不可能的，而且很可能会使穿孔变得更大。就这点而言，对于根分叉处较大的穿孔，即使通过手术使用 MTA 进行修复，预后也不确定。如图 18-10 所示病例，最初是

用 MTA 经髓腔内修补穿孔。6 年半后，根分叉处出现透射病损影像，于是尝试手术修复。1 年后，病损处牙槽骨还没有完全愈合。虽然患者无症状，牙齿功能正常，但预后仍不确定。

在根管清理和成形的过程中可能会出现侧方带状穿孔，这通常是由于使用手工器械或过度使用大锥度镍钛器械所造成的（见第 10 章）。通常牙根的解剖因素具有重要的影响（图 18-11）；牙根邻面存在的较深的根面沟和内陷通过影像学无法辨别。虽然使用抗弯曲锉（见第 10 章）、调整开髓的角度和其他技术可以有效地减少这个问题，但仍不能完全避免。

当根管侧支附近存在病变时，如何探及缺损处是修补的一个主要问题，但这些缺损通常更大，更容易定位。如果缺损可见，那么修复方法与修复根管侧支缺损相同。通常，由于在

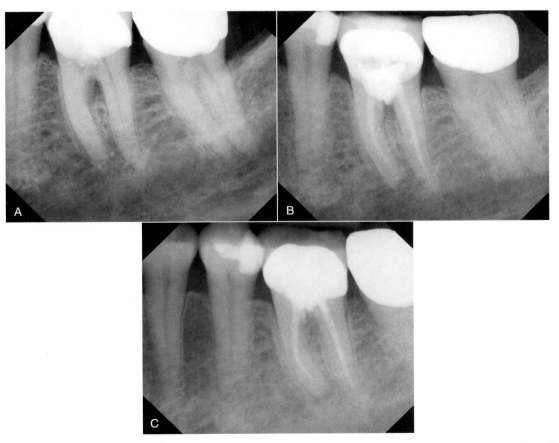

图 18-8　A. 根分叉底部的穿孔导致的根分叉区骨缺失。B. 根管治疗期间使用氢氧化钙临时封闭。C. 1 年后复查。穿孔部位使用 MTA 永久修复。根分叉处骨结构恢复正常

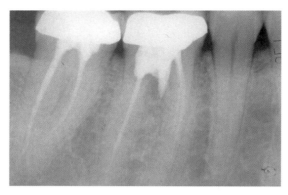

图 18-9　水门汀修复超出根分叉处的穿孔。检查见龈沟处有明显的慢性排脓通道。建议拔除患牙

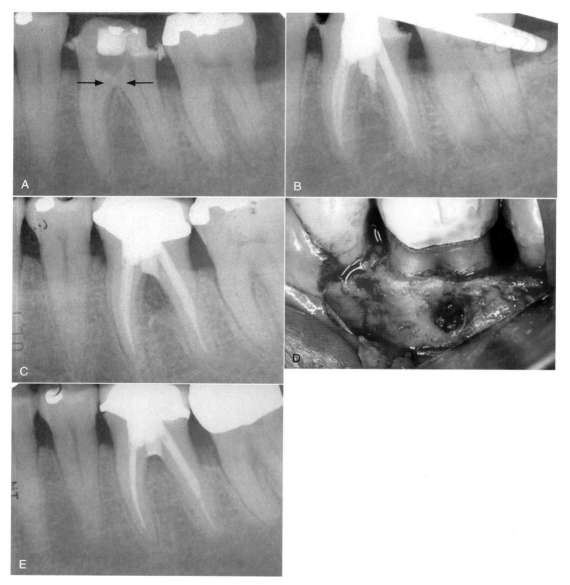

图 18-10　A.左下颌第一磨牙转诊 X 线片。开髓过程中导致根分叉穿孔，使用氢氧化钙临时修复（箭头）。B.根管治疗完成，使用 MTA 充填穿孔部位。难点为修复材料的充填，避免超充。C.6 年半后复查 X 线片。探诊正常，但牙齿有症状，患牙颊黏膜处可见窦道。D.修复术中。可见根分叉处牙槽嵴完整。E.15 个月后复查。患者无症状，窦道未复发，但预后仍不确定

穿孔上方和下方的牙本质壁较薄，因此应增大垂直方向的预备范围（图 18-12）。

桩道预备过程中，过度扩大根管也可能导致带状穿孔发生。多见于近远中径较小的牙根，以及邻面存在凹槽的牙根。如果存在入路，使用 MTA 填充技术是有效的（图 18-13）。许多由于桩道预备过度导致的带状穿孔难以修复，因为在穿孔周围残留的牙本质非常薄弱。固位桩直径越大，牙体组织越薄。切割金属桩需要高速手机和良好的通道。可以考虑使用一些创造性的特殊方法来修复这些缺损，本章不做具体介绍。如果可能的话，最好还是拆除固位桩（图 18-14）。

根管器械导致的穿孔可能发生在牙根的深处，往往由于无法通过根管弯曲处，试图绕过堵塞物，或者在清理和成形的过程中没有考虑到牙齿的正常解剖结构。如果发现较早，经根管内修补可以有效地解决穿孔问题；如果无法经根管内修补，就需要手术治疗。

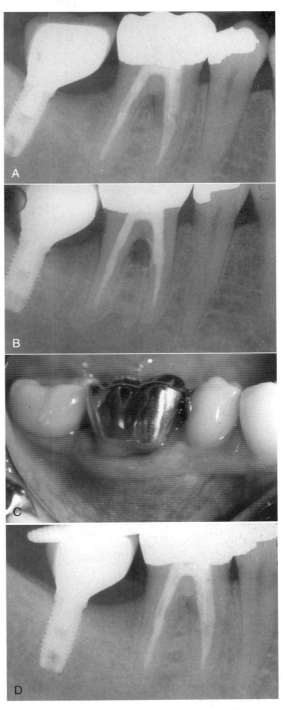

图 18-12　A. 带状穿孔导致的侧方病变，探诊正常。B. MTA 修复后 X 线片。C. 一年复诊口内片显示颊侧牙周组织恢复正常。探诊正常。D. 一年复查 X 线片显示根分叉处骨组织愈合

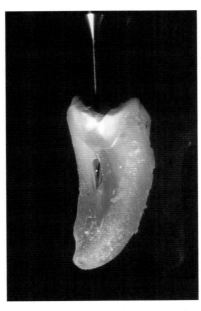

图 18-11　对近中根存在深凹槽的离体牙进行常规的开髓及根管口敞开。很快就出现了带状穿孔，这在临床中似乎是不可避免

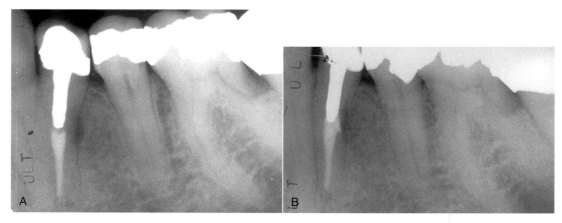

图 18-13 A. 由桩道预备过度导致的带状穿孔引起的侧方病变。B. 5 个月复查显示病损愈合中

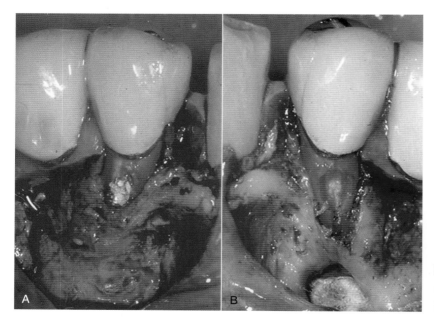

图 18-14 A. 根管内固位桩从穿孔处穿出。B. 与尝试切除超出的固位桩并修复穿孔相比，拆除固位桩是更好的选择

临床案例

病例：患者，女，38 岁。考虑为右上中切牙根管治疗失败（图 18-15A）。患牙在 6 年前接受了根管治疗。检查时症状为触诊敏感、钝痛、叩诊不适。根尖周 X 片显示根管充填良好，但存在较大的根尖周透射影，建议行非手术根管再治疗。

解决方案：对患牙进行重新开髓，去除原有根充物的过程中，在距根尖仍较远处出现疼痛。插入根管预备器械，拍摄 X 线片。结果显示唇侧的穿孔是导致目前病变的病因（图 18-15B）。通过手术使用 MTA 修补穿孔。一年后复查，病变组织愈合良好，根管下半段未做再治疗。在此期间，已有牙医为患者进行了全瓷冠修复，但可惜的是，为后期修复预留的桩道位置没有得到适当的利用。

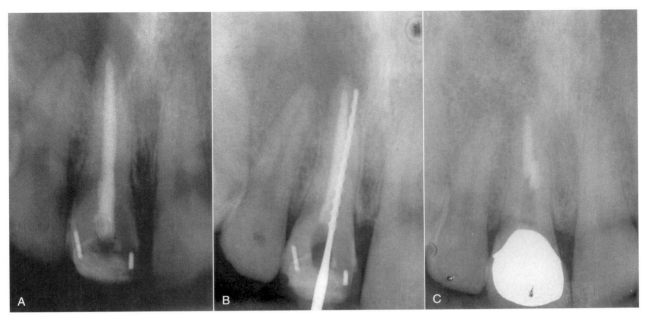

图 18-15　A.根管治疗后的右上中切牙存在大范围的根尖周病变。B.根管锉检查穿孔位置。使用MTA修复穿孔。C.一年后复查。患牙冠修复前没有打桩，这不利于修复体的长期稳定

某些根折相关病损的手术修复

　　有些牙齿的根侧面发生部分根裂的病因尚不清楚。临床表现为与根管侧支或带状穿孔的典型病变相似，牙周探诊结果正常。通常会出现急性或慢性炎症/感染的症状（根中部肿胀、窦道等）。

　　影像学表现同样没有特异性。透射区域在根尖方和冠方边缘。在这些病例中，病变通常未累及根尖区（图 18-16A）。因此，无法对部分根纵裂做出明确的术前诊断。所有病例都是在手术中明确诊断的。临床表现为位于牙根腭侧面中部的纵向折裂线（图 18-16 B）。

　　如果折裂线位于可以修补的位置，可使用侧牙修补技术。操作关键是必须沿着折裂线的方向对整个折裂部分进行预备。预备的最终效果是形成一个狭窄的沟槽，类似于在根尖周手术中对两根管之间峡部的预备。

　　如果可以建立直线通路，推荐使用1/4球钻（0.5mm）。采用低速直机进行执笔式操作能够获得更好的可控性。如果无法建立直线通路，可以使用超声仪器配合小的、有角度的根尖手术工作尖，或将根管锉截短以增加其硬度，放置在一个特殊的超声适配器上使用。

临床案例

病例： 患者40岁，左下第二前磨牙根中区域肿胀。患牙已行根管治疗及桩核冠修复。影像学检查可见根中部大面积透射影，怀疑存在未处理的较粗大的根管侧支（图 18-17A）。

解决方案： 不考虑非手术再治疗，通过手术暴露缺损区。行刮治术后，颊侧远中根中部可见折裂线（图 18-17B 箭头所示）。由于存在入路，使用 1/4 球（0.5 mm）钻和超声工作尖预备折裂线。使用灰色 MTA 填充预备处（图 18-17C）。4 年后复查 X 线片显示愈合良好，形成正常牙周膜间隙及硬骨板（图 18-17D）。

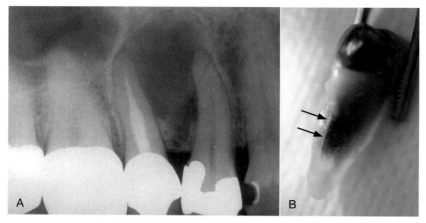

图 18-16 A.术前片见根管治疗后的第二前磨牙存在大范围透射影像，推测与根管侧支有关。B.腭侧根面见折裂线（箭头）。患牙无法修复而被拔除

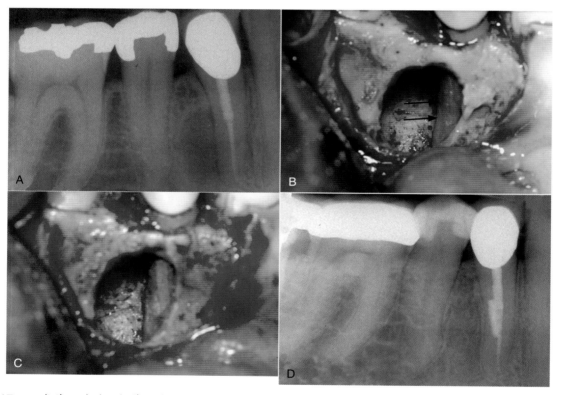

图 18-17 A.术前X线片见根管治疗后的第一前磨牙侧方透射影，推测与根管侧支有关。B.手术探查见根中部存在纵折线（箭头）。C.使用MTA修复根裂线。D.4年后复查X线片显示愈合良好

牙根切除术及牙齿切除术

概 述

牙根切除术、截根术包括去除牙根保留完整的牙冠（图 18-18）或同时去除牙根及对应的部分牙冠[26-27,49]。在上颌磨牙的治疗中，这一方法也被称为三分法[20,24]。这个概念也适用于从多单位固定桥或夹板上去除单根牙[25]。

牙齿切除术或半切术是一种将牙齿"切成两半"的技术[27]。与牙根切除术一样，可以使用多种技术：将牙齿切成两半并保留两部分，称

为分根法[19]（图18-19），或者把牙齿切成两半，只保留其中一半[1,5,35]（图18-20）。这种类型的切除术很少使用，因为难以进行修复，并且难以保存以前的根分叉区。这一术式也可能导致软硬组织关系不良。口腔内两个区域具有较高的切除术成功率，分别是牙根分离的下颌磨牙和某些切除了腭根的上颌磨牙。

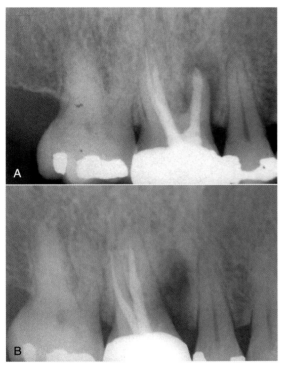

图18-18　A.上颌第一磨牙近颊根纵裂。B.对折裂的牙根行截根术

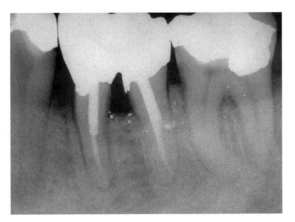

图18-19　下颌第一磨牙半切术后采用联冠修复（分牙术）

临床案例

病例：患者男性，58岁，因左上第一磨牙扣诊不适及钝痛而就诊。X线片显示近颊根根尖周大面积透射影，提示牙髓源性根尖周病变，特别是与牙髓坏死相关（图18-21A）。但是牙髓敏感性测试结果正常，牙周探诊显示近颊根牙周附着丧失（图18-21B）.暴露的牙根表面可见牙石，龈下探诊也可探及牙根表面的牙石。

解决方案：手术探查确定病因为牙周骨质丧失（图18-21C）。近颊根没有剩余牙槽骨的支持，易于行切除术（图18-21D）。根据手术探查结果切除活髓牙根，在组织复位及缝合后或者术后应尽快对剩余的牙根进行根管治疗[50]。

由于现代种植技术的成熟，通过牙根/牙齿切除术来保留受损患牙的方法几乎已经被舍弃[7,26-27]。然而，切除手术依然是保留天然牙的可行的治疗方法，在许多紧急的情况下可以为患者提供一个合理的替代方案。如果处理得当，且患者保持良好的口腔卫生，将获得很高的成功率，可以与其他治疗方法相媲美[12]。

多篇已发表的牙周相关文献证实牙根切除术是一种成功的长期治疗方法*。成功的标准通常被定义为被保留的牙齿探诊深度小于4mm，探诊不出血、无渗出，无根面龋或根折迹象。这些研究发现磨牙牙根切除术后的整体成功率与相同位置种植体的成功率相当。

病例选择标准

牙根切除术（截根术）和牙齿切除术（半切术）是治疗多种临床问题的有效方法。从牙周的角度来看，最常见的适应证是牙周骨组织丧失局限于一个根，而邻近牙根有足够的骨支

---

* 参考文献6, 8-13, 18, 21, 28, 31, 37, 46

持。其他牙周适应证为 II 级或 III 级水平根分叉病变、骨开裂 / 开窗、侵袭性骨吸收和牙根邻接关系不良[26,31,42]。虽然本文不包括对牙周诊断或外科手术的全面讨论，但是许多临床问题需要结合牙髓病学和牙周病学相关知识制定正确的诊断和治疗方案。例如，通常认为有根尖周病变的患牙病因起源于牙髓，但发现病变来源为牙周时，牙髓敏感性测试反应正常。

从牙髓病学角度来看，牙根或牙齿切除的适应证包括：牙根纵裂（图 18-20）、牙冠折（图 18-22）、根分叉穿孔（图 18-23）、桩道穿孔（图 18-24）、无法修复的带状穿孔（图 18-25）、不通的根管（图 18-26）、无法取出的分离器械（图 18-27）、无法去除的根管充填材料（图 18-28）、牙颈部吸收（图 18-29）、牙齿大面积龋坏（图 18-30）和牙周病损（图 18-31）。通过创新性的牙髓病治疗方案，同时保留牙齿和义齿是合理可行的。

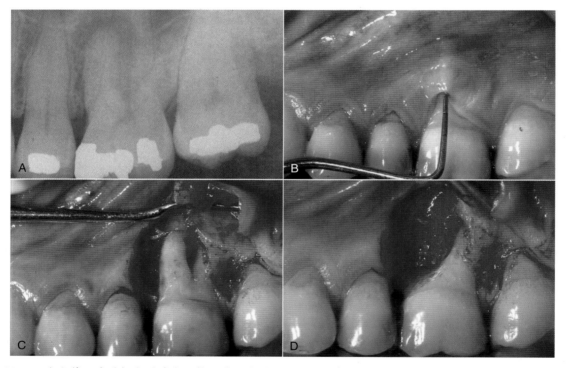

图 18-20　A. 左上第一磨牙根尖周病变，推测病因为牙髓源性。敏感性测试显示牙髓活力正常。B. 牙周探诊确定病因为牙周源性。C. 手术探查见近颊根周完全性骨缺失。D. 活髓牙根切除术。术后立即进行牙髓摘除术

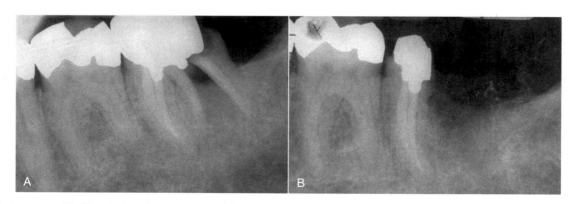

图 18-21　A. 下颌第二磨牙远中根纵裂。B. 牙根切除术后。这是牙根切除术的一种最常见的牙髓病学适应证

牙根切除术术前牙髓状况的考量

尽管通常认为截根处牙髓暴露时需要行根管治疗[43]，但一些研究报道了截根后没有进行根管治疗，或者最多对牙髓创面行盖髓处理后取得成功的案例[29-30]。然而，对于成年恒牙来说，活髓暴露后，其长期的牙髓活力预后往往不确定或较差。此外，暴露的牙髓给术区愈合和必需的口腔卫生维护造成了巨大的阻碍。因此尽管有这些研究结果，牙根切除后仍然应当行完整的根管治疗。

如图 18-21 所示的病例，往往术前并不能确定需要行牙根切除术。然而，在大多数情况下，可以在手术之前就做好牙根或牙齿切除的治疗计划。如果需要切除牙根的患牙没有行根管治疗，那么通常在手术前做治疗比较方便，这是基于两个重要的原因。第一，术后对残存的牙根进行根管治疗更为困难。牙冠完整的情况下，隔离患牙和处理根管更为容易。第二，在某些情况下，术前无法确定根管治疗的难度。如果在术前行根管治疗发现根管难以疏通，或者如果因为意外影响了预期结果，那么治疗计划可以改为拔牙。

虽然对于将被切除的牙根不需要行完整的根管治疗，但是应通过髓腔对根管口进行永久

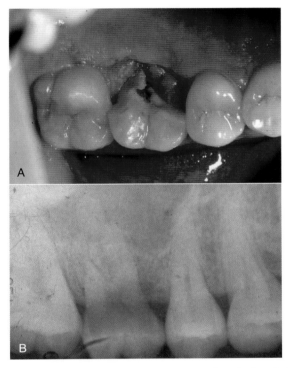

图 18-22　A.重度磨牙症导致的上颌第一磨牙腭尖大范围冠折。B.术前 X 线片。后续病例资料见图 18-46

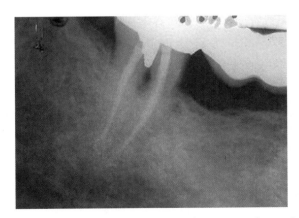

图 18-23　下颌第二磨牙固位桩导致根分叉穿孔。根分叉见牙周组织缺损。根分叉处有慢性溢脓通道。切除近中根可消除根分叉结构，延长桥体保留时间

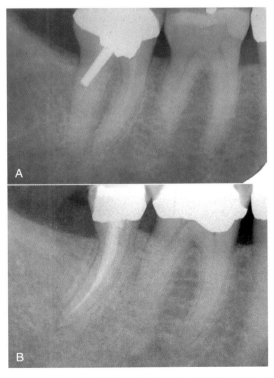

图 18-24　A.因根管内桩道偏移导致的穿孔引起远中侧方病变。行牙半切术。B.修复后的近中根 3 年后复查 X 线片

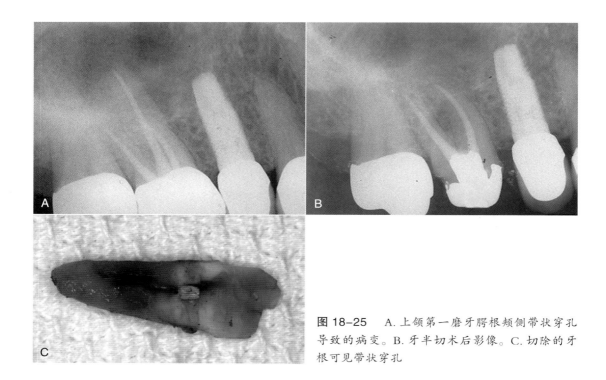

图 18-25　A.上颌第一磨牙腭根颊侧带状穿孔导致的病变。B.牙半切术后影像。C.切除的牙根可见带状穿孔

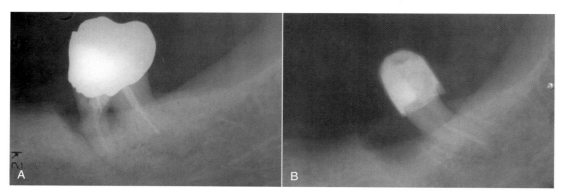

图 18-26　A.下颌磨牙根管欠填导致的根尖周和牙周病变。再治疗术中发现近中根管无法疏通至根尖孔。B.牙半切术保留远中根并作为可摘局部义齿的末端基牙。远中根的再治疗并不复杂

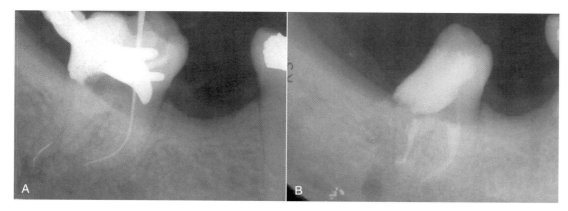

图 18-27　A.下颌第二磨牙远中存在双根，其中一个发生器械分离。B.分离器械无法取出，切除此牙根，保留牙齿的功能

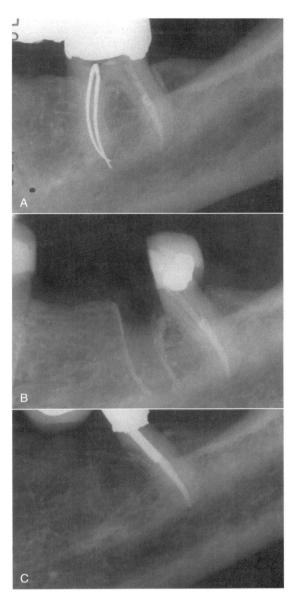

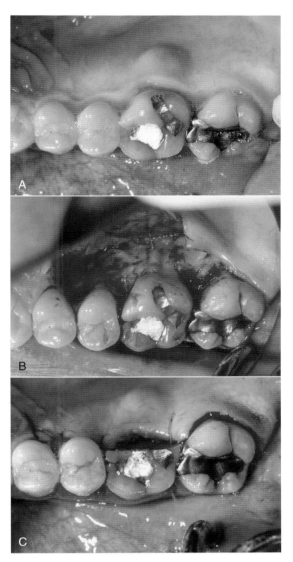

图 18-28　A. 下颌第二磨牙出现症状需要再治疗。近中根管内的银尖无法取出。B. 切除近中根。C. 14 年零 7 个月后复查 X 线片；远中根作为固定桥的远中基牙行使功能

图 18-29　A. 急性腭侧脓肿导致牙颈部吸收。B. 手术探查可见病损累及近中根分叉。C. 牙半切术后口内照

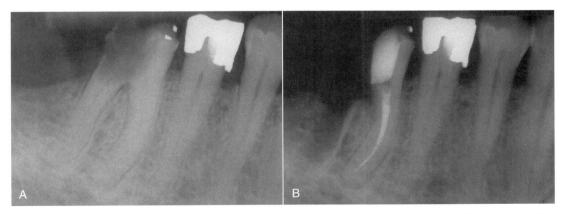

图 18-30　A. 下颌第一磨牙远中龋坏累及根分叉。B. 切除远中根。保留近中根修复成有功能的前磨牙，类似图 18-24B

封闭。相较于常规的根管清理和预备，此时的根管口应扩至更大，以便永久修复材料能够压实至截根处（图 18-32）。此过程避免了在切除术中从外侧修复根管口（图 18-33）。以上这些方法对于防止剩余牙根发生冠方微渗漏是非常重要的。

如果需要行牙根切除术的患牙已经进行了根管治疗，应对需要保留的牙根内的根充物进行术前评估。若根管封闭质量不佳，或者存在根尖周或侧方病变，则应当进行根管再治疗。此外，术前应对所有使用金属载核牙胶或银尖填充的牙根行再治疗，以便术后可能需要的桩修复。

牙根切除术术前牙周状况的考量

对于需要保留的牙根，其骨支持水平是牙周状况评估中最重要的因素[2,17]。即使使用夹板固定，牙根只有 5mm 牙槽骨支持也是不合适的。最低安全限度是 50% 的骨缺失；也就是说，牙槽骨的高度不低于釉牙骨质界到根尖距离的一半。牙根周围必须有高度相对一致的牙槽骨，没有局部较深的牙周组织缺损。

同样重要的是根分叉处的骨水平与牙齿近远中骨水平的相对高度[2,16]。良好的高度关系是根分叉骨高度与邻间隙骨高度相当（图 18-34）。有时，根分叉处骨水平甚至更高，如慢性牙周炎导致的骨丧失（图 18-35）。

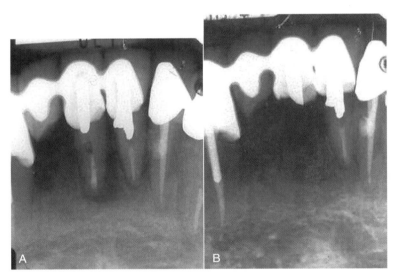

图 18-31 A. 下颌中切牙存在疑似牙髓来源的根尖周病损。探诊示骨吸收与慢性牙周炎表现一致。B. 切除牙根，保留固定桥修复体功能

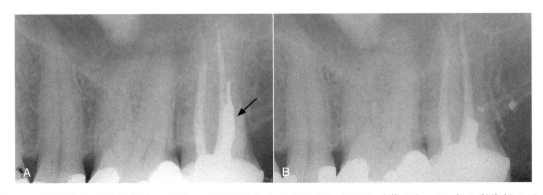

图 18-32 A. 根管治疗后的上颌第二磨牙。可见银汞合金位于远颊根较深处（箭头）。B. 术后影像提示因牙周问题行牙根切除术，预先使用银汞封闭根管

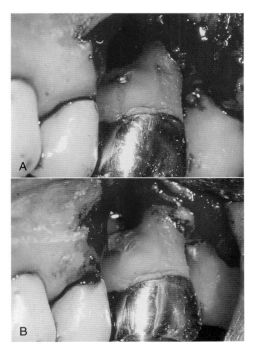

图 18-33　A. 牙根切除后即刻，可见暴露的近颊根管口。B. 银汞合金封闭根管口，防止冠方微渗漏

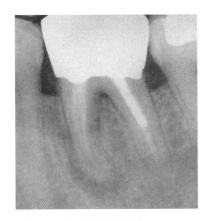

图 18-34　根分叉在牙槽嵴顶水平

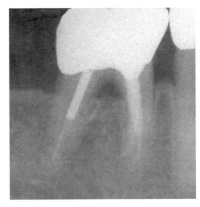

图 18-35　根分叉高于牙槽嵴顶

对于根柱较长且根分叉处骨高度位于牙槽嵴下 2mm 或大于 2mm 的患牙不太适合做切除术。所保留的牙根在根分叉侧的牙槽骨愈合水平不会高于根分叉本身（图 18-36）。牙根切除后牙根的根分叉侧会形成牙周袋。例如，如果根分叉水平位于牙槽嵴顶下方 3mm，所保留的牙根未处理一侧的龈沟深度为 2mm。那么在根分叉侧龈沟深度为 5mm，这显然是不可取的，将难以保留患牙。这个问题在某些情况下也是可以避免的，比如牙根足够长或通过调整根周牙槽嵴高度使它与根分叉区相平。这种方法一般应限于没有邻牙的患牙。通常不能够大量去除支持邻牙的牙槽骨。如果根足够长，拔除是另一种替代方案（参见第 20 章）。

具有融合根或 C 形根的牙齿（主要是下颌第二磨牙）[27] 不适合行切除术（见第 13 章）。虽然上颌磨牙也存在融合根，但在影像上无法辨别[27]，也无法确定颊腭根之间的分叉处骨水平高度（图 18-37）。在怀疑存在此类情况时，应告知患者如果遇到这种解剖变异，可能需要拔除患牙。当具有融合根的患牙因牙根穿孔造成骨丧失而需要行牙根切除术时，可以考虑行意向再植术进行牙根修复[41,47]。

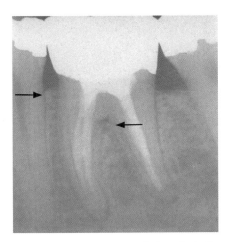

图 18-36　根分叉明显低于牙槽嵴。箭头所示为若行近中根切除后骨愈合水平

牙根切除术术前、术后修复治疗的考量

在制定治疗计划的过程中，临床医生必须确定切除后的患牙或牙根是否可以修复。对于临床牙冠高度极低的病例，应考虑在切除牙根时行齿冠延长，并将邻牙纳入治疗计划中。必须在一开始就决定是否牙根切除术优于拔牙（图18-38）。如果两颗邻牙都适于做固定桥基牙，或适于种植修复，那么保留磨牙牙根几乎没有什么优势。虽然牙根能够保留，但额外进行半切术和根管治疗增加了治疗计划的复杂性、成本和时间。应当考虑拔除患牙和固定桥或种植修复的便易性，并与患者进行沟通。截根术后，患牙的最终修复方式主要取决于切除的方式、剩余的牙体组织以及患者的咬合关系和牙周状况[1,3-4]。

牙根切除术的手术技巧

基本的手术操作过程与齿冠延长术中组织瓣设计、牙槽骨修整、缝合和术后牙周维护类似。然而，在许多情况下，可能需要垂直减压切口[27]。所用的手术器械基本上与齿冠延长术相同（见第20章）。图18-39为上颌第一磨牙近颊根的切除。

首先，在患牙颊舌（腭）侧做水平沟内切口，其长度为自患牙向近远中分别延伸一个完整牙齿的宽度（图18-39B）。如果需要切除的牙根很短，可能会使用信封样切口。如果采用垂直减张切口，则切口应位于近远中邻牙远端邻间隙处，组织瓣应包含龈乳头（图18-39B）。随后，刮除邻间隙组织，去除所有结缔组织，并准确定位根分叉位置。使用外科长柄球钻，磨除所有骨突和过厚的颊侧骨板（图18-39C），并去除需要切除的牙根对应的颊侧骨板（图18-39D）。

使用外科长柄裂钻或者类似的车针，从需

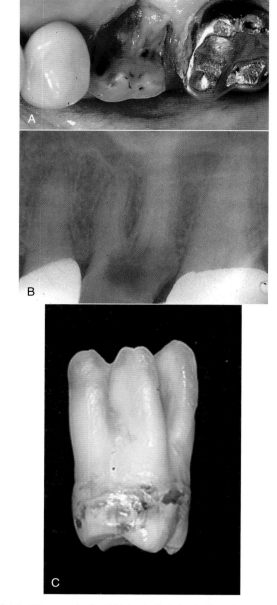

图18-37　A.拟行腭根切除的上颌磨牙口内照。B.影像提示可能存在融合根。术中确认远颊根与腭根融合。C.拔除后的上颌磨牙侧面观可见远颊根与腭根融合。该牙不适合行腭根或远颊根切除术

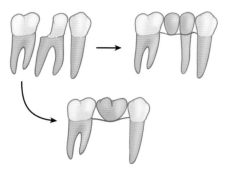

图18-38　如果患牙附近有良好的固定桥基牙，保留磨牙牙根几乎没有什么优势

要切除的牙根处开始磨除。不要从根分叉处开始磨除，因为此处切削到需保留牙齿表面的风险很大。通常切除大部分牙根后，解剖标志清晰，较容易去除更多的牙齿组织（图18-39E）。当牙根与保留牙完全分离（经影像学和临床验证）后，通过颊侧骨板上预备的开口处小心地将被切除的根段取出，不要触及保留牙（图18-39F）。必要时，用细车针在牙根近远中牙槽骨上制备一个沟槽；尽量靠近需要切除的牙根，以免损伤相邻的根。金刚砂车针、碳化精修车针和抛光车针可用于对切除术后牙冠表面进行修整，以便形成从冠表面到根表面的平滑过渡。通过影像学检查确认根分叉处没有遗留牙体组织凹槽或悬突（图18-39G）。如果在术前没有完成根管治疗，可以参照上文所述使用永久性填充物修复截根处的根管开口（图18-33）。然后比较剩余牙根根分叉侧和对侧的骨水平高度。如果高度不一致，可联合使用球钻，尖端切割车针和骨凿（Wedelstadt chisel）修整骨高度，方法同齿冠延长术。修整邻间隙牙槽骨的颊舌面使其向邻间隙倾斜（图18-39H）。术区的缝合与保护和齿冠延长术相同（图18-39I）。

为了简单起见，本章只介绍这种切除技术。这种方法主要用于上颌磨牙，但也可选择性的用于下颌磨牙（图18-51所示案例；关于这种方法的详细信息参见其他出版物）[26-27]。

牙根切除术的基本建议

对于牙根切除术，无论使用哪一种方法，都应遵守一些基本的原则以防止在切除术中和术后出现问题。然而，这些要点并不是对所有需要行切除术的临床情况都适用。

· 在切除术前术后使用透照法检查患牙是否存在裂纹、隐裂或折裂。

· 在切割牙根和牙槽骨时，要保证充分冷却。

· 确定根分叉处的牙根结合的解剖结构，以保护余留的牙根和根分叉区的解剖结构。

· 在切除前降低咬合，使咬合力分布更理想；如有必要，切除术后可进一步调整咬合。

· 当不确定位置时，特别是在根分叉区存在穿孔、吸收或龋坏的情况下，可以扩大手术切口及可直视的组织暴露范围。

· 外科长柄车针是必不可少的；建议使用工作尖有角度的手术器械。

· 如果可能，术前应使用粘接修复材料修复牙髓腔（复合材料或核材料）。

· 仅切除计划中的目标牙根，避免切削需要保留的牙体组织。

· 充分清理牙本质及牙槽骨碎屑以便于牙根的去除。

· 如果余留牙松动，可以使用夹板固定。

牙齿切除术（半切术）的手术技巧

对于下颌磨牙，有多种牙齿切除方法可供选择，通常取决于保留或切除的部分。可以沿颊舌向进行连续性的垂直切割。如果根分叉处有贯穿性骨缺失，可以插入银尖或金属丝来标记根分叉处方向。金属标记的移动能够提示切割的深度。还可以从颊侧切削至牙齿中心，舌侧由根分叉处开始切割与之衔接。此外还可以使用预成型技术，自根分叉处内侧进行切削，为余留牙体组织后期修复做准备（图18-40）[22,34]。这种方法的另一优势为若切除部分牙体组织前已对保留的部分进行了预备，则采用此方法可以减少可能进入邻近拔牙窝的碎屑量[27]，为即刻临时冠修复做准备（图18-40C~E）。

牙齿切除术后应确定是否需要临时夹板，这取决于牙根的位置、咬合功能、分割后的各部分是否保留或拔除等情况。相较于单纯的牙根切除术，牙齿切除后夹板固定更为常见。临时夹板的制作可采用金属丝和丙烯酸树脂、金属丝和银汞合金、正畸带环、丙烯酸树脂或使用现有的修复体[5,40]。为了防止患牙过度伸长，应保持正中咬合接触，同时应消除侧向殆干扰[4]。

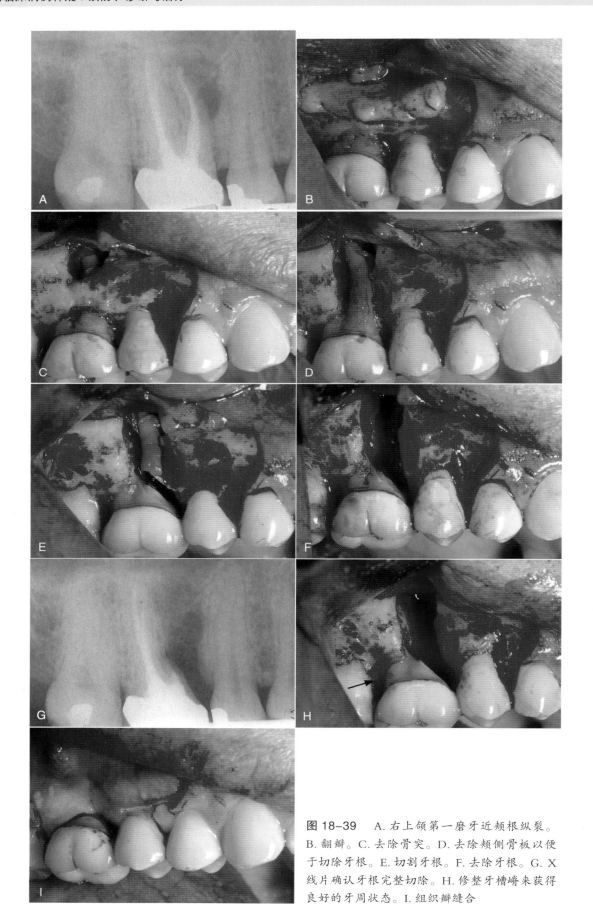

图 18-39　A. 右上颌第一磨牙近颊根纵裂。B. 翻瓣。C. 去除骨突。D. 去除颊侧骨板以便于切除牙根。E. 切割牙根。F. 去除牙根。G. X线片确认牙根完整切除。H. 修整牙槽嵴来获得良好的牙周状态。I. 组织瓣缝合

切除术后的后牙最终修复方式通常采用单冠或类似于前磨牙的套筒冠[32]。当切除部分被拔除时，宜采用固定桥修复。如果进行了适当的牙槽骨及软组织修整，且术区已完全愈合，则此时很容易对患牙行固定义齿预备。许多被切除的单根可以作为独立的基牙或支撑覆盖义齿[1,38]。

下颌磨牙切除术的术中和术后均应进行影像学和临床检查。特别是对于牙根与牙冠成一定角度的患牙。然而，只有当 X 线片透照方向与切口方向一致时才具有诊断价值（图 18-41,A~C）。如果在通过影像学检查证实切除完成前，使用拔牙挺来检查切除部分的游离度或松动度，可能会导致有保留价值的余留牙体组织发生折裂，影响最终的修复治疗。

除使用银尖或银丝外，还可用牙周探针确定根分叉区的牙齿切除路径，或将不同的修复材料置于开髓孔中为切割牙冠提供指导（图 18-41D）[27]。例如，可自根分叉处沿颊舌向画一条分界线，在要保留的一半牙齿开髓孔处放置银汞合金，将氧化锌丁香酚（ZOE）放置在开髓孔另一半。切除术中，可以沿着银汞合金 /ZOE 交界处进行冠方切割，尽量保护需要保留的部分。切除过程中，手机角度不正确或切割深度过大可能会损伤理想的牙根组织，最终损失整个牙齿[27]。

垂直切割技术具有许多优点：切割过程可直视，切除牙根的同时可消除潜在的咬合问题，

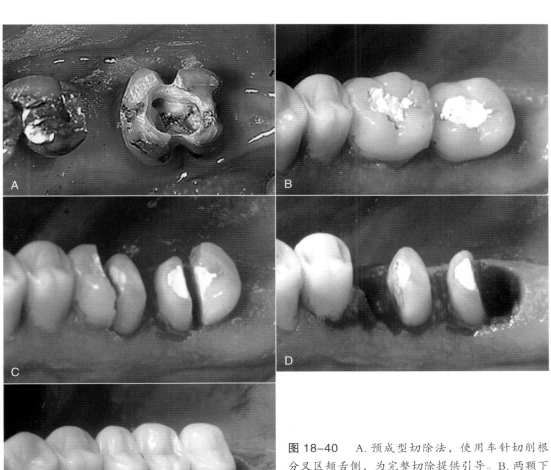

图 18-40　A. 预成型切除法，使用车针切削根分叉区颊舌侧，为完整切除提供引导。B. 两颗下颌磨牙因根分叉区骨缺损需行牙半切术。C. 患牙被切成两半，先对需要保留的一半进行冠修复预备，再拔除另一半，以防止碎片进入拔牙窝。D. 拔除另一半牙体组织。E. 即刻行牙体预备及临时冠修复

根据牙齿解剖结构进行精确的切割，为患牙切割缘平整提供了良好的入路[49]。

当切割后的各部分牙体组织均要保留的情况下（分根术）[19]，垂直切割技术能够创造合适的外展隙，必要时可通过正畸分离[1,3,22-23,40]。分根术适用于牙周根分叉病变，以及根分叉存在穿孔，但水平骨高度理想且根柱较短的病例。手术时还应考虑初始的牙根邻接关系及牙根的弯曲度。

牙齿切除术的基本建议

对于牙齿切除术，无论使用上述任何一种方法，都应遵守一些基本的原则以防止术中和术后可能出现的问题。然而，这些要点并不是对所有需要行牙齿切除术的临床情况都适用。

· 在切除术前术后使用透照法检查患牙是否存在裂纹、隐裂或折裂。

· 可能需要手术暴露术区组织，因此应做好术前准备。

· 牙根弯曲处可能需要去骨。

· 良好的操作视野总是至关重要的。

· 在下颌牙切除术中通过 X 线片确定切割是否彻底（图 18-41A~C）。

· 在牙根被挺出和拔除之前，应确保已完成切除。

· 使用牙周探针确保完全切除。

· 用探针、金属丝等（牙周探针、根管锉或银尖）检查根分叉通路（图 18-41D）。

· 在拔除不需要的部分之前，修整外形和调整咬合。

临床案例

病例：患者，女，39 岁，因右下颌第一磨牙区出现窦道前来就诊。她在 1 年前接受了根管治疗和冠修复，大约 3 个月前出现窦道。临床检查证实窦道来源为第一磨牙根分叉处（图18-42A）。影像学检查（图18-42B）显示可能存在根管侧支或带状穿孔。

解决方案：计划对患牙试行手术修复，如果

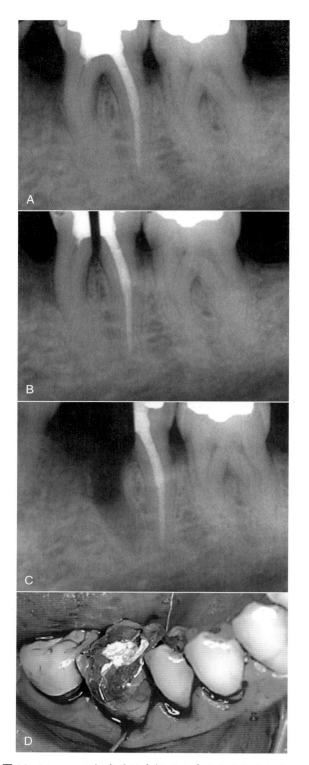

图18-41 A.下颌磨牙近中根明显骨缺失需行半切术。远中根已行根管治疗并使用银汞合金封闭根管口。B.切除近中根，保留远中根近中的骨组织。在切割牙齿时，应避免切割根分叉区的牙槽骨，并确保保留的牙冠部分形成光滑的切面，以便进行良好的修复。C.保留远中牙根及完整的根分叉牙槽骨。D.用银尖定位切除方向

无手术入路则行牙齿切除术。摘除牙冠，在颊舌侧采用垂直松弛切口翻开整个黏骨膜瓣。由于有窦道存在，根分叉的位置很清楚（图18-42C），但无法修复。自远中根处开始切割，以避免切削到近中根的远中侧（图18-42D）。远中根因桩道预备导致带状穿孔（图18-42E）。去除远中根后，修整近中根的远中面直至根分叉处的牙槽嵴顶，复位组织瓣并缝合固定（图18-42F）。随后，近中根行冠修复至前磨牙大小。图18-42G为近中根修复1年后，功能正常。

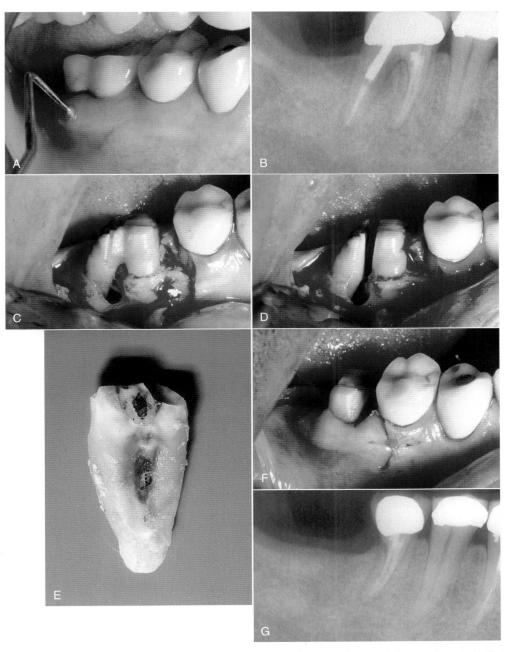

图18-42　A.下颌第一磨牙颊侧见窦道，可探及根分叉处。B.X线片显示根分叉病变。C.行双侧翻瓣后刮除根分叉区的肉芽组织，定位根分叉及近中根的远中面。D.从远中根对应的牙冠部开始切割，避免损伤近中根的远中面。E.切除的牙根可见带状穿孔。F.复位缝合。G.1年后复查见患牙已行冠修复

牙根、牙齿切除术的疗效评估

大多数牙根切除后的患牙都能正常行使功能，但容易对根管治疗后的牙齿产生负面影响。第 5 章探讨了非手术根管治疗的负面因素或不确定的疗效。根管治疗的质量对患牙切除术后的长期预后至关重要。在许多情况下，由于牙齿形态异常，且切割边缘的位置与正常修复体的位置不一致，因此，不良的修复体会导致冠方微渗漏。如前所述，对咬合面和咬合功能接触的评估和磨改，对防止因咬合力异常导致的牙纵裂至关重要（请参见第 6 章）。以下讨论将假定牙齿的解剖结构以及根分叉和牙槽骨水平都适于进行切除术。尽管多根牙的牙根切除通常是可行的，但经验表明，病例选择对长期成功至关重要。

上颌磨牙牙根

近颊根

上颌磨牙中纵裂最常见于近颊根。切除牙根后会出现深且宽大的邻间隙，使得牙周维护更具挑战性。然而，若能够注意口腔卫生习惯，长期预后良好（图 18-43）。

远颊根

远颊根的切除在牙根切除术中成功率最高。术后，牙周组织的维护通常不是问题。尤其是当患牙位于牙列最后时（图 18-44）。通常需要调𬌗以确保咬合力主要分布在腭根处；剩余的近颊根可能很窄，无法承受太大的功能性咬合力。

腭 根

腭侧的龈沟深度是评估该治疗方案的关键因素。腭侧根分叉与周围牙槽骨水平的解剖关系在术前通常无法确定。如果在术中发现根柱过长，则必须在术后不良的牙周状况与拔牙之间做出选择。如果根分叉部靠近牙槽嵴顶，则在腭侧能够形成正常的生物学宽度，获得理想

的牙周愈合（图 18-45）。

切除腭根，保留完整的牙冠只适用于少数情况下，其中一种是保留现有牙冠治疗费用较低。如果选择仅切除腭根，必须调整咬合，使咬合力集中于颊侧（图 18-45D）。腭尖长期承受过大的咬合力可能导致牙齿松动和折裂。

相较于腭根切除术，通过牙半切术切除腭侧一半牙体组织更为可取。图 18-46 所示为上颌第一磨牙腭尖折裂的治疗。折裂的深度决定了保留腭根时无法进行修复。根分叉的位置有利于获得理想的牙周愈合。这种方法长期预后更好。较窄的牙冠能够更好地控制咬合受力（图 18-47）。

上颌前磨牙颊根切除术

由于上颌前磨牙根柱相对较长，几乎不可能从牙槽嵴顶水平切除牙根。因此，前磨牙牙根切除的适应证较少。纵裂、牙周缺损、穿孔和吸收往往累及根干或两个根。合理的适应证是具备进入根分叉区或腭根处的手术入路。图 18-48A 所示为具有双根的上颌第一前磨牙术后

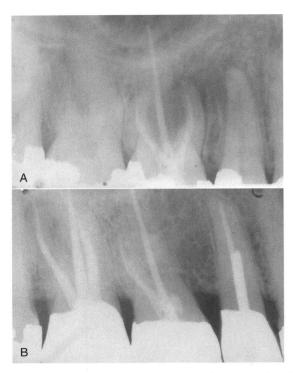

图 18-43　A. 右上第一磨牙近颊根纵裂。B. 15 年后复查 X 线片见患牙功能正常

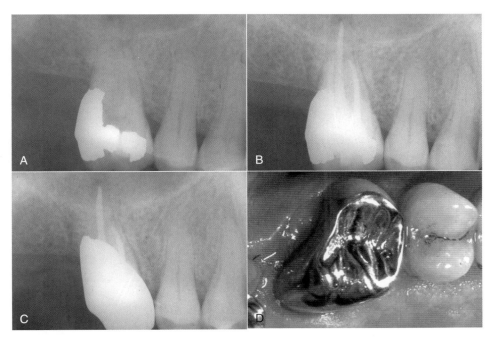

图 18-44　A. 上颌第一磨牙远颊根周存在严重的牙槽骨缺失。B. 患牙根管治疗后。C. 患牙行远颊根切除及修复治疗后 1 年的复查 X 线片。D. 修复体口内照。修复体的轮廓反映了患牙有双根

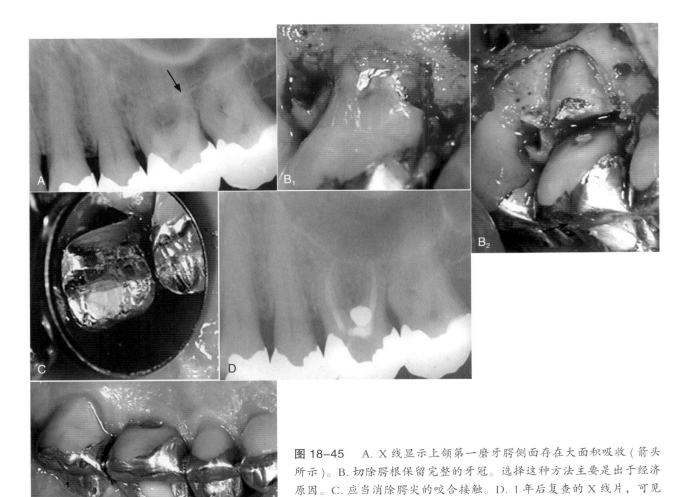

图 18-45　A. X 线显示上颌第一磨牙腭侧面存在大面积吸收（箭头所示）。B. 切除腭根保留完整的牙冠。选择这种方法主要是出于经济原因。C. 应当消除腭尖的咬合接触。D. 1 年后复查的 X 线片，可见腭侧根管口使用银汞修复。E. 口内照见术区愈合良好

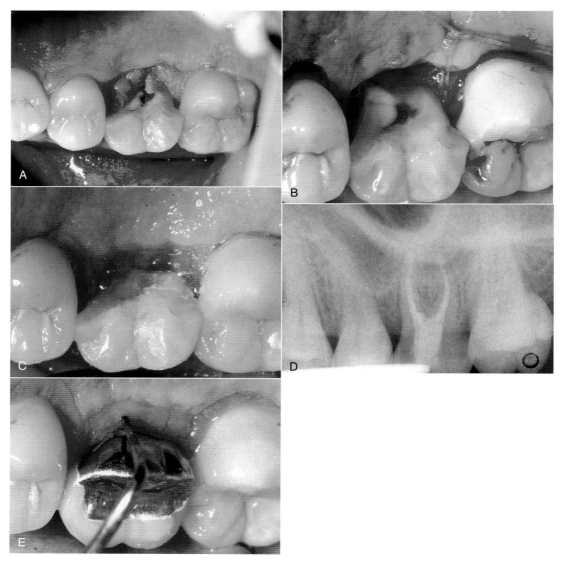

图 18-46　A. 磨牙症导致上颌第一磨牙腭尖大范围折裂。B. 腭根切除后。腭侧中央的根分叉水平应接近邻间隙处牙槽骨水平，以获得理想的术后生物学宽度。C. 术后 3 周。D. 患牙腭根切除术后的 X 线片（图 18-22B 为该牙的术前 X 线片）。E. 1 年后复查口内照，腭侧龈沟深度正常

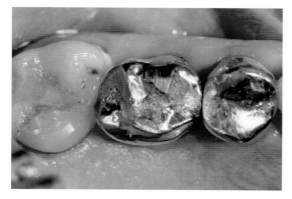

图 18-47　腭根切除术后的上颌第一磨牙的冠修复体，其颊舌向宽度比正常磨牙窄

X 线片。根管治疗效果良好，但 2 年后患者前来复诊，在患牙根尖 1/3 段发现侧方病变，取出一个根管内的牙胶（图 18-48B）。切除颊根，暴露腭根（图 18-48C）。术后 X 线片（图 18-48D）显示两处 MTA 根尖倒充填。

临床案例

病例：患者，女，48 岁，要求检查左上第一前磨牙。患者自觉局部扣痛及持续性钝痛。影像学检查显示患牙已行根管治疗及桩核全瓷冠修复（图 18-49A）。远中邻间隙根中段牙槽骨处可见 3~4mm 的圆形透射影。牙周探诊正常。诊断为起因不明的根旁脓肿。

解决方案：由于病因不明，建议行根周手术探查。刮除病灶并对缺损进行探查后，明确病损来源于根分叉。推测可能的诊断为根管内桩道预备导致的根分叉穿孔。切除颊根暴露根分叉区。腭根颊侧根分叉处可见穿孔。

对缺损处进行预备并用 MTA 填充（图 18-49B）。一年后患者复查：患牙在过去 1 年中无不适症状，功能良好，但近来出现轻度松动及咬合痛。复查 X 线片显示根中段折裂（图 18-49C）。拔除患牙。虽然这是一个罕见的病例，但可见若患牙牙根结构越坚固，长期预后越好。

下颌磨牙牙根

下颌磨牙的牙根/牙切除术有两种常用方法：保留现有修复体以及将切割后独立的牙根做为基牙，或者做为有功能的前磨牙。当存在固定桥修复时，牙根切除术是一种相对便宜的治疗方法。图 18-50 所示为下颌第一磨牙远中根周严重的牙周骨丧失。该固定桥的远期预后较差，但 1 年后复诊显示愈合良好，保留的近中根功能良好。

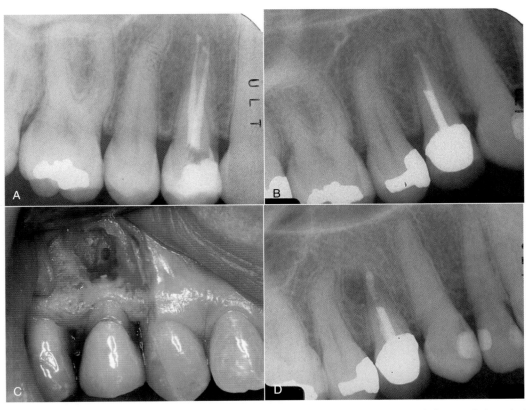

图 18-48　A. 术后 X 线片显示根管治疗良好。B. 两年后复查 X 线片提示根尖 1/3 处存在侧方病变，去除其中一个牙根内的牙胶。C. 切除颊根以暴露腭根。D. MTA 倒充填术后

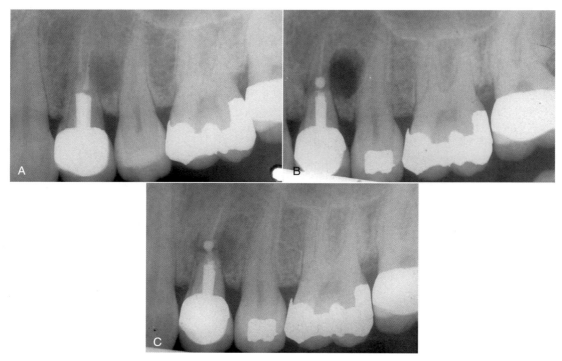

图 18-49　A. 上颌第一前磨牙术前 X 线片，患牙因桩道预备导致根分叉穿孔引起侧方病变。B, 术后 X 线片显示切除颊根并使用 MTA 修复穿孔。C, 1 年复查，患牙在正常咬合状态下发生根折。拔除患牙

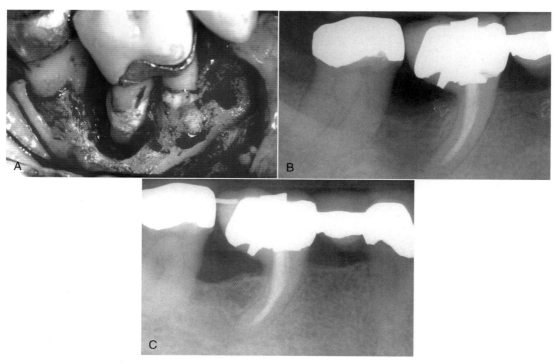

图 18-50　A. 手术探查下颌第一磨牙，患牙远中根周存在严重的骨丧失。B. 术后即刻 X 线片显示远中根被切除。由于剩余骨组织太少，患牙和修复体的预后不确定。C. 术后 1 年复查见病变完全愈合。固定桥修复体功能正常，预后明显改善

牙根切除术最常见的适应证是牙根纵裂（图18-51）。咬合负荷是主要的致病因素。再者，切除折裂的牙根可以保留桥修复体（图 18-52），但剩余的牙根易受到相同的异常咬合力影响。对于牙根切除术后的患牙，降低咬合是非常重要的，特别是存在磨牙症表现时，如大面积牙齿磨损。即使在切除时进行了大范围的咬合调整，严重的磨牙症最终也将导致余留牙根的折裂（图 18-52C）。发生根折的修复体预后是不确定的，但这里再次强调，咬合力的分布和牙周组织的适当维护是至关重要的。

与上颌磨牙相比，无夹板固定的下颌磨牙牙根切除术的成功率较低，虽然这不应该成为治疗计划选择的主要障碍（图 18-53）。当患牙的对颌牙为活动义齿修复或咬合力较小时，采用这种方法来保存患牙费用相对较低，并有相当好的预后。如果咬合力过大，特别是在无牙根支持的一半牙冠上，则可能导致余留的牙根折裂（图 18-54）。

采用牙半切术保留无夹板固定的磨牙预后更为确定。通常，如果两侧都有可用的基牙，则下颌磨牙牙根是否值得保留是不确定的（图18-38），但也有例外。牙半切术最适用的牙位是下颌牙弓末端的磨牙。如图 18-55 所示，与邻牙接触的第一或第二磨牙的近中根均可发挥第三前磨牙的功能。图 18-56 所示为一种非常有效的方法，其将一颗大范围龋坏的磨牙转变成有功能的前磨牙。

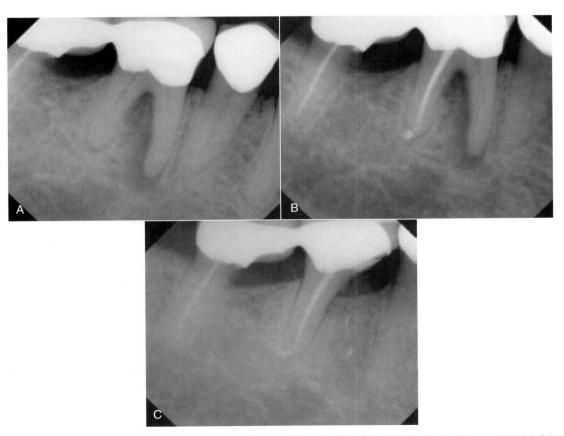

图 18-51　A. 手术探查确定下颌第一磨牙近中根纵裂。这在未行根管治疗的牙齿中较为少见。B. 完成远中根治疗，可见双根管。C. 术后 9 个月复查 X 线片，患者无症状，患牙 / 固定桥功能正常

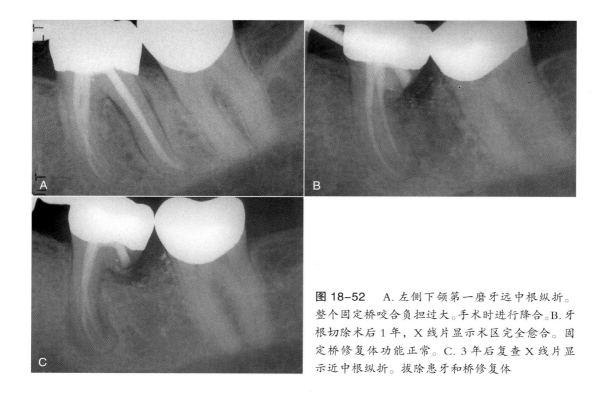

图 18-52　A. 左侧下颌第一磨牙远中根纵折。整个固定桥咬合负担过大。手术时进行降合。B. 牙根切除术后 1 年，X 线片显示术区完全愈合。固定桥修复体功能正常。C. 3 年后复查 X 线片显示近中根纵折。拔除患牙和桥修复体

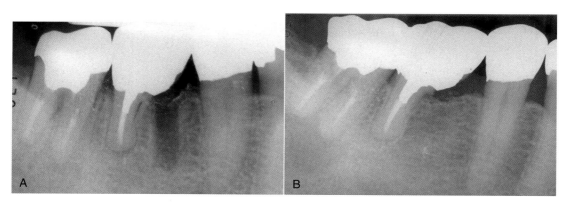

图 18-53　A. 切除下颌磨牙近中根。B. 患牙未行夹板固定，但其近中部分咬合力极小。12 个月复查显示完全愈合。轻度咬合时患牙功能正常

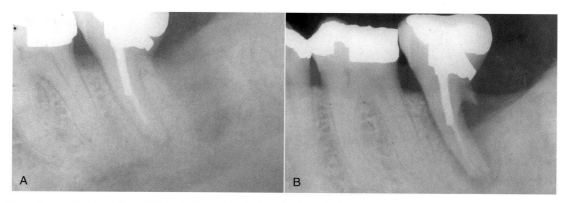

图 18-54　A. 下颌第二磨牙因根纵折行远中根切除术后即刻 X 线片。B. 术后 1 年半复查 X 线片显示近中根纵折；患牙被拔除。半切术应该是更好的早期治疗方案

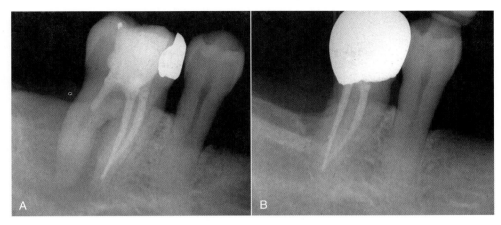

图 18-55　A. X 线片示下颌磨牙近中根已行根管治疗；远中根存在大范围的骨缺损且发生折裂拟行切除术，因此没有进行彻底治疗（牙半切术）。这种治疗方法通常是是一个短期的解决方案。B. 2 年半后复查 X 线片，术区完全愈合。患牙功能正常

临床案例

病例： 患者，男，82 岁，左下第一磨牙贵金属冠修复，修复体下方远中大面积龋坏（图 18-56，A）。治疗费用是患者考虑的主要问题。他不打算对多处缺牙区行固定桥修复。检查见病变的磨牙仅与上颌第二前磨牙咬合接触（图 18-56B）。拆除冠修复体，磨除龋坏，证实龋坏已累及根分叉处，患牙无法修复（图 18-56C）。

解决方案： 值得注意的是患牙近中侧牙体组织状况良好，并且直接与第二前磨牙咬合接触，因此切除了远中根（图 18-56D）。同时对近中根进行根管治疗（图 18-56E）。经过一段时间的愈合，近中根被恢复为可行使功能的前磨牙。这种治疗计划保留了患牙术前原有的功能，且费用低于其他任何修复方案。

　　远中根的保留需要夹板固定或通过一个小桥体与邻近牙齿连接。该治疗方案将为患者保留的具有功能的牙齿，且具有很好的预后（图 18-57）。

　　对于大部分存在牙周附着下骨缺损和牙根缺损问题的患牙，使用上述技术能成功的保留

全部的功能并且患者无不适症状[26-27]。　此外，当修复体固位和功能良好时可以予以保留，不需要拆除后重新修复。

　　近期的回顾性研究试图对下颌磨牙采用切除术取代种植体的价值提出质疑[51]。与具有大样本、可控性好的人群 10 年复查的同期前瞻性研究相比，这一说法的证据不足。56 例非切除性失败的患者，对其中 12（21%）的失败原因进行非前瞻、非随机、回顾性、混合性数据、小样本研究。Earneval 等发现：10 年复查期显示切除治疗的成功率超过 93%（两项研究的位点特异性差异）[12]。在这种情况下，除非仔细的制定治疗计划并以最高水平完成治疗，否则很难判断哪种技术更具优势。

　　存在的主要挑战是在制定治疗计划的过程中应了解这些替代方案，并且具备相应的专业知识来处理这些问题，或者将患者转诊至有经验的医生。这些保留牙齿的方法合理、性价比较高且成功率较高，将为许多负担不起或不接受拔牙及固定义齿修复的患者提供良好的解决方案。根据这些研究，牙根 / 牙齿切除术具有相当高的成功率，但也需要患者配合确保良好的家庭日常口腔护理。

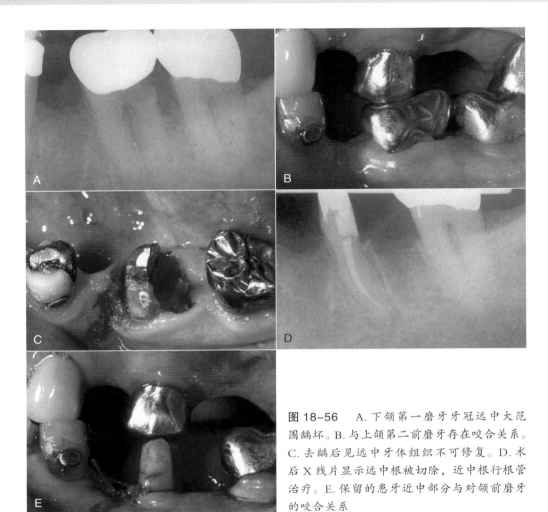

图 18-56　A.下颌第一磨牙牙冠远中大范围龋坏。B.与上颌第二前磨牙存在咬合关系。C.去龋后见远中牙体组织不可修复。D.术后 X 线片显示远中根被切除，近中根行根管治疗。E.保留的患牙近中部分与对颌前磨牙的咬合关系

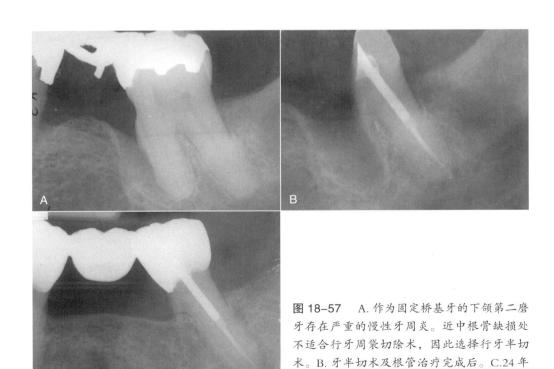

图 18-57　A.作为固定桥基牙的下颌第二磨牙存在严重的慢性牙周炎。近中根骨缺损处不适合行牙周袋切除术，因此选择行牙半切术。B.牙半切术及根管治疗完成后。C.24 年后复查 X 线片显示固定桥修复体功能正常

参考文献

[1] Abrams L, Trachtenberg DI. Hemisection—technique and restoration. Dent Clin North Am, 1974, 18:415-444.

[2] Ammons WF Jr, Harrington GW. Furcation: involvement and treatment//Carranza's clinical periodontology. 10 ed. St. Louis: Saunders-Elsevier, 2006: 991-1004.

[3] Appleton IE. Restoration of root-resected teeth. J Prosthet Dent, 1980, 44:150-153.

[4] Baima RF. Considerations for furcation treatment. Part Ⅲ. Restorative therapy. J Prosthet Dent, 1987, 58:145-147.

[5] Basaraba N. Root amputation and tooth hemisection. Dent Clin North Am, 1969, 13:121-132.

[6] Basten CH, Ammons WF, Persson R. Long-term evaluation of root-resected molars: a retrospective study. Int J Periodontics Restorative Dent, 1996, 16:206-219.

[7] Bergenholtz A. Radectomy of multirooted teeth. J Am Dent Assoc, 1972, 85:870-875.

[8] Blomlöf L, Jansson L, Appelgren R, et al. Prognosis and mortality of root resected molars. Int J Periodontics Restorative Dent, 1997, 17(2):190-201.

[9] Borio PS, Pessoli M, Mina M. L'uso di elementi rizectomizzati come pilastri di protesi. Considerazioni su 40 casi. Minerva Stomatol, 1984, 33:495-502.

[10] Bühler H. Survival rates of hemisected teeth: an attempt to compare them with survival rates of alloplastic implants. Int J Periodontics Restorative Dent, 1994, 14(6):536-543.

[11] Carnevale G, DiFebo G, Tonelli MP, et al. A retrospective analysis of the periodontal-prosthetic treatment of molars with interradicular lesions. Int J Periodontics Restorative Dent, 1991, 11(3):189-205.

[12] Carnevale G, Pontoriero R, diFebo G. Long-term effects of root-resective therapy in furcation-involved molars. A 10-year longitudinal study. J Clin Periodontol, 1998, 25:209-214.

[13] Carnevale G, Pontoriero R, Hürzeler MB. Management of furcation involvement. Periodontol, 1995, 2000 9:69-89.

[14] Cohn SA. Treatment choices for negative outcomes with non-surgical root canal treatment: non-surgical retreatment vs. surgical retreatment vs. implants. Endod Topics, 2005, 11:4-24.

[15] DeDeus QD. Frequency, location and direction of the lateral, secondary and accessory canals. J Endod, 1975, 1:361-366.

[16] DeSanctis M, Murphy KG. The role of resective periodontal surgery in the treatment of furcation defects. Periodontol, 2000, 22:154-168.

[17] Eastman JR, Backmeyer J. A review of the periodontal, endodontic, and prosthetic considerations in odontogenous resection procedures. Int J Periodontol Rest Dent, 1986, 6(2):34-57.

[18] Erpenstein H. A 3-year study of hemisected molars. J Clin Peri-odontol, 1983, 10:1-10.

[19] Farley JR. Hemisection and bicuspidization of molars. Tex Dent J, 1974, 92(6):4-5.

[20] Fournier DF. Odontic trisection: an alternative therapy. J Prosthet Dent, 1987, 57:397-400.

[21] Fugassotto PA. A comparison of the success of root resected molars and molar position implants in function in a private practice: results of up to 15-plus years. J Periodontol, 2001, 72:1113-1123.

[22] Gerstein H. Surgical endodontics//Laskin DN. Oral and maxillofacial surgery, Volume Ⅱ. St. Louis: The CV Mosby Co, 1985.

[23] Grant DA, Stern IB, Listgarten MA. Periodontics in the tradition of Gottlieb and Orban. St Louis: The CV Mosby Co, 1988.

[24] Greenstein G, Caton J, Polson A. Trisection of maxillary molars: a clinical technique. Compend Contin Educ Dent, 1984, 5:624-626, 631-632.

[25] Gutmann JL. Treatment planning & management of fixed prostheses supported by vertically fractured roots. Roots, 2007, 3(3):30-36.

[26] Gutmann JL. Perspectives on the use of root/tooth resections in the retention of teeth. ENDO (Lond Engl), 2007, 1:239-255.

[27] Gutmann JL, Harrison JW. Surgical endodontics, Boston: Blackwell Scientific Publications, 1991: 420-439.

[28] Hamp S-E, Nyman S, Lindhe J. Periodontal treatment of multirooted teeth. Results after 5 years. J Clin Periodontol, 1975, 2:126-135.

[29] Haskell EW. Vital root resection. Oral Surg Oral Med Oral Pathol, 1969, 27:266-274.

[30] Haskell EW, Stanley HR. A review of vital root resection. Int J Periodontics Restorative Dent, 1982, 2:29-49.

[31] Hempton T, Leone C. A review of root resective therapy as a treatment potion for maxillary molars. J Am Dent Assoc, 1997, 128:449-455.

[32] Hou GL, Tsai CC, Weisgold AS. Treatment of molar furcation involvement using root separation and a crown and sleeve-coping telescopic denture. A longitudinal study. J Periodontol, 1999, 70:1098-1109.

[33] Klavan B. Clinical observations following root amputation in maxillary molar teeth. J Periodontol, 1975, 46:1-5.

[34] Kirchoff DA, Gerstein H. Presurgical crown contouring for root amputation procedures. Oral Surg, 1969, 27:379-384.

[35] Kurtzman GM, Silverstein LH, Shatz PC. Hemisection as an alternative treatment for vertically fractured mandibular molars. Compend Contin Educ Dent, 2006, 27:126-129.

[36] Kuttler S, McLean A, Dorn S, et al. The impact of post space preparation with Gates-Glidden drills on residual dentin thickness in distal roots of mandibular molars. J Am Dent Assoc, 2004,135:903-909 .

[37] Langer B, Stein SD, Wagenberg B. An evaluation of root resections: a ten-year study. J Periodontol, 1981, 52:719-722.

[38] Richard GE, Sarka RJ, Arnold REM, et al. Hemisected molars for additional overdenture support. J Prosthet Dent, 1977, 38:16-21.

[39] Ricucci D, Langeland K. Apical limit of root canal instrumentation and obturation, part 2. A histological study. Int Endod J, 1998, 31:394-409.

[40] Rosen H, Gitnick PJ. Separation and splinting of the roots of multirooted teeth. J Prosthet Dent, 1969, 21:34-38.

[41] Shuman IE. Repair of a root perforation with a resinionomer using an intentional replantation technique. Gen Dent, 1999, 47:392-395.

[42] Smidt A, Nuni E, Keinan D. Invasive cervical root resorption: treatment rationale with an interdisciplinary approach. J Endod, 2007, 33:1383-1387.

[43] Smukler H, Tagger M. Vital root amputation. A clinical and his-tological study. J Periodontol, 1976, 47:324-330.

[44] Stropko JJ, Doyon GE, Gutmann JL. Root-end management: resection, cavity preparation, and material placement. Endod Topics, 2005, 11:131-151.

[45] Spångberg LSW, Haapasalo M. Rationale and efficacy of root canal medicaments and root filling materials with emphasis on treatment outcome. Endod Topics, 2002, 2:35-58.

[46] Svärdström G, Wennström JL. Periodontal treatment decisions for molars: an analysis of influencing factors and long-term outcome. J Periodontol, 2000, 71:579-585.

[47] Tsesis I, Fuss Z. Diagnosis and treatment of accidental root perforations. Endod Topics, 2006, 13:95-107.

[48] Weine FS: The enigma of the lateral canal. Dent Clin North Am, 1984, 28:833-852.

[49] Weine FS. Endodontic therapy. 4 ed. St Louis: The CV Mosby Co, 1989.

[50] Weine FS, Hoag PM, Healey HJ. Endodontic emergency treatment following root amputation in periodontally involved teeth. J Periodontol, 1970, 41:391-393.

[51] Zafropoulos G-G, Hoffmann O, Kasaj A, et al. Mandibular molar resection versus implant therapy: a retrospective nonrandomized study. J Oral Implantol, 2009, 35(2): 52-62.

拓展阅读

Bergenholtz G (Guest Editor). Interactions between pulpal and periodontal disease conditions. Endod Topics, 2006, 13:1-122.

Dibart S. Practical advanced periodontal surgery. Oxford: Blackwell Munksgaard, 2007.

Fugazzotto P. Decision making. the furcated molar. J Implant Advan Clin Dent, 2010, 2:63-87.

Merino EM. Endodontic Microsurgery, London:Quintessence Publishing Co Ltd, 2009.

第 4 篇

其他口腔疾病诊治要点

PART 4

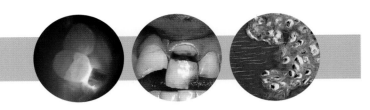

第 19 章

牙折和牙外伤治疗

导 读

本章中主要介绍在牙外伤治疗时要解决的问题和挑战：

　　"当一颗受外力影响而松动的牙齿没有脱出牙槽窝且牙周韧带游离，但经止血剂冲洗后牙床状态稳定，那么这颗牙是能够被治愈的。在这种情况下，疼痛会随着牙齿的松动停止；但如果一开始疼痛剧烈，那么应使用麻醉剂[11]。"

T.G.BERDMORE，1768

牙裂纹、隐裂和牙折

　　对临床医生而言，外伤原因以外的牙齿结构缺损的诊断和处理对临床医师来说是一个独特的挑战。这些缺陷涉及后牙，并且通常进展缓慢且有多种复杂的表现形式。它们可以稳定地存在于牙齿表面，也可以迁移到牙齿内部并导致严重的结构性损害和带来临床挑战。这些缺陷可能位于牙冠、牙根或同时涉及二者，此外还可以是水平向、垂直向和成角度的。

　　牙齿结构改变的种类包括牙裂纹，隐裂和牙折。这些改变的诊断、治疗和预防取决于对患者的评估、导致这些缺陷的因素的判定、临床医生对这些可能因素的控制管理以及对彻底预防这些问题的创造性方法。由于意外受伤和出现在前牙的牙折将在本章的下一部分讨论。

　　为了阐明病变和便于临床鉴别诊断，将详细描述牙裂纹。牙裂纹是指牙齿结构的某个薄弱区域进一步延伸后可能导致的裂纹或折裂。裂纹在 X 线检查时不可见，但可以通过光纤透视法被发现。隐裂是始于牙釉质或牙骨质的牙体结构的连续性的破坏。隐裂并没有明显的断片，之所以光纤透视法可见是因为光线的传播被折裂线所阻挡。此外，隐裂通常也会由于患者的饮食而被染色。牙折则会明确的显示为牙齿结构断裂为 2 个或以上的断片，通常在临床上可见，有时 X 线检查也会发现。当牙折位于冠方时也会呈现为染色状态。

许多导致这些牙齿缺陷的因素无法被改变或受医生控制。这些因素包括咀嚼意外、夜磨牙症和热循环[33-34]。临床检测这些缺陷非常困难，尤其是在缺陷发展的初期阶段或经过大范围修复后，X 线检查在初始阶段也没有什么价值。在某些情况下，为了确认折裂可能有必要采用手术干预。患者的症状可能与许多其他可能的诊断类似，如颞下颌关节疾病、窦道问题、模糊性头痛及耳痛。折裂患牙的有效治疗方案高度依赖一系列医生通常无法控制的变量，比如缺损的程度和大小、牙齿和牙根的解剖结构、折裂部位、咀嚼效力，以及之前的牙科治疗。

关于这一类型牙齿缺损的新信息很少，读者可以参考本文以前的版本和其他支持性的参考文献，这些文献将详细说明临床医生所面临的这些类型的问题的挑战[14-16,26,28,31,35]。然而，在一系列图表（图 19-1~图 19-5）中，读者可以参考并在临床认知中重视这些主要的概念。

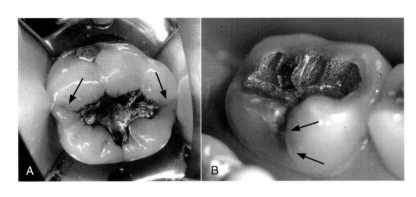

图 19-1　A.折裂线位于中间嵴和边缘嵴的下颌磨牙（箭头所示处）。B.折裂方向平行于颊侧发育沟的下颌磨牙（箭头所示处）

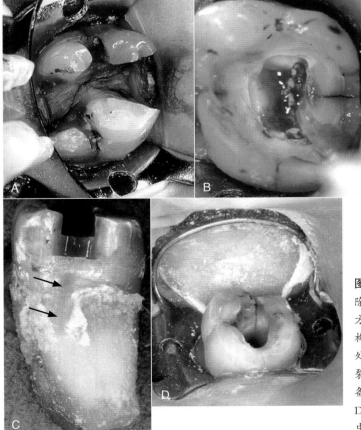

图 19-2　A.图片显示的是一颗有症状的磨牙。去除腐质并用亚甲基蓝将髓腔面染色后显示出近远中方向的牙于位于远中边缘嵴的牙折是该区域牙齿结构弱化的证明。C.拔出的牙显示折裂线（箭头所示处）朝根尖方向斜向下走行。同时牙周韧带由于折裂的扩大形成了一束。显示对于嵌体就位𬌗面的预备角度不足。这很有可能是这颗牙拔除的主要原因。D.随着髓腔入路的打开，可以看到远中折裂线沿远中壁走向。这颗牙最终被拔除

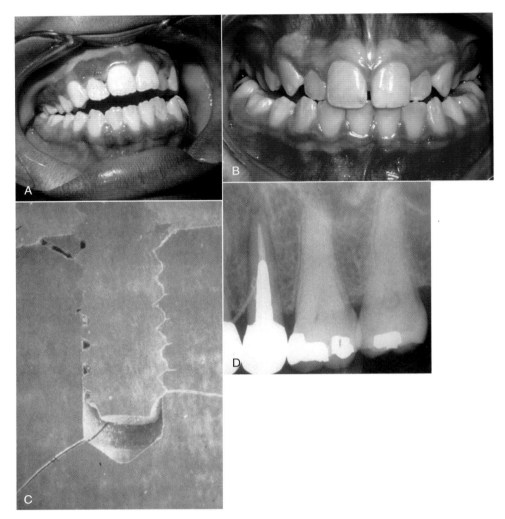

图 19-3 前牙开𬌗(A) 和错𬌗(B) 导致后牙咬合力大。C. 以保持固位在牙齿中放置多个钉子可能会导致牙折。 请注意折裂发生在钉子的底部 (扫描电镜照片)。D. 窦道延伸至前磨牙的根中部。 请注意根管内桩的大小和形状。这颗牙发生纵折

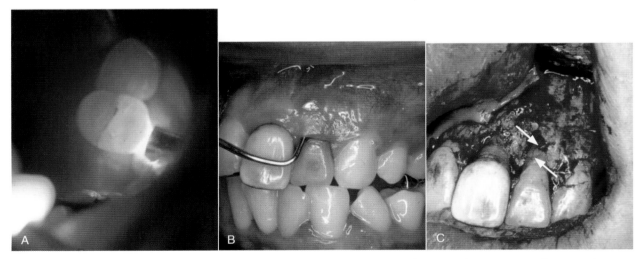

图 19-4 A. 在有症状的上颌前磨牙上放置光导纤维。 请注意，光线并没有通过断裂线。 如果没有头灯，透视效果会更加明显。B. 临床上，通过狭窄通道进行深部探诊。C. 组织反应使得折裂可见 (箭头处)

这将有助于区分这些缺陷与那些发现偶然牙齿创伤。如读者所见，在这篇文章的前几章中讨论了这些结构性缺陷鉴别和治疗的许多方面（见第 1~5、15 和 18 章）。

牙外伤

外伤性损伤的诊断和治疗非常复杂，给临床医师带来了很大的困难 [4]。处理牙外伤最重要的概念是对诊断的自信。通过了解牙列和支持组织损伤的类型，临床医生能更好地治疗受影响的患牙以及处理这些相关类型损伤的后遗症。在当今这个喜欢打官司的社会，每个临床医生都应该知道治疗受伤牙齿的适当指导方针，以避免潜在的诉讼风险 [2-4,23-24]。

了解如何治疗这些创伤的第一步也是最重要的一步是确定创伤的性质 [16]。本章将为恒牙列中性质较为严重的类型提供诊断和治疗的基本理念，同时将涉及解决外伤后遗症的更常见的问题，以及最适合的方法来有效地处理外伤后遗症。本章以临床相关的方式覆盖包括从脱位、撕脱损伤到水平根折的多种外伤类型。

在正常的日常生活中，主动预防冠折是不现实和悬而未决的。然而，在从事与危险活动等有关的工作（如运动）期间，为了避免可能导致牙外伤事故的发生，可以以口腔保护及职业培训的形式进行预防 [25]。虽然这类事故并不常见，但这种类型折裂的主要结果是牙齿创伤，可以是直接或间接的；意外伤害仍是报道的主要类型。这意味着冠折的处理通常属于牙科急诊的范畴，第 1 章、第 4 章和第 15 章所引用的原则——诊断、治疗计划、麻醉、镇痛药和抗生素——应全面纳入这类病例的处理。

在急性创伤事故导致的冠折中（图 19-6），当牙根形成不完全时，牙髓的保存是至关重要的（见第 7 章）。即使需要辅助治疗方案，冠折、冠根折及牙根发育完全的牙齿是可以也应该被保留。治疗主要包括牙本质保护和根管治疗后的粘接修复；在某些情况下，还包括牙根牵引，牙冠延长、桩、桩核增强或酸蚀粘接桩核冠（图 19-7，图 19-8）。

脱位损伤对临床医师的治疗提出了更高的要求，因为必须诊断准确 [2-4,17,22-23]。以下是被更普遍接受的脱位损伤的定义，按照对牙齿和周围组织的损伤程度从最轻到最严重排序。牙齿脱位是指牙齿脱离正常生理位置的现象。然而，正如我们在对这些损伤的具体描述中所看到的那样，存在着各种各样的脱位损伤，因此有许多不同的分类 [4]。

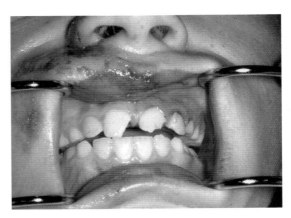

图 19-6　牙釉质-牙本质折裂，右侧中切牙根冠部呈角度折裂

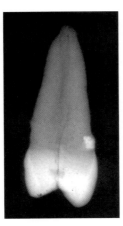

图 19-5　被拔出患牙的近照，请注意斜向折裂线。临床图像见图 19-4A

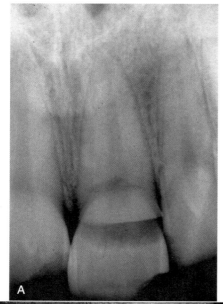

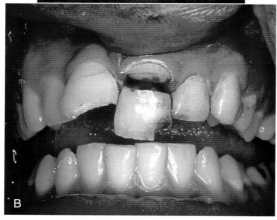

图 19-7　A. 牙髓暴露的深及牙本质的复杂冠折。B. 临床照片

牙震荡

牙震荡损伤的定义是牙齿受到相对较小的打击，牙齿未受损但牙周组织发生炎症。通常情况下，患者刷牙或者按压患牙会感到敏感或疼痛。这些类型的脱位不需要夹板治疗，只需要姑息治疗。在大多数情况下，减少咬合是必要的。患者应在受伤后 2 周内重新评估以确保不需要进一步治疗。在绝大多数情况下，不需要进行根管治疗，因为只有小部分这些损伤会衍变为牙髓坏死。建议对牙髓状态进行 1 年的监测（图 19-9）[23]。

半脱位

半脱位比牙震荡稍微严重一些，因为患牙松动度的增加是可以与牙周受损程度相关（松动度 1 到 2 度）[4,23]。虽然牙齿松动较受伤前增加，但是否需要夹板固定还是由临床医生决定的。在大多数情况下，夹板不是必需的，除非牙齿或预测的区域内有额外的创伤的可能（如参与各种运动的年轻患者）。如果用夹板固定，通常需要 2 周内保持稳定[23]。牙髓敏感测试通常是变化的且应该进行监测，直到可以做出明确的牙髓诊断。

图 19-8　完全冠折，应立即进行完全的根管治疗和适当的修复程序。由于患者年龄较小，预制金属桩不适用，但碳纤维桩粘接可能更好

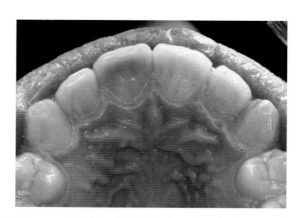

图 19-9　右侧中切牙有牙震荡伤史，在受伤时没有任何症状或体征。6 个月的复查显示，患牙齿颜色加深且牙髓敏感性测试无反应

减少牙齿的咬合力将有助于愈合和减少患者的症状。半脱位是最常见的脱位损伤类型，但半脱位损伤的牙齿牙髓坏死的可能性很小[4]。临床上常见上皮附着处出血（图19-10）。

脱出性脱位

在脱出性脱位损伤中，牙齿沿其长轴脱位且几乎可以完全移出牙槽窝（图19-11）。这些损伤比牙震荡或半脱位损伤严重得多。影像学上可见根尖牙周膜间隙增大。脱出性脱位损伤仅占牙外伤总数的1%。在处理年轻患者时并不总是要使用麻醉，但在脱出性脱位损伤治疗中强烈建议使用。

必须对软组织损伤进行评估和妥善处理。患牙应被小心而准确地放在牙槽窝里。这种步骤可以手持纱布或镊子（如果发生严重脱位）

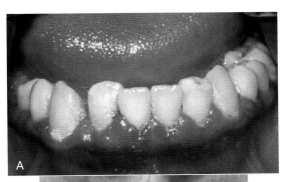
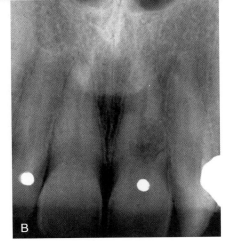

图19-10　A.临床表现为典型的上皮附着组织出血的半脱位牙。B.半脱位损伤30个月后，影像学显示中根部吸收。患者无症状

轻轻地将牙齿放回原位。请记住，通常不需使用大的力量将牙齿重新排列到原来的牙槽窝位置。然而，在治疗之前，创伤后周期越长，牙槽窝内凝血的可能性越大，因而可能需要额外的力量来完成复位。

对无法预判有或无牙髓反应的患牙，一开始就要进行敏感性测试，并再次复查以确定牙髓状态。这对于牙根没有发育完全的牙齿尤其重要。如果一个根尖完全形成的牙齿牙髓敏感性测试没有反应的，可以假定牙髓坏死已经发生[22-23]。

在脱出性脱位损伤中，神经血管束通常被破坏，导致患牙血供丧失。对于根尖闭合的成年患者和年轻患者，血运重建的可能性极低且不应该被认为是可能的愈后。因为这些病例中牙髓大多数坏死了，应该告知患者在创伤后的几周内或在拆除夹板前更早的时候要进行根管治疗。在所有脱出性脱位损伤的病例中，牙齿必须用夹板固定[12]。

所有的脱位损伤都需要用夹板固定，在损伤的牙齿两侧各使用一颗未脱位的牙齿。例如，如果只有一颗牙齿脱位，那么外伤牙齿两侧的各一颗健康牙齿应该包括在夹板中。如果两颗牙齿脱位，那么夹板应该包括六颗牙齿（两颗患牙两侧的两颗牙齿，总共六颗）。夹板的类

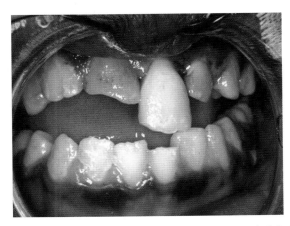

图19-11　中切牙脱出性脱位。注意牙齿是沿着牙长轴方向脱位的

型（生理性的、刚性的或被动的）是在愈合过程是顺次使用的。然而，在大多数情况下，非刚性夹板更容易就位，且可以避免对受损的牙周韧带施加过多压力[37]。

夹板应放置 2 周。在此期间，牙周组织将充分稳定牙齿，并且在夹板去除后可以发现患牙松动度减小，恢复至正常水平。与未受伤的对侧牙齿相比，如果牙齿松动度过大，夹板可以保持在原位，直到松动度正常。对于任何类型的脱位损伤，都需要使用生理被动式或非刚性夹板[4,37]。大多数临床医生可以使用复合型夹板，因为这是最方便使用和在外伤牙上就位的夹板。如果夹板长时间保持在原位，就不会产生不良的后遗症。非刚性夹板不会对支持组织或牙齿造成损伤。

侧向脱位

侧向脱位损伤的定义是牙齿向近中侧、远中侧、唇侧或舌（腭）侧向脱位，并伴有牙槽窝碎裂或骨折。对于患者来说，单纯的脱位很少见。大多数病例会伴有侧向和挤压的情况（图19-12）。因为伴有相关的牙槽窝骨折或碎裂[22]，所以认为侧向脱位损伤比脱出性脱位损伤更严重。

损伤的评估阶段与脱出性损伤类似。在这种病例中，应该轻柔地用钝器插入牙槽窝，使骨折的断端回到原来的位置，然后才能正确地重新复位牙齿[4,23]。操作细致防止损伤牙槽窝内及牙面存活的健康牙周组织。患牙一旦复位，夹板应放置保持外伤牙齿位置 10~14d。如果发现骨折，夹板应保持 6~8 周，使牙槽窝得到适当的愈合。骨折时应放置更坚硬的夹板代替弹性的或生理性夹板。

由于侧向脱位损伤的损伤性质，牙髓损伤和随后的根管治疗术的概率很高[4,18,22,32]。与所有牙齿脱位损伤一样，年龄越大的患者（即根尖孔的直径越小）牙齿恢复血供的可能性越小，

因此需要进行根管治疗。对于侧向脱位和脱出性脱位损伤，外吸收（ER）或内吸收（IR）不是典型的后遗症，应告知患者这些牙的远期预后良好。

嵌入性脱位

嵌入性脱位损伤是最严重的脱位损伤类型，因此预后最差[2-4,7-9,30,33]。嵌入性脱位损伤的牙齿根尖嵌入牙槽窝。有时牙齿向根方嵌入的距离太深，导致临床医生可能无法观察到切端。由于牙齿进入了牙槽骨深处的新位置，所以可能观察不到牙齿松动。这一损伤对神经血管束、牙髓和牙周组织造成严重损害[18]。血供和神经血管组织被完全挤压。根尖部分闭合至完全闭合的牙齿，牙髓预后极差，几乎 100% 发生牙髓坏死。由于牙周组织的严重损伤，牙齿发生 ER 的可能性极高，因此应该提醒患者，一颗嵌入性脱位牙的预后需要谨慎对待。

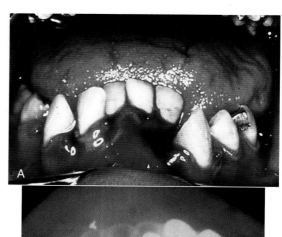
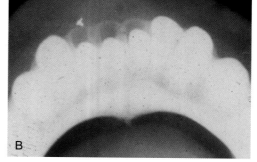

图 19-12 A. 侧向脱位损伤。请注意外伤的侧面和突出部分。B. 下切牙明显的侧向脱位。注意影像学检查和患牙牙槽窝内的位移

临床上，患牙通常无法移动，并且在叩诊时发出一种类似于牙齿固连的高金属音。牙髓敏感性测试可能是阴性的。根尖未发育完全的牙齿，可能会发生牙髓血运重建。

不幸的是，嵌入性脱位损伤的正确治疗仍然是一个谜，因为应用各种治疗方案的许多临床研究文章研究结果相互冲突。当前的治疗理念包括以下几点。根尖未发育完全的牙齿应该允许其自发复位。如果在3周内没有发现牙齿移动，建议采取正畸牵引复位的方法[7-9,23]。根尖发育完全的牙齿应尽快复位。牙髓坏死的可能性很大，进行根管治疗程序并使用氢氧化钙作为临时根管封药。应根据伤情严重程度、患者年龄、根部发育状况和受伤时间来决定适当的治疗方案[7-9]。应以委婉的方式告知患者这类损伤导致的牙齿预后极差。

在某些情况下，理想的治疗方法是让牙齿自己被动地长出。这种治疗方式似乎更适合那些年轻且嵌入很少的患者。不用手术翻瓣，仅用镊子重新定位牙齿也可获得了成功。然而，大量学者认为，治疗嵌入性脱位牙齿的理想方案是由损伤程度和患者年龄共同决定的。

如果患牙没有或无法重新生长至牙弓的正常生理位置（图19-13），那么嵌入的牙齿很有可能发生炎症替代性吸收（IRR）。这种类型的吸收也被错误地称为牙齿固连，然而，替代吸收是牙齿破坏的主动过程，而牙齿固连的骨质替代是这一过程的结果。

由于嵌入性脱位损伤对牙周组织的严重损伤，受伤的牙齿常常开始二次吸收，这一病变过程本质上是缓慢的，需要数月或数年才能最终摧毁受影响的牙齿。牙齿几乎固定在一个位置，不能正畸或手动移动。如果尝试拔牙，牙齿周围的骨头通常会和牙齿一起被拔掉。若根尖孔开口较大，且牙齿自发的再次萌出，在牙齿稳定后应尽快开始根管治疗。

因为绝大多数牙髓在损伤后不久就坏死了，如果根尖口已经闭合，100%的病例需要根管治疗。唯一的例外是，在牙齿自发再萌至牙弓起始位置的过程中，顶端开放的牙齿是否保持生命力。在这些少数选择的情况下，牙髓仍然是至关重要的，且很少或没有发生根表面的吸

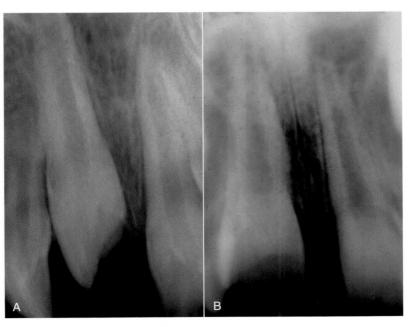

图 19-13 A.一颗嵌入性脱位的牙齿的影像学表现。B.在再萌出期间，牙根吸收是明显的

收。这些病例是例外而不是普遍规律，绝大多数嵌入性脱位的牙齿的牙髓将坏死，根面将发生IRR。

牙齿脱位后遗症

脱位损伤有许多后遗症。本章将提出最典型的、适当的治疗方法，治疗的时机，以及每种方法治疗概率，以便能给提供患者关于脱位牙齿的长期状态的适当的信息。脱位损伤最典型的后遗症[1]是牙髓根管闭锁（PCO）、边缘性骨吸收、牙冠变色、一过性根尖区破坏（TAB）、牙髓坏死和牙根吸收。

应该告知患者这些后遗症是和创伤本身密切关联的。这也意味着必须告知患者这些损伤长期治疗和随访的可能性。另外，一个聪明的患者可以帮助临床医生监控患牙及其支持结构的典型后遗症。

牙髓根管闭锁

牙髓根管闭锁是多种牙外伤，特别是脱位损伤的典型后遗症[1]。文献显示牙髓根管闭锁的发生率为6%~35%，平均为1/5（20%）。在这种情况下，牙髓腔、根管系统或两者发生部分或完全钙化，影像学检查无法观察到根管系统，见图19-14（见第13章）。发生牙髓根管闭锁不是根管治疗的适应证。在大多数情况下，PCO不会导致牙髓坏死。事实上，牙髓根管闭锁后发生牙髓坏死的可能性很低，为1%~13%。

边缘性骨吸收

发生边缘性骨吸收的概率小于四分之一，范围是5%~24%。这种类型的骨丢失的极端例子见图19-15，这表明抵抗力低的患者在脱出性牙脱位后发生了严重的边缘性骨丢失[18]。这种骨丢失发生在6周时，可能是脱位损伤和患者医疗条件的共同结果。在大多数情况下，几乎

无法阻止边缘性骨质丧失，不过，在适当的情况下，可采取姑息治疗（如0.12%洗必泰冲洗液和口腔卫生指导）。

牙冠变色

牙外伤的典型后遗症是外伤牙的牙冠变色。颜色变化并不是一个必须行根管治疗的指标。基本上，外伤牙可见两种类型的变色。外伤可能会导致的结果是一个深黄色的冠。这些牙齿通常是活髓，由于牙冠和根管系统的严重钙化而变色。这些牙齿可能对牙髓活力电子测试仪（EPT）或热测试有反应，也可能没有反应。无论敏感性测试结果如何，只有当患者出现不可逆性牙髓炎或牙髓坏死的症状时，才需要进行根管治疗。一颗钙化的牙齿通常不会对EPT或冷测试产生任何反应。然而，没有根尖周病变的影像学证据，就没有根管治疗的指征。这些患牙的牙髓往往保持活力而不坏死。

如果牙齿呈灰色、粉红色或微红色，并且强光源不能透过牙齿（光导纤维），牙髓通常坏死或严重损伤，需要进行根管治疗（图19-16，图19-8）。

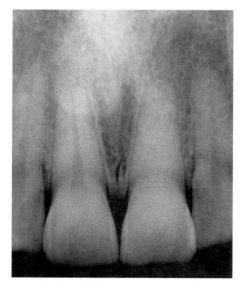

图19-14　半脱位的中切牙24个月后根管钙化

一过性根尖区破坏

一过性根尖区破坏（TAB）是指牙齿脱位引起的持续 X 线透射[2-4]；然而，敏感性测试表明牙髓正常。X 线透射可持续 1 年以上，才能观察到正常的骨质结构。这是一种罕见的脱位损伤后遗症，不到 4% 的外伤牙齿会受到这种情况的影响。

牙髓坏死

牙髓坏死是脱位损伤后较严重的常见后遗症，但患者的年龄（根尖的成熟度）和创伤的严重程度也有影响[2,22]。创伤越严重，牙髓坏死的可能性越大。在年轻患者中，根尖孔的成熟对牙齿的血运重建起着重要的作用。血运重建并不是脱位损伤的常见后遗症，更多是例外而非常规。当所有形式的脱位损伤合并在一起时，牙髓坏死的概率为 15%~98%。再次明确：脱位患牙的牙髓坏死是牙根发育成熟的一种生理功能，更具体来说，是针对脱位损伤的一种生理功能。

牙完全脱位

牙完全脱位是指牙齿从牙槽窝完全脱位（图19-17）。无论脱出口外的时间或患者的年龄情况，这类损伤的预后总是保守的。 即使在条件可控的情况下，当牙齿被意向拔出并在牙槽内重新植入时，预后也是保守的，因为 IRR 的可

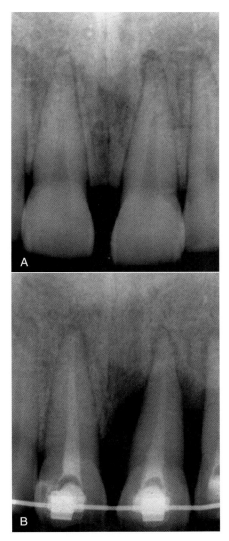

图 19-15　脱位牙边缘性骨吸收。这种程度的骨丢失发生在 4~6 周的时间

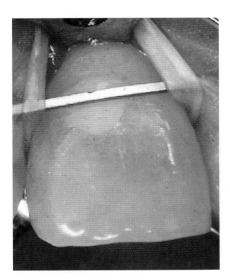

图 19-16　创伤后中切牙牙冠出血并变成粉红色至红色

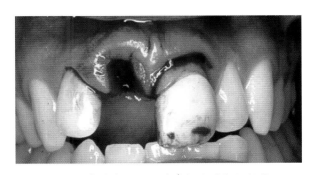

图 19-17　牙齿牙完全脱位伴有极小的组织损伤

能性很高（图 19-18）；因此，应该与患者讨论这一后遗症。牙完全脱位必须积极有效治疗，为患者保留脱位的牙齿争取合理的时间（图 19-19）。

脱位的患牙的理想治疗方法是在受伤后尽快将牙置入牙槽窝。与将牙齿置于储存介质相比，如果患者或者在外伤现场的人能够重新植入牙齿，预后会更好。如果再植是不可能的，那么将牙齿放入牛奶中是次佳的治疗选择。到

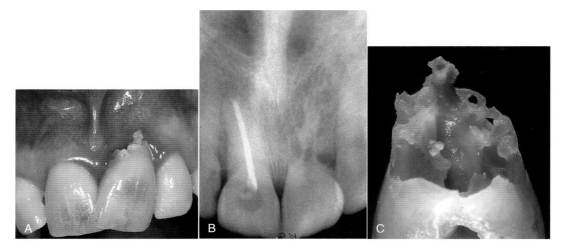

图 19-18 A.这位 24 岁的女性中切牙上有一个不规则的边缘，这个边缘刺激了她的牙龈组织。这颗牙在 10 年前就已经脱落了，当时除了再植外没有进行其他治疗。B.影像学检查显示广泛的炎性根吸收。C.拔出的牙冠显示了虫蛀样的吸收过程

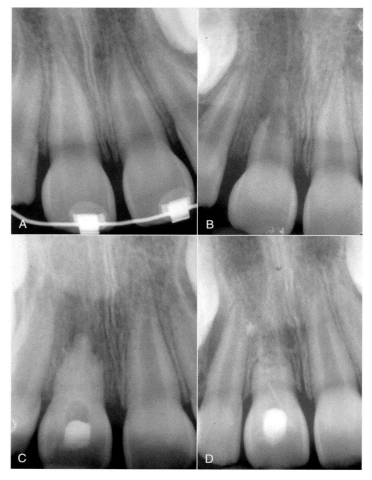

图 19-19 A.右侧中切牙脱落不到 1 小时。重新植入并用夹板固定。B.在几个星期内，出现明显的炎症替代性吸收。C.多次复诊间氢氧化钙封药。D.在 12 个月时进一步的替代性再吸收，但是硬骨板已经在再吸收根末端进行了修复

目前为止，还没有研究表明除了牛奶以外，其他物质能在牙完全脱位后的最初几个小时内提供更好的储存。一旦患者到达牙科诊所，用盐水简单冲洗牙齿后再植。评估创伤为清洁的还是污染损伤。

如果牙槽窝内存在异物（如结石、金属物或灰尘）的可能性很大，应在再植前对空的牙槽窝进行 X 线照片检查。若 X 线片显示牙槽窝内有异物，应积极冲洗去除异物。在牙槽内清理干净所有异物后，应尽快将牙齿重新植入。唯一的例外就是牙齿已经口外干燥超过 60min。根管治疗可以在再植前进行，因为多几分钟不会对预后产生负面影响。

如果脱位牙根尖闭合，已经再植或保存在特殊的储存介质（如牛奶、生理盐水、Hank 平衡盐溶液）[4,29,36]，牙周膜及其细胞的口外干燥时间小于 60min 时，请按照下列指南进行[24]：

· 如果还没有完全脱出，请尽快清洁牙槽窝区域并重新植入牙齿（图 19-20）。缝合所有伤口。血运重建的可能性比其他任何情况都要高，但出现这种情况的可能性却相当低。

· 立即使用系统性抗生素：强力霉素 200mg；每日两次，每次 100mg，连续 7d。考虑患者的年龄牙冠有无可能变色，如果有必要转用青霉素 V。是否使用破伤风疫苗取决于具体情况。

· 7~10d 内行根管治疗，封 Ca（OH）$_2$。

· 用复合材料、金属丝或多种弹性方法组合固定牙齿 10~14d。

· 在最初的 3 个月中，每 2 周对患者进行一次重新评估。

在同样的情况下，如果牙齿在口外干燥时间大于 60min，则预后较差。记住。如果一个根尖闭合的牙齿脱出并干燥超过 1h，预后较差。因为发生 IRR 的可能性非常高（图 19-21），告知患者长期的预后将取决于替代吸收发生的速度。尽管如此，由于口外干燥时间长达 48h 的牙齿已被证明可以行使 7 年的功能。请记住，不论在口外时间的长短。对于医生再植脱位患牙几乎没有禁忌证，夹板固定 10~14d，再植后 7~10d 内开始根管治疗。同样在根管充填之前，这些病例需要使用 Ca（OH）$_2$。

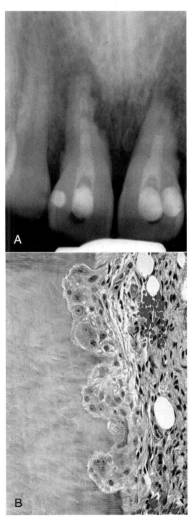

图 19-21 A. 中切牙再植后的广泛的外部吸收。已用氢氧化钙封药。B. 炎性外吸收的组织学表现。注意多核细胞如何侵犯牙本质 (HE 染色 100 倍)

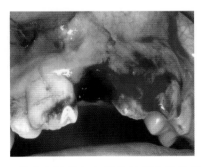

图 19-20 伴有邻近软组织损伤的创伤性撕脱

与大多数其他愈合病例不同，老年患者的撕脱牙齿预后比年轻患者要好。相较于年轻患者，成人患者根管系统及牙髓腔更加细小且钙化程度较高。此外，牙本质小管钙化较多，体积较小。这可以防止炎症性再吸收的扩散，并为老年患者脱臼牙提供一个相对更好的预后。

如果牙齿开始显示 IRR，随着时间的推移，患者将最终失去牙齿。然而，IRR 是缓慢的，这个过程需要几个月到几年的时间才能使牙齿完全被吸收[32]。牙齿再吸收的好处是牙槽窝会逐渐充满骨质。此外，患者不会像牙齿没有再植或拔除过早那样因牙槽窝内缺失骨质出现美学上的缺陷。通过牙齿再吸收，整个牙根最终会被骨质取代，牙槽窝会完全被健康的骨质填充并可用于种植牙或美学修复。

如果脱落的牙齿有一个开放的根尖，而且口外干燥时间少于 60min，可考虑以下指南：

尽快重新植入牙齿。虽然出现血运重建的可能性比其他任何情况要高，但实现血运重建的可能性还是相当低。

在最初 3 个月里，每 2 周对患者进行评估，以确定是否出现血运重建过程。在所有尝试血运重建的病例中，患者和临床医生都应该知道预后是有保障的；如果没有适当的后续治疗，牙齿可能会在短短 5 周内脱落。如果可能的话，在随访时将对侧牙列列入 X 线片检查范围，以比较脱位牙和未受伤的对侧牙列的发育情况。

如果可能的话，用一个弹性的装置将牙齿夹板固定 10~14d。对成功的再植而言，夹板的类型、硬度或夹板固定的时间长短并不是关键，但是，夹板应该固定一段时间内以便保持牙齿的稳定。图 19-22 所示为钢丝和复合夹板。对于创伤，粘接复合材料很理想，医生可以检查牙齿的稳定性而不破坏夹板。如果需要更多的时间来稳定牙齿，用橡皮筋替换金属丝，夹板就会再次发挥作用。因为通常会出现严重的软组织损伤，所以不建议使用钢丝夹板在邻间隙固定（图 19-22）。

在影像学上发现外伤牙出现任何再吸收或发育不完全的迹象，都需要根管治疗（图 19-23）并进行根尖诱导成形术（见第 13 章）。根尖开放的牙齿通常有极大的根管和牙髓腔。如果血运重建手术失败，大量的坏死牙髓组织和细菌将引起牙根快速而极具破坏性的再吸收。这会导致牙齿在 2~3 个月内脱落。

如撕脱牙根尖开放，且口外干燥时间超过 60min，应考虑以下指南：

• 在这些情况下，血运重建几乎不可能发生。

• 这些病例的理想治疗方法是在体外进行根管治疗并且根尖倒充填后重新植入牙齿。

• 在所有根尖开放的牙完全脱位牙的病例中，当其口外干燥时间超过 1h 时，预后非常差；在长期治疗计划中应考虑到患牙的最终脱落。如果这样，可以后期截去牙冠后采取根向复位瓣来保存牙槽嵴。

• 如在进行根管治疗前进行了再植牙齿程序，应在 7~10d 内开髓、封 $Ca(OH)_2$ 及进行根管治疗。

与牙外伤相关的牙齿再吸收

作为严重的牙外伤后遗症，牙齿再吸收确实扮演了一个重要的角色。再吸收的基本概念将在

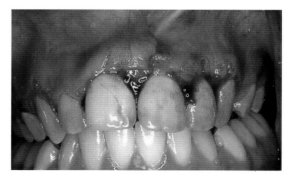

图 19-22　拆除牙间的金属丝夹板后，可见明显的组织损伤

第 13 章中讨论。在这里将讨论再吸收过程，是因为它涉及创伤处理所面临的独特挑战，主要集中在外部炎症吸收（图 19-24）。

外部发生的炎症性吸收是迅速和极具破坏性的，但是大多数情况下可以通过适当清洁和修整根管系统来预防或减少。这种再吸收的特点是在影像学上表现为外伤牙根部中等到大的"凹为勺状"放射性透射区（图 19-25）。这些区域无法开展治疗，但是，去除根管系统内坏死和被细菌感染的牙髓组织可以防止进一步的损伤。研究表明，将 Ca（OH）$_2$ 长期使用（6~12 个月）可以防止再吸收，但最近的研究表明，

这种治疗方法会降低牙本质的抗折性和牙周膜细胞增殖的愈合能力，从而导致 IRR 的增加（图 19-26）[10,13,21]。

再吸收的过程见于嵌入性脱位损伤，并会最终导致牙齿脱落。这个过程会持续几个月到几年，直到它变得非常严重，然后牙齿就会脱落。患者应该了解这种类型的后遗症，其影像应该被考虑到患者的长期治疗计划中。牙完全脱位也会表现出 IRR，但这可能需要几个月到几年的时间才能变得明显。整个过程没有自限性，也没有已知的治疗方法可以阻止它的发生或扩展至整个牙根。

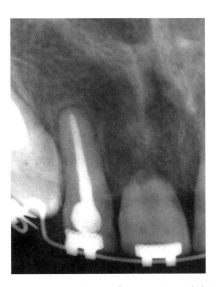

图 19-23　再植的成熟中切牙在 6 个月内几乎完全再吸收

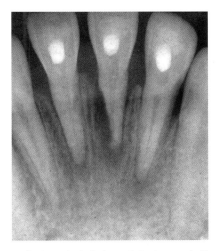

图 19-24　患牙再植前过度干燥和处理不当导致严重的再吸收

图 19-25　A.中切牙脱落，离开口腔超过 48h。然后进行根管治疗，再植牙齿并用夹板固定。B.一年后，有证据表明在近中邻面有少量的再吸收后愈合（箭头处）。牙齿稳固且能够行使功能

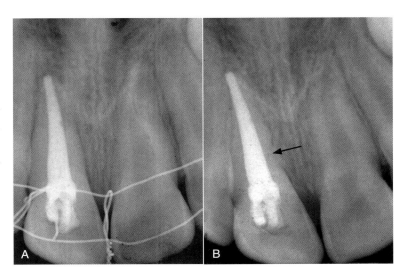

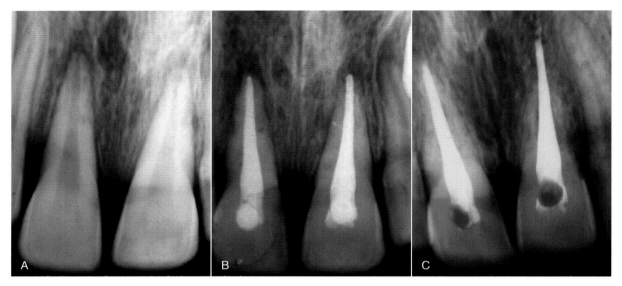

图 19-26　A. 两颗中切牙均在 2h 内脱出并再植。B. 1 个月内完成根管治疗。C. 3 年后，两边的牙齿都存在吸收过程，左侧中切牙的吸收过程更加深入

炎症替代性吸收与牙齿固连

正如前面提到的，IRR 通常被误认为牙齿固连。炎症替代性牙根吸收是指牙根吸收的实际过程及其被硬组织替代的过程。牙齿固连是牙齿（特别是牙周组织和牙根组织）被锁在松质骨内的过程（图 19-27）。根据医学文献的定义，它是牙骨质和牙槽骨融合后的坚固固定。由于 IRR 破坏牙骨质和牙本质，骨质直接和连续地沉积在被吸收牙齿结构中。牙周膜缺失，骨与牙骨质和牙本质毗邻。骨与牙齿之间不存在软组织或牙周膜，由于吸收过程不规则且具有很强的侵袭性，牙齿被锁定在松质骨内，导致患牙无法移动。

目前公认的 IRR 的原因是牙周膜的严重损伤或完全丧失，通常与牙完全脱位或牙齿嵌入牙槽窝有关。它也可见于老年患者，偶尔也见于年轻患者。事实上，IRR 与细菌或坏死的牙髓组织似乎没有任何关联，因为它可以发生在已经过根管治疗的完全脱位的牙齿上。此外，如果一个脱位牙齿没有发生 IRR，但仍可能出现炎症性吸收。一旦炎症性吸收开始，通常会持续到牙齿完全脱落。

应注意两类 IRR。第一种类型是移动的 RR，在这种情况下，牙齿经历了 IRR，但是牙周膜的损伤很小且可以愈合，从而阻止了牙齿吸收过程的继续。另一种较常见的类型是渐进的 IRR，这种再吸收过程继续下去，最终破坏整个牙根结构，从而导致牙齿过早脱落。IRR 本质上是缓慢的，通常是一个发生在几个月到几年之间的非常缓慢的过程。牙周膜受损的牙根外表面总是发生再吸收，通常是由外伤（牙完全脱位或嵌入性脱位）引起。与炎症性吸收相似，IRR 不是不受控制的，因此会持续到牙齿完全脱落。

IRR 的影像学特征与炎性吸收完全不同。因为其病因与炎性吸收完全不同，影像学表现也是独特的。IRR 导致根部的破坏，但这种破坏很快被骨所取代，因此影像学特征是实影而不是虚影，就像 IRR 一样。和炎性吸收类似，缺损通常是不规则和不对称的，最初表现在近中或远中根表面。年轻患者的 RR 进程更快，而老年患者的预后最好，因为这是一种慢性的但非常具有破坏性的进程。

IRR 的出现是隐匿的，除非特别寻找 IRR 的迹象和牙周膜的微小变化，否则很难看到。

图 19-28 显示了这种现象，脱出的左中切牙开始在中间和根尖 1/3 交界的近中根面显示 IRR 的迹象。这些变化发生在牙齿再植后 2 个月内。由于不了解早期 IRR 的影像学经典指征，临床医生可能很容易忽视这种缺损，误认为它是一个伪影。这一影像表现与图 19-19 形成了鲜明对比，图 19-19 显示了一名青少年患者经过 12 个月的时间发生了典型炎性吸收。读者应该注意到有 40%~50% 的牙根发生再吸收和慢性病变。为了防止或抑制 RR，Ca（OH）$_2$ 被徒劳地尝试使用超过 2 年半。无论使用何种根管内药物，结果可能是相同的。虽然稳定在 12 个月，但经过 3 年的氢氧化钙封药治疗后，牙齿最终脱落了。

在这种情况下，炎性再吸收进展迅速，相比之下，老年患者的破坏性过程通常会持续很多年[13]。

炎性吸收和 IRR 在临床表现上是相似的。两者都与软组织改变等症状无关。由于发病隐匿，诊断往往是在查看常规 X 线片时做出的。只要有外伤史（例如，撕脱或脱位损伤）或尝试对创伤性损伤进行治疗，这些类型的再吸收缺损是可以被预见的，而窦道和其他软组织表征在这些吸收过程中很少见。

与炎症性再吸收不同，通过移除感染的牙髓组织来治疗 IRR 价值不大。事实上，目前没有技术或药物被证明对预防或抑制 IRR 有可靠和有效的治疗优势。在动物模型中，釉基质蛋

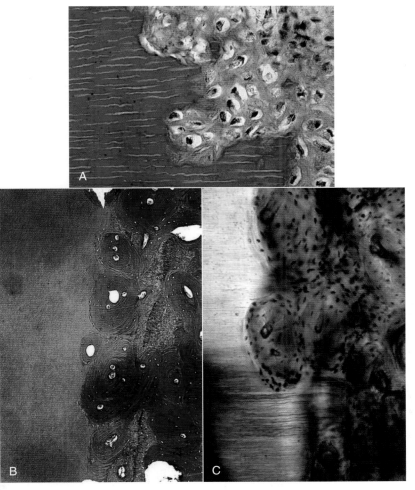

图 19-27　A. 炎性组织替代性吸收的组织学照片。注意骨细胞是如何侵入牙本质中的吸收间隙的。骨基质发展迅速 (HE 染色，100 倍)。B. 牙齿固连。注意牙本质（左侧）侵犯骨哈弗氏系统 (HE 染色，10 倍)。C. 为显示牙齿固连，用滤镜拍摄牙本质和骨骼的厚切片 (70 μm)。注意骨质渗透入牙本质和"锁定"的外观

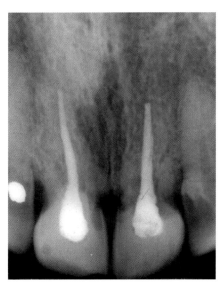

图 19-28　广泛且几乎完全 IRR 的左中切牙。右中切牙处于此过程活动状态

白被推荐为抑制炎症吸收、IRR 或两者兼而有之的药物。然而，研究者未能证实这些建议，而且在发现 IRR 的原因之前，很可能无法找到适当的治疗方法来防止或抑制其发生。当确诊 IRR 时，必须告知患者这一过程的极端破坏性，并建议患者考虑有丧失患牙的长期后果。

水平向根折

水平向根折（HRF）分为以下三类：根尖、根中或冠方三分之一根折 [5-6]。大多数根尖和许多根中三分之一的根折可能需要夹板固定；但是，由于这些根折的牙齿需要固定至少 6~8 周，因此强烈建议根据具体情况而确定需要进行何种类型的固定。这些患者大多年轻且非常好动。在康复期间，断裂的牙齿虽然不一定因创伤而移位，但必须用夹板固定，以防止在治疗的 6~8 周内受到额外的伤害。与脱位和牙完全脱位不同，为成功治愈患牙且预防不良情况后遗症，所有病例中的 HRF 牙齿必须坚强固定。

根尖 1/3 折断

顾名思义，根尖三分之一 HRF 发生在根尖的三分之一，贯穿牙骨质、牙本质和牙髓组织。为确定根折的程度，影像学检查应始终在牙齿复位前进行。

根尖三分之一根折，尤其是中切牙，通常不需要夹板，因为围绕冠方牙根段的牙槽骨已经消失（图 19-29）。如果牙齿移位，应重新复位牙齿，并应另外拍一张 X 线片以确保两个断片的正确放置。如果冠方断片是活动的（通常需要 6~8 周或更长时间），应使用夹板；但是，因为大多数 HRF 发生在上颌前牙，支撑骨量充足，牙根是稳定的。在水平向根折病例中，由于需要使用硬质夹板，受过创伤的牙齿两侧各有两个牙齿应包括在夹板内。

在大多数情况下，不建议根管治疗，因为只有 20%~44% 的牙髓会失去活力 [20]。必要时，仅需要治疗冠方断段。根尖段将保持其活力，且通常会发生根管系统的钙化。在创伤后至少 4~6 周，无须进行牙髓敏感性测试，因为这些测试通常在创伤后无效。

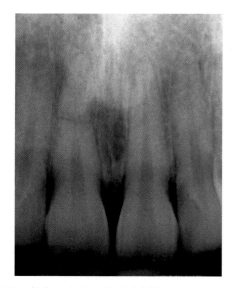

图 19-29　根尖三分之一水平向根折

根中 1/3 折断

就像根尖三分之一的根折一样，所有根中三分之一的水平向骨折应做 X 线检查以确定其牙根和周围组织损伤范围。牙齿复位应该用镊子或 2×2 纱布完成，并且夹板固定至少 6~8 周（图 19-30）。通过影像学检查，患者症状或临床检查，应在确定坏死牙髓后立即完成根管治疗流程。与根尖三分之一根折一样，根尖段将仍然至关重要，除非影像学检查表明病理变化，否则无须治疗这一片段。

冠方 1/3 折断

由于折裂的位置以及冠方断段极端活动的可能性，冠方根折是最难治疗的病例（图 19-31）[19]。考虑到根折的位置因素，需要立即固定，并且比其他两种情况更有可能需要进行根管治疗。如果临床医生可以牙周探查到根折部位，则冠方断段应被移除，并必须制定根尖段的治疗计划。在这些情况下会发生唾液污染，且这两个断端无法正常愈合。在这种情况下，冠方断段被移除后，根尖断段应向冠方正畸牵引[27]并用桩，核和冠以保存牙齿的根尖断段。但是，由于牙齿的长度和根的形状，正畸牵引有时也不奏效，这时就必须拔除患牙。

水平向牙折预后反应

水平向牙折的牙齿通常会发生四种类型的愈合或组织反应：①各断端之间的钙化结合，②骨与结缔组织的愈合，③结缔组织或软组织结合，④无法愈合。前三个代表了适当的固定产生的愈合反应，但是钙化结合才是医生所期盼的理想结果。

断端钙化结合

此类愈合发生在两个断端通过坚强固定被保存的情况。在这种情况下，两段之间会出现钙化结合，从影像学片中很少或无法看到原始断裂段产生的折裂投射线（图 19-32）。牙齿的活动性在正常范围内，并且牙髓保持其对敏感性测试的响应。患者仍然有自发症状且牙齿能够正常行使功能。这一愈合通常需要至少 8~12 周的时间。如果牙齿冠部变黑并且水平骨折的愈合明显，应进行根管治疗（图 19-33）。

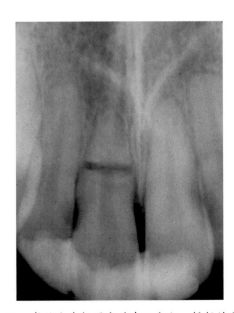

图 19-30 复位和夹板固定的中三分之一根折的牙齿

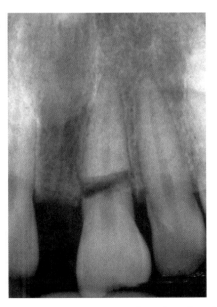

图 19-31 冠方三分之一根折的中切牙。请注意断端与龈沟的连通很容易，这些根折的预后高度保守

骨组织与结缔组织愈合

这种类型的治愈通常发生在年轻的上颌骨仍在发育的患者中（图 19-34）。随着时间的流逝，这两个部分会分开（通常几个月），它们周围牙周膜正常。两者之间可能有几毫米的距离，由正常骨质隔开。不需要额外的治疗，患者可以用先前根折的断端正常行使功能。这两个断端的牙髓都保持活力且不需要其他后续治疗。但是，在牙髓失活的情况下需进行根管治疗，并可使用矿物三氧化二聚合体（图 19-34B）。在这个病例中，断片连接不紧密，且尖端部分充满牙胶和封闭剂。接着，正畸牵拉冠方断段重新就位的尝试失败。冠方使用 MTA 充填，并且实际上随着时间的流逝——在最初的创伤发生 8 年之后，由于各断片之间的骨头和结缔组织向内生长，断片分离得更大了。

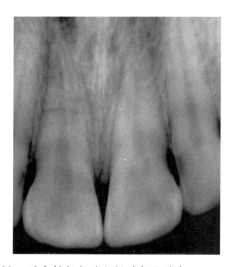

图 19-32　两个根折断端之间的钙化结合

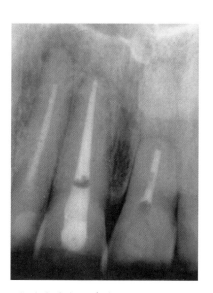

图 19-33　即使发生钙化愈合，冠方断段也可能变黑，需进行冠方三分之一断片的根管治疗

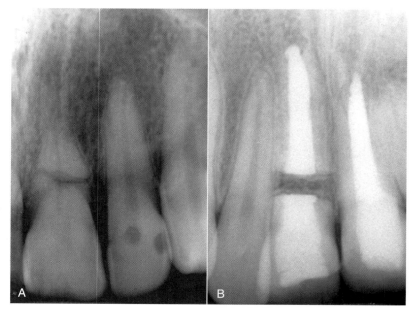

图 19-34　A.骨骼和结缔组织两个水平向折裂的中切牙。B.8 年后复查，冠方根折的中切牙断段分开。这些断段被正畸牵引重新就位，冠方充填矿物三氧化物聚合体。随着时间的推移，这些断段分离了。但是，请注意断端之间的骨质和牙周膜的愈合（图 B 由 Sonia Ferreyra 博士提供）

结缔组织或软组织愈合

　　两个断段非常接近的病例中，牙周韧带可以正常愈合（图 19-35）。请注意在影像学检查中在两个断片之间牙周韧带正常且活动性在正常范围内。这两个断片都保持活力，并且不需要其他治疗方法。

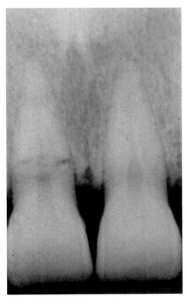

图 19-35　在水平向和各个水平的根折的两断端的结缔组织愈合

牙折后愈合失败

　　如果两个断端的结合没有达成，患者可能会夹板固定期出现症状或在影像学检查时发现无法治愈的迹象。经典的表现是在牙折两侧的断段出现半月形 X 射线透射影，通常会发展成与断裂区域相通的窦道（图 19-36）。在大多数案例中，根据是否可以通过牙周探测来确定对折裂部位，可以推测其预后不良。一旦可以将牙周探针探查到折断部位，其预后不良，牙齿无法正常愈合。在大多数情况下，必须移除冠方断段并确定是否保存根尖断端。这些案件涉及复杂的治疗计划，并且通常需要整体（牙周专科，修复专科和牙髓专科）治疗方案。临床医生必须确定是否需要种植及广泛而复杂的治疗计划以保存牙齿。如果冠方断段的牙周探测在正常范围内，则冠方断段稳定，可以用根管治疗以及适当的修复治疗该段以保存折裂的牙齿。在这些情况下的决定因素是冠方断段是否能够充分稳定。如果冠方断端有显著的活动性，该段无须再进行其他治疗了。

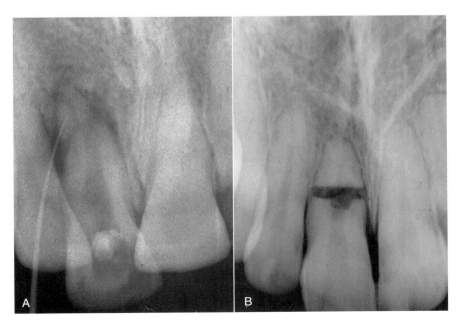

图 19-36　A 和 B，水平向根折的牙齿愈合不佳的例子。请注意在图 A 骨折线的两侧的半月形透射影。诊断探查可以深达图 A 的折裂线，而冠方断段的吸收是从图 B 开始的

表 19-1　夹板固定时间

外伤类型	夹板固定时间
半脱位	2 周
脱出性脱位	2 周
牙完全脱位	2 周
侧向脱位	4 周
根折（根中三分之一）	4 周
牙槽突骨折	4 周
根折（冠方三分之一）	4 个月

牙外伤的夹板固定

多年以来，关于是否使用夹板、何时使用夹板、夹板的类型及夹板固定时间等方面经历一个有趣的演化过程。先前的讨论提供了每种创伤类型的适应证，但作为总结，表 19-1 中提供了简要的信息以指导临床医生在牙齿受外伤时夹板固定的时间[23]。

参考文献

[1] Andreasen FM. Pulp healing flowing acute dental trauma: clinical and radiographic review. Prac Proced Aesthet Dent, 2001, 14:315-322.

[2] Andreasen FM, Vestergaard Pedersen B. Prognosis of luxated permanent teeth—the development of pulp necrosis. Endod Dent Traumatol, 1985, 1:207-220.

[3] Andreasen FM, Zhijie Y, Thomsen BL, et al. Occurrence of pulp canal obliteration after luxation injuries in the permanent dentition. Endod Dent Traumatol, 1987, 3:103-115.

[4] Andreasen JO, Andreasen F, Andersson L. Textbook and color atlas of traumatic injuries to the teeth. 4 ed. Oxford: Blackwell Munksgaard, 2007.

[5] Andreasen JO, Andreasen FM, Mejàre I, et al. Healing of 400 intra-alveolar root fractures. I. Effect of pre-injury and injury factors such as sex, age, stage of root development, fracture type, location of fracture and severity of dislocation. Dent Traumatol, 2004, 20:192-202.

[6] Andreasen JO, Andreasen FM, Mejàre I, et al. Healing of 400 intra-alveolar root fractures. II. Effect of treatment factors such as treatment delay, repositioning, splinting type and period and antibiotics. Dent Traumatol, 2004, 20:203-211.

[7] Andreasen JO, Bakland LK, Matras RC, et al. Traumatic intrusion of permanent teeth Part 1. An epidemiological study of 216 intruded permanent teeth. Dent Traumatol, 2006, 22:83-89.

[8] Andreasen JO, Bakland LK, Andreasen FM. Traumatic intrusion of permanent teeth Part 2. A clinical study of the effect of preinjury and injury factors, such as sex, age, stage of root development, tooth location, and extent of injury including number of intruded teeth on 140 intruded permanent teeth. Dent Traumatol, 2006, 22:90-98.

[9] Andreasen JO, Bakland LK, Andreasen FM. Traumatic intrusion of permanent teeth Part 3. A clinical study of the effect of treatment variables such as treatment delay, method of repositioning, type of splint, length of splinting and antibiotics on 140 teeth. Dent Traumatol, 2006, 22:99-111.

[10] Andreasen JO, Farik B, Munksgaard EC. Long-term calcium hydroxide as a root canal dressing may increase the risk of root fracture. Dent Traumatol, 2002, 18:134-137.

[11] Berdmore TG. A Treatise on the disorders and deformities of the Teeth and Gums. London: B White, J Dodsley, T Becket and PA de Hondt, 1768.

[12] Berude JA, Hicks ML, Sauber JJ, et al. Resorption after physiological and rigid splinting of replanted permanent incisors in monkeys. J Endod, 1988, 14:592-600.

[13] Blömlof L, Lengheden A, Lindskög S. Endodontic infection and calcium hydroxide-treatment. Effects on periodontal healing in mature and immature replanted monkey teeth. J Clin Periodontol, 1992, 19:652-658.

[14] Cameron CE. Cracked-tooth syndrome, J Am Dent Assoc, 1964, 68:405-411.

[15] Cameron CE. The cracked-tooth syndrome: additional findings. J Am Dent Assoc, 1976, 93:971-975.

[16] Cohen S, Blanco L, Berman L. Vertical root fractures: clinical and radiographic diagnosis. J Am Dent Assoc, 2003, 134:434-441.

[17] Crona-Larsson G, Noren JG. Luxation injuries to permanent teeth—a retrospective study of etiological factors. Endod Dent Traumatol, 1989, 5:176-179.

[18] Cunha RF, Pavarini A, Percinoto C, et al. Pulpal and periodontal reactions of immature permanent teeth in

the dog to intrusive trauma. Endod Dent Traumatol, 1995, 11:100-104.

[19] Cvek M, Mejare I, Andreasen JO. Healing and prognosis of teeth with intra-alveolar fractures involving the cervical part of the root, Dent Traumatol, 2002, 18:57-65.

[20] Cvek M, Mejare I, Andreasen JO. Conservative endodontic treatment of teeth fractured in the middle or apical part of the root. Dent Traumatol, 2004, 20:261-269.

[21] Doyon GE, Dumsha TC, von Fraunhofer JA. Fracture resistance of human root dentin exposed to intracanal calcium hydroxide. J Endod, 2005, 31:895-897.

[22] Dumsha TC, Hovland EJ. Pulpal prognosis following extrusive luxation injuries in permanent teeth with closed apexes. J Endod, 1982, 8:410-412.

[23] Flores MT, Andersson L, Andreason JO, et al. Guidelines for the management of traumatic dental injuries. I. Fractures and luxations of permanent teeth. Dent Traumatol, 2007, 23:66-71.

[24] Flores MT, Andersson L, Andreason JO, et al. Guidelines for the management of traumatic dental injuries. Ⅱ. Avulsion of permanent teeth. Dent Traumatol, 2007, 23:130-136.

[25] Geary JL, Clifford TJ, Kinirons MJ. Occlusal accommodation and mouthguards for prevention of orofacial trauma. Oral Health Prev Dent, 2009, 7:55-59.

[26] Gutmann JL, Rakusin H. Endodontic and restorative management of incompletely fractured molar teeth. Int Endod J, 1994, 27:343-348.

[27] Heithersay GS. Combined endodontic-orthodontic treatment of transverse root fractures in the region of the alveolar crest. Oral Surg Oral Med Oral Pathol, 1973, 36:404-415.

[28] Hiatt WH. Incomplete crown-root fracture in pulpal-periodontal disease. J Periodontol, 1973, 44:369-379.

[29] Hiltz J, Trope M. Vitality of human lip fibroblasts in milk, HBSS, and Viaspan storage media. Endod Dent Traumatol, 1991, 7:69-72.

[30] Lin S, Zuckerman O, Fuss Z, et al. New emphasis in the treatment of dental trauma: avulsion and luxation. Dent Traumatol, 2007, 23:297-303.

[31] Maxwell EH, Braly BV. Incomplete tooth fracture—prediction and prevention. Calif Dent Assoc J, 1977, 5(10):51-55.

[32] Oikarinen K, Gundlach KK, Pfeifer G. Late complication of luxation injuries to teeth. Endod Dent Traumatol, 1987, 3:296-303.

[33] Oulis C, Vadiakas G, Siskos G. Management of intrusive luxation injuries. Endod Dent Traumatol, 1996, 12:113-119.

[34] Schweitzer JL, Gutmann JL, Bliss RQ. Odontiatrogenic tooth fracture. Int Endod J, 1989, 22:64-74.

[35] Silvestri AR. The undiagnosed split-root syndrome. J Am Dent Assoc, 1976, 92:930-935.

[36] Trope M, Yesilsoy C, Koren L, et al. Effect of different endodontic treatment protocols on periodontal repair and root resorption of replanted dog teeth. J Endod, 1992, 18:492-496.

[37] von Arx T. Splinting of traumatized teeth with focus on adhesive techniques. J Calif Dent Assoc, 2005, 33:409-414.

拓展阅读

Andreasen JO, Andreasen FM. Essentials of traumatic injuries to the teeth. A step-by-step treatment guide. 2 ed. Copenhagen: Munksgaard, 2000.

Bakland L (Guest Editor). Update on traumatic dental injuries, Endod Topics, 2006, 14:1-118.

Berman LH, Blanco L, Cohen S. A clinical guide to dental traumatology. St Louis: Mosby Elsevier, 2007.

Bornstein MM, Wölner-Hanssen AB, Senid P, et al. Comparison of intraoral radiography and limited cone beam computed tomography for the assessment of root-fractured permanent teeth. Dent Traumatol, 2009, 25:571-577.

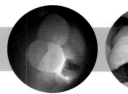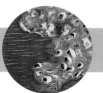

根管治疗后牙齿修复

　　"我努力寻找那些牙髓已被去除、根管和髓室内充满口腔液体的牙齿，了解它们是否也有类似的强度衰退。众所周知，现在用这种方法处理的牙齿几乎完全保留了它们的颜色；根据我对牙齿颜色与牙齿强度之间关系的观察，我准备接受这样的假设：变色牙齿也保留了它们的强度。我仅见过一颗牙根充满水分的中切牙，尽管没有合适的组织取样，但是它没有过多的水分充满根管和髓室，颜色也很好。到目前为止，我一直无法了解这种根的生长历史[21]。"

G.V. Black, 1885

　　根管治疗后牙齿修复的概念，通常会让人产生牙冠有巨大缺损的挑战性画面。实际上，可能通过简单的关闭开髓通路就能完成一个满意的牙冠修复，全面重建那些由于龋损的破坏、欠佳的修复体或包括短期和长期类型的创伤因素（如意外、咬合磨损、功能异常等）而缺失临床牙冠的牙齿。无论临床情况如何，都有两个首要目标：①保护根管充填的完整性，②重建牙齿使其成为患者牙列中无症状、有功能、

稳定的牙齿[29,47,51,90]。

　　在过去的 25 至 30 年里，大量的科学研究、临床技术文章和新材料的引入解决了神秘的根管治疗后牙齿修复的问题[49,93]。尽管这个问题在 90 多年前就已经被发现，但在同一时期，牙冠渗漏相对于根管治疗失败的重要性已被多次强调[33]。现在，解决问题要应用的原则必须包括：通过仔细和深思熟虑来诊断评估、确诊和预防，以及必要时使用循证或明确指征来管理这些问题。虽然科学的见解和技术的改进使医生对这个问题有了更清楚的认识，但是在牙齿修复的决策过程中，仍然要有合理的临床判断和经验。这包括在根管治疗前和治疗期间选择和放置临时修复体。

　　第 8 章强调了在适当的牙齿隔离下去除可疑修复材料和所有龋坏的重要性，并结合了以下内容：①评价牙齿的可修复性，②鉴别分类牙齿结构缺损的类型，③建立功能性的根管治疗通路。为加强治疗，显微镜和龋损指示器通常是有帮助的，不过龋损指示器也可能将含有矿物质的牙本质染色。近期出现的防龋剂可能已经解决了这个问题[59]。在许多需要根管治疗的病例中，可能需要两次或两次以上的治疗，这就需要佩戴适当的临时修复体。如果不能立即佩戴永久性修复体，同样的原则适用于每颗完成根管治疗的牙齿。然而，临时粘接剂的有效性可能不同[10,99]，所以不应该将良好的预后与临时修复体的重要性相联系[56,74]。

根管治疗后和治疗中的临时修复

　　在牙齿开髓的初始准备阶段，所有的龋坏、损坏的牙体结构以及可能影响牙齿完整性的部

分（裂缝、染色线等）都要被去除或探查，以便能够在开始的根管治疗前评估牙齿的修复能力。一些临床医生不愿意进行这一步骤，声称如果去掉髓室壁或者去掉髓顶下的所有龋坏，可能会造成渗漏。还有人声称：如果去掉某些牙体结构，牙齿就不能被适当地隔离。本质上讲，这些方法破坏了解决问题的概念，实际上创造了有助于解决问题的环境。例如，唾液和细菌通过龋坏牙本质或就位不良的临时材料造成渗漏，使细菌及其生物膜和副产物有机会进入开放的、甚至是已经封闭的根管，从而可能会引起诊间的突发症状（参见第 5 章）*。

修复体常会发生渗漏，没有材料是完美的，这时口腔修复中的基本理念。如果使用临时修复材料修补开髓孔时，渗漏会发生得更快[68,116]。即使在完善的根管治疗过程中，牙冠的渗漏最短可能在 19d（相对来说 3 个月更为确定）内导致根尖组织再次感染[76]。因此，在这些病例中，预防是必要的，应首先考虑在根管治疗后进行即刻永久修复。如果无法做到，有必要以模拟这种不良后果发生的可能性进行技术性预防。

许多将预混制剂用作临时或根管治疗后的临时充填材料的方法已经广泛流行，如 Cavit（3M ESPE, St. Paul, MN, USA）或 IRM（Dentsply Caulk, Milford, DE, USA）。然而，实验室研究表明：它们阻止细菌进入的能力随着时间的推移是变差的[12-14,71]。在永久性修复之前，棉花通常用于保持牙髓腔内的空间，但它可能会被粘在牙洞壁的材料上并为渗漏提供通道，从而引起二次发病[95,145]。一个恰当的临时修复体可以保护抵御细菌渗漏超过 1 个月[14]。

在某种程度上所有的材料都会渗漏*，氧化锌丁香酚水门汀由于其抗菌性能，长期以来被认为在所有水门汀材料中具有最佳的密封性能[28,146]。然而，氧化锌/硫酸钙材料，如 Cavit 往往比氧化锌丁香酚材料更耐渗漏[146]。两种材料的共同使用可以最大限度地减少渗漏[12]，但是无论哪种情况，3mm 的最小厚度是必不可少的[16,68,99,146]。可以使用树脂基材料，但是它们有收缩的倾向从而导致渗漏[26]。

对于临时桩核需要创造一个不同的放置环境，特别是当它需要密封时[34,43]。在这种情况下，可能需要冠部、根管内根充材料的末端使用自固化材料的作为屏障[40,82]。

如果不能很快进行永久恢复，那么临时充填的一个更好的方案是在髓室底上放置一块临时材料，而不用棉球[116]。增加封闭剂厚度（通常大于 3mm）。然而，如果要使用棉花颗粒，就必须设置防护屏障。首先，用一个小圆钻钻入孔中，然后用酒精或清洁剂彻底清洗，去除多余的水门汀和碎屑。第二，如果可能的话，使用空气喷砂机把牙本质从磨屑和碎屑中清除出来。第三，将一个临时或永久的修复体放置在髓室的通道内和底部。在这方面，粘接材料或玻璃离子是可选的[19,20,45,148-149]。矿物三氧化物聚合体（MTA）[4,77]也可以考虑，但清晰的材料影像将有助于临床修复医生识别的髓腔通道。

如果用临时材料代替口腔屏障来填充整个髓室，可能会给临床修复医生带来问题。首先，在修复时要小心去除材料，以防止髓室底或髓室壁的切削或去除过多颈部区域。其次，这一区域牙齿的薄化是未来牙折的一个潜在问题。保留健康牙本质，特别是在牙齿的颈部的牙本质非常重要。第三，如果使用了丁香酚基材料，可能会影响未来髓腔内的粘接。

没有任何实验研究调查关于多种临时充填材料的有效性，甚至是包括最具破坏性的并发症之一，即随着时间推移临时充填物的咬合力问题。在临床环境下，考虑涉及髓腔通路的牙齿咬合面行使功能的前提下，任何临时修复体

维持密封的能力都是值得怀疑的。这种情况尤其发生在那些有能够破坏暂时修复体的倾斜的牙尖的咬合关系中，进而导致牙冠渗漏或牙折。这些潜在的问题已经被一些人认为是对所有牙齿进行一次性根管治疗的理由，然而，它并没有考虑到那些拖延了最终修复进程的患者。

对于预约间隔期间的暂时性修复体，防止细菌侵入的最合理方法是使用氢氧化钙作为根管内药物，或者正如一些研究者指出的那样，使用氯己定和氢氧化钙的混合物（见第 11 章）。这种材料或组合物不仅具有抗菌作用，而且在根管口内提供了物理屏障。当干燥后，放置暂时性充填材料不会被压缩。当桩不能被永久粘接时，这也是为牙齿预留桩空间的方法。如果预约的间隔短暂，暂时性材料的选择还可以包括氧化锌丁香酚水门汀。如果间隔时间延长或者牙齿咬合负荷较重，复合树脂或银汞合金可以在行使功能的前提下提供更好的密封。根据作者的经验，玻璃离子粘接剂在咬合力作用下并不持久，尤其是将其放置在位于金属冠内的根管开口处。

另一个因长时间使用临时充填材料而引起的复杂问题是：存在未修复的桩空间 [11,34,91]。如果发生冠方渗漏，较小的牙胶 – 封闭剂充填物渗漏的速度明显远远快于完全充填的根管 [1,2,86-87]。在这些情况下，在桩间隙使用氢氧化钙/2% 氯己定填料似乎是有利的 [100]。在修复时，取出填料并用额外的抗菌液（如 2% 氯己定）冲洗桩间隙是有益的 [117]。

使用过渡性修复材料（IRM, Dentsply Caulk, York, PA, USA）作为临时材料，丁香酚基材料的问题与最终使用粘接修复、复合体还是核材料进行最终修复争议性相关 [42,150]。由于牙本质小管仅占材料固位的 15% [53]，牙本质表面，特别是管间牙本质中的胶原基质，将影响最终的固位 [101,129,130]。无论是通过阻止聚合反应还是干扰实际的粘接机制，被丁香酚污染的牙本质

都会降低粘接修复体的粘接性能 [96]，因此必须对表面进行酸蚀和漂洗以恢复粘接性能 [102,148]。为实现这一目标，学者们提出了许多的方法，比如空气喷砂技术 [EtchMaster（Gorman Dental, Ann Arbor, MI, USA）] 和酸蚀–冲洗联合法。

在使用复合材料修复根管口开放的根管治疗后牙齿时，还有另外一些解决难题的理念需要指出。首先，虽然有多代粘接系统可用于这一目的，但似乎三步粘接（第四代）性能最好且最耐用 [116]。它们可能是用在含有丁香酚的牙表面上的最佳材料 [100,102,148]。第二，牙本质粘接剂的粘接强度最早会在 3 个月内丧失，随着时间的推移可能会出现渗漏 [23]。最后，自酸蚀材料可能会因为冠边缘附近的釉质突而表现不佳，因此，边缘必须制备斜面。

术后最好的解决办法是立即修复牙齿，尽量避免临时修复。如果这种方法行不通，治疗计划应该是寻求实现尽可能多的根管系统的永久关闭。如果不需要打桩，应立即永久性修复牙髓腔。如果牙齿需要桩核，最好在完成根管治疗后立即进行这些操作。冠可以晚些完成。另一种方法是临时封闭牙髓腔并立即进行牙冠预备，这样临时牙冠可以进确保根管治疗程序的完整性，同时能进一步保护内部解剖结构。重要的目标是尽全力去创造清洁、消毒的根管系统并进行根充（框表 20-1）。

修复开髓通道

根管治疗通常要求牙齿具有满意的现有修复体，原有牙冠边缘良好且没有损坏迹象（金属牙没有明显的裂纹或折裂）。对修复体进行了开髓，造成修复体或支持修复体的牙齿结构的发生潜在的抗力薄弱是一个值得关注的问题 [9]。大量研究已经对这种临床情况进行了探讨 [54,92,136-139,151]。因此，相较于大胆、过度的预备，较为保守的开髓通路更为推荐。但是谨记，

为了找到整个根管系统，当牙冠被放置在偏转的牙齿或牙根上且当根管以不同寻常的角度偏离牙冠时，开髓口可能需要扩大或进行重大的形状改变（见第 8 章）。

许多牙齿的牙冠经常完全由银汞合金或复合树脂充填材料重建。根管治疗后，常用同种材料修复髓腔开口。然而，研究表明，使用大面积、多牙面的银汞合金修复体封闭开髓通路会显著影响修复术后修复体的抗折强度[54]。由于这个原因，佩戴一个全冠是值得推荐的，因为这种类型的修复将提高牙齿留存率[5]。复合树脂牙冠重建制备牙冠的效果如何是一个未知的问题，必须根据个体需要采用良好的修复原则。如果在预备过程中有任何暴露的牙釉质区域存在，用自酸蚀粘接系统处理牙釉质边缘的接口[38]，可以保护表面下较弱的牙本质粘接[36]。

框表 20-1　个案研究集中讨论针对牙髓治疗后牙齿修复失败时需要面对的恰当时机和策略

病例回顾

患者，女，49 岁，行右下颌后牙检查。主诉最近有该区域自发性疼痛的病史，现在表现为热刺激后的延迟痛。临床检查发现右下颌第一磨牙远中金全冠下一大范围龋坏（图 20-1A）。牙髓敏感性测试示 30 号牙齿对热刺激反应异常。拆冠、去龋后行完整的根管治疗。远中根桩道预备，IRM 暂时修复患牙。患者希望尽快修复患牙。

两个月后，患者打电话来抱怨临时性充填材料掉落。经检查，发现近中根管口的 IRM 完好无损，但远中根管暴露于唾液中（图 20-1B）。立即重新清理和封闭远中根管，再次留出打桩空间。嘱咐患者立即重新修复患牙。

17 个月后，患者接受了右下颌第一磨牙窦道引流的检查。患牙已被修复，且影像学显示在远中根管里有桩存在。大范围的根尖周病变是在同一牙根上发生的（20-1C），与近中根尖无明显相关性。患者再次回忆说，在她得到修复预约通知后，又耽搁了几个星期。只对远中根进行根尖手术（图 20-1D）。8 个月后复查，远中根似乎已完全愈合（图 20-1E）。

在初诊的近 9 年后，接诊的牙医在颊侧前庭发现了另一个窦道，患者被再次转诊以重新检查右下颌第一磨牙。影像学检查显示在根尖部有一个根尖周病变已延伸到根分叉处，见图 20-1F。临床检查示修复体状况良好，无龋齿或边缘渗漏。穿过现有修复体对近中根管进行非手术的根管再治疗（图 20-1G），在 9 个月后复查，近中根区域病变恢复正常，见图 20-1H。

难点分析

回顾性分析显示多种术后问题最明显的病因是患牙最终修复前发生的冠方渗漏。这可能是由于在永久性桩冠修复前不适当的临时修复和长时间的拖延治疗。在预备好的桩间隙发生渗漏最有可能加速根管治疗的失败。近中根管治疗最终失败的最合理解释是一开始的渗漏问题导致的牙髓腔内有细菌残留。如果牙齿能被很快修复避免长期的临时方案，那么后续的问题就不会发生了。这些问题在每天的临床操作中都可能被发现，完全是可以通过现有已知的方法来预防，即迅速适当的修复所有根管治疗过的牙齿。

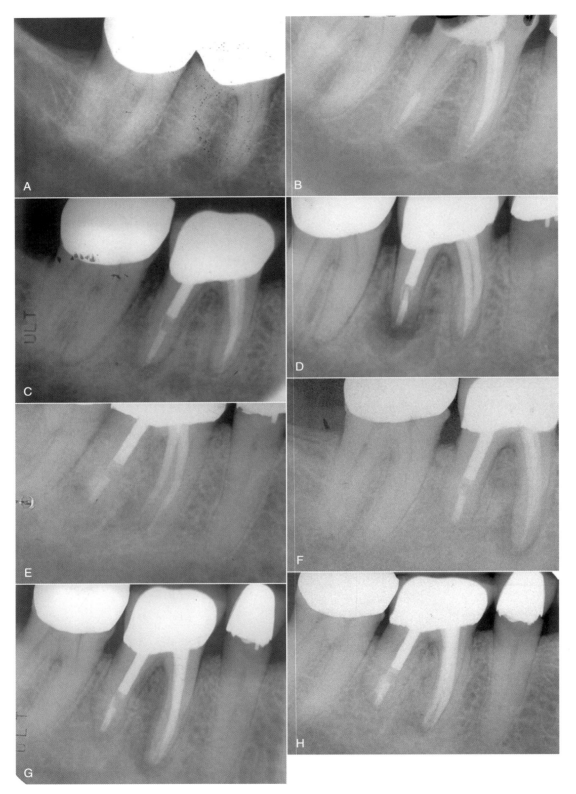

图 20-1   A.下颌磨牙的术前 X 线片。请注意第一磨牙牙冠远端边缘有龋坏缺损。B.治疗后两个月，暂时性修复体损耗。C.17 个月后复查 X 线片示远中根尖有损伤。D.术后即刻 X 线片。E.术后 8 个月的 X 线片示手术部位的愈合。F.术后 9 年，复查 X 线片示近中根管治疗失败。G.近中根管非手术治疗术后 X 线片。H.9 个月后重新评估表明近中根尖部病变已经愈合

对于高嵌体和全冠修复体，修复体下方牙齿结构和修复材料的结构完整性比冠本身的结构更值得关注。因此，临床医生应该在预备时使用龋指示剂以确保没有隐蔽的途径破坏修复[84,116]。这种检查也可以通过放大镜（即放大镜或显微镜）放大。穿过已有修复体的开口通道会导致固位力[92,151]和强度[54]的损失。当通道开口修复时，固位力恢复[92,151]，如果增加一个桩，可以获得额外的固位力[151]。

在穿过全冠制备开髓通路时，最重要的结构考虑因素是金瓷结构的存在。正如第 8 章所讨论的，穿过金属全冠和全瓷全冠是安全可靠，即使已经发现到开裂线也不存在严重的断裂风险[139]。根管治疗一旦完成，就必须完成修复开髓通路。在洞深处的牙本质粘接不如牙釉质粘接有效[36]。然而，在一些情况下，当存在金瓷边缘或瓷边缘。酸蚀过的瓷材料可以与树脂形成牢固而持久的粘接[67]。虽然用车针、空气喷砂或氢氟酸酸蚀可以使陶瓷变粗并可获得微机械结合[128]，但酸蚀依然是最有效的方法[3,89,124,133]。酸蚀剂储存在注射器中，浓度为 10%，严格按照生产商的说明书操作是防止出现问题的关键[8]。树脂和瓷器之间的粘接可以通过使用硅烷偶联剂来加强[120]。有些系统可以很好地粘接合成材料和银汞合金以减少渗漏[31]。这可以为经历过根管治疗但不在咬合负载区或几乎没有功能性接触的患牙提供修复的方向，例如可摘义齿或部分缺牙区的对颌。

在建立通路时，金属烤瓷冠上的金属孔通常不是很明显。然而，如果通路口的𬌗面边界都是金属的，那么就需要某种类型的机械附着[89]。需使用毛刷或空气喷砂技术；对于形成氧化层的金属，也可能存在化学黏附，但硅烷对金属的粘接无效[142]。

传统上，在牙齿修复的过程中使用水门汀基底垫底是为下一步做准备。更先进的理念是

之前讨论过的牙冠内屏障。最近的研究表明，用一层 3mm 厚的玻璃离子体、可流动的复合材料、复合材料或 MTA* 来封闭根管口，可以有效地防止冠方渗漏。根据牙冠材料的性质，在建立冠内屏障后，剩余的髓腔通路空间可能会像前面讨论的那样被恢复。图 20-2 所示的四分之三金冠即复合修复的髓腔通道的技术。即使是银汞合金或金合金咬合面，也能采用冠内屏障。

影响前牙和后牙修复的关键因素

在选择最后的修复时，必须考虑多个因素，包括：

- 剩余健康牙齿结构的量。
- 咬合功能和后牙牙尖覆盖的使用。
- 对颌牙列的性质。
- 牙齿在牙列中的位置。
- 牙根的长度、宽度和曲度。
- 由于髓腔顶部的去除和牙尖和边缘嵴的丢失导致的牙齿结构的改变。
- 牙髓治疗后牙本质发生的变化，牙齿在压力下的行使功能的能力。
- 牙冠延长必要性（参见第 17 章）。
- 需要一个肩领来保持和稳定牙齿结构。
- 保护牙颈部结构。
- 使用对根管中的黏合桩[55,85]和冠方牙齿结构[25,27]有影响的药剂（含丁香酚）。

导致牙齿结构弱化的改变，不是由于水分含量的变化[51,98]，而是由宏观和微观基础上残存的牙本质的结构变化所导致的[51,108]。根管治疗后牙齿及其对侧牙的生物力学特性研究表明，根管治疗后牙齿不会像以前认为的那样脆性增加[118]。然而，最强壮的牙齿将永远是那种保留有健康牙本质和牙釉质并可以用作为重建基础的牙齿[29,62,94,117]。多种修复选择可以用来最好地满足患者的需要。这些选择必须根据每个特定情况谨慎选择。

---

* 参考文献：4, 14, 45, 63, 78, 141, 148, 152

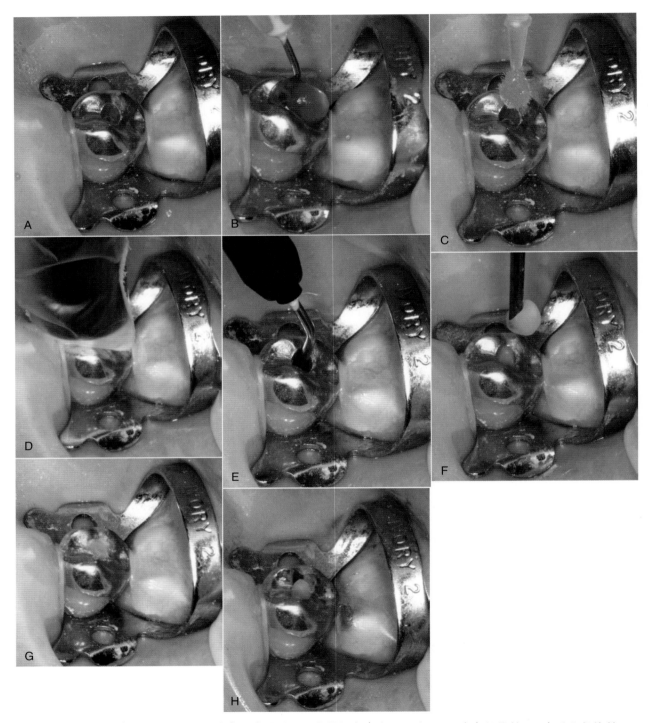

图20-2 A.常规根管治疗后进入髓腔修复。密封剂已用溶剂彻底清除。B.酸蚀。C.涂布粘接剂。D.光固化粘接剂。E，按1mm的增量放置复合剂。每个增量都用光照固化形成一个冠内屏障。F.其余髓腔部分用复合树脂修复。G.树脂充填修复。H.修复完成

前牙修复

复合树脂与牙本质粘接系统的结合是那些有完整的边缘嵴、舌嵴和切缘的牙齿的修复材料的首选[121-123,136-139]。此外，预防冠方渗漏是首要考虑的。如果在没有严格遵守修复流程的情况下进行修复，很可能会导致失败（图20-3）。因为大多数前牙比后牙的功能性受力要小，所以常规上很少有必要去除健康牙体结构以便进行桩核修复[52,58,140]。就这一点而言，许多牙根治疗后变色的牙齿可以使用化学或"诊间漂白"技术漂白到一个可接受的颜色，而不放置烤瓷冠。

有些牙根治疗后的前牙需要完全的牙冠覆盖。最常见的症状是外伤或牙折导致牙冠切缘一半牙齿结构缺失，或是伴有大面积或多次修复材料。这种重度修复的牙齿，由于染色和磨损，常常变得不美观。全覆盖牙冠既美观又耐用，在这些病例中应该被认为是常规治疗。

前牙完整舌嵴的保留也是一个主要的要考虑因素，特别是它与本章后面讨论的"肩领效应"有关[117]。通常，对于有两个根管倾向的前牙，如下颌前牙，常常是支持去除或破坏舌嵴的。舌侧根管通常位于舌嵴的下方，找不到它会导致牙齿出现许多问题。具有讽刺意味的是，为了寻找根管而破坏舌嵴，可能会对这些牙齿

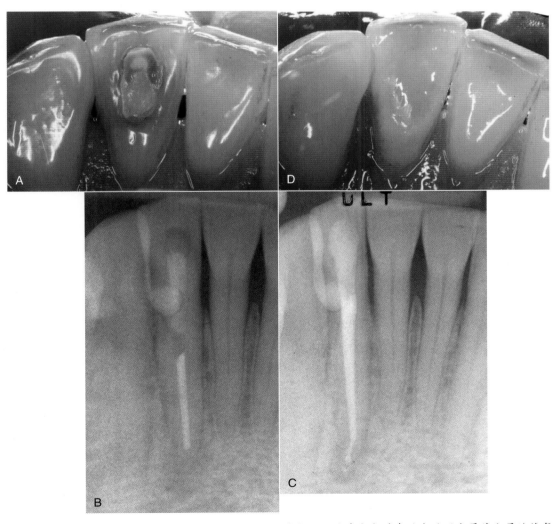

图20-3 A.下颌切牙修复失败。B.治疗失败导致的根尖周病变。C.重建完成并有满意的冠内屏障和最终修复。D.修复后的临床效果

上人工牙冠的最终固位产生不利影响。然而，更重要的是，也许治疗计划会关注保留这些牙齿重要的舌侧龋坏；或者更常见的，破坏舌嵴的完整性的舌侧修复。

后牙修复

结构完整性的丧失和行使功能过程中咬合力的增加导致后牙有不同的修复需求[47,115]。现代的研究、临床实践和研究结果支持充牙尖保护式的修复体[5,29]。当患牙需承受来自对合的楔向及分离牙尖式的咬合力时，这种修复体对于防止牙齿折裂则至关重要。牙髓治疗8年回顾性研究已经表明，85%没有进行全覆盖修复的患牙会发生缺失[123]。此外，研究表明，经根管治疗的后牙，如果没有得到充分、保护性的覆盖修复，其失败率是进行全覆盖修复的6倍[5]。在后牙对侧为部分义齿或全口义齿的情况下，咀嚼力和牙齿间隙可能会明显减少，全冠覆盖的修复的选择可能就不那么绝对。

最初修复的关注点是髓腔的密封。在修复开始之前，应该放置一个单独的冠内屏障。在堆核过程中，必须小心确保未来牙冠边缘附近的深层位置或断裂区域得到良好的密封，以防止可能的边缘渗漏。当仍有大量剩余的冠部牙结构时，任何修复材料均可用于堆塑核以支持牙冠，其主要来源于牙本质。然而，如果预备冠部会消除或减少牙本质厚度，导致其达不到足够的厚度，那么就需要粘接复合材料或塑料核材料。如果最后的预备是在完整的牙本质中，即使是玻璃离子也可以作为核心组织材料，但是它对于独立修复使用还是缺乏足够的强度。

大部分情况下，复合主治桩核是根管内桩的选择，一般可以用于缺损接近临床牙冠一半的患牙（图20-4）[89]。在缺失一半以上临床牙冠的病例中，牙冠材料的物理特性对长期存留至关重要[72]。就最大强度而言，粘接汞合金、复合材料和塑料材料是首选[46,60,72,103-104]。再次

强调，玻璃离子不够坚固。但是，从牙髓病学的角度来看，不使用桩而仅使用核时，应该仅局限于髓腔内；有时，可以小心地延伸至根内冠方2~3mm处。然而，根管内空间的过分扩大和扩展，可能导致牙根的薄弱、断裂或穿孔（图20-5）。

在牙冠结构严重缺失的后牙修复治疗计划中，重要的是一旦进行堆核就必要考虑到所需的牙冠预备的量。虽然牙齿堆核的效果让人满意，但可能还会有预备后牙齿结构不足的问题。这常常导致牙冠在牙龈边缘水平发生完全折断。在冠状牙本质最小的情况下，牙本质粘接和固位针似乎都不能解决固位核过大的问题（图20-6）。

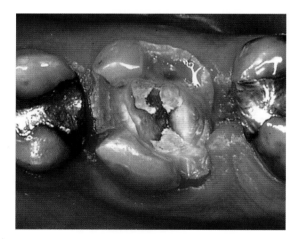

图20-4 牙根治疗后的磨牙，显示核已建立

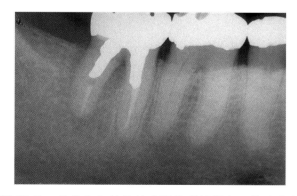

图20-5 银汞合金桩核过度膨胀到根管内，导致牙齿结构弱化，远中根折

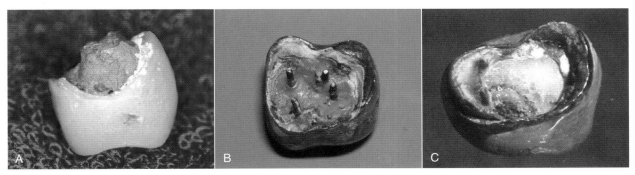

图 20-6 A.残留牙体结构不完整,人工牙冠折断。B.增加固位钉不能弥补牙冠结构的缺失。C.薄的腭侧牙齿结构的断裂导致整个牙冠的失效

根管内桩

前牙和后牙缺少足够的剩余冠方牙本质来放置核时,必须仔细评估其可修复性。牙冠延长和正畸牵引(见第 17 章)对于很多复杂的患牙是有辅助作用的,但也存在一些限制。例如,在根分叉水平以下无法进行有效的冠部延长术。参见图 20-7 中的病例。为了提供一个可修复的临床牙冠和促进"肩领效应"(见下文),至少需要有 2mm 的冠暴露在游离龈缘上。在牙槽骨上方只有 1mm 的牙齿结构。再切除 1mm 的牙槽骨会立即累及根分叉,但这还不是全部。牙冠延长需要增加生物学宽度(见第 17 章)。生物学宽度是牙龈附着处到游离龈缘的正常生理距离。这需要去除额外的 2.5mm 的牙槽骨,这对于这颗牙来说是完全不可行的。第三个考虑因素是相对较短的根长度。需要在根管封闭和桩长之间做出折中。这颗牙的治疗方案更倾向于被拔除(图 20-7)。

虽然大多数结构上受损的牙齿都是通过根管内桩修复的,但是这种理念和临床方法并不一定像人们曾经普遍认为的那样能够加固牙齿[*]。短期内,根管桩有用[117],起初可能对牙根抗力增强有一定的作用[80]。随着时间的推移,其价值可能会失去,因为来自口腔的热力、化学和机械应力因素使粘接力丧失[116-117]。现在人们认为,长期使用桩对牙齿的固位有负面影响。因此,在其他完整的牙根治疗的牙齿中放置不需要核固位的桩是没有价值的(图 20-8)。

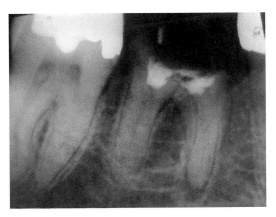

图 20-7 一颗解剖学上短牙根的磨牙,冠方结构不完整不足以保持肩领效应和核。根管长度不适合桩固位和根管充填。建议患者拔除患牙

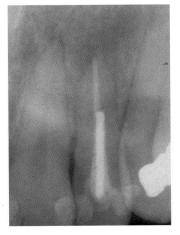

图 20-8 带冠的根管治疗后上颌切牙。桩是多余的,没有标明

* 参考文献:47-48,52,121,149

桩的主要功能是保留核。在决定桩的适用情况、选择及就位技巧时有多个因素要考虑。主要可以从以下两类考量：修复学及牙髓病学。

放置桩的修复学考量

桩的选择或设计应尽可能保留冠方牙体结构。因此，根管内的预备应尽可能少地去除牙本质。铸造桩由于其本身的性质，不能给予特殊的设计，因为它们代表已经预备好的根管的形状并与核结合在一起。它们是充分保留的牙齿结构的最保守的桩[89]。由于锥形的形状，他们是不固定的，可能会引起楔入力，这取决于水门汀的黏度。而固位力则高度取决于为增强桩稳定性在设计中包含的胶连介质或不规则结构[64]，但至少有一项研究表明，临床上定制的柱状物长度没有任何问题[147]。

螺纹桩是最有固位性的（表20-1）。虽然高度固定，一些螺纹桩可能容易导致根折（图20-9；见第4章）。平行的锯齿状柱子也具有很高的固位性[64]，但是在根尖部有缺陷，对一个狭窄的锥形根而言可能会预备过度。锥形桩在某些特定的病例中也可取得成功，但是它的固位性最差，并且严重依赖于粘接剂的完整性和强度。将桩进行粗糙处理或增加凹槽等方法可能会增加固定性。

桩系统的选择也会受到安装应力的很大影响。水门汀黏度、类型、根管粘接方式、根管清洁度和桩的一般长度等因素都必须考虑在进行最终修复的治疗计划中（表20-1）。与锥形螺纹系统相比，平行桩系统具有相对较低的安装和功能应力。其他系统也有类似的特性，这取决于它们的用途。

粘接碳纤维（不再是黑色的）、玻璃纤维、石英纤维和硅纤维桩也被提倡使用。优点是它们是白色的，并不影响全瓷冠的美学效果。所谓结构优势指这种类型的桩弹性模量与牙本质类似。然而，长期的随机临床试验评估缺乏使用这些类型桩的效果和结果，而在牙髓治疗后的全冠牙使用纤维桩已经进行了体外实验研究。

结果显示，抗折能力得到了改善，而且在有纤维桩的牙齿上，断裂的牙齿更容易修复[111]。对于牙本质和核材料界面的水门汀或密封粘接剂，其弹性模量值得怀疑[32]。与所有修复根管治疗后牙的方法一样，尽可能保留冠方牙齿结构，将是这些桩成功的重要辅助手段。当需要去除桩时，超声仪器很有效[37,117]。

也可以使用锆和陶瓷桩。尽管这些材料在美学上与纤维桩类似，但它们的抗拉强度较低，因此需要更大的体积，而且它们也比金属桩弱，所以随着直径的增加，它们与金属或纤维桩相比要去除更多的根内健康的牙本质。另一个缺

表 20-1　常见根管桩系统的特点

类型	固位性	就位应力	功能应力
光滑锥形	差	低或无	楔入效应
平行锯齿状	较好	低或无	在水门汀层中均匀分布
光滑自带螺纹	即刻；受较高的就位应力影响	非常高；楔形应力	高应力；使就位时楔形应力加重
平行螺纹	最好	低于反向扭转力	相对较低，通过螺纹传导
平行锯齿状（末端锥形）	与平行螺纹类似	低或无	楔入效应出现在根尖
铸造桩	比平行差	低或无	楔入效应

点是：如果发生折断，桩极难被移除。这种桩无法酸蚀，因此也不能粘接，这可能会对桩固位产生不利影响[24]。虽然有可能从根管中磨削出剩余的陶瓷材料，但即便最好情况下，后期桩的预备量将不可避免地会变得更大。锆几乎不可能被磨削。锆桩折断很可能导致牙齿被拔除。

从修复重建的观点来看，桩的建议长度是经实践从临床经验中得出的。虽然许多临床医生认为桩长度应该大致冠长度相等 *，但是桩长度有大量的指南，每一个都有自己的研究或临床支持[47]。为达成共识，差不多 30 年前就设计出了牙冠和牙根的平均尺寸表[115]。上颌前牙牙冠约 10mm，下颌牙齿约 9mm。后牙牙冠平均 7.5mm。如果使用这些测量方法，桩长度为 7.5~10mm。人们还提倡将根长的一半、三分之二或四分之三作为比例[47]。如果将平均根长考虑在这些比例之内，则建议桩长度与三分之二比例相近。

大量的研究已经证实了桩长度与固位之间的关系。其中四项抽样调查表明，通过将桩长从 5mm 增加到 8mm，固位力增加 33%~47% *。因此，在需要桩修复牙齿时，前牙的桩长 9~10mm，后牙

的桩长约 8mm 似乎是足够有效的（图 20-10）。

临床经验表明，桩过短则容易脱落，见图 20-11。此外，有证据表明，短桩在发生松动和脱落期间可能造成的牙根纵折[61,126]。通常无法解决的问题是解剖学上的短小患牙，以及如何基于剩余的牙齿结构和咬合功能来修复该类短小患牙。同样，评估牙冠的结构也是一个重要的策略，如果临床牙冠剩余的牙本质足以支持牙冠的保留，那么对桩核的压力就会减小。因此，在制定治疗计划时，需要对根部牙齿进行充分的评估，在这个病例中，拔除患牙可能对患者最为有利。

体外试验研究并未发现哪种类型水门汀类更有利于桩的封闭与黏合，但如果遵循适当的原则，任何一种水门汀都是可以使用的[117]。磷酸锌和玻璃离子水门汀已使用多年，临床上取得了很大的成功，但需要注意的是玻璃离子的固定时间很长，完全固定需要几天的时间[81]。在粘接时持续的堆塑和预备，可能会使水门汀被永久性地削弱。

目前使用树脂改性的玻璃离子和树脂粘接剂已成为一种趋势[88,97]。这些材料初期固位力强，

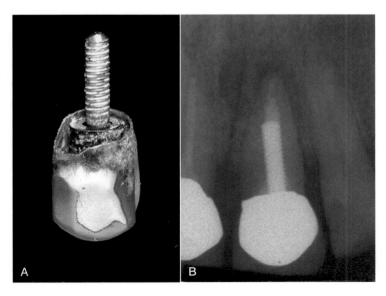

图 20-9　A. 库勒桩。B. 提供活动固位的螺纹桩与牙根折发生率增加有关

---

* 参考文献：9, 15, 35, 50, 57, 109,112, 114–115, 119, 131, 134;　★ 26, 30, 70, 73, 110, 125–126

与其他粘接剂相比更不易渗漏[6,80,107]，但是它们更有技术含量，需要额外的步骤来准备根管壁并在就位和粘接时更有效率。虽然人们认为含有丁香酚的根管封闭剂可以抑制树脂聚合，但实际上根管内的牙本质粘接剂可以增加固位力[41,65,143]，加强牙根[66,113]并阻止冠方渗漏[6]。然而，这项技术需要额外的步骤来清洁和预处理牙本质壁。预处理剂未能到达需要预处理的所有区域、桩或者根管的污染区域将使粘接失败。自固化树

脂比光固化树脂更受欢迎，因为其透光性较差[41]。此外，随着时间推移，发生降解是粘接过程的特征[144]。这个缺陷可能会抵消理论上的优势。

用于根管充填的含丁香酚水门汀被认为可以抑制用于桩粘接的树脂水门汀的聚合。因此，根管壁和牙冠部分必须清洁[22,79-80,83,148]。在桩核就位前使用洗必泰冲洗根管间隙将有助于细菌的控制[117]和增强所需的黏结力。洗必泰可能会留下一些表面碎屑，但这似乎不影响剪切粘接强度[100]。

在临床上，桩对根管壁的适应性是很重要的。非常小的桩不可能提供核的固位力（图 20-12）。在大的根管里，可能没有有效的方法放置桩（图 20-13）。下颌第二磨牙中尤其如此，这些磨牙呈现出 C 形根管系统，或者任何带状根管（见第 13 章）。当需要在一个非常大的根管中安置一根桩时，通常会发生这根柱子被粘在牙胶上而不是别的什么东西上。没有证据表明，这样做会比图 20-12 所见非常矮小的桩为核和冠提供

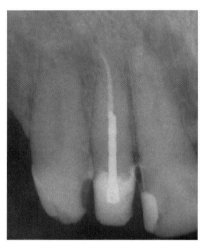

图 20-10　上颌右侧切牙采用适当长度的根内桩和复合体核修复

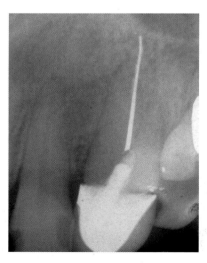

图 20-11　桩长不足的上颌尖牙修复后影像

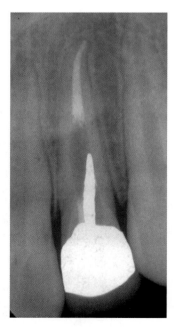

图 20-12　一个非常小的柱子无法提供固位力

了任何更多的支持。此外，在牙胶中放置桩会导致灾难性失败（图20-14）。

　　箍是指紧靠牙冠预备边缘线上方的牙本质部分（图20-15）。从核的边缘到牙冠边缘线的最小宽度应为1.5~2mm[75]。研究表明，在有桩核的牙齿的病例中，牙冠边缘放置在1~2mm宽的箍上，会大大增加牙齿的抗折性[101,121,127,153]。正如在前面关于无桩核结构的章节中所讨论的那样，在放置桩核之前必须对冠部的牙齿结构进行评估，以预估在牙冠预备之后还剩下多少。虽然

牙冠预备可能看起来有预期的箍效果，但实际上，观察到的牙本质现在可能非常薄弱，对完整修复的结构完整性贡献很小。牙本质折裂后桩修复失败的情况很常见（图20-16）。

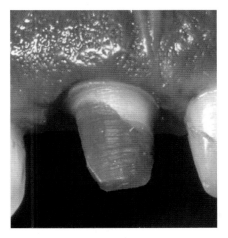

图20-15　箍足以支撑牙冠并确保牙核-牙本质界面的密封

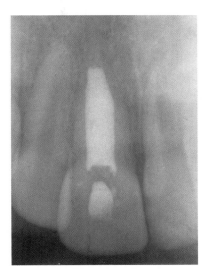

图20-13　处于发育过程中直径较大的根管间隙中的桩固位是困难的

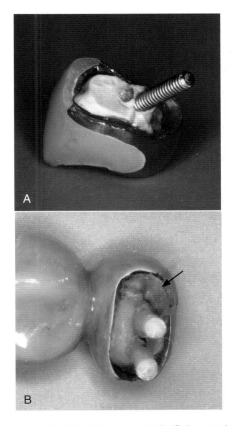

图20-16　A.桩核固位失败。一根根管内桩不能弥补缺少冠部的牙齿结构。B.由于牙冠下方的牙本质（箭头）断裂使桩松动导致固定桥基牙丧失

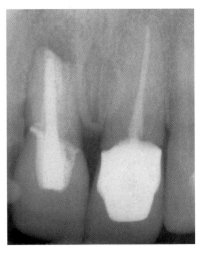

图20-14　证据不支持将小直径桩放入牙胶中

箍还可以防止冠部渗漏。在没有箍的牙中，咬合负荷会导致牙核和牙本质壁之间的水门汀封闭失败。在实验中，这是肉眼无法检测到的，并且随着时间的推移导致冠部物质泄漏进入桩间隙[44]。这些病例常见于临床，整个桩核冠变得松动（图 20-17；图 20-16A 和 B）或出现根折（图 20-18）。灾难性的失效形式是金属疲劳和桩本身的断裂（图 20-19）。检查牙冠内核

的一个共同点是牙齿结构缺乏足够的延伸，这与只有核失效（图 20-6）和桩核失效相同（图 20-16，图 20-17）。幸运的是，大多数桩碎片可以被移除，但是除非在下一个修复体中包含更多的牙齿结构，否则桩折断很可能会复发。如果临床牙冠残留不多，建议行牙冠延长术。如果核较大需要适当的支持，那么修复时还可以使用多个桩（图 20-20）。

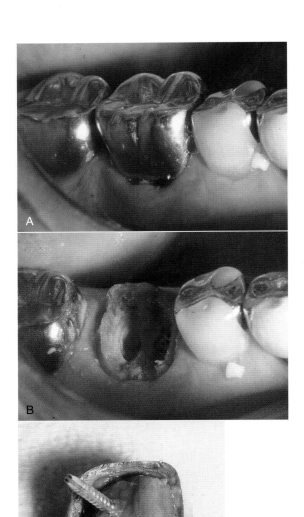

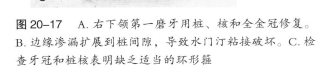
图 20-17　A. 右下颌第一磨牙用桩、核和全金冠修复。B. 边缘渗漏扩展到桩间隙，导致水门汀粘接破坏。C. 检查牙冠和桩核表明缺乏适当的环形箍

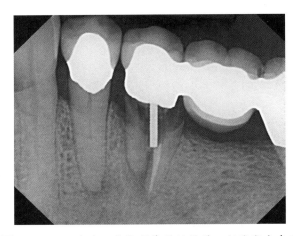
图 20-18　X 线片证实折断基牙的性质，仍然发生在下颌前磨牙固定桥基牙上。这些病例涉及多个问题：即固定桥横跨长度、缺乏箍、牙根长度不足、咬合力不当（特别是在行使功能时）、桩使用不当，以及没有考虑到双基牙支持

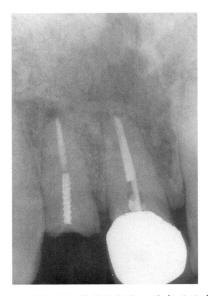
图 20-19　上颌左侧切牙的桩折断。修复时没有箍结构

桩就位的牙髓考虑因素

虽然许多牙齿除了使用根管内桩外不能使用其他任何修复方式，但使用这种方法，即使修复性要求令人满意，仍存在许多重大风险和预后问题。这一领域解决问题的关键理念是预防。本节所描述的大多数问题将严重影响预后或需要立即拔除患牙。

本节有关临时性充填冠方渗漏的讨论也适用于永久性修复。及时（如果不是立即）修复任何已预备好的桩间隙是防止冠状面渗漏的最佳方法之一，其效果在治疗后相当长的时间内可能不会显现。以同样的方式，任何可能保留或后续发展的渗漏途径，将导致根管治疗的失败，并有可预见的证据表明会同时伴有导致持续或一个新的根尖周病的表现。同样，当病变在桩的末端且横向发展时，必须始终怀疑有冠方渗漏到侧支根管部位，这种结果可能被误诊为桩穿孔或牙周袋所致（图20-21）。

桩道预备后根管中剩余的填充量对治疗的预后至关重要。大多数作者得出结论：4~5mm

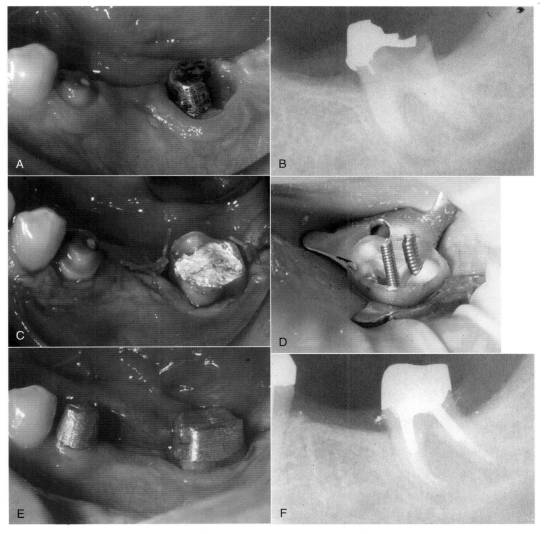

图20-20　A.左下颌第二磨牙，它是一个失败的固定桥基牙。B.注意临床牙冠的冠部结构缺失。C.磨牙牙冠延长术后的术后照片。D.可以使用两个桩的病例。E.完成后的冠方重建和牙冠预备。注意预备箍的牙本质部分。F.E图中同一颗牙齿的X线照片。E.注意有足够的桩长度

的牙根填充材料足以保持根尖封闭（图 20-22）[62]。必须尽一切努力避免将桩预备的范围扩展到 X 线照射范围以外，因为根管充填的封闭性可能会被破坏（图 20-23）。在这些情况下，如果根管治疗失败，再次修复困难且要求高。有只有两种选择，非手术或手术治疗。当还存在桩时，移除很困难，很多情况下也是如此，需要或导致拆除满意修复体的目的只是为了移除桩。根尖手术是一个折中方案，因为其难点在于预备根尖填充物（图 20-24）。

当遇到解剖学上根短的牙齿时，医生在桩长是否足以保持桩核，以及根管充填是否足以确保密封的完整性两个问题上难以抉择。根管密封不能受损，因此，如果没有其他办法来保持核的固位或显露更多的临床牙冠时，应考虑拔除患牙，如图 20-7 所讨论的一样。

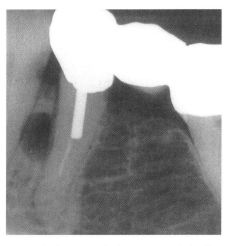

图 20-21　X 线片显示投射影可能是侧支根管与未填充的根管空间相通导致的

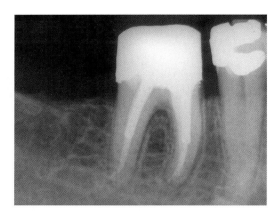

图 20-22　桩长和根管充填物的预备适当的桩核修复

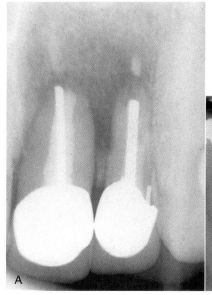

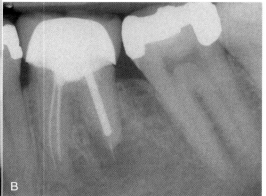

图 20-23　A 和 B，桩的过度延展导致根尖穿孔。注意左侧上颌切牙最小的根尖牙胶的完全位移。根尖手术的复杂之处在于重新密封根尖必须去除桩的金属材料（B 图由 Courtesy Dr. Rachel Hogan 提供）

最近的临床研究证实了许多临床医生的观察经验。桩和残余牙胶填充材料之间未填充的根管空间的可能会对牙齿的长期预后产生负面影响[91]。在这项研究中，跟踪观察5年94颗根管治疗后用桩和核修复的牙齿。发现没有缝隙的牙齿83%修复成功。当牙齿有超过2 mm间隙时，发现有29%是修复成功的。尽管修复失败的原因不是这个研究的目的，但有很多可以鉴别或至少怀疑的因素。首先是渗漏到根管内。

如本节前面所讨论的关于临时填充物的内容，研究表明牙胶填充材料较少的根管，例如那些准备放置根内桩的更容易发生渗漏[1,86]。

其次，牙齿的根中水平的侧支根管在美国并不少见。通常与根内桩预备止点位于同一水平（图20-25）。偶发的侧向脓肿被发现是由从侧支根管中散发出来细菌和组织碎片，和在根管中的空间与未填充和可能被污染的物质交流导致的（图20-26）。

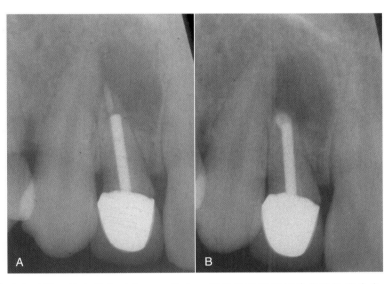

图20-24 A. 由于桩的过度延展，根尖填充不足。B. 术后X线片记录了根端填充的放置难度

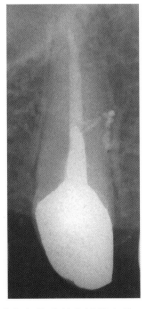

图20-25 桩的止点位于侧支根管水平

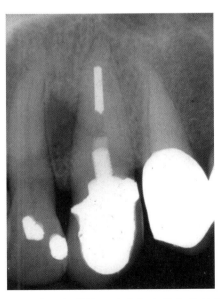

图20-26 X线投射影像预计为与未填充的侧支根管连通的桩和根充材料之间的空间

桩道预备相对于根管治疗的完成的时机的研究表明：即刻预备对新产生的根尖填充和封闭没有影响[39]。这支持即刻修复治疗计划，避免任何可能引起冠方渗漏的临时修复期。在任何治疗开始之前，应该测量牙齿的精确 X 线片以确定桩应该延伸到的大致深度。应注意所有根管弯曲，以便在穿出根管之前停止预备。同样，应该注意牙根的一般解剖结构，以寻找可能的侧支根管、侧向根管或牙根常规薄弱结构的迹象[50-51]。这些因素提示桩的直径比其他病例要小。

在使用旋转仪器扩展根管空间之前去除牙胶一直是预备桩道的安全方法。第 14 章所介绍的在再治处理过程中去除根充材料的各种技术也适用于桩道预备。热熔加压充填装置 [System Bor Touch'N Heat（SybronKerr, Orange,CA, USA）；BeeFill 2in1（VDS, Munich, Germany）；CalamusDual 3D Obturation System（Dentsply Tulsa Dental Specialties, Tulsa, OK, USA）] 是理想的选择。根据牙根的形状和根管大小，可能会出现牙龈瘤、皮索瘤和溶剂。一旦去除了根管空间内大部分的材料碎屑，就可以安全使用的预制桩冲击钻或套装，随着预备空间扩大，穿孔的风险也会小得多。在使用之前，确保根管干净干燥后钻进入根管。在整个预备过程中，牙胶应该保持可见，并处在以底部为中心的位置。

不幸的是，在桩道预备时发生的牙根穿孔，将是一个降低牙齿预后的保留灾难性事件。桩和桩道预备都不会遵循牙根的走向，因此术前评估应该防止连续的穿透预备超过可能的直线扩大点（图 20-27）。例如，上颌磨牙的腭根在影像学上不可能鉴别出颊腭弯曲。因此，在手术开始前，去除牙胶充填并观察根管的方向或者使用根管锉探查根管走向是非常重要的。穿孔通常发生在腭根分叉侧（图 20-28），在 X 线片上不明显（图 20-29A）。这些病变通常引流到根近中或远中的腭侧表面（图 20-29B），探查通常可以确定瘘管（图 20-29C）。在影像学上，如果柱道穿孔位于根分

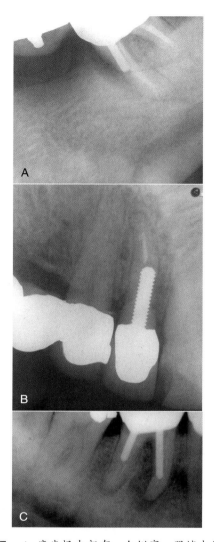

图 20-27 A. 磨齿根中部有一个侧穿。器械未能通过牙根弯曲部。B. 上颌切牙的侧穿是由于在牙根部使用了直径过大的桩。C. 下颌磨牙近中根分叉穿孔。注意近远中的宽度和根部的弯曲。桩应该只在远中根处植入

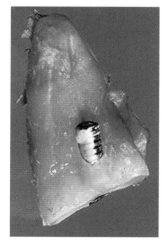

图 20-28 上颌磨牙腭根的颊侧穿孔

叉或腭侧，则不能得到偏离角度较大的影像。如果穿孔趋向于远端或近端，桩可能看起来偏离了根管的方向（图 20-30）。腭根分叉穿孔的另一个可能的线索是根尖周病时有骨量损失的临床现象（图 20-31）。

穿孔可能是由于解剖学上的异常变异造成的，例如后牙的近中或远中表面有深凹（图 20-32）。在试图放置对于根部来说太大的桩时，也可能发生条状穿孔（图 20-33）。上颌前磨牙的分叉部位也可能有穿孔，因为该区域的解剖结构无法在影像学上显示（图 20-34）。

早期发现的小穿孔常可用 MTA 在术后桩预备的基础上进行修补。然而，随着穿孔大小的增加，预后迅速恶化。根管内的刺激性药物或牙冠渗漏导致邻近牙周组织的感染也会降低成功修复的可能性。

不幸的是，大多数的穿孔是由于钻孔的偏斜，或者在没有事先清除牙胶的情况下开始桩道预备而导致的。如果穿孔高于或在牙槽骨水平，一般可以修复，且不会对预后产生严重影响（图 20-35）。如果缺损较小且容易探及，不影响边缘或龈沟附着的深穿孔也可以得到修复，并有良好的远期预后（图 20-36）。修复这些类型缺陷的技术超出了本书的范围，但是可以在第 18 章中找到这种类型手术的其他病例[106]。

无论穿孔的大小，只要穿孔进入根分叉就不会预示积极结果（图 20-37）。只有穿孔小且马上修复，预后可能会很好。由于穿孔部位内部需要进行彻底的清洁和消毒，尝试对已感染的旧穿孔部位进行内部修补通常不会成功。

同样，外科修复也很困难，因为在修复过程中缺损不易修复，连接处也被破坏了（见第 8 章）。

有时候，会遇到大面积的穿孔，此时拔除是唯一的选择。在发现穿孔时，其附近的牙周组织通常已经发生了不可逆的破坏，并导致了永久性的牙周损伤。修补此处的穿孔是徒劳的（图 20-38）。

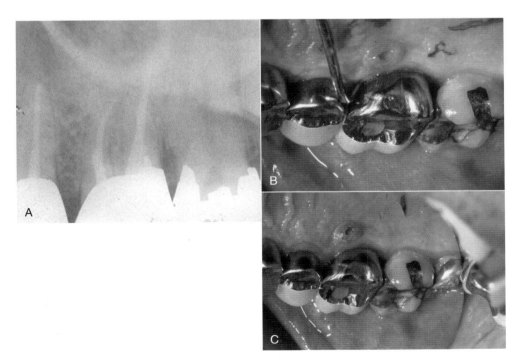

图 20-29　A. 一个腭根穿孔的临床病例。从 X 线片上看不出病因。　B. 临床检查通常有窦道。C. 用狭窄的探针斜向进入腭侧近中或远中分叉间隙

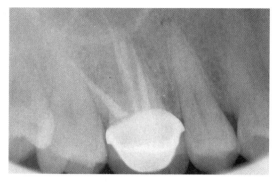

图20-30 有时，桩的腭穿孔可能会被由根管充填物包绕的桩所遮挡

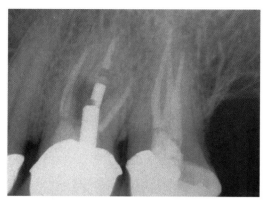

图20-31 疑似根分叉骨丢失的腭根穿孔。没有先前有牙周疾病的迹象

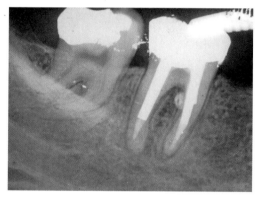

图20-32 通过穿孔挤出的水门汀。桩直径过大，不适合牙根大小

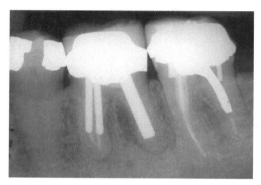

图20-33 在左侧下颌第一磨牙远中根的大型桩，造成条形穿孔

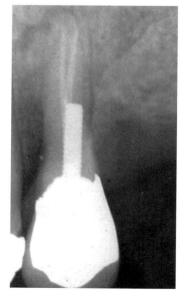

图20-34 桩穿孔进入上颌第一磨牙根分叉处

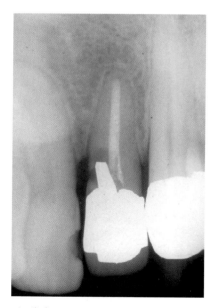

图20-35 根管穿孔位于边缘牙周，通常可以采用齿冠延长术和加长牙冠的方法来治疗。另一种方法是正畸牵引术

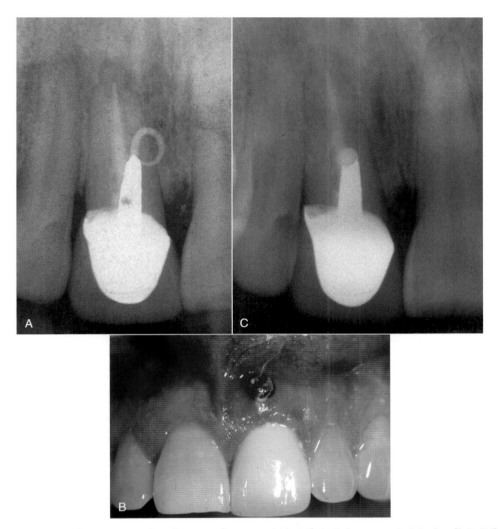

图 20-36 A. 唇侧根中部穿孔。B，探诊正常，说明穿孔位于边缘附着水平线以下。用矿物质三氧化物聚合体 (MTA) 修复对愈合预后极好。 C, 用 MTA 修补穿孔后的一年评估。 临床观伤口完全恢复

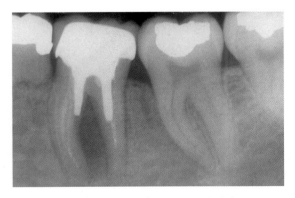

图 20-37 根分叉处的穿孔难以修复。穿孔处有桩突出，基本上不可能修复

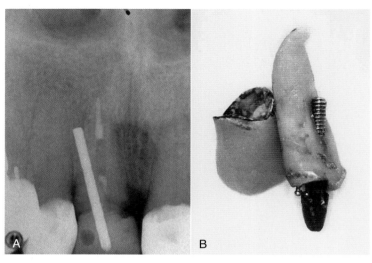

图 20-38　A.有些穿孔是无法解释的。B.拔牙是治疗大范围穿孔的唯一方法

因牙冠渗漏导致根部充填物溢出和污染

有时，折断或龋坏的牙齿之前的根管治疗需要重做。患牙也许没有症状，而且 X 线片也没有根尖病变的证据，但是，牙胶充填材料已经暴露在唾液和细菌中（图 20-39）。难点在于这样的牙齿是否可以在没有非手术根管再治疗的情况下进行修复（见第 5 章）。即使在检查当天拆下牙冠，也完全无法得知牙齿是否碎裂，或者牙齿和修复体之间是否渗漏。通常，大多数牙齿在牙冠修复失败的几个月内都会有影像学表现和临床症状，但即使是这种表现存在，也不会总发生（图 20-40）。

根据之前引用的关于牙冠渗漏的证据的分量，很少有人认为这个病例正在走向失败。插入根管内桩将极大地增加再治的复杂性，最有可能的治疗方案是根尖手术。在诊断的时候，再治会相对简单，也许甚至不需要麻醉。

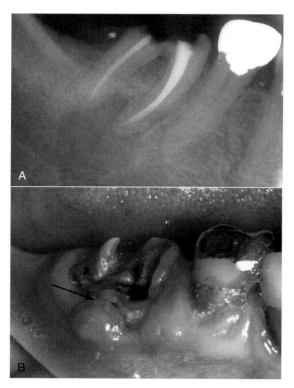

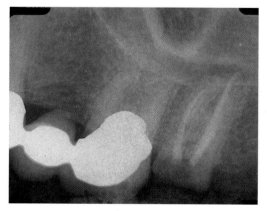

图 20-39　一颗无症状的根管治疗后的牙齿牙胶暴露在唾液中

图 20-40　A.牙冠渗漏引起的根尖周病变。B.牙龈缘窦道口（箭头处）肿胀

参考文献

[1] Abramovitz I, Lev R, Fuss Z, et al. The unpredictability of seal after post space preparation: a fluid transport study. J Endod, 2001, 27:292-295.

[2] Abramovitz I, Tagger M, Tamse A, et al. The effect of immediate vs. delayed post space preparation on the apical seal of a root canal filling: a study in an increased-sensitivity pressure-driven system, J Endod, 2000, 26:435-439.

[3] Aida M, Hayakawa T, Mizukawa K. Adhesion of composite to porcelain with various surface conditions. J Prosthet , 1995, 73:464-470.

[4] Al-Hezaimi K, Naghshbandi J, Oglesby S, et al. Human saliva penetration of root canals obturated with two types of mineral trioxide aggregate cements. J Endod, 2005, 31:453-456.

[5] Aquilino SA, Caplan DJ. Relationship between crown placement and the survival of endodontically treated teeth. J Prosthet Dent, 2002, 87:256-263.

[6] Bachicha WS, DiFiore PM, Miller DA, et al. Microleakage of endodontically treated teeth restored with posts. J Endod, 1998, 24:703-708.

[7] Balto H. An assessment of microbial coronal leakage of temporary filling materials in endodontically treated teeth. J Endod, 2002, 28:762-764.

[8] Barghi N. To silanate or not silanate: making a clinical decision. Compend Contin Educ Dent, 2000, 21:659-662, 664.

[9] Barker BCW. Restoration on non-vital teeth with crowns. Aust Dent J, 1963, 8:191-200.

[10] Barkhordar RA, Kempler D. Microleakage of endodontic access cavities restored with composites. J Calif Dent Assoc, 1997, 25(3):215-218.

[11] Barrieshi KM, Walton RE, Johnson WT, et al. Coronal leakage of mixed anaerobic bacteria after obturation and post space preparation. Oral Surg Oral Med Oral Pathol Oral Radiol Endod, 1997, 84:310-314.

[12] Barthel CR, Strobach A, Briedigkeit H, et al. Leakage in root coronally sealed with different temporary fillings. J Endod, 1999, 25:731-734.

[13] Barthel CR, Zaritzki FF, Raab WH, et al. Bacterial leakage in roots filled with different medicaments and sealed with cavit. J Endod, 2006, 32:127-129.

[14] Barthel CR, Zimmer S, Wussogk R, et al. Long-term bacterial leakage along obturated roots restored with temporary and adhesive fillings. J Endod, 2001, 27:559-562.

[15] Baumhammers A. Simplifed technique for a one-unit cast dowel crown. Dent Dig, 1962, 68:468-472.

[16] Beach CW, Calhoun JC, Branwell JD, et al. Clinical evaluation of bacterial leakage of endodontic temporary filling materials. J Endod, 1996, 22:459-462.

[17] Baldissara P, Comin G, Martone F, et al. Comparative study of the marginal microleakage of six cements in fixed provisional crowns. J Prosthet Dent, 1998, 80:417-422.

[18] Bayindir R, Akyil MS, Bayindir YZ. Effect of eugenol and non-eugenol containing temporary cement on permanent cement retention and microhardness of cured composite resin, Dent Mater J, 2003, 22:592-599.

[19] Belli S, Zhang Y, Pereira PN, et al. Regional bond strengths of adhesive resins to pulp chamber dentin. J Endod, 2001, 27:527-532.

[20] Belli S, Zhang Y, Pereira PN, et al. Adhesive sealing of the pulp chamber. J Endod, 2001, 27:520-526.

[21] Black GV. An investigation of the physical characteristics of the human teeth in relation to their diseases, and to practical dental operations, together with the physical characters of filling- materials. Dent Cosmos, 1885, 37:353-421.

[22] Boone KJ, Murchison DF, Schindler WG, et al. Post retention: the effect of sequence of post-space preparation, cementation time, and different sealers. J Endod, 2001, 27:768-771.

[23] Breschi L, Mazzonie A, Ruggeri A, et al. Dental adhesion review: aging and stability of the bonded interface. Dent Mater, 2008, 24:90-101.

[24] Butz F, Lennon AM, Heydecke G, et al. Survival rate and fracture strength of endodontically treated maxillary incisors with moderate defects restored with different post-and-core systems: an in vitro study. Int J Prosthodont, 2001, 14:58-64.

[25] Campos EA, Correr GM, Leonardi DP, et al. Chlorhexidine diminishes the loss of bond strength over time under simulated pulpal pressure and thermo-mechanical stressing. J Dent, 2009, 37:108-114.

[26] Carvalho CN, de Oliveira Bauer JR, Loquercio AD, et al. Effect of ZOE temporary restoration on resin-dentin bond strength using different adhesive strategies. J Esthet Restor Dent, 2007, 19(3):144-153.

[27] Chaiyabutr Y, Lois JC. The effects of tooth preparation cleansing protocols on the bond strength of self-adhesive resin luting cement to contaminated dentin. Oper Dent, 2008, 33:556-563.

[28] Chandler NP , Heling I. Efficacy of three cavity liners in eliminating bacteria from infected dentinal tubules. Quintessence Int, 1995, 26:655-659.

[29] Cheung GS, Chan TK. Long-term survival of primary root canal treatment carried out in a dental teaching hospital. Int

Endod J, 2003, 36:117-128.

[30] Colley IT, Hampson EL, Lehman ML. Retention of post crowns: an assessment of the relative efficiency of posts of difficult shapes and sizes. Brit Dent J, 1968, 124:63-69.

[31] Cooley RL, Tseng EY, Barkmeier WW. Dentinal bond strength and micro leakage of a 4-meta adhesive to amalgam and composite resin. Quintessence Int, 1991, 22:979-983.

[32] Cury AH, Goracci C, de Lima Navarro MF, et al. Effect of hygroscopic expansion on the push-out resistance of glass ionomer-based cements used for the luting of glass fiber posts. J Endod, 2006, 32:537-540.

[33] Dahlgren BE. The root canal problem. Asepsis and sterilization. Aust J Dent, 1917, 21:79-84.

[34] Demarchi MG, Sato EF. Leakage of interim post and cores used during laboratory fabrication of custom posts. J Endod, 2002, 28:328-329.

[35] Demas NC. Direct impression for cast Richmond crown using acetate crown forms. Dent Dig, 1957, 63:258-259.

[36] De Munck J, Van Meerbeek B, Yoshida Y, et al. Four-year water degradation of totaletch adhesives bonded to dentin. J Dent Res, 2003, 82:136-140.

[37] de Rijk WG. Removal of fiber posts from endodontically treated teeth. Am J Dent, 2000, 13(Spec No):19B-21B.

[38] Fabianelli A, Kugel G, Ferrari M. Efficacy of self-etching primer on sealing margins of Class Ⅱ restorations. Am J Dent, 2003, 16:37-41.

[39] Fan B, Wu MK, Wesselink PR. Coronal leakage along apical root fillings after immediate and delayed post spaces preparation. Endod Dent Traumatol, 1999, 15:124-127.

[40] Fathi B, Bahcall J, Maki JS. An in vitro comparison of bacterial leakage of three common restorative materials used as an intracoronal barrier. J Endod, 2007, 33:872-874.

[41] Ferrari M, Vichi A, Grandini S. Efficacy of different adhesive techniques on bonding to root canal walls: an SEM investigation. Dent Mater, 2001, 17:422-429.

[42] Fonseca RB, Martins LR, Quagliatto PS, et al. Influence of provisional cements on ultimate bond strength of indirect composite restorations to dentin. J Adhes Dent, 2005, 7(3):225-230.

[43] Fox K, Gutteridge DL. An in vitro study of coronal microleakage in root canal treated teeth restored by the post and core technique. Int Endod J, 1997, 30:361-368.

[44] Freeman MA, Nicholls JI, Kydd WL, et al. Leakage associated with load fatigue-induced preliminary failure of full crowns placed over three different post and core systems. J Endod, 1998, 24:26-32.

[45] Galvan RR, Jr, West LA, Liewehr FR, et al. Coronal microleakage of five materials used to create an intracoronal seal in endodontically treated teeth. J Endod, 2002, 28:59-61.

[46] Gateau P, Sabek M, Dailey B. In vitro fatigue resistance of glass ionomer cements used in post and core applications. J Prosthet Dent, 2001, 86:149-155.

[47] Goodacre CJ, Baba NZ. Restoration of endodontically treated teeth//Ingle JI, Bakland LK, Baumgartner JC. Ingle's 6 endodontic. Hamilton Ontario: BC Decker Inc, 2008.

[48] Goodacre CJ, Bernal G, Rungcharassaeng K, et al. Clinical complications in fixed prosthodontics. J Prosthet Dent, 2003, 90:31-41.

[49] Goto Y, Ceyhan J, Chu SJ. Restorations of endodontically treated teeth: new concepts, material, and aesthetics. Pract Proced Aesthet Dent, 2009, 21(2):81-89.

[50] Gutmann JL. Preparation of endodontically treated teeth to receive a post-core restoration. J Prosthet Dent, 1977, 38:413-419.

[51] Gutmann JL. The dentin-root complex: anatomical and biologic considerations in restoring endodontically treated teeth. J Pros-thet Dent, 1992, 67:458-467.

[52] Guzy GE, Nichols JI. In vitro comparison of intact endodontically treated teeth with and without endo-post reinforcement. J Prosthet Dent, 1979, 42:39-44.

[53] Gwinnett JA, Tay FR, Pang KM, et al. Comparison of three methods of critical evaluation of microleakage along restorative interfaces. J Prosthet Dent, 1995, 74575-74585.

[54] Hachmeister KA, Dunn WJ, Murchison DF, et al.Fracture strength of amalgam crowns with repaired endodontic access. Oper Dent, 2002, 27:254-258.

[55] Hagge MS, Wong RD, Lindemuth JS. Effect of three root canal sealers on the retentive strength of endodontic posts luted with a resin cement. Int Endod J, 2002, 35:372-378.

[56] Hansen SR, Montgomery S. Effect of restoration thickness on the sealing ability of TERM. J Endod, 1993, 19:448-452.

[57] Healey HJ. Coronal restoration of the treated pulpless tooth. Dent Clin N Amer, 1957, 1:885-896.

[58] Heydecke G, Butz F, Strub JR. Fracture rate and survival rate of endodontically treatment maxillary incisors with approximal cavities after restoration with different post and core systems: an in-vitro study. J Dent, 2001, 29:427-433.

[59] Hosoya Y, Taguchi T, Tay FR. Evaluation of a new caries detecting dye for primary and permanent dentin. J Dent, 2007, 35:137-143.

[60] Howdle MD, Fox K, Youngson CC. An in vitro study of coronal microleakage around bonded amalgam coronal-radicular cores in endodontically treated molar teeth.

Quintessence Int, 2002, 33:22-29.

[61] Hunter AL, Feiglin B, Williams JF. Effects of post placement on endodontically treated teeth. J Prosthet Dent, 1989, 62:166-172.

[62] Isidor F, Brondum K, Ravnholt G. The influence of post length and crown ferrule length on the resistance to cyclic loading of bovine teeth with prefabricated titanium posts. Int J Prosthodont, 1999, 12:78-82.

[63] John AD, Webb TD, Imamura G, et al. Fluid fow evaluation of Fuji triage and gray and white ProRoot mineral trioxide aggregate intraorifice barriers. J Endod, 2008, 34:830-832.

[64] Johnson JK, Sakumura JS. Dowel form and tensile force. J Prosthet Dent, 1978, 40:645-649.

[65] Junge T, Nicholls JI, Phillips KM, et al. Load fatigue of compromised teeth: a comparison of 3 luting cements. Int J Prosthodont, 1998, 11:558-564.

[66] Katebzadeh N, Dalton BC, Trope M. Strengthening immature teeth during and after apexification. J Endod, 1998, 24:256-259.

[67] Kato H, Matsumura H, Tanaka T, et al. Bond strength and durability of porcelain bonding systems. J Prosthet Dent, 1996, 75:163-168.

[68] Kazemi RB, Safavi K, Spangberg LS. Assessment of marginal stability and permeability of an interim restorative endodontic material. Oral Surg Oral Med Oral Pathol, 1994, 78:788-796.

[69] Khayat A, Lee SJ, Torabinejad M. Human saliva penetration of coronally unsealed obturated root canals. J Endod, 1993, 19:458-461.

[70] Knight JS, Sneed WD, Wilson MC. Strengths of composite bonded to base metal alloy using dentin bonding agents. J Prosthet Dent, 2000, 84:149-153.

[71] Koagel SO, Mines P, Apicella M, et al. In vitro study to compare the coronal microleakage of Tempit Ultra-F, Tempit, IRM, and Cavit by using the fluid transport model. J Endod, 2008, 34:442-444.

[72] Kovarik RE, Breeding LC, Caughman WF. Fatigue life of three core materials under simulated chewing conditions. J Prosthet Dent, 1992, 68:584-590.

[73] Krupp JD, Caputo AA, Trabert KC, et al. Dowel retention with glass ionomer cement. J Prosthet Dent, 1979, 41:163-166.

[74] Lee Y-C, Yang S-F, Hwang Y-F, et al. Microleakage of endodontic temporary restorative materials. J Endod, 1993, 19:516-520.

[75] Libman WJ, Nicholls JI. Load fatigue of teeth restored with cast posts and cores and complete crowns. Int J Prosthodont,

1995, 1:155-161.

[76] Magura ME, Kafrawy AH, Brown CE, Jr, et al. Human saliva coronal microleakage in obturated root canals: an in vitro study. J Endod, 1991, 17:324-331.

[77] Mah T, Basrani B, Santos JM, et al. Periapical inflammation affecting coronally inoculated dog teeth with root fillings aug-mented by white MTA orifice plugs. J Endod, 2003, 29:442-446.

[78] Maloney SM, McClanahan SB, Goodell GG. The effect of thermocycling on a colored glass ionomer intracoronal barrier. J Endod, 2005, 31:526-528.

[79] Mannocci F, Ferrari M, Watson TF. Intermittent loading of teeth restored using quartz fiber, carbon-quartz fiber, and zirconium dioxide ceramic root canal posts. J Adhes Dent, 1999, 1:153-158.

[80] Mannocci F, Ferrari M, Watson TF. Microleakage of endodontically treated teeth restored with fiber posts and composite cores after cyclic loading: a confocal microscopic study. J Prosthet Dent, 2001, 85:284-291.

[81] Matsuya S, Maeda T, Ohta M. IR and NMR analyses of hardening and maturation of glass-ionomer cement. J Dent Res, 1996, 75:1920-1927.

[82] Mavec JC, McClanahan SB, Minah GE, et al. Effects of an intra-canal glass ionomer barrier on coronal microleakage in teeth with post space. J Endod, 2006, 32:120-122.

[83] Mayhew JT, Windchy AM, Goldsmith LJ, et al. Effect of root canal sealers and irrigation agents on retention of preformed posts luted with a resin cement. J Endod, 2000, 26:341-344.

[84] McComb D. Caries-detector dyes—how accurate and useful are they? J Can Dent Assoc, 2000, 66(4):195-198.

[85] Menezes MS, Queiroz EC, Campos RE, et al. Influence of endodontic sealer cement on fiberglass post bond strength to root dentine. Int Endod J, 2008, 41:476-484.

[86] Metzger Z, Abramovitz R, Abramovitz I, et al.Correlation between remaining length of root canal fillings after immediate post space preparation and coronal leakage. J Endod, 2000, 26:724-728.

[87] Metzger Z, Schaham G, Abramovitz I, et al. Improving the seal of amalgam cores with cemented dowels: a comparative in vitro radioactive tracer study. J Endod, 2001, 27:288-291.

[88] Mezzomo E, Massa F, Libera SD. Fracture resistance of teeth restored with two different post and core designs cemented with two different cements: an in vitro study. Part 1. Quintessence Int, 2003, 34:301-306.

[89] Morgano SM, Milot P. Clinical success of cast metal posts and cores. J Prosthet Dent, 1993, 70:11-16.

[90] Morgano SM, Rodrigues AHC, Sabrosa CE. Restoration of endodontically treated teeth. Dent Clin N Am, 2004, 48:397-416.

[91] Moshonov J, Slutzky-Goldberg I, Gottlieb A, et al. The effect of the distance between post and residual gutta-percha on the clinical outcome of endodontic treatment. J Endod, 2005, 31:177-179.

[92] Mulvay PG, Abbott PV. The effect of endodontic access cavity preparation and subsequent restorative procedures on molar crown retention. Aust Dent J, 1996, 41:134-139.

[93] Nandini VV, Venkatesh V. Current concepts in the restoration of endodontically treated teeth. J Indian Prosthodont Soc, 2006, 6:63-67.

[94] Nayyar A. Amalgam coronal-radicular dowel and core technique for endodontically treated posterior teeth. J Prosth Dent, 1988, 43:511-515.

[95] Newcomb BE, Clark SJ, Eleazer PD. Degradation of the sealing properties of a zinc oxide-calcium sulfate-based temporary filling material by entrapped cotton fibers. J Endod, 2001, 27:789-790.

[96] Ngoh EC, Pashley DH, Loushine RJ, et al. Effects of eugenol on resin bond strengths to root canal dentin, J Endod, 2001, 27:411-414.

[97] Nissan J, Dmitry Y, Assif D. The use of reinforced composite resin cement as compensation for reduced post length. J Prosthet Dent, 2001, 86:304-308.

[98] Papa J, Cain C, Messer HH. Moisture content of vital vs. endodontically treated teeth. Endod Dent Traumatol, 1994, 10:91-93.

[99] Pashley EL, Tao L, Pashley DH. The sealing properties of temporary filling materials. J Prosthet Dent, 1998, 60:292-297.

[100] Perdigão J, Deheny GE, Swift EJ, Jr. Effects of chlorhexidine on dentin surfaces and shear bond strengths. Am J Dent, 1994, 7:81-84.

[101] Pereira JR, de Ornelas F, Conti PC, et al. Effect of a crown ferrule on the fracture resistance of endodontically treated teeth restored with prefabricated posts. J Prosthet Dent, 2006, 95:50-54.

[102] Peutzfeldt A, Asmussen E. Influence of eugenol-containing temporary cement in efficacy of dentin-bonding systems. Eur J Oral Sci, 1999, 107:65-69.

[103] Pilo R, Cardash HS, Levin E, et al. Effect of core stiffness on the in vitro fracture of crowned endodontically treated teeth. J Prosthet Dent, 2002, 88:302-306.

[104] Rafeek RN, Smith WA, Lalla A. Assessment of coronal microleakage of three materials used in endodontically treated teeth. Eur J Prosthodont Restor Dent, 2004, 12:39-45.

[105] Ravanshad S, Ghoreeshi N. An in vitro study of coronal microleakage in endodontically treated teeth restored with posts. Aust Endod J, 2003, 29:128-133.

[106] Regan JD, Witherspoon DE, Foyle D. Surgical repair of root and tooth perforations. Endod Topics, 2005, 11:152-178.

[107] Reid LC, Kazemi RB, Meiers JC. Effect of fatigue testing on core integrity and post microleakage of teeth restored with different post systems. J Endod, 2003, 29:125-131.

[108] Rivera EM, Yamauchi M, Chandler G, et al. Dentin collagen cross-links of root-filled and normal teeth. J Endod, 1988, 14:195.

[109] Rosen H. Operative procedures on mutilated endodontically treated teeth. J Prosthet Dent, 1961, 11:973-986.

[110] Ruemping DR, Lung MR, Schnell RJ. Retention of dowels subjected to tension and torsional forces. J Prosthet Dent, 1979, 41:159-162.

[111] Salameh Z, Sorrentino R, Papacchini F, et al. Fracture resistance and failure patterns of endodontically treated mandibular molars restored using resin composite with or without translucent glass fiber posts. J Endod, 2006, 32:752-755.

[112] Sapone J, Lorencki SF. An endodontic-prosthodontic approach to internal tooth reinforcement, J Prosthet Dent, 1981, 45:164-174.

[113] Saupe WA, Gluskin AH, Radke RA. A comparative study of fracture resistance between morphologic dowel and cores and a resin-reinforced dowel system in the intraradicular restoration of structurally compromised roots. Quintessence Int, 1996, 27:483-491.

[114] Schillingburg HT, Fisher DW, Dewhirst RB. Restoration of endodontically treated posterior teeth. J Prosthet Dent, 1970, 24:401-409.

[115] Schillingburg HT, Kessler JG. Restoration of the endodontically treated teeth. Chicago: Quintessence Publishing Co, 1982.

[116] Schwartz RS, Fransman R. Adhesive dentistry and endodontics: materials, clinical strategies and procedures for restoration of access cavities: a review. J Endod, 2005, 31:151-165.

[117] Schwartz RS, Robins JW. Post placement and restoration of endodontically treated teeth: a literature review. J Endod, 2004, 30:289-301.

[118] Sedgley CM, Messer HH. Are endodontically treated teeth more brittle? J Endod, 1992, 18:332-335.

[119] Segat L. Restoration of non-vital teeth. J Mich St Dent Assoc, 1962, 44:254-259.

[120] Shen C, Oh WS, Williams JR. Effect of post-silanization drying on the bond strength of composite to ceramic, J Prosthet Dent, 2002, 91:453-458.

[121] Sorenson JA, Engleman MJ. Ferrule design and fracture resistance of endodontically treated teeth. J Prosthet Dent, 1990, 63:529-536.

[122] Sorenson JA, Martinoff JT. Clinically significant factors in dowel design, J Prosthet Dent, 1984, 52:28-35.

[123] Sorenson JA, Martinoff JT. Intracoronal reinforcement and coronal coverage: a study of endodontically treated teeth. J Prosthet Dent, 1984, 51:780-784.

[124] Stacey GD. A shear stress analysis of the bonding of porcelain veneers to enamel. J Prosthet Dent, 1993, 70:395-402.

[125] Standlee JP, Caputo AA, Hanson EC. Retention of endodontic dowels: effects of cement, dowel length, diameter, and design. J Prosthet Dent, 1978, 39:401-405.

[126] Standlee JP, Caputo AA. The retentive and stress distributing properties of split threaded endodontic dowels. J Prosthet Dent, 1992, 69:436-442.

[127] Stankiewicz NR, Wilson PR. The ferrule effect: a literature review. Int Endod J, 2002, 35:575-581.

[128] Stewart GP, Jain P, Hodges J. Shear bond strengths of resin cements to both ceramic and dentin. J Prosthet Dent, 2002, 88:277-284.

[129] Tagami J, Tao L, Pashley DH. Correlation among dentin depth, permeability, and bond strength of adhesive resins. Dent Mater, 1990, 6:45-50.

[130] Tao L, Pashley DH. Shear bond strengths to dentin: effects of surface treatments, depth and position. Dent Mater, 1988, 4:371-378.

[131] Taylor AG. Dowel abutment crown. R Can Dent Corps Quart, 1963, 4:1-4.

[132] Tewari S, Tewari S. Assessment of coronal microleakage in intermediately restored endodontic access cavities. Oral Surg Oral Med Oral Pathol Oral Radiol Endod, 2002, 93:716-719.

[133] Thurmond JW, Barkmeier WW, Wilwerding TM: Effect of porcelain surface treatment on bond strengths of composite resin bonded to porcelain. J Prosthet Dent, 1994, 72:355-359.

[134] Tidmarsh BG. Restoration of endodontically treated posterior teeth. J Endod, 1976, 2:374-375.

[135] Torabinejad M, Ung B, Kettering JD. In vitro bacterial penetration of coronally unsealed endodontically treated teeth. J Endod, 1990, 16:566-569.

[136] Trautmann G, Gutmann JL, Nunn ME, et al. Restoring teeth endodontically treated through existing crowns. Part I. Survey of pulpal status upon access. Quintessence Int, 2000, 31:713-718.

[137] Trautmann G, Gutmann JL, Nunn ME, et al. Restoring teeth endodontically treated through existing crowns. Part II. Survey of restorative materials commonly used. Quintessence Int, 2000, 31:719-728.

[138] Trautmann G, Gutmann JL, Nunn ME, et al. Restoring teeth endodontically treated through existing crowns. Part III. Material usage and prevention of bacterial leakage. Quintessence Int, 2001, 32:27-32.

[139] Trautmann G, Gutmann JL, Nunn ME, et al. Restoring teeth endodontically treated through existing crowns. Part IV. Material usage and prevention of dye leakage. Quintessence Int, 2001, 32:33-41.

[140] Trope M, Maltz DO, Tronstad L. Resistance to fracture of restored endodontically treated teeth. Endod Dent Traumatol, 1985, 1:108-111.

[141] Tselnik M, Baumgartner JC, Marshall G. Bacterial leakage with mineral trioxide or a resin-modifed glass ionomer used as a coronal barrier. J Endod, 2004, 30:782-784.

[142] Umemoto K, Kurata S. Effects of mixed silane coupling agent on porcelain tooth material and various dental alloys. Dent Mater J, 1995, 14:135-142.

[143] Varela SG, Rabade LB, Lombardero PR, et al. In vitro study of endodontic post cementation protocols that use resin cements. J Prosthet Dent, 2003, 89:146-153.

[144] Vichi A, Grandini S, Davidson CL, et al. An SEM evaluation of several adhesive systems used for bonding fiber posts under clinical conditions. Dent Mater, 2002, 18:495-502

[145] Watanabe EK, Yamashita A, Imai M, et al. Temporary cement remnants as adhesion inhibiting factors in the interface between resin cements and bovine dentin. Int J Prosthodont, 1997, 10:440-452.

[146] Webber RT, del Rio CE, Brady JM, et al: Sealing quality of a temporary filling material. Oral Surg Oral Med Oral Pathol, 1978, 46:123-130.

[147] Weine FS, Wax AH, Wenkus CS. A retrospective study of tapered, smooth post systems in place for 10 years or more. J Endod, 1991, 17:293-297.

[148] Wolanek GA, Loushine RJ, Weller RN, et al. In vitro bacterial penetration of endodontically treated teeth coronally sealed with a dentin bonding agent. J Endod, 2001, 27:354-577.

[149] Wolcott JF, Hicks ML, Himel VT. Evaluation of pigmented intra-orifice barriers in endodontically treated teeth. J Endod, 1999, 25:589-592.

[150] Woody TL, Davis RD. The effect of eugenol-containing and eugenol-free temporary cements on microleakage in resin bonded restorations. Oper Dent, 1992, 17:175-180.

[151] Yu YC, Abbott PV. The effect of endodontic access cavity preparation and subsequent restorative procedures on incisor crown retention. Aust Dent J, 1994, 39:247-251.

[152] Zakizadeh P, Marshall SJ, Hoover CI, et al. A novel approach in assessment of coronal leakage of intraorifice barriers: a saliva leakage and microcomputed tomographic evaluation. J Endod, 2008, 34:871-875.

[153] Zhi-Yue L, Yu-Xing Z. Effects of post-core design and ferrule on fracture resistance of endodontically treated maxillary central incisors. J Prosthet Dent, 2003, 89:368-373.

[154] Zmener O, Banegas G, Pameijer CH. Coronal microleakage of three temporary restorative materials: an in vitro study. J Endod, 2004,30:582-584 .

拓展阅读

Kostka E, Roulet J-F. The root filled tooth in prosthodontic reconstruction//Bergenholtz G, Hørsted-Bindslev, Reit C. Textbook of endodontology. Oxford: Blackwell Munksgaard, 2003.

Saunders WP. Restoration of root filled teeth//Ørstavik D, Pitt Ford TR. Essential endodontology. Oxford: Blackwell Science, 1998.